# Begutachtung somatoformer und funktioneller Störungen

## 3. Auflage

Dr. med. Wolfgang Hausotter, Sonthofen

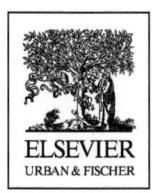

URBAN & FISCHER München

**Zuschriften an:**
Elsevier GmbH, Urban & Fischer Verlag, Hackerbrücke 6, 80335 München

**Wichtiger Hinweis für den Benutzer**
Die Erkenntnisse in der Medizin unterliegen laufendem Wandel durch Forschung und klinische Erfahrungen. Herausgeber und Autoren dieses Werkes haben große Sorgfalt darauf verwendet, dass die in diesem Werk gemachten therapeutischen Angaben (insbesondere hinsichtlich Indikation, Dosierung und unerwünschter Wirkungen) dem derzeitigen Wissensstand entsprechen. Das entbindet den Nutzer dieses Werkes aber nicht von der Verpflichtung, anhand weiterer schriftlicher Informationsquellen zu überprüfen, ob die dort gemachten Angaben von denen in diesem Werk abweichen und seine Verordnung in eigener Verantwortung zu treffen.
**Für die Vollständigkeit und Auswahl der aufgeführten Medikamente übernimmt der Verlag keine Gewähr.**
Geschützte Warennamen (Warenzeichen) werden in der Regel besonders kenntlich gemacht (®). Aus dem Fehlen eines solchen Hinweises kann jedoch nicht automatisch geschlossen werden, dass es sich um einen freien Warennamen handelt.

**Bibliografische Information der Deutschen Nationalbibliothek**
Die Deutsche Nationalbibliothek verzeichnet diese Publikation in der Deutschen Nationalbibliografie; detaillierte bibliografische Daten sind im Internet über http://www.d-nb.de/ abrufbar.

**Alle Rechte vorbehalten**
3. Auflage 2013
© Elsevier GmbH, München
Der Urban & Fischer Verlag ist ein Imprint der Elsevier GmbH.

09  10  11  12  13        5  4  3  2  1

Dieses Buch enthält auch Links auf externe Webseiten Dritter. Auf die Inhalte dieser Webseiten haben wir keinen Einfluss, da es sich nicht um unsere eigenen Inhalte handelt. Für die Richtigkeit der über die Links erreichbaren Inhalte ist der jeweilige Anbieter verantwortlich. Wir übernehmen daher keine Garantie für deren Richtigkeit, Vollständigkeit und Aktualität. Ein Überprüfung der Inhalte der von uns verlinkten externen Seiten ohne tatsächliche und konkrete Anhaltspunkte für einen Rechtsverstoß leisten wir nicht. Falls uns aber entsprechende Hinweise bekannt werden, werden wir unverzüglich eine Überprüfung, soweit möglich, einleiten und die dabei erzielten Ergebnisse bei Neuauflagen berücksichtigen.

Das Werk einschließlich aller seiner Teile ist urheberrechtlich geschützt. Jede Verwertung außerhalb der engen Grenzen des Urheberrechtsgesetzes ist ohne Zustimmung des Verlages unzulässig und strafbar. Das gilt insbesondere für Vervielfältigungen, Übersetzungen, Mikroverfilmungen und die Einspeicherung und Verarbeitung in elektronischen Systemen.

Um den Textfluss nicht zu stören, wurde bei Patienten und Berufsbezeichnungen die grammatikalisch maskuline Form gewählt. Selbstverständlich sind in diesen Fällen immer Frauen und Männer gemeint.

Planung und Lektorat: Inga Schickerling, Dr. med. Constance Spring
Herstellung: Elisabeth Märtz
Satz: abavo GmbH, Buchloe/Deutschland; TnQ, Chennai/Indien
Druck und Bindung: XXXX
Zeichnungen: Susanne Adler, Lübeck; Amelie Nau, München; Gerda Raichle, Ulm
Umschlaggestaltung: Spiesz Design, Neu-Ulm

ISBN Print 978-3-437-31606-7
ISBN e-Book 978-3-437-31607-4

Aktuelle Informationen finden Sie im Internet unter www.elsevier.de und www.elsevier.com.

# Vorwort

## Vorwort zur 3. Auflage

Funktionelle Störungen, d.h. Beschwerdebilder ohne fassbares organisches Korrelat sind immer häufiger Gegenstand der Begutachtung in allen Rechtsbereichen. Nicht nur der psychiatrische Sachverständige, sondern eigentlich noch viel mehr Gutachter aus allen Bereichen der Medizin sehen sich mit der Aufgabe konfrontiert, Probanden gerecht zu werden, die zum Teil sehr heftig Beschwerden beklagen, für die man im Grunde jedoch kein oder kein adäquates organisches Korrelat findet. Es sind nicht nur die klassischen psychosomatischen bzw. somatoformen Störungen, die eine Rolle spielen, sondern häufig Beschwerden, die in anderen Fachgebieten behandelt und etikettiert werden, organisch anmuten, von den Betroffenen auch meist nachdrücklich als körperlich bedingt geltend gemacht werden und sich letztlich doch einer objektivierbaren Beurteilung entziehen. Das Spektrum reicht vom chronischen nicht organischen Schmerz über Erschöpfungszustände, dem heute sehr populären Burn-out-Syndrom, der Lyme-Borreliose bis hin zu umweltassoziierten Beschwerdebildern. Dabei steht das Bestreben im Vordergrund eine, wenn auch pseudoorganische Erklärung für die Befindlichkeitsstörungen zu finden.

Der Leidensdruck ist bei den Betroffenen meist sehr intensiv und nachdrücklich werden von ihnen oft Entschädigungswünsche und Ansprüche auf Versorgung geltend gemacht, wenn sie sich dem Druck des Arbeitslebens nicht mehr gewachsen fühlen. In den letzten Jahren fällt auf, dass auch zunehmend jüngere Jahrgänge davon betroffen sind.

Neu aufgenommen wurde ein Kapitel über ADHS im Erwachsenenalter, welches thematisch im weitesten Sinne in diesen Rahmen gehört und immer öfter als Ursache für entsprechende Beeinträchtigungen geltend gemacht wird.

Die körperliche Untersuchung einschließlich einer häufig sehr intensiven technischen Zusatzdiagnostik ergibt in aller Regel keine Ergebnisse, die das Leiden erklären könnten. Eine seelische Ursache wird von den Betroffenen häufig nicht akzeptiert. In vielen Fällen verschließen sie sich aber auch einer tiefergehenden Exploration, verharren in ihrem somatischen Krankheitskonzept und werden nicht selten von ihren behandelnden Ärzten darin unterstützt, ganz besonders oft von selbst ernannten ärztlichen und nicht-ärztlichen „Spezialisten" für einzelne Störungsbilder.

Der Gutachter steht im Spannungsfeld zwischen den heftig vorgebrachten Klagen, den subjektiv daraus abgeleiteten Einschränkungen im beruflichen und privaten Alltag und dem fehlenden objektivierbaren Befund.

Vielen Gutachtern fällt es schwer, die richtige Balance zwischen den Forderungen des Antragstellers und der medizinisch vertretbaren Beurteilung zu finden. Dieses Buch will versuchen, dem Sachverständigen die Bewertung einzelner Störungsbilder und damit die Begutachtung des Einzelfalles zu erleichtern.

Die einzelnen Kapitel wurden unter Berücksichtigung der neuesten Literatur überarbeitet und teilweise erweitert unter Einbeziehung von Anregungen aus dem Leserkreis und der praktischen Gutachtertätigkeit.

Abschließend möchte ich mich bei Frau Dr. Constance Spring sehr herzlich bedanken, die geduldig und mit großer Fachkompetenz die Neuauflage des Werkes begleitet und unterstützt hat.

Sonthofen, Mai 2013
Dr. med. Wolfgang Hausotter

# Inhaltsverzeichnis

**1 Einführung in die Problematik**   1
    1.1  Sozialer Hintergrund   2
    1.2  Stellung des Gutachters   2
    1.3  Beurteilung psychosomatischer Zusammenhänge   3
    1.4  Sozialversicherungsrechtliche Grundlagen und Begriffsdefinitionen   5
    1.5  Therapie oder Begutachtung?   15

**2 Historischer Rückblick**   19
    2.1  Psychosomatische Leiden   19
    2.2  Antike und Mittelalter   21
    2.3  Neuzeit   21
    2.4  Therapiekonzepte   28
    2.5  Heutiges Paradigma psychosomatischer Krankheiten   29

**3 Definition der somatoformen oder funktionellen Störung**   33
    3.1  Traditionelle Bezeichnungen   34
    3.2  Moderne Klassifikationssysteme   36
    3.3  Somatoforme Störungen   36
    3.4  Abgrenzung von anderen seelischen Störungen   37
    3.5  Systematik   39
    3.6  Persönlichkeitsstörungen (F 60 bis F 62)   41
    3.7  Aggravation und Simulation   43
    3.8  Ausgeprägtes somatisches Krankheitskonzept   43
    3.9  Gutachtliche Konsequenzen   44

**4 Ausschluss organischer Ursachen**   47
    4.1  Krankheitsbilder   47
    4.2  Vermeidung überflüssiger Diagnostik   49

**5 Aufgaben und Stellung des ärztlichen Gutachters**   51
    5.1  Einleitung   51
    5.2  Rolle des Gutachters   52
    5.3  Wie wird man Gutachter?   53
    5.4  Eigenschaften eines Gutachters   54
    5.5  Das „Handwerkszeug" des Gutachters   55
    5.6  Verhältnis zum Probanden   55
    5.7  Verhältnis zum Auftraggeber   56
    5.8  Verhältnis zum behandelnden Arzt   57
    5.9  Umgang mit Aggravation und Simulation   59
    5.10  Typische Fehler in der Begutachtung   59
    5.11  Positive Aspekte der Gutachtertätigkeit   59
    5.12  Schlussfolgerung   60

**6 Chronischer Schmerz ohne adäquates organisches Korrelat**   61
    6.1  Chronische Schmerzkrankheit   62
    6.2  Chronische Kopf- und Gesichtsschmerzen   78

6.3  Chronische Schmerzen der Wirbelsäule  81
6.4  Peripher lokalisierte Schmerzsyndrome  85

## 7  HWS-Distorsion („HWS-Schleudertrauma")  91
7.1  Terminologie  92
7.2  Unterschiedliche Krankheitskonzepte  93
7.3  Untersuchung  97
7.4  Gutachtliche Beurteilung  98

## 8  Fibromyalgiesyndrom  109
8.1  Terminologie  110
8.2  Beschwerdebild  111
8.3  Diagnostische Kriterien  112
8.4  Epidemiologie  113
8.5  Körperliche Befunde  113
8.6  Ätiologische Konzepte auf somatischer Basis  114
8.7  Psychosomatische Erwägungen  115
8.8  Arzt-Patienten-Verhältnis  117
8.9  Problematik der ätiologischen Zuordnung  119
8.10  Prognose  121
8.11  Therapeutischer Exkurs  122
8.12  Gutachtliche Beurteilung  123
8.13  Schlussfolgerung  127

## 9  Chronic-Fatigue-Syndrom  131
9.1  Definition  132
9.2  Epidemiologie  133
9.3  Historischer Abriss  133
9.4  Ätiologie und Diagnostik  135
9.5  Therapeutischer Exkurs  138
9.6  Gutachtliche Beurteilung  140

## 10  Umweltassoziierte Erkrankungen  145
10.1  Allgemeine Grundlagen  146
10.2  Intoxikation durch organische Lösungsmittel  155
10.3  Multiple Chemical Sensitivity  157
10.4  Sick-Building-Syndrom  160
10.5  Amalgam-Syndrom  161
10.6  Elektrosensibilität  163
10.7  Ozon  165
10.8  Gutachtliche Beurteilung  166
10.9  Schlussfolgerung  169

## 11  Unsystematischer Schwindel und Phobien  173
11.1  Schwindel  173
11.2  Organisch bedingter Schwindel  175
11.3  Psychogener Schwindel  176
11.4  Phobien  180
11.5  Gutachtliche Beurteilung  182

## 12 Tinnitus 187
- 12.1 Definition 188
- 12.2 Epidemiologie 188
- 12.3 Einteilung 189
- 12.4 Symptomatik 189
- 12.5 Befund und somatische Grundlagen 191
- 12.6 Psychische Faktoren 192
- 12.7 Therapeutischer Exkurs 195
- 12.8 Gutachtliche Beurteilung 197

## 13 Psychoreaktive Unfallfolgen 203
- 13.1 Grundsätzliche rechtliche Bewertung 204
- 13.2 Organisch-psychische Traumafolgen 205
- 13.3 Allgemeine Aspekte psychoreaktiver Störungen 207
- 13.4 Spezielle Aspekte psychischer Reaktionen nach Unfällen 213
- 13.5 Gutachtliche Beurteilung 216

## 14 Mobbing und Burn-out-Syndrom 221
- 14.1 Mobbing 222
- 14.2 Burn-out-Syndrom 229

## 15 Personen anderer Kulturkreise mit Migrationshintergrund 237
- 15.1 Kulturpsychologische Grundlagen 238
- 15.2 Probleme bei der Begutachtung 241
- 15.3 Gutachtliche Konsequenzen 248

## 16 Begutachtung der Lyme-Borreliose 255
- 16.1 Einführung 255
- 16.2 Problemstellung 256
- 16.3 Prävalenz 256
- 16.4 Ätiopathogenese 257
- 16.5 Stadieneinteilung 257
- 16.6 Symptomatologie 257
- 16.7 Neuroborreliose 258
- 16.8 Labordiagnostik 259
- 16.9 Gutachtliche Beurteilung 259
- 16.10 Zusammenfassung 263

## 17 Pseudoneurologische Störungen und Aggravation bzw. Simulation 265
- 17.1 Beschwerdebild 265
- 17.2 Klinische Besonderheiten 267
- 17.3 Aggravation und Simulation 268
- 17.4 Historischer Rückblick 269
- 17.5 Abgrenzung von neurotischen Störungen 270
- 17.6 Probleme bei der körperlichen Untersuchung 272
- 17.7 Gutachtliche Beurteilung 279

## 18 ADHS bei Erwachsenen 283
- 18.1 Definition 283
- 18.2 Epidemiologie 286

18.3 ADHS im Erwachsenenalter   286
18.4 Begutachtung   288

**19 Allgemeine Grundlagen der Begutachtung und weiterführende Literatur   297**
19.1 Checkliste Gutachten   297
19.2 Wie erstelle ich ein Gutachten?   298
19.3 Beurteilung von GdS/GdB nach dem sozialen Entschädigungsrecht und/oder nach dem Schwerbehindertenrecht   305
19.4 Somatoforme Störungen   307
19.5 Leichte Verweistätigkeiten auf dem allgemeinen Arbeitsmarkt   310
19.6 Typische Fehler in der Begutachtung   310
19.7 Weiterführende Literatur   311

# 1 Einführung in die Problematik

1.1 Sozialer Hintergrund  2
1.2 Stellung des Gutachters  2
1.3 Beurteilung psychosomatischer Zusammenhänge  3
　　*Zumutbare Willensanspannung*  4
1.4 Sozialversicherungsrechtliche Grundlagen und Begriffsdefinitionen  5
　1.4.1 Aufbau und gesetzliche Grundlagen  5
　　　*Soziales Entschädigungsrecht*  6
　　　*Schwerbehindertenrecht*  6
　　　*Kausalitätstheorien*  7
　　　*Begriffsdefinitionen*  7
　1.4.2 Gesetzliche Krankenversicherung  8
　　　*Arbeitsunfähigkeit*  8
　1.4.3 Gesetzliche Rentenversicherung  9
　　　*Erwerbsunfähigkeit*  9
　　　*Berufsunfähigkeit*  9
　　　*Erwerbsminderung*  9
　1.4.4 Gesetzliche Unfallversicherung  10
　　　*Minderung der Erwerbsfähigkeit (MdE)*  10
　　　*Unfallbegriff*  11
　　　*Kausalitätsnormen*  11
　　　*Beweismaße*  11
　　　*Invalidität*  12
　1.4.5 Private Unfallversicherung  12
　1.4.6 Haftpflichtversicherung  13
　1.4.7 Private Berufsunfähigkeits- und Berufsunfähigkeitszusatzversicherung (BUZ)  14
　1.4.8 Beamtenrecht  14
　　　*Dienstunfähigkeit*  14
　1.4.9 Soziales Entschädigungsrecht und Schwerbehindertenrecht  15
　　　*Grad der Schädigungsfolgen (GdS)*  15
1.5 Therapie oder Begutachtung?  15

Die Begutachtung funktioneller oder somatoformer Störungen stellt für den Gutachter eine besondere Herausforderung dar. Im Gegensatz zu anderen Bereichen der Medizin existieren hier keine „harten Daten", die man messen und zählen könnte oder die mit sonstigen naturwissenschaftlichen Methoden zu objektivieren wären. Für diese überwiegend subjektiv bleibenden Beschwerdebilder, die – im weitesten Sinne – als „psychosomatisch" zu betrachten sind, gibt es keine vergleichbare „Neutral-Null-Methode", um eine Normabweichung zu quantifizieren und keine radiologische oder laborchemische Diagnostik, die zu einem nachprüfbaren Messergebnis kommen könnte. Die körperliche Untersuchung ist zwar zum Ausschluss einer organischen Erkrankung unverzichtbar, das eigentliche „Instrument" aber ist die ausführliche Exploration mit all ihren individuell geprägten Eigenarten. Dementsprechend unterschiedlich sind die Beurteilungen dieser Krankheitsbilder.

## 1.1 Sozialer Hintergrund

Es darf nicht verkannt werden, dass die Betroffenen unter ihren Beschwerden leiden. Daraus können sich durchaus relevante Leistungseinschränkungen ergeben, die unter Umständen alle Lebensbereiche – sowohl den Beruf als auch den privaten Alltag – schwer wiegend und dauerhaft beeinträchtigen. Der Gutachter steht vor der schwierigen Aufgabe, bei Fehlen objektiver Untersuchungsparameter den nahezu ausschließlich subjektiv empfundenen Leistungsminderungen adäquat gerecht zu werden.
Er findet dabei einerseits Menschen, die
- auf Grund ihrer Persönlichkeitsstruktur von Haus aus wenig belastbar sind,
- durch frühkindliche traumatisierende Lebensereignisse ungünstig geprägt wurden,
- durch spätere „life events" schwer wiegende psychische und auch körperliche Traumata erlitten oder
- durch vorzeitige Versagenszustände im 5. bis 6. Lebensjahrzehnt im Rahmen eines früh beginnenden Alterungsprozesses eine Leistungsminderung erleben und gezwungen sind, damit fertig zu werden (was oft nicht befriedigend gelingt).

Andererseits steht der Gutachter aber auch vor dem Problem, Menschen beurteilen zu müssen, die sich einer normalen beruflichen Belastung und alltagsüblichen Auseinandersetzungen mit Vorgesetzten oder Mitarbeitern auf bequemem Wege mit voller sozialer und finanzieller Absicherung durch eine Berentung entziehen wollen. Nicht selten hat er es auch mit Personen zu tun, die einen (durchaus banalen) Unfall zum Anlass nehmen, um in gesellschaftlich akzeptierter Form schon vorher latenten Gefühlen von Unlust, Überdruss und Schwäche nachzugeben und sich aus dem ungeliebten Berufsleben zurückzuziehen, um ein mit Hobbys ausgefülltes Rentnerdasein bewusst zu genießen.
Nicht die Simulation von Symptomen ist hier das Problem, sondern viel mehr das Bestreben mancher Menschen, den „bequemen Weg" zu gehen und geringe körperliche Störungen und Schäden zum Anlass zu nehmen, materiell abgesichert vorzeitig den beruflichen Anforderungen zu entfliehen. „Ich habe in meinem Leben schon genug gearbeitet!" ist die gängige Formel, die bei der Begutachtung vorgebracht wird und womit der Umgebung gegenüber der Rentenantrag begründet wird.

## 1.2 Stellung des Gutachters

Tatsächlich überschneiden sich im gutachterlichen Alltag beide Ausgangspositionen – die ausreichend begründbare und die wenig nachvollziehbare – auf vielfältige Weise und es kommt dem Gutachter die häufig undankbare Aufgabe zu, hier eine klare Stellung beziehen zu müssen. Diese ist natürlich durchaus von der persönlichen Einstellung geprägt, in die zwangsläufig seine eigenen biografischen und beruflichen Erfahrungen einfließen.
Eine vollständige „emotionale Abstinenz" des Sachverständigen ist kaum möglich, so sehr sie auch wünschenswert wäre. Er sollte sich aber seiner eigenen positiven oder negativen gefühlsmäßigen Reaktionen bewusst sein und diese reflektieren. Seine Expertise kann Angriffen in vielfältiger Form ausgesetzt sein. Die Existenz einer gewissen Grauzone in der gutachtlichen Beurteilung wird nicht bestritten. Der Rolle des Gutachters als neutraler, unparteiischer und keiner Seite ver-

pflichteter Sachverständiger kommt dabei besondere Bedeutung zu. Er muss gewährleisten können, dass er sich in einem für alle Beteiligten nachvollziehbaren Bereich der allgemein anerkannten Wissenschaft bewegt und keine extremen Außenseiterpositionen vertritt, die nicht mehrheitlich konsensfähig sind und sich nur auf Einzelmeinungen stützen.

## 1.3 Beurteilung psychosomatischer Zusammenhänge

Kein Bereich der medizinischen Begutachtung ist so umstritten und auch so stark von unterschiedlichen Ergebnissen verschiedener Experten geprägt wie die Beurteilung psychosomatischer Zusammenhänge oder psychischer Störungen. Dies ist nicht verwunderlich, da für die genannten Störungen eine allgemein akzeptierte Krankheitstheorie nach wie vor fehlt und – je nach theoretischer und therapeutischer Orientierung des Gutachters – einzelnen, nicht unbedingt übereinstimmenden Aspekten unterschiedliches Gewicht beigemessen wird. Nicht zuletzt werden diese Störungen – ob zu Recht oder zu Unrecht, hängt vom Einzelfall ab – häufig in die Nähe von Simulation, zumindest von Aggravation gerückt.

Befund und Befinden stehen sich bei der Begutachtung oft diametral gegenüber. Körperliche Befunde lassen sich mit immer neueren und verfeinerten technischen Untersuchungen immer besser feststellen. Sozialmedizinische Folgerungen sind daraus aber nur in begrenztem Umfang ableitbar. Das Befinden des Probanden und seine Befindlichkeitsstörungen stehen im Bereich der Begutachtung immer mehr im Vordergrund und nach „Einführung des Subjektes in die Medizin" nach Weizsäcker (1955) hat sich auch die grundsätzliche Betrachtungsweise von Krankheiten geändert.

Es sind nicht die schizophrenen oder affektiven Psychosen, auch nicht die hirnorganischen Erkrankungen und nicht einmal die Abhängigkeitserkrankungen, die zu Meinungsverschiedenheiten und Differenzen bei der Begutachtung führen, sondern im Wesentlichen die somatoformen Störungen. Trotzdem muss unter dem Aspekt der dringend erforderlichen Gleichbehandlung aller Versicherten versucht werden, eine gewisse einheitliche Linie in der Bewertung dieser Probleme zu erreichen, wozu dieses Buch beitragen soll. Gerade, weil der Gleichbehandlungsauftrag in der sozialmedizinischen Begutachtung vielfältigen, auch im persönlichen Bereich liegenden Einflüssen ausgesetzt ist, sollte der Gutachter nach H. D. Pannen „Beurteilungskorridore" einhalten, um vergleichbare Ergebnisse unterschiedlicher Beurteiler anzustreben und den z. T. krass divergierenden Bewertungen spätestens auf der Ebene des Sozialgerichts entgegenzuwirken. Es kann nicht angehen, dass der Rechtsstreit so lange mit immer neuen Gutachten fortgesetzt wird, bis endlich das vom Kläger erwartete Ergebnis vorliegt und damit dann als „alleinige Wahrheit" – im Gegensatz zu allen anders lautenden Vorbeurteilungen – argumentiert wird.

> ! Kein Bereich der medizinischen Begutachtung ist so umstritten und beinhaltet auch tatsächlich so viele Unsicherheiten wie die Beurteilung funktioneller oder somatoformer Störungen.

Besondere Bedeutung kommt der Berücksichtigung eines **persistierenden neurotischen Konfliktes** zu. Nicht selten liegt seit der Kindheit ein solcher Konflikt vor, der infolge günstiger Umstände auch über mehrere Jahrzehnte hinweg asymptomatisch bleiben kann. Meist in der zweiten Hälfte des Erwachsenenlebens auftretende Schwellensituationen wie Ehescheidung, Tod des Lebenspartners, Auszug der erwachsenen Kinder, Berentung, Gewahr werden des eigenen Alterns u. Ä. können zur Auslösung von Symptomen mit vielfältigen Körperbeschwerden führen. Anamnestisch finden sich meist über die ganze Lebensspanne hinweg erfolgreich durchgeführte Abwehrleistungen, die später nicht mehr durchgehalten werden können. Auch eine Aktivierung früherer psychischer Traumen ist im Rahmen des Alterungsprozesses möglich und kann ebenfalls zu funktionellen Körpersymptomen führen.

Nicht selten kommen Menschen zur Begutachtung, die den Zweiten Weltkrieg mit den Bombennächten, der Evakuierung, der Flucht, der Vertreibung und die Angst der unmittelbaren Bezugspersonen noch als Kinder miterlebten und bei denen im Rahmen der Altersprozesse oder ungünstiger Lebenssituationen diese frühen Traumatisierungen wieder aufbrechen. Während bisher in ihrem Leben Arbeit und Pflichterfüllung im Rahmen des Wiederaufbaus im Vordergrund standen, blicken sie im Alter zum ersten Mal zurück und fangen an, zu begreifen, dass vieles in ihrem Leben auf ihre Kriegs- und Nachkriegserlebnisse zurückzuführen ist. Damals war „Überleben" die Devise und nicht „Leben" und erst recht nicht „gut leben". Die Kriegsvergangenheit zeigt auch heute noch in vielen Familien Spuren bis in die zweite und dritte Generation hinein (Bode).

## Zumutbare Willensanspannung

Im Zusammenhang mit der Begutachtung funktioneller Störungen wird von den Juristen der Rentenversicherungsträger oder der Sozialgerichte häufig die Frage nach der „zumutbaren Willensanspannung" gestellt. Problematisch ist jedoch, dass nicht zu klären ist, wie weit ein Mensch zumutbare Willensstärke entwickeln kann, um sein im weitesten Sinne „psychisches Leiden" teilweise oder ganz aus eigener Anstrengung bzw. mit ärztlicher oder psychotherapeutischer Hilfe zu überwinden, um sich wieder in das Berufsleben einzugliedern und dort in relevantem Umfang tätig zu sein.

Die Frage stellt sich seit dem Urteil des Bundessozialgerichts (BSG) vom 1.7.1964 mit dem Leitsatz „Seelische Störungen (neurotische Hemmungen) die der Versicherte – auch bei zumutbarer Willensanspannung – aus eigener Kraft nicht überwinden kann, sind eine Krankheit im Sinne der gesetzlichen Rentenversicherung." Es sei nicht zu erkennen, wie einem zur Überwindung seiner seelischen Hemmungen aus eigener Kraft unfähigen Versicherten die Verrichtung einer Erwerbstätigkeit noch zugemutet werden könne. Feststellungen zur Entscheidungsfindung sind u. a. Aggravation, Nicht-Ausschöpfung therapeutischer Möglichkeiten, Diskrepanz zwischen objektiver Befundlage und subjektiv geklagten Beschwerden, Auswirkung dauerhaft bestehender Schmerzen auch auf private Aktivitäten, eine schwere Persönlichkeitsstörung, verselbstständigtes Rentenbegehren, die Durchführung von Flug- und Urlaubsreisen trotz geklagter Angstsymptomatik (Meelfs). Der „Wille" ist nach Widder (2000) keine naturwissenschaftlich oder testpsychologisch messbare Größe, sondern unterliegt kulturellen und sozialen Konventionen, denen sowohl der zu Begutachtende als auch der Gutachter unterliegt. Er ist einer direkten Beobachtung ebenso wenig zugänglich wie die Fähigkeit eines Menschen, seinen Willen „anzuspannen", um seelisch bedingte Symptome zu überwinden. Ein Verharren in der Krankheit ist zudem häufig mit einer Reihe von Vorteilen verbunden. Neben der Loslösung von oft unbefriedigenden Arbeitssituationen und der erreichten bequemen Lebensgestaltung mit vielen Hobbys ist der soziale Status eines Rentners besser als der eines Langzeitarbeitslosen. Denn häufig sind solche Menschen – trotz des willentlichen Überwindens von Befindlichkeitsstörungen – auf dem heutigen Arbeitsmarkt nicht vermittelbar und gleiten in die Langzeitarbeitslosigkeit ab.

Die Motivation zur „Willensanspannung" ist daher verständlicherweise oft nur gering. Die Krankheit dient vielen Menschen zur Aufrechterhaltung eines psychischen Gleichgewichts und kann

nicht ohne weiteres durch eine einfache Verhaltensänderung aufgegeben werden. Schließlich kann sich eine anfangs noch willentlich beeinflussbare Neigung, Beschwerden überzubewerten, mit zunehmender Dauer und deutlichem primärem und sekundärem Krankheitsgewinn derart fixieren und damit chronifizieren, dass sie der willentlichen Beeinflussung endgültig entzogen ist.
Am ehesten lässt sich die zumutbare Willensanspannung am Schweregrad der seelischen Störung und an deren Prognose abschätzen. Die Beantwortung dieser Frage fällt somit zusammen mit der nach der Schwere der Symptomatik, dem Ausmaß der dadurch bedingten Beeinträchtigung in allen Lebensbereichen, dem Verlauf und der Prognose. Bei ausgeprägtem Schweregrad und ungünstig erscheinender Prognose wird sie eher zu verneinen sein als bei geringem Schweregrad und günstig erscheinender Prognose. Dabei ist sowohl eine psychische als auch eine somatische Komorbidität zu berücksichtigen. So wichtig diese Fragestellung unter juristischen Gesichtspunkten auch ist, so schwer ist sie meist vom ärztlichen Sachverständigen zu beantworten. Bisweilen ist eine Klärung sogar gänzlich unmöglich.

Nach Foerster (2004) können folgende Aspekte dafür sprechen, dass eine „zumutbare Willensanspannung" für den Probanden gar nicht mehr möglich ist:
- psychiatrische Komorbidität (Persönlichkeitsakzentuierung, Missbrauchsproblematik, geringfügige zusätzliche organische Beeinträchtigung),
- chronische körperliche Erkrankungen,
- Verlust der sozialen Integration (Ehescheidung, Arbeitsplatzverlust, sozialer Rückzug),
- mehrjähriger Krankheitsverlauf ohne längerfristige Remission,
- unbefriedigende Behandlungsergebnisse trotz konsequenter adäquater ambulanter und stationärer Therapie,
- gescheiterte Rehabilitationsmaßnahmen,
- ausgeprägter „sozialer" Krankheitsgewinn.

## 1.4 Sozialversicherungsrechtliche Grundlagen und Begriffsdefinitionen

### 1.4.1 Aufbau und gesetzliche Grundlagen

Das System der sozialen Sicherung hat in Deutschland eine lange Tradition und beruht auf fünf Säulen:
1. der gesetzlichen Krankenversicherung (SGB V), die schon 1883 eingeführt wurde,
2. der gesetzlichen Unfallversicherung (SGB VII) seit 1884,
3. der Rentenversicherung (SGB VI) seit 1889,
4. der Arbeitslosenversicherung seit 1927 und
5. der Pflegeversicherung, die 1995 Gesetz wurde.

Eine Vielzahl ergänzender Gesetze hat im Laufe der letzten Jahrzehnte das soziale Netz immer dichter geknüpft. Beispielhaft dafür sind Regelungen aus dem sozialen Entschädigungsrecht wie Bundesversorgungsgesetz (BVG), Soldatenversorgungsgesetz (SVG), Zivildienstgesetz (ZDG), Opferentschädigungsgesetz (OEG), Häftlingshilfegesetz (HHG), Bundesseuchengesetz (BSeuchG) bzw. ab 1.1.2001 Infektionsschutzgesetz (IfSG) und andere, weiterhin das Bundessozialhilfegesetz (BSHG) und das Schwerbehindertengesetz (SchwbG), welches am 1.7.2001 in das neunte Buch des Sozialgesetzbuches (SGB IX) integriert wurde.

Ergänzend zur gesetzlichen Rentenversicherung und zur Sozialhilfe ist ab 1.1.2003 eine bedarfsorientierte Grundsicherung (GSiG) im Alter und bei Erwerbsminderung neu in das Sozialleistungssystem eingeführt worden. Träger ist der Kreis oder die kreisfreie Stadt, in der der Antragsberechtigte seinen gewöhnlichen Wohnsitz hat. Anspruch auf Leistungen haben über 65jährige oder über 18jährige, die auf Dauer voll erwerbsgemindert sind, wenn sie ihren Lebensunterhalt nicht aus anderem Einkommen oder Vermögen bestreiten können.

Private Versicherungen gegen Unfall und vorzeitige Berufsunfähigkeit sowie Haftpflichtversicherungen ergänzen die soziale Absicherung.

> ! *Wirkprinzipien* der sozialen Sicherung sind.
> - das *Äquivalenzprinzip* (= Beitrag je nach Leistung, Leistungsumfang wählbar – Typ allgemeine Versicherungen),
> - das *Solidaritätsprinzip* (= Beitrag nach den individuellen Möglichkeiten, Leistung für alle gleich, Umfang nach den Notwendigkeiten – Typ gesetzliche Krankenversicherung),
> - das *Subsidiaritätsprinzip* (= zunächst Selbsthilfe, dann Hilfe durch die übergeordnete soziale Gruppe – Typ Sozialhilfe).
>
> Die *Gestaltungsprinzipien* der sozialen Sicherung umfassen
> - das *Versicherungsprinzip* (= schätzbarer Geldbedarf für zufälliges Risiko, über Beiträge aufgebracht – Typ allgemeine Versicherungen),
> - das *Versorgungsprinzip* (= Geldmittel aus allgemeinem Haushalt ohne Bedürftigkeitsprüfung – Typ Versorgungsrenten im sozialen Entschädigungsrecht) und
> - das *Fürsorgeprinzip* (= Geldmittel aus allgemeinem Haushalt nach Bedürftigkeitsprüfung – Typ Sozialhilfe).

## Soziales Entschädigungsrecht

Zur sozialen Entschädigung heißt es in § 5 SGB I:
„Wer einen Gesundheitsschaden erleidet, für dessen Folgen die staatliche Gemeinschaft in Abgeltung eines besonderen Opfers oder aus anderen Gründen nach versorgungsrechtlichen Grundsätzen einsteht, hat ein Recht auf
1. die notwendigen Maßnahmen zur Erhaltung, zur Besserung und Wiederherstellung der Gesundheit und Leistungsfähigkeit und
2. angemessene Versorgung".

## Schwerbehindertenrecht

Als kurzer Hinweis auf das Schwerbehindertenrecht (SGB IX) soll gelten:
§ 2 Behinderung: Menschen sind behindert, wenn ihre körperliche Funktion, geistige Fähigkeit oder seelische Gesundheit mit hoher Wahrscheinlichkeit länger als sechs Monate von dem für das Lebensalter typischen Zustand abweichen und daher ihre Teilhabe am Leben in der Gesellschaft beeinträchtigt ist. Sie sind schwerbehindert, wenn bei ihnen ein „Grad der Behinderung von wenigstens 50 vorliegt".
Schwerbehinderten Menschen gleichgestellt werden sollen behinderte Menschen mit einem „GdB von wenigstens 30, wenn sie infolge ihrer Behinderung ohne die Gleichstellung einen geeigneten Arbeitsplatz nicht erlangen oder behalten können".
Man spricht nicht mehr von „Schwerbehinderten", sondern von „behinderten Menschen" und statt „Funktionsstörung" heißt es jetzt „Beeinträchtigung der Teilhabe am Leben in der Gesellschaft".

## Kausalitätstheorien

Die Kenntnis einiger grundsätzlicher rechtsphilosophischer Erwägungen zur Kausalität ist für den Gutachter von Nutzen.

Im naturwissenschaftlich-philosophischen Sinne gilt als Ursache eine Bedingung, die nicht hinweggedacht werden kann, ohne dass damit der Erfolg entfiele, „conditio sine qua non". Nicht alle Bedingungen sind jedoch rechtsrelevant, sodass von der Rechtsprechung unterschiedliche Kausalitätsnormen entwickelt wurden.

**Äquivalenztheorie**: Im Strafrecht ist die Ursache eines „Erfolges" im juristischen Sinne, d. h. einer Wirkung oder eines Schadens, zunächst jede Bedingung, die nicht hinweggedacht werden kann, ohne dass der Erfolg entfiele, „conditio sine qua non". Eine Eingrenzung ergibt sich dann durch die Bedeutung der einzelnen Bedingungen zur Zeit und Art eines schuldhaften rechtswidrigen Handelns.

**Adäquanztheorie**: Im Zivilrecht, also auch in der privaten Unfallversicherung, der Haftpflichtversicherung und nach dem Bundesentschädigungsgesetz, gilt eine Auswahl unter den Bedingungen, die beim Zustandekommen eines Erfolges beteiligt waren, nach Grad und Wertigkeit ihrer Mitwirkung. Adäquate Ursachen müssen nach menschlicher Voraussicht generell geeignet sein, den Erfolg herbeizuführen. Sie sind nach allgemeiner Lebenserfahrung im Einzelfall zu prüfen.

**Theorie der wesentlichen Bedingung**: Im Sozialrecht, speziell in der gesetzlichen Unfallversicherung, dem sozialen Entschädigungsrecht und der beamtenrechtlichen Unfallfürsorge, gilt eine weiter eingeschränkte Adäquanztheorie. Ursache ist diejenige Bedingung, die wegen ihrer besonderen Beziehung zum Erfolg an dessen Eintritt wesentlich mitgewirkt hat. Ihr kommt eine überragende Bedeutung bei mehreren Umständen zu, die zu einem Erfolg geführt haben. Die Ursache war somit wertend betrachtet für den Erfolg bei dem konkret Betroffenen von wesentlicher Bedeutung.

## Begriffsdefinitionen

**Gesundheit**: „Gesundheit ist ein Zustand vollständigen körperlichen, seelischen und sozialen Wohlbefindens und nicht nur das Freisein von Krankheit. Die höchstmögliche erreichbare Form eines solchen Gesundheitszustands ist ein fundamentales Menschenrecht, ohne Rücksicht auf Rasse, Religion, politische, ökonomische oder soziale Bedingungen" (Definition der WHO).

**Krankheit**: Der Begriff „Krankheit" ist in der medizinischen Wissenschaft und auch gesetzlich nicht eindeutig definiert. Er wird aber dennoch in der Gesetzgebung verwendet und ist in der Rechtsprechung wie folgt festgelegt:

„Krankheit ist ein regelwidriger Körper- oder Geisteszustand, der eine Heilbehandlung erforderlich macht oder Arbeitsunfähigkeit zur Folge hat" (BSG-Urteil vom 12.11.1985).

- „Eine Heilbehandlung ist dann erforderlich, wenn sich Schmerzen einstellen oder die Gefahr der Verschlimmerung des Zustands droht" (BSG-Urteil vom 13.10.1978).
- Krankheit ist aber auch schon dann anzunehmen, wenn „der Zustand zwar noch keine Schmerzen oder Beschwerden bereitet, durch ärztliche Behandlung aber eine wesentliche Besserung oder gar Beseitigung des Leidens und damit eine günstige Wirkung auf die spätere Erwerbsfähigkeit erreicht werden kann" (BSG-Urteil vom 28.10.1960).
- „Die Regelwidrigkeit eines Körper- oder Geisteszustands ist bereits mit der Abweichung von der durch das Leitbild des gesunden Menschen geprägten Norm gegeben" (BSG-Urteil vom 28.4.1967).

Der Begriff „Berufskrankheit" bezieht sich auf Krankheiten, die die Bundesregierung durch Rechtsverordnung als solche bezeichnet (Berufskrankheiten-Verordnung mit entsprechender Liste anerkannter Berufskrankheiten).

Bei längerer Arbeitsunfähigkeit und Fortzahlung des Krankengeldes wird von den Krankenkassen öfter gefragt, ob „dieselbe Krankheit" vorliege. Es muss dabei eine kausale Verknüpfung zwischen den Krankheitsepisoden, letztlich ein chronischer oder chronisch-rezidivierender Verlauf vorliegen.

**Behinderung:** Grundsätzlich handelt es sich um einen Gesundheitsschaden, der mit einem regelwidrigen körperlichen, geistigen oder seelischen Zustand einhergeht und zu einer nicht nur vorübergehenden Funktionsbeeinträchtigung und daraus resultierenden wesentlichen Auswirkungen im Ablauf des täglichen Lebens führt. Im Schwerbehindertenrecht ist eine Behinderung erst ab einem GdB von 10 anzunehmen.

Die ICF (International Classification of Functioning, Disability and Health) der WHO bezieht in verstärktem Maße das bio-psychosoziale Krankheitsmodell ein. Der zentrale Begriff ist dabei die funktionale Gesundheit. Sie ist gegeben, wenn die körperlichen und mentalen Funktionen sowie die Körperstrukturen allgemein anerkannten statistischen Normen entsprechen, die Aktivitäten nicht eingeschränkt sind und die Teilhabe in allen Lebensbereichen gewährleistet ist (Konzepte der Körperfunktionen und -strukturen, der Aktivitäten und der Teilhabe an allen Lebensbereichen).

**Rehabilitation:** Ziel und Zweck aller Maßnahmen und Leistungen zur Rehabilitation ist es, den körperlich, geistig oder seelisch Behinderten oder von Behinderung Bedrohten möglichst auf Dauer in Arbeit, Beruf und Gesellschaft einzugliedern (§ 1 RehaAnglG, § 39 Abs. 3 BSHG). Die Leistungen zur Rehabilitation umfassen medizinische, berufsfördernde und ergänzende Leistungen.

**Teilhabe:** Leistungen zur Teilhabe sind die notwendigen Sozialleistungen, um unabhängig von der Ursache der Behinderung:

1. die Behinderung abzuwenden, zu beseitigen, zu mindern, ihre Verschlimmerung zu verhüten oder ihre Folgen zu mildern,
2. Einschränkungen der Erwerbsfähigkeit oder Pflegebedürftigkeit zu vermeiden,
3. die Teilhabe am Arbeitsleben entsprechend den Neigungen und Fähigkeiten dauerhaft zu sichern,
4. die persönliche Entwicklung ganzheitlich zu fördern und die Teilhabe am Leben in der Gesellschaft sowie eine möglichst selbstständige und selbstbestimmte Lebensführung zu ermöglichen oder zu erleichtern (§ 4 SGB IX).

### 1.4.2 Gesetzliche Krankenversicherung

#### Arbeitsunfähigkeit

Es handelt sich um einen Begriff, der im Rahmen der Krankenversicherung und des Arbeitsrechts Verwendung findet. Laut Urteil des Bundessozialgerichts ist er dann anzuwenden, wenn der zuletzt ausgeübten oder einer ähnlich gearteten Erwerbstätigkeit wegen Krankheit nicht mehr nachgegangen werden kann oder nur auf die Gefahr hin, den Zustand zu verschlimmern.

Arbeitsunfähigkeit begründet den Anspruch auf Krankengeld. Sie wird vom behandelnden Arzt attestiert. Die Beratung der gesetzlichen Krankenversicherung obliegt dem Medizinischen Dienst der Krankenversicherung (MDK). Sein Votum ist letztlich verbindlich.

Der positive Begriff „Arbeitsfähigkeit" wird üblicherweise nicht verwendet.

> ! Arbeitsunfähig ist, wer „seiner bisher ausgeübten oder einer ähnlich gearteten Erwerbstätigkeit wegen Krankheit überhaupt nicht oder nur auf die Gefahr hin nachgehen kann, seinen Zustand zu verschlimmern" (Urteil des BSG vom 3.5.1967).

## 1.4.3 Gesetzliche Rentenversicherung

### Erwerbsunfähigkeit

> **!** Erwerbsunfähig sind Versicherte, die wegen Krankheit oder Behinderung auf nicht absehbare Zeit außerstande sind, eine Erwerbstätigkeit in gewisser Regelmäßigkeit auszuüben oder Arbeitsentgelt zu erzielen, das ein Siebtel der normalen Bezugsgröße übersteigt (§ 44 Abs. 2 SGB VI alter Fassung).

Dieser Begriff ist nach der neuesten Gesetzgebung obsolet. Stattdessen spricht man nun von „Erwerbsminderung".

### Berufsunfähigkeit

> **!** Berufsunfähig sind Versicherte, deren Erwerbsfähigkeit wegen Krankheit oder Behinderung auf weniger als die Hälfte derjenigen von körperlich, geistig und seelisch gesunden Versicherten mit ähnlicher Ausbildung und gleichwertigen Kenntnissen und Fähigkeiten gesunken ist (§ 43 Abs. 2 SGB VI alter Fassung).

Im Rentenrecht ist dieser Begriff infolge der neuesten Gesetzgebung durch die „teilweise Erwerbsminderung" ersetzt worden. Seit 1.1.2001 ist die Rente wegen Berufsunfähigkeit für alle Jahrgänge ab 2.1.1961 vollständig entfallen.
Im Rahmen der Übergangsregelungen werden sie aber noch für einige Jahre eine gewisse Bedeutung für die Begutachtung haben.
Der Ausdruck „Berufsunfähigkeit" hat weiterhin Bedeutung im Rahmen der privaten Berufsunfähigkeits-Zusatzversicherung, wenn der Versicherte infolge Krankheit oder Verletzung auf nicht absehbare Zeit nicht in der Lage ist, seinen Beruf oder eine ähnlich geartete Tätigkeit auszuüben. Eine teilweise Berufsunfähigkeit ist möglich. Auch in der privaten Krankentagegeld-Versicherung wird Berufsunfähigkeit angenommen, wenn der Versicherte im bisher ausgeübten Beruf zu mehr als 50 % erwerbsunfähig ist.

### Erwerbsminderung

Nach § 43 SGB VI neuer Fassung ist seit 1.1.2001 die Rente wegen teilweiser oder voller Erwerbsminderung im Regelfall zeitlich befristet. Die Gewährung auf Dauer bedarf der stichhaltigen medizinischen Begründung.

> **!** Bei einem Leistungsvermögen von über sechs Stunden täglich besteht kein Anspruch auf Erwerbsminderungsrente, bei einem solchen von drei bis sechs Stunden täglich wird von teilweiser Erwerbsminderung ausgegangen und ein Leistungsvermögen unter drei Stunden bedingt volle Erwerbsminderung.

Die neue Rente wegen **teilweiser Erwerbsminderung** wird gewährt, wenn Versicherte wegen Krankheit oder Behinderung auf nicht absehbare Zeit außerstande sind, unter den üblichen Bedingungen des allgemeinen Arbeitsmarktes mindestens sechs Stunden, jedoch noch mehr als drei Stunden erwerbstätig zu sein. **Voll erwerbsgemindert** sind Versicherte, die weniger als drei Stunden täglich erwerbstätig sein können. Dabei wird eine abstrakte Betrachtungsweise angewandt, die konkrete Arbeitsmarktsituation ist nicht zu berücksichtigen. Es ist dabei durchgängig auf die üblichen Bedingungen des allgemeinen Arbeitsmarktes abzustellen. Die Minderung der Erwerbsfähigkeit wird somit grundsätzlich nicht mehr am ausgeübten Beruf, sondern an der Fähigkeit gemessen, jede denkbare Tätigkeit auf dem allgemeinen Arbeitsmarkt unter den üblichen Bedingungen ausüben zu können. Für die Rente wegen voller Erwerbsminderung gilt der Rentenartfaktor 1,0, für die teilweise Erwerbsminderung 0,5, d. h. die halbe Erwerbsminderungsrente, wobei vorausgesetzt wird, dass der betroffene Versicherte zur Sicherung seines Lebensunterhaltes weiteres Einkommen erzielt.

Dem medizinischen Sachverständigen obliegt die Aufgabe, im konkreten Einzelfall ein positives und negatives Leistungsbild des Probanden zu erstellen.

**Der Begriff „Allgemeiner Arbeitsmarkt"** umfasst alle nur denkbaren Tätigkeiten außerhalb einer beschützenden Einrichtung, für die auf dem Arbeitsmarkt (in einer Vielzahl von Teilarbeitsmärkten) Angebot und Nachfrage besteht.

Die Minderung der Erwerbsfähigkeit wird grundsätzlich nicht mehr an dem ausgeübten Beruf, sondern an der Fähigkeit gemessen, jede denkbare Tätigkeit auf dem allgemeinen Arbeitsmarkt unter den üblichen Bedingungen ausüben zu können.

### 1.4.4 Gesetzliche Unfallversicherung

#### Minderung der Erwerbsfähigkeit (MdE)

Die MdE ist grundsätzlich ein Maß für den teilweisen Verlust der Erwerbsfähigkeit aufgrund einer körperlichen oder geistigen Beeinträchtigung im allgemeinen Erwerbsleben. Sie entspricht einer kausalen Bewertung.

> **!** Der Begriff wird in der gesetzlichen Unfallversicherung und im sozialen Entschädigungsrecht etwas unterschiedlich gebraucht.

Die MdE-Werte liegen in der gesetzlichen Unfallversicherung im Allgemeinen um fünf bis 10 Prozentpunkte niedriger als im Versorgungswesen. In der gesetzlichen Unfallversicherung wird Rente ab einer MdE von 20 %, im Versorgungswesen erst ab 25 % gewährt.

> **!** „Die MdE richtet sich nach dem Umfang der sich aus der Beeinträchtigung des körperlichen und geistigen Leistungsvermögens ergebenden verminderten Arbeitsmöglichkeiten auf dem gesamten Gebiet des Erwerbslebens" (§ 56 Abs. 2, Satz 1 SGB VII).

Bemerkenswert ist, dass es keine gesetzlich festgelegten prozentualen Einschätzungen der MdE gibt. Für die **gesetzliche und private Unfallversicherung** gibt es in der allgemein anerkannten Gutachtensliteratur Tabellen über Erfahrungswerte in der Einschätzung von Unfallfolgen. Diese Erfahrungswerte differieren geringgradig und gelten auch als übliche Bewertungsgrundlage vor Gericht. Ein Abweichen davon ist möglich, muss aber schlüssig begründet werden.

Für das **soziale Entschädigungsrecht** gelten die „Versorgungsmedizinischen Grundsätze" der Anlage zu § 2 Versorgungsmedizin-Verordnung vom 10.12.2008, die mittlerweile gesetzlich verbindlich sind.

## Unfallbegriff

Ein Unfall ist ein auf äußeren Einwirkungen beruhendes, plötzliches, örtlich und zeitlich bestimmbares, unfreiwilliges, einen Körperschaden verursachendes Ereignis bzw. ein zeitlich begrenztes, von außen auf den Körper einwirkendes Ereignis. Auch akute psychische Einwirkungen können als „Unfall" gewertet werden.

## Kausalitätsnormen

**Haftungsbegründende Kausalität:** Sie betrifft den ursächlichen Zusammenhang zwischen der versicherten Tätigkeit bzw. dem geschützten Gefahrenbereich und dem schädigenden Ereignis. Nur wenn das schädigende Ereignis, z. B. ein Unfall, auf einer versicherten, d. h. geschützten, Tätigkeit beruht, kann ein Arbeitsunfall angenommen werden. Die Klärung der haftungsbegründenden Kausalität ist Sache der Verwaltung bzw. der Versicherung. Als Beweismaß gilt der Vollbeweis.

**Haftungsausfüllende Kausalität:** Diese betrifft den erforderlichen Zusammenhang zwischen dem schädigenden Ereignis (z. B. Unfall) und dem hierdurch bewirkten Gesundheitsschaden. Nur wenn feststeht, dass die vorliegende Gesundheitsstörung ursächlich auf dem schädigenden Ereignis beruht und nicht durch andere Faktoren verursacht worden ist, kann eine Entschädigung in Betracht kommen. Die Klärung der haftungsausfüllenden Kausalität ist Aufgabe des medizinischen Sachverständigen. Als Beweismaß gilt die hinreichende Wahrscheinlichkeit.

## Beweismaße

Für die Begutachtung sind die rechtlichen Beweismaße „Vollbeweis" und „Wahrscheinlichkeit" von Bedeutung.

**Vollbeweis:** Dabei sind Feststellungen mit einem Wahrscheinlichkeitsgrad zu treffen, der praktisch der Gewissheit gleichkommt: „an Sicherheit grenzende Wahrscheinlichkeit". Nach der Formulierung des Bundesgerichtshofes ist dies „ein für das praktische Leben brauchbarer Grad von Gewissheit, der den Zweifeln Schweigen gebietet, ohne sie völlig auszuschließen". Dabei muss der Sachverständige sein Gutachten auf gesicherten Erkenntnissen der medizinischen Wissenschaft und ärztlichen Erfahrung aufbauen, darf aber auch nicht verschweigen, wo Grenzen verlaufen und Ungewissheiten bestehen.

Der Vollbeweis gilt als Regelbeweismaß, welches überall dort anzuwenden ist, wo als Abweichung aus besonderen Gründen keine geringere Beweisstärke vorgeschrieben ist.

**Wahrscheinlichkeit:** Abweichend vom Vollbeweis sind im Rahmen der Unfallversicherung und des sozialen Entschädigungsrechtes Beweiserleichterungen vorgesehen im Sinne der Wahrscheinlichkeit, da die Aufklärung von Kausalzusammenhängen leicht an die Grenzen naturwissenschaftlich-medizinischer Erkenntnis stoßen kann. Hierfür ist zu fordern, dass insgesamt mehr für als gegen einen Zusammenhang spricht. Eine bloße Möglichkeit reicht jedoch nicht aus.

> **!** Grundsätzlich muss ein äußeres Trauma im Wege des Vollbeweises nachgewiesen sein, während für den Nachweis des Zusammenhanges der Gesundheitsstörung mit dem Trauma die Wahrscheinlichkeit des ursächlichen Zusammenhanges genügt.

Bei der kausalen Bewertung von Unfallfolgen gilt als wesentlicher Grundsatz, dass der Betroffene in dem Gesundheitszustand geschützt ist, in dem er sich bei Eintritt des schädigenden Ereignisses befunden hat. Er ist also auch bei vorbestehenden Gesundheitsschäden abgesichert, da immer von demjenigen Gesundheitszustand auszugehen ist, in dem er sich bei Eintritt des schädigenden Ereignisses befunden hat. Der körperlich oder seelisch Gesunde oder der „Durchschnittsmensch" darf nicht als Maßstab herangezogen werden. Es darf auch nicht argumentiert werden, dass ein Gesunder das Schadensereignis möglicherweise ohne Folgen verkraftet hätte. Es sind vielmehr die individuellen Gegebenheiten zu akzeptieren und in ihrer Bedeutung im Vergleich zum Unfallereignis zu berücksichtigen.

> **!** In der gesetzlichen Unfallversicherung gilt, dass der Verletzte in dem Zustand versichert ist, in dem er sich zum Zeitpunkt des Unfalls befunden hat – körperlich wie seelisch.

In der **Beurteilung der Kausalität** zwischen schädigendem Ereignis und dem Auftreten einer seelischen Störung sind zu berücksichtigen (Henningsen et al. 2001):
- der objektive Schweregrad des schädigenden Ereignisses,
- der überindividuelle Schweregrad des subjektiven Erlebens wie Todesangst oder Verletzung „narzisstisch besetzter" Körperteile, z. B. Gesicht oder Genitale,
- das individuell bedingte subjektive Erleben, etwa bei besonderer Vulnerabilität,
- aber auch sekundäre Motive wie bewusstseinsnahe oder bewusstseinsferne Begehrenshaltungen.

Als „**allein wesentliche Ursache**" in der gesetzlichen Unfallversicherung ist zu werten, wenn dem Unfallereignis bei Abwägung aller anderen Faktoren überragende Bedeutung zukommt. Liegen mehrere ursächliche Faktoren vor und ist das Unfallereignis eine dieser „wesentlichen Teilursachen", so wird der Gesundheitsschaden in vollem Umfang als Schädigungsfolge anerkannt, sofern es sich nicht um eine Verschlimmerung handelt. Zu beurteilen ist daher auch, ob durch ein schädigendes Ereignis ein Gesundheitsschaden entstanden ist oder nur verschlimmert wurde.

**Verschlimmerung:** Die Annahme einer Verschlimmerung setzt voraus, dass vor der Schädigung bereits ein pathologisches Geschehen mit Beschwerden und/oder Leistungsbeeinträchtigung vorhanden war und dass durch die Schädigung Krankheitserscheinungen vermehrt aufgetreten sind.

## Invalidität

Der Begriff wird in der privaten Unfallversicherung im Sinne einer „dauernden Beeinträchtigung der körperlichen oder geistigen Leistungsfähigkeit" verwendet. Es gibt auch hier in der Gutachtensliteratur festgelegte Invaliditätsgrade, die bei Extremitätenverletzungen und Schädigung von Auge, Gehör, Geruch und Geschmack nach der Gliedertaxe einzuschätzen sind.

## 1.4.5 Private Unfallversicherung

Die private Unfallversicherung unterscheidet sich in vielen Punkten grundsätzlich von der gesetzlichen Unfallversicherung. Es handelt sich um eine stets freiwillige Versicherung, wobei zwischen Versicherungsgesellschaft und Versicherungsnehmer auf privatrechtlicher Grundlage ein individueller Versicherungsvertrag zustande kommt. Galten die AUB (Allgemeinen Unfallversicherungsbedingungen) bisher in den verschiedenen Fassungen seit 1961 als bindend, so kann heute ein individueller Versicherungsschutz vereinbart werden. Für den Gutachter ist daher die Kenntnis der Vertragsbasis von eminenter Bedeutung. Diese muss ihm allerdings vom Auftraggeber bei der Auftragserteilung mitgeteilt werden.

Im Streitfall gilt das Zivilrecht mit der entsprechenden Kausalitätsnorm und die Zuständigkeit der Amts- und Landgerichte, nicht der Sozialgerichte.

Leistungen der privaten Unfallversicherung können je nach vertraglicher Vereinbarung in Invaliditätsleistung, Übergangsleistung, Tagegeld, Krankenhaustagegeld, Genesungsgeld oder Todesfallleistung bestehen. Die Höhe der Leistung richtet sich nach der individuell vertraglich vereinbarten Versicherungssumme, wonach sich auch die Beiträge orientieren. Bei Vertragsabschluss hat der Antragsteller Fragen zu individuellen Gesundheitsrisiken, aber auch zur Berufstätigkeit, Hobbys, Risikosportarten u. a. zu beantworten.

Leistungsfall für die private Unfallversicherung ist ein „Unfall", der in den AUB 94 § 1 III als „plötzlich von außen auf den Körper des Versicherten einwirkendes Ereignis, das unfreiwillig eine Gesundheitsstörung hervorruft" definiert wird.

Zu beurteilen ist vom Sachverständigen die „Invalidität", d. h. die dauernde Beeinträchtigung der körperlichen oder geistigen Leistungsfähigkeit. Das Ausmaß wird durch die „Gliedertaxe" bewertet, die nicht nur Funktionseinschränkungen der Extremitäten, sondern auch der Augen, der Ohren, des Geruchs- und Geschmacksvermögens umfasst. Sie wird in Bruchteilen, nicht in Prozent angegeben. Die Beurteilung erfolgt abstrakt und nicht auf die individuellen Verhältnisse des Versicherten bezogen. Sind andere Bereiche des Organismus betroffen, die nicht in der Gliedertaxe erfasst sind, wie z. B. die Wirbelsäule oder Hirnfunktionen, so erfolgt die Angabe einer prozentualen Beeinträchtigung. Als Ausschlusskriterien gelten grundsätzlich sämtliche psychoreaktiven Störungen als Unfallfolge, ebenso Trunksucht und Epilepsie u. a. als Unfallursache. Die Begriffe Berufs- oder Erwerbsunfähigkeit sind hier völlig fehl am Platz.

## 1.4.6 Haftpflichtversicherung

Die private Haftpflichtversicherung ist Teil des Zivilrechts. Es geht um die Beurteilung eines Körper- bzw. Gesundheitsschadens und seinen Auswirkungen auf die körperlichen und geistigen Funktionen des Betroffenen sowie um die Abklärung von Schadensursachen. § 823 Abs 1 BGB bestimmt den Grundsatz der Haftpflicht: „Wer vorsätzlich oder fahrlässig das Leben, den Körper, die Gesundheit, die Freiheit, das Eigentum oder ein sonstiges Recht eines anderen widerrechtlich verletzt, ist dem anderen zum Schadensersatz verpflichtet". Unter einer Körperverletzung ist eine nicht ganz unwesentliche Beeinträchtigung der körperlichen Unversehrtheit zu verstehen, unter einer solchen der Gesundheit werden auch psychische Störungen verstanden. Während in der privaten Unfallversicherung seelische Unfallfolgen ausdrücklich ausgenommen sind, werden sie in der Haftpflichtversicherung sehr wohl entschädigt. Das Schmerzensgeld fungiert dabei als Ausgleich für vorübergehende und dauernde Schmerzen und Behinderungen und zugleich als Genugtuung. Die Überlegungen zur haftungsbegründenden und haftungsausfüllenden Kausalität gelten auch hier. Im Sinne der hier geltenden Adäquanzlehre sind nur die Bedingungen ursächlich, die nicht nur unter besonders eigenartigen, ganz unwahrscheinlichen und nach dem regelmäßigen Verlauf der Dinge außer Betracht zu lassenden Umständen, sondern aus objektiver Sicht und allgemeiner Lebenserfahrung generell geeignet waren, die Möglichkeit eines Erfolges von der Art des eingetretenen in nicht unerheblicher Weise zu erhöhen.

## 1.4.7 Private Berufsunfähigkeits- und Berufsunfähigkeitszusatzversicherung (BUZ)

Diese privaten Berufsunfähigkeitsversicherungen zählen nicht zum Bereich des Sozialrechtes, trotzdem aber zu dem der Sozialmedizin. Es besteht hier eine andere Definition der Berufsunfähigkeit als – früher – im Bereich der gesetzlichen Rentenversicherung. Nach den einschlägigen Versicherungsbedingungen der privaten Versicherungen gilt: „Vollständige Berufsunfähigkeit liegt vor, wenn die versicherte Person infolge Krankheit, Körperverletzung oder Kräfteverfalls, die ärztlich nachzuweisen sind, voraussichtlich dauernd außer Stande ist, ihren Beruf oder eine andere Tätigkeit auszuüben, die aufgrund ihrer Ausbildung und Erfahrung ausgeübt werden kann und ihrer bisherigen Lebensstellung entspricht". Es wird ein Zeitraum der Beeinträchtigung von wenigstens 6 Monaten gefordert. Um eine Leistung zu erlangen, ist ein mindestens 50-prozentiger Berufsunfähigkeitsgrad erforderlich (falls im Versicherungsvertrag nicht anders vereinbart). Unabdingbar ist dabei die Kenntnis des zuletzt ausgeübten Berufs in allen Einzelheiten bzw. eine genaue Arbeitsanamnese hinsichtlich der konkreten, zuletzt ausgeübten Tätigkeit. Der entscheidende Parameter ist dabei der Schweregrad der Störung, nicht die bloße Definition des Krankheitsbildes.

Maßgeblich ist somit der Beruf, mit dem der Versicherte zuletzt bei Eintritt des Versicherungsfalles sein Einkommen erzielt hat und der damit die Grundlage seiner Lebensstellung war. Gerade die genaue Beschreibung dieser letzten Tätigkeit hat für die Begutachtung entscheidende Bedeutung. Sie basiert damit auf einer medizinischen, einer beruflichen und einer zeitlichen Komponente.

Die konkreten Leistungseinschränkungen sind dabei in einem negativen Leistungsbild zu erfassen, es ist aber auch ein positives Leistungsbild aufzuzeigen, um eventuelle Wiedereingliederungsmaßnahmen zu ermöglichen. Im Streitfall sind die Gerichte der Zivilgerichtsbarkeit, nicht die Sozialgerichte zuständig (Foerster).

## 1.4.8 Beamtenrecht

### Dienstunfähigkeit

Dieser Begriff wird bei Beamten, Richtern und Soldaten angewendet, wobei zwischen vorübergehender und dauernder Dienstunfähigkeit zu unterscheiden ist.

Dienstunfähigkeit wegen Krankheit liegt vor, wenn der Beamte, bedingt durch Krankheit oder einen Unfall, seinen Dienstpflichten nicht nachkommen kann.

Von dauernder Dienstunfähigkeit ist auszugehen, wenn der Beamte „infolge Erkrankung innerhalb eines Zeitraums von sechs Monaten mehr als drei Monate keinen Dienst getan hat und keine Aussicht besteht, dass er innerhalb weiterer sechs Monate wieder voll dienstfähig wird" (§ 42 Abs. 1, Satz 2 BBG). Ein Beamter ist daher dauernd unfähig zur Erfüllung seiner Dienstpflichten, wenn zum Zeitpunkt der Entscheidung die Wiederherstellung seiner Dienstfähigkeit in absehbarer Zeit nicht zu erwarten ist. Bei Beamten mit besonderen Anforderungen an das körperliche Leistungsvermögen (Bundeswehr, Polizei, Feuerwehr) sind bestimmte gesundheitliche Voraussetzungen für das Vorliegen von Dienstfähigkeit (Tauglichkeit) verbindlich. Die Begutachtung der Dienstfähigkeit von Beamten obliegt im Allgemeinen den Ärzten des Gesundheitsamtes. Der Gutachter nimmt zu den vorliegenden gesundheitlichen Einschränkungen, der Beurteilung der Dienstfähigkeit, den medizinischen Behandlungsmöglichkeiten, zur Frage der Umsetzung auf einen anderen Dienstposten und zu Empfehlungen einer Nachuntersuchung und deren Frist Stellung.

### 1.4.9 Soziales Entschädigungsrecht und Schwerbehindertenrecht

Grad der Schädigungsfolgen (GdS)

Im sozialen Entschädigungsrecht wird unter Schädigungsfolge jede Gesundheitsstörung verstanden, die mit einer nach dem entsprechenden Gesetz zu berücksichtigenden Schädigung in ursächlichem Zusammenhang steht. Die Auswirkungen der Schädigung werden mit dem Grad der Schädigungsfolge (GdS) bemessen.
Grad der Behinderung (GdB)
Der GdB bezieht sich ausschließlich auf das Schwerbehindertenrecht und wurde 1986 eingeführt, um Missverständnisse hinsichtlich anderer Rechtsbegriffe zu vermeiden.

> ! GdS und GdB werden daher bewusst nicht in Prozentzahlen angegeben. So heißt es z. B. GdB/GdS 50, aber: MdE 50 v. H.

Die Kenntnis dieser Feinheiten weist den erfahrenen Gutachter aus.
Die Einschätzung des Grades der Behinderung entspricht einer finalen, der der Schädigungsfolge einer kausalen Betrachtungsweise.
GdS und GdB werden in den „Versorgungsmedizinischen Grundsätzen" der Anlage zu § 2 der Versorgungsmedizin-Verordnung tabellarisch aufgeführt und haben mittlerweile Gesetzescharakter erlangt.

## 1.5 Therapie oder Begutachtung?

Problematisch ist die häufig anzutreffende Konstellation, dass zum Zeitpunkt der Rentenantragstellung eine behandlungsbedürftige seelische Störung besteht. Der Gutachter kommt zu dem Ergebnis, dass eine durch Therapie besserungsfähige Erkrankung vorliegt und empfiehlt eine adäquate Behandlung, vornehmlich eine wie auch immer geartete ambulante oder stationäre Psychotherapie – nicht zuletzt nach dem Prinzip „Rehabilitation vor Rente".
Der dann (wenn überhaupt!) oft nur widerwillig aufgesuchte Psychotherapeut lehnt nach Kenntnis des schwebenden Rentenverfahrens eine Behandlung zum gegenwärtigen Zeitpunkt ab und sieht eine solche erst nach dessen Abschluss für erfolgversprechend an. Der Betroffene hat zu diesem Zeitpunkt innerlich meist schon mit seinem Berufsleben abgeschlossen und daher häufig keine echte Motivation zur Rückkehr an seinen Arbeitsplatz. Dieser ist auch oft bereits neu besetzt, insbesondere, wenn eine längere Abwesenheit vom Arbeitsplatz bestand.
Zu einem völlig neuen beruflichen Anfang sieht sich der Rentenantragsteller aufgrund seiner funktionellen Beschwerden erst recht nicht in der Lage. Schließlich wird dann doch eine stationäre medizinische Rehabilitationsmaßnahme durchgeführt, die er meist ohne eigene Überzeugung und ohne echtes Streben nach Besserung über sich ergehen lässt. Erwartungsgemäß kommt dann danach seine persönliche Einschätzung, es habe „auch die Kur nicht geholfen" oder es wurde „al-

les nur noch schlimmer". Diese Patienten von Reha-Kliniken lassen schon zu Beginn der stationären Behandlung keinen Zweifel daran, dass sie sich von derartigen Maßnahmen keine Besserung erwarten und sie sind oft mit allem unzufrieden („das Essen taugt nichts, das Wasser im Bad zu kalt, die Anwendungen zu viel und zu anstrengend, keine Zeit zur Erholung u. a.").

Wird jedoch weder eine ambulante noch eine stationäre Behandlung durchgeführt, so kann vom Rentenversicherungsträger zu Recht argumentiert werden, es habe ja keine Therapie stattgefunden, die die Chance einer Beschwerdelinderung ausgeschöpft hätte.

Eine ambulante psychotherapeutische Behandlung wird also nicht selten vom Antragsteller oder Kläger gänzlich abgelehnt oder – umgekehrt – der Betroffene wird vom Psychotherapeuten wegen des schwebenden Rentenverfahrens nicht angenommen. Erhält er die Rente, ist er wiederum oft nicht mehr zu einer Psychotherapie bereit.

Der Wunsch nach Kompensationsleistungen verschlechtert zweifellos das Behandlungsergebnis entscheidend und trägt zur weiteren Chronifizierung der Symptomatik bei.

Ein Ausweg aus diesem Dilemma ist nur eine möglichst frühzeitig vor der Rentenantragstellung einsetzende ambulante Psychotherapie, lange bevor der Patient innerlich seine Weichen auf Rückzug aus dem Berufsleben gestellt hat. In der Praxis scheitert dies aber meist an der fehlenden Motivation des Betroffenen und nicht zuletzt an seinem Hausarzt, dem bei mangelnder Überzeugungskraft nur selten eine Hinführung zur erforderlichen psychotherapeutischen Behandlung gelingt.

Wenn der Rentenantrag einmal gestellt ist, kommen entsprechende Bemühungen fast stets zu spät. Die Akzeptanz eines Therapievorschlages ist besonders dann gering, wenn
- eine jahrelange Anamnese vorliegt,
- eine erhebliche Störung der Ich-Funktionen besteht und
- ein Arrangement des Patienten mit seinen Beschwerden erfolgte, die mittlerweile fixiert und lebensbestimmend geworden sind und
- ein primärer und sekundärer Krankheitsgewinn besteht.

### Kasuistik

39-jährige Frau, Empfangssekretärin in einer metallverarbeitenden Fabrik, leidet seit sieben Jahren an einer gesicherten, in einzelnen Schüben verlaufenden Multiplen Sklerose, wobei es stets zu einer vollständigen Remission ohne bleibendes neurologisches Defizit kam.

Neben einer allgemeinen Erschöpfung leichteren Grades entwickelte sich eine Angststörung mit depressiven Stimmungsschwankungen als Reaktion auf die körperliche Grundkrankheit. Von der Hausärztin langfristig krankgeschrieben, stellte sie bereits Rentenantrag. Sie nahm dann an einer stationären medizinischen Rehabilitationsmaßnahme teil. Entlassung von dort als zunächst arbeitsunfähig, langfristig aber vollschichtig einsatzfähig bei ambulanter psychotherapeutischer Weiterbehandlung.

Drei aufgesuchte Psychotherapeuten lehnten die Behandlung mit dem Hinweis auf das schwebende Rentenverfahren ab: „Behandlung erst nach Abschluss des Rentenverfahrens". Mit einem weiteren Therapeuten kam sie von Anfang an nicht zurecht. Sie argumentierte: „Niemand kann mir helfen".

Der Rentenversicherungsträger lehnte schließlich die Rente ab. Im Klageverfahren stand die Meinung des Gutachters, es handele sich um eine behandlungsfähige Erkrankung, gegen die Ansicht der Klägerin, es liege eine therapeutisch nicht beeinflussbare seelische Störung von Krankheitswert vor. Der Rechtsstreit dauert an.

## Literatur

Aschoff JC (1991): Zur Frage der „zumutbaren Willensanspannung" bei der Überwindung eines Leidens. Versicherungsmedizin 43: 5–9.

Bode S (2004): Die vergessene Generation – Die Kriegskinder brechen ihr Schweigen. Klett-Cotta, Stuttgart.

Dreßing H, Foerster K (2012): Das Problem der zumutbaren Willensanspannung – aus medizinischer Sicht. Med Sach 108: 165–168

Deutsche Rentenversicherung (Hrsg.) (2011): Sozialmedizinische Begutachtung für die gesetzliche Rentenversicherung. 7. Aufl. Springer, Berlin.

Erlenkämper A (2003): Arzt und Sozialrecht. Steinkopff, Darmstadt.

Foerster K (2001): Stellenwert psychischer Störungen in der Begutachtung – Grundlagen der Begutachtung Med Sach 97: 33–35.

Foerster K (2009): Begutachtung bei sozial- und versicherungsmedizinischen Fragen. In: Foerster K, Dreßing H (Hrsg) (2009): Psychiatrische Begutachtung – Ein praktisches Handbuch für Ärzte und Juristen. 5. Aufl. Elsevier Urban & Fischer, München.

Henningsen P, Rüger U, Schneider W (2001): Die Leitlinie „Ärztliche Begutachtung in der Psychosomatik und Psychotherapeutischen Medizin – Sozialrechtsfragen". Versicherungsmedizin 53: 138–141

Meelfs B (2012): Das Problem der zumutbaren Willensanspannung – aus juristischer Sicht. Med Sach 108: 169–174

Pannen HD (2000): Arzt in der Gesetzlichen Rentenversicherung: Aufgabenfelder, Problembereiche, Ausblick. Arbeitsmed Sozialmed Umweltmed 35: 63–68.

Stevens A, Foerster K (1995): Diagnostik und Umgang mit neurotischen Arbeitsstörungen (vor dem Rentenantrag). Nervenarzt 66: 811–819.

Suchenwirth RMA, Ritter G (1997): Befund und Befinden als Kriterien der neurologischen Begutachtung. Med Sach 93: 184–188.

Weizsäcker V (1955): Klinische Vorstellungen. Hippokrates, Stuttgart.

Widder B, Gaidzik PW (Hrsg.) (2011): Begutachtung in der Neurologie. 2. Aufl. Thieme, Stuttgart

# 2 Historischer Rückblick

2.1　Psychosomatische Leiden　19
2.2　Antike und Mittelalter　21
2.3　Neuzeit　21
　　2.3.1　Humoralpathologie　22
　　2.3.2　Rolle des Uterus　22
　　2.3.3　Reflextheorien　22
　　2.3.4　Spinalirritation　23
　　2.3.5　Rolle des Ovars　23
　　2.3.6　Railway Spine　23
　　2.3.7　Versicherung und Gutachter　24
　　2.3.8　Hysterie und pseudoneurologische Störungen　24
　　2.3.9　Neurasthenie　25
　　2.3.10　Traumatische Neurose　26
2.4　Therapiekonzepte　28
　　2.4.1　Hypnose als therapeutische Methode　28
　　2.4.2　Psychoanalyse　29
2.5　Heutiges Paradigma psychosomatischer Krankheiten　29
　　2.5.1　Erschöpfungszustände　29
　　2.5.2　Chronische Schmerzen　30
　　2.5.3　Umweltmedizin　30

Psychosomatische Krankheiten spielten im Laufe der Medizingeschichte eine sehr wechselvolle Rolle und erfuhren – durch die Vielzahl verschiedener Vorstellungen und Bezeichnungen geprägt – eine recht unterschiedliche Bewertung. Es spiegelten sich die jeweiligen Krankheitsauffassungen, vor dem Hintergrund des Wissensstandes früherer Jahrhunderte wider.

## 2.1　Psychosomatische Leiden

Nach einer sehr weit gefassten Definition besagt der Begriff „psychosomatisch", dass die vom Unbewussten erzeugten körperlichen Symptome vom Betroffenen und seiner Umgebung als Anzeichen einer organischen Krankheit angesehen werden, für die dann nicht nur ärztliche Hilfe, sondern auch jede mögliche soziale Unterstützung der Gesellschaft im weitesten Sinn in Anspruch genommen werden darf.

> **!** Aus Sicht der Betroffenen zählen psychosomatische Leiden zu den elementaren Krankheiten, da die Symptome ebenso real erlebt werden wie bei Krankheiten körperlicher Ursache. Dies gilt sowohl für den Schmerz als auch für chronische Müdigkeit oder sonstige Organbeschwerden.

Psychosomatische Krankheiten hat es schon immer gegeben, denn das Phänomen der Konversion oder Somatisierung, d. h. die Umwandlung seelischer Probleme in körperliche Symptome, ist mit dem menschlichen Dasein von jeher verknüpft.

Die Somatisierung kann Symptome produzieren, die ausschließlich seelisch bedingt sind, jedoch körperlich empfunden werden und denen keinerlei körperliche Läsion zugrunde liegt. Es kann jedoch auch eine organische Grundlage existieren, wobei aber Reaktion und Krankheitsverhalten des Betroffenen im Verhältnis zur tatsächlichen Ursache weit überhöht sind.

Die Medizingeschichte zeigt eine Fülle unterschiedlicher Symptome bei psychosomatischen Leiden. Bei der Symptombildung werden bewusster und unbewusster Anteil der Psyche gleichermaßen in erheblichem Umfang vom sozialen und kulturellen Umfeld beeinflusst. Bekanntlich ist dies sowohl länderspezifisch als auch zeitspezifisch höchst unterschiedlich.

Dabei ist zu berücksichtigen, dass in der Erfahrung medizinischer Laien ein gewisser „Symptompool" (Shorter 1994) medizinischer Symptome existiert, aus dem dann unbewusst bestimmte Einzelsymptome entnommen werden, die mit der jeweiligen kulturellen Auffassung und der Zeitströmung übereinstimmen und somit auch mit dem aktuell gängigen Modell der Gesellschaft, welche Symptome jeweils als „legitim" oder „illegitim" zu gelten haben (Shorter 1994). „Legitim" bedeutet in diesem Fall, dass die Beschwerden auf ein organisches Krankheitsbild zurückzuführen sind, welches den Betroffenen quasi „schuldlos" trifft. Die „illegitimen" Symptome hingegen lassen den Verdacht aufkommen, dass sie keiner organischen Krankheit zuzuordnen sind und damit auf „Einbildung" oder bewusster Vorteilsnahme beruhen könnten.

Die seelische Not des Betroffenen, die sich in körperlichen Beschwerden manifestiert, präsentiert also unbewusst Symptome, die für das sozio-kulturelle Umfeld wie legitime Anzeichen einer organischen Erkrankung wirken müssen. Andernfalls bestünde die Gefahr, dass der Betroffene in den Augen der Gesellschaft keine Anteilnahme verdient, weil vermeintlich keine „wirklichen" gesundheitlichen Probleme bestehen. Bei Shorter heißt es: „Infolgedessen wirkt auf das Unbewusste ein starker Druck, nur legitime Symptome zu produzieren".

Die Interaktion zwischen Arzt und Patient entscheidet darüber, inwieweit sich die Symptome der Somatisierung im Laufe der Jahre wandeln. Es gab stets und gibt auch heute die Situation, dass bestimmte Symptomkonstellationen ärztlicherseits gefördert und durch wissenschaftliche Einzelmeinungen quasi legitim gemacht werden, andere dagegen als nicht akzeptabel abgetan werden. Dies wird sehr schnell von breiten Kreisen der Bevölkerung übernommen und hat in unserer Zeit durch den ungeheuren Einfluss der Medien besondere Bedeutung.

Nicht übersehen werden darf auch, dass die Medizin sehr stark kulturell bestimmt ist. Nicht nur in China oder in Indien wird die Medizin unterschiedlich betrieben, auch in den westlichen Industriestaaten gibt es ganz verschiedene Diagnose- und Therapiegewohnheiten. Vor allem ist die Vorstellung der Menschen von Krankheit überhaupt und von möglichen Ursachen und Wirkungen in den einzelnen westlichen Ländern durchaus different. Dies betrifft besonders auch die psychosomatischen Störungen. Lynn Payer hat dazu eine Fülle von Beispielen vorgelegt und Details aufgezeigt, die die Kulturabhängigkeit der Medizin eindrucksvoll illustrieren (1989).

## 2.2 Antike und Mittelalter

Anekdotisch sind somatoforme Störungen schon im Altertum berichtet worden, etwa plötzliche Lähmungen, Stimmverlust, Krämpfe und Ohnmachten. Diese standen in engem Zusammenhang mit emotional belastenden Situationen und besserten sich schlagartig auf Suggestivmaßnahmen besonders charismatischer Persönlichkeiten („nimm dein Bett und geh").
Natürlich kann aufgrund mancher Schilderungen vergangener Jahrhunderte ein organisches Leiden nicht mit letzter Sicherheit ausgeschlossen werden. Die fehlende diagnostische Abgrenzungsmöglichkeit zu tatsächlich körperlich bedingten Krankheiten lässt rückblickend oft keine scharfe Trennung zu. Vieles, was an Wundern aus dem Altertum und dem Mittelalter überliefert ist, legt recht deutliche psychische Komponenten im weitesten Sinne nahe und zeigt die erhebliche Bedeutung seelischer Einflüsse auf den Körper. Phänomene, die im Rahmen der Heiligenlegenden wie der Hexenverfolgungen beschrieben wurden, illustrieren die ganze Weite des seelisch-körperlichen Zusammenspiels. Das Umfeld, die auslösenden Faktoren und die Flüchtigkeit der Symptomatik in den überlieferten Schilderungen sprechen in diesem Zusammenhang trotz mangelnder Ausschlussmöglichkeiten gegen organische Erkrankungen.

## 2.3 Neuzeit

Eine allmählich wissenschaftlich etablierte Medizin mit einem raschen Fortschritt an Wissen und die Kenntnis neuer, differenzierter und immer weiter gegliederter Krankheitsbilder prägte auch die psychosomatischen Reaktionen. In den letzten zwei Jahrhunderten lässt sich eine zunehmende Anpassung an den medizinischen, aber auch den technischen und zivilisatorischen Fortschritt erkennen.
Dabei sei noch einmal betont, dass es sich um unbewusste Symptombildungen handelt, die aber vom kulturellen Umfeld nachhaltig beeinflusst werden und dementsprechend auch einem stetigen Wandel unterliegen. Es werden intuitiv Symptome gewählt, die einem realen körperlichen Leiden entsprechen und damit dem Betroffenen die Anteilnahme und Zuwendung seiner Mitmenschen sichern sollen.
Psychogene Schmerzen im Bereich verschiedenster Organsysteme gelten von jeher als Beispiel für seelisch-körperliche Zusammenhänge. Die Syphilis war in früheren Jahrhunderten eine weit verbreitete Krankheit mit einer vielgestaltigen Symptomatik. Eng verknüpft damit und durchaus verständlich war aber auch die Angst, an Syphilis zu erkranken, wodurch häufig eine hypochondrische Verarbeitung von Alltagsbeschwerden entstand. Hier sind Parallelen zu den heutigen Tumorängsten, der Angst vor „MS" oder vor „AIDS", in neuester Zeit bis hin zur Befürchtung, an „BSE" zu erkranken, sehr deutlich erkennbar.
Natürlich wurden und werden derartige Besorgnisse insbesondere dadurch verstärkt, dass die genannten Krankheiten in ihrer Symptomatik so vielgestaltig sind und der Beginn recht uncharakteristisch sein kann. Daher kam und kommt es immer wieder zu Fehldiagnosen, wobei sich anfänglich als psychogen eingeordnete Krankheitsbilder später eben doch als organisch erweisen. Vor diesem Dilemma standen Ärzte und Patienten damals wie heute.
Charakteristisch für die Gegenwart ist der ungeheure Einfluss der Medien, die immer neue Bedrohungen mit einer immensen Suggestivkraft in ständig wiederholten Nachrichten übermitteln. Diesen Informationen kann sich kaum jemand entziehen, vor allem ängstliche und zur Selbstbeobachtung neigende Persönlichkeiten lassen sich sehr stark davon beeindrucken.

## 2.3.1 Humoralpathologie

Die jeweils unter den Ärzten vorherrschende Krankheitslehre, die natürlich auch die Patienten sehr stark beeinflusste, hat sich im Laufe der Jahrhunderte immer wieder gewandelt. Die Humoralpathologie, d. h. die Lehre von den vier Körpersäften, deren Unausgewogenheit zu Krankheit führt, beeinflusste das Denken der Menschen seit dem Altertum bis ins 18. Jahrhundert hinein. Sie spielte vereinzelt noch bis zur Mitte des 19. Jahrhunderts eine Rolle, etwa in der Psychiatrie. Hier gehen Begriffe wie „cholerisch", „sanguinisch", „melancholisch" darauf zurück, dass man Krankheiten wie Depression, Manie, Psychose und Demenz durch eine Fehlsteuerung der Säfte zu erklären versuchte.

## 2.3.2 Rolle des Uterus

Die Humoralpathologie wurde im 18. Jahrhundert allmählich abgelöst von der Vorstellung, dass bestimmte innere Organe, vor allem der Uterus, als Steuerungszentrum des Körpers anzusehen sind. Eine Funktionsstörung der Gebärmutter konnte nach dieser Auffassung andere Organe wie Herz, Leber und Gehirn angreifen. Der Begriff „hysterisch" (= auf den Uterus bezogen) hat sich bis in das 20. Jahrhundert erhalten. Über viele Jahrzehnte hinweg diente der Uterus als Erklärung für eine Vielzahl von sonst organisch nicht einzuordnenden Beschwerden.

## 2.3.3 Reflextheorien

Zeitgleich mit der Theorie des „Uterus als Steuerungsorgan" begann man, Gehirn, Rückenmark und peripheren Nerven ebenfalls eine zunehmende Bedeutung beizumessen, gefördert durch wissenschaftliche Erkenntnisse, insbesondere durch die Anfänge der Neurophysiologie. Der über das Rückenmark laufende Reflexbogen wurde entdeckt. Basierend auf diesem Forschungsergebnis entstand eine Theorie, die den Begriff des „Reflexbogens" weit ausdehnte und auf eine Fülle von Beschwerdebildern unterschiedlicher Art bezog.
In diesem Zusammenhang gewann der Begriff „Irritation" an Bedeutung, verknüpft mit der Vorstellung einer allgemein erhöhten Reizbarkeit, wobei jedoch das Nervensystem im Mittelpunkt stand. Demnach war es möglich, durch einen sehr schwachen Reiz eine unverhältnismäßig starke Reaktion hervorzurufen. Die Entdeckung des Patellarsehnenreflexes führte zu einer kritiklosen Verallgemeinerung der Annahme, dass auf den Körper einwirkende, auch sehr schwache Reize bei einer gesteigerten Irritabilität zu einer Vielzahl von körperlichen Beschwerden führen könnten. Selbst die Nase wurde eine Zeit lang als Reflexorgan für eine Vielzahl anderer Beschwerden verantwortlich gemacht.
Die allgemeine „Empfindlichkeit des Nervensystems" erlangte zunehmende Bedeutung. Der noch heute gängige Begriff „Nervenleiden" und der volkstümliche Ausdruck, „es mit den Nerven zu tun zu haben", selbst die Berufsbezeichnung „Nervenarzt" haben dort ihren Ursprung. Die bekannte Verknüpfung von Kopfschmerzen mit Übelkeit und Erbrechen, etwa bei Migräne, wurde damals z. B. mit einer primären Reizung des Magens und einer überschießenden Körperreaktion, die sich in Kopfschmerzen äußert, erklärt. Typisch war dafür der „Clavus hystericus", d. h. ein Kopfschmerz, „wie wenn ein Nagel in den Schädel getrieben wird".
Die Vorstellungen über die Struktur des Nervensystems waren zu dieser Zeit noch ausgesprochen unscharf. Erst zu Beginn des 19. Jahrhunderts wurde der Nachweis erbracht, dass es unterschied-

lich leitende Nervenbahnen gibt, wobei sich motorisch leitende von sensibel leitenden unterscheiden lassen, später wurden dann auch die vegetativen Nervenfasern entdeckt.

### 2.3.4 Spinalirritation

Einige Jahrzehnte lang, beginnend in den Jahren um 1820, war der Begriff „Spinalirritation" von großer Bedeutung. Dieser war eine logische Folge der Reflextheorie und beinhaltete die Annahme, dass weit entfernte periphere Symptome ihre Ursache in einer zwar nicht bekannten, aber doch realen Erkrankung des Rückenmarks hätten.
Maßgeblich für die Entstehung dieser Vorstellung war die damals weit verbreitete Spondylitis tuberculosa. Hier trat tatsächlich zeitgleich mit den Symptomen der Wirbelsäulenmanifestation eine Reihe von Allgemeinbeschwerden auf. In Form einer verallgemeinernden Theorie wurden diese Beobachtungen dann auf eine Vielzahl von körperlich nicht erklärbaren Beschwerden ausgedehnt und die „Spinalirritation" avancierte zum allgemein anerkannten Krankheitskonzept in der Vorstellungswelt von Ärzten und Patienten.

### 2.3.5 Rolle des Ovars

Im Laufe des 19. Jahrhunderts wurde eine Fülle von neurasthenischen Beschwerden und eindeutig psychosomatischen Reaktionen „Reflexen" des Genitalapparates zugeordnet, wobei jetzt vor allem dem Ovar besondere Bedeutung beigemessen wurde. Entsprechende Behandlungsmaßnahmen, von der Ovarkompression bis zur operativen Entfernung der Eierstöcke, waren die Folge.

### 2.3.6 Railway Spine

Mit dem Aufkommen der Eisenbahn in Deutschland ab 1835 als ungeheurer technischer Fortschritt und den ersten damit unvermeidlichen Unfällen gewannen die dadurch bedingten körperlichen, aber auch psychischen Traumatisierungen zunehmend an Bedeutung. Wie dies stets der Fall ist, waren an die neuen Technologien aber auch vielfältige und enorme, meist irrationale Ängste geknüpft. Vergleichbare Konstellationen finden sich bis heute. Dabei muss auch berücksichtigt werden, dass damals die diagnostischen Möglichkeiten in der Medizin sehr begrenzt waren – die Röntgenstrahlen wurden erst 1895 entdeckt – und die klinischen Untersuchungsmöglichkeiten waren wenig aussagekräftig. Ob bei einem Aufprall eine einfache Rückenprellung oder eine Wirbelfraktur vorlag, konnte damals nicht unterschieden werden. Ebenso wenig war eine Abgrenzung organischer Verletzungsfolgen von psychogenen Beschwerden oft nicht möglich. Eine umfangreiche Literatur zu hysterischen Lähmungen und eindeutigen funktionellen Störungen, in diesem Zusammenhang als „railway spine" bzw. „Eisenbahnkrankheit" oder „Eisenbahnrücken" bezeichnet, beschreibt – aus heutiger Sicht ganz offensichtlich – psychogene Lähmungen als Folge der Verwicklung in einen Eisenbahnunfall im weitesten Sinne. Charakterisiert war dieses Krankheitsbild durch subjektive Beschwerden, das Fehlen äußerer Verletzungen des Rückens und der Wirbelsäule und den zeitlichen Zusammenhang mit einem Unfallereignis vielfach banaler Art. Oft genügte ein heftiges Bremsen bei den ohnehin geringen Geschwindigkeiten, um lang anhaltende Beschwerden mit Forderungen nach Schadensersatz und daraus folgenden langwierigen

Rechtsstreitigkeiten hervorzurufen. Die Beschwerden gingen dann nicht selten im weiteren Verlauf immer mehr über die Wirbelsäule hinaus bis hin zu allgemeiner Erschöpfung, Konzentrationsschwäche, diffuse Schmerzen im ganzen Körper, Spannungsgefühle, Kopfschmerzen, Schlafstörungen, Albträume u. a. Ein Zusammenhang mit der inzwischen 1871 gesetzlich eingeführten Haftpflichtversicherung wurde schon damals intensiv diskutiert. Die Parallele zum heutigen „Schleudertrauma" drängt sich förmlich auf.

### 2.3.7 Versicherung und Gutachter

Die immer häufiger gestellten Forderungen nach Anerkennung und Entschädigung unfallbedingter Schäden, mit allen sich daraus ergebenden gutachtlichen Konsequenzen, resultierten zweifellos insbesondere aus der erstmals 1838 in Preußen und 1871 im Deutschen Reich eingeführten obligatorischen Haftpflichtversicherung der Eisenbahnen.
1884 folgte die gesetzliche Unfallversicherung für Arbeitsunfälle. Die institutionalisierte Gutachtertätigkeit im Bereich der Haftpflicht- und Unfallversicherung nahm damals ihren Anfang. Erstmals entwickelte sich die Begutachtung als eigener Tätigkeitsbereich innerhalb der Medizin, wobei der erforderliche Rollentausch des Arztes vom Behandler zum Gutachter auch in den Augen der Bevölkerung vollzogen wurde. Die Einführung der Kranken- und Invalidenversicherung im ausgehenden 19. Jahrhundert führte im Wilhelminischen Deutschland zu einer innenpolitischen Stabilisierung. Die Ärzteschaft und besonders die Gutachter, denen die Aufgabe zufiel, die Ansprüche der Bevölkerung in vernünftige und auch finanzierbare Bahnen zu lenken, hatten dabei nicht unerheblichen Anteil.
L. Becker war der Autor einer der ersten grundlegenden Anleitungen zur Begutachtung und sein 1895 erschienenes „Lehrbuch der ärztlichen Sachverständigen-Thätigkeit für die Unfall- und Invaliditäts-Versicherungs-Gesetzgebung" wurde später mehrfach aufgelegt. Er beschrieb die Rolle des Sachverständigen so: „Andererseits aber eröffnet sich den Aerzten für ihre sachgemässe Mitwirkung bei dieser sozialen Wohlfahrtspflege ein weites Feld nutzbringender und ehrenvoller Thätigkeit." (zitiert nach Thomann 1994, S. 23).
Die Interessenkollision zwischen behandelndem und begutachtendem Arzt wurde sehr früh thematisiert. 1928 entstand ein weiteres Standardwerk der Begutachtung: „Der Unfallmann – Ein Vademekum für begutachtende Ärzte, Berufsgenossenschaften und Spruchbehörden in medizinischen Fragen", verfasst von H. Liniger und G. Molineus, damals erschienen im Johann Ambrosius Barth Verlag Leipzig. Dieses Buch liegt heute bereits in der 12. Auflage vor, herausgegeben von G. G. Mollowitz (1998).

> ! Im 19. Jahrhundert entwickelte sich im Rahmen der Industrialisierung und der mittlerweile haftpflichtversicherten Eisenbahn- und später auch Arbeitsunfälle die Begutachtung als eigener Tätigkeitsbereich innerhalb der Medizin mit dem erforderlichen Rollentausch des Arztes vom Behandler zum Gutachter.

### 2.3.8 Hysterie und pseudoneurologische Störungen

In der Literatur des 18. Jahrhunderts wird häufiger über Phänomene berichtet, die ein seelisch-körperliches Zusammenspiel vermuten ließen. Sehr früh wird das Globusgefühl, der „Globus hystericus", geschildert. Der Begriff „Vapeurs" des frühen 18. Jahrhunderts entspricht späteren

„hysterischen Anfällen" mit einer Vielzahl sehr bunter und vielgestaltiger körperlicher Beschwerden.

Im Laufe des 19. Jahrhunderts verlagerte sich der Schwerpunkt der psychosomatischen Symptome zunehmend auf pseudoneurologische (d. h. motorische und sensible) Störungen und ein „In-Ohnmacht-Fallen", auch in Form von pseudoepileptischen Anfällen. Der heute kaum mehr zu beobachtende „arc de cercle" wurde ein gängiges Symptom.

Pierre Briquet beschrieb 1859 das typische polysymptomatische Erscheinungsbild der Hysterie mit vielfältigen Gefühlstörungen, Spasmen, Anfällen und Paresen unterschiedlicher Art, welches als Modell bis in das moderne Konzept der „Somatisierungsstörung" hinein nachwirkte.

Charcot sah die Hysterie dann als quasi-neurologische Krankheitseinheit mit vielfältigen, aber nicht ausschließlich psychischen Symptomen an. Als hysterisch bezeichnete Konvulsionen und Lähmungen standen lange Zeit im Vordergrund, auch das damals häufig beschriebene „Astasie-Abasie-Syndrom", d. h. die Unfähigkeit zu stehen und zu gehen. Solange die Kranken im Bett lagen, funktionierten die Beine einwandfrei, sollten sie sich vom Lager erheben, brachen sie nach wenigen Schritten zusammen. Als auslösende Faktoren ließen sich bei entsprechender Exploration sehr häufig emotional belastende Erlebnisse oder nicht lösbar erscheinende Konfliktsituationen eruieren.

### 2.3.9 Neurasthenie

Im letzten Viertel des 19. Jahrhunderts gewann das Konzept der Neurasthenie, d. h. der „reizbaren Schwäche", zunehmende Bedeutung und wurde in weitesten Bevölkerungskreisen äußerst populär. Der Begriff wurde 1869 von dem New Yorker Neurologen George Beard geprägt. Nach seiner Meinung war „mangelnde Nervenkraft" die Ursache. 1881 wurde sein Buch unter dem Titel „Die Nervenschwäche (Neurasthenia)" erstmals ins Deutsche übertragen.

Das zunehmende Arbeitstempo, der freie Markt, die Individualisierung, die Verstädterung, aber auch ein gewisser Modetrend förderten das Konzept der Neurasthenie.

Eine Vielzahl von Beschwerden wie leichte Ermüdbarkeit, Mangel an Energie, nachlassende Gedächtnisleistung, Unlustgefühle, Verdauungsstörungen, Kopfschmerzen – nach heutiger Definition Spannungskopfschmerzen – Schlafstörungen, Neuralgien, rheumatische Schmerzen und andere wurde darauf zurückgeführt. Oppenheim wies in seinem „Lehrbuch der Nervenkrankheiten" immer wieder auf die abnorme Erschöpfbarkeit und die gleichzeitig bestehende reizbare Schwäche mit gesteigerter Erregbarkeit hin.

Lewandowsky und Hirschfeld (1923, S. 293) sahen als wesentlich die Schwäche „zwar nicht der Nerven, sondern psychischer Funktionen" an. Curschmann und Kramer (1925) stellten fest: „Es gibt keinen anderen Kranken, der so meisterhaft verstünde, dem Arzt ein anschauliches Bild von seinen Sensationen zu geben, wie der Neurastheniker."

Die Neurasthenie wurde zu einer Modekrankheit. Der frühere Begriff der Hysterie trat dem gegenüber deutlich in den Hintergrund. Dieses Krankheitskonzept wurde später enorm ausgeweitet und umfasste zuletzt nahezu das gesamte Spektrum der psychosomatischen Leiden. Eine Fülle von Privatsanatorien und Privatpraxen mit unterschiedlichen therapeutischen Ansätzen tat das ihrige, um diesen Krankheitsbegriff als Erklärungsmodell für alle nur denkbaren Allgemeinbeschwerden heranzuziehen.

## 2.3.10 Traumatische Neurose

Der Begriff „traumatische Neurose" wurde 1889 von Oppenheim im Rahmen der Begutachtung und Behandlung von Unfallfolgen eingeführt und in primäre und sekundäre Formen eingeteilt.

> ! Als *primäre Formen* galten direkte und unmittelbare Unfallfolgen im Sinne von „Emotionsneurosen", d. h. Schreck- und Angstneurosen, „Kommotionsneurosen", etwa nach Kopfkontusion, Gehirnerschütterung oder Rückenmarkserschütterung, „Neurosen ohne sonstige örtliche Traumen" wie Quetschung von Gliedmaßen und Weichteilen, aber auch „Intoxikations-, Elektro- und Thermoneurosen".
> Als *sekundäre Unfallneurosen* wurden Rentenkampf- und Abfindungsneurosen, auch Begehrungsneurosen ohne primäre Schädigung des Nervensystems angesehen.

Bei diesem Konzept wurde begrifflich nicht scharf genug unterschieden zwischen primär körperlicher Traumatisierung und daraus resultierender seelischer Reaktion. Eine organische Komponente in Form molekularer Veränderungen im zentralen Nervensystem wurde postuliert.

Die Hauptschwierigkeit bestand in der Beantwortung der Frage, ob Krankheit oder Simulation vorliege und als ebenso schwierig wurde es gewertet, den Grad der verbliebenen Erwerbsfähigkeit festzustellen.

Horn verweist 1918 auf eigene Erfahrungen, denen zufolge das Entschädigungsverfahren nach örtlicher Gewalteinwirkung in ⅔ aller Fälle selbst bei bangloser lokaler Verletzung zu einem langwierigen Beschwerdebild mit hohen Ersatzansprüchen im Sinne einer „Begehrungs-, Rentenabfindungs- oder Entschädigungskampfneurose" führe. Er schreibt dazu (S. 86): „Sehen wir doch immer wieder, dass primäre Unfallneurosen bei Nichtentschädigungsberechtigten oder bei rechtzeitig Abgefundenen in kürzerer oder längerer Frist zum Abklingen oder doch vielfach zu weitgehender Rückbildung kommen und zumeist eine volle Wiederherstellung der Erwerbsfähigkeit erhoffen lassen, bei Weiterbestehen des Entschädigungskampfes nicht nur in ihrer Heilungstendenz oft völlig stocken, sondern auch in einer ganzen Reihe von Fällen noch eine Weiterbildung und Modifikation nach hypochondrisch-querulatorischer Richtung erfahren."

Früh wies Horn auch auf die Bedeutung der Krankheitsbereitschaft im Sinne einer individuellen Disposition zu Unfallneurosen hin, ohne dies näher prognostisch festlegen zu können. Horn bemerkte: „Nur fiel auf, dass die Haftpflichtfälle (Eisenbahnunfallverletzte) im Durchschnitt häufiger simulierten als sonstige Unfallkranke, was meines Erachtens sicher zum größten Teil auf dem Anreiz der in Aussicht stehenden hohen Entschädigungssummen beruhte." Er fasste seine Erfahrungen zusammen: „Die Eisenbahnunfallneurosen bieten beim Fehlen ernsterer Komplikationen in der Regel durchaus günstige Heilungsaussichten, sofern die Entschädigungsansprüche rasch und endgültig durch einmalige Abfindung erledigt werden. Rentenzahlung, langwierige Verhandlungen und Prozesse hemmen die Heilung. ... Das beste Heilmittel ist neben Erledigung der Entschädigungsfragen Ablenkung durch allmähliche Wiederaufnahme geregelter Tätigkeit."

Diese damaligen Erfahrungen haben sich bis heute voll bestätigt und sind so aktuell wie vor einem Jahrhundert.

Lange Zeit bestanden heftige Kontroversen über eine vermeintlich organische oder seelische Ursache, die erst 1916 auf dem Münchener Neurologentag mit einer Ablehnung der postulierten organischen Komponente und später des Begriffs „traumatische Neurose" entschieden wurde.

Schon wenig später hatten sich auch die Vorstellungen in der Begutachtungspraxis gewandelt. Im Standardwerk „Der Unfallmann" wird in der zweiten Auflage 1930 von Liniger und Molineus festgestellt: „Eine traumatische Neurose gibt es nicht. Die sog. Unfallneurose kam und kommt auch jetzt noch nur dann zustande, wenn irgendwelche Vorteile materieller Art in Aussicht standen. ... Besonders auffallend war, dass die sog. Neurose nicht entstand, wenn durch den Unfall schwere körperliche Verletzungen verursacht waren. Es waren im Gegenteil immer Fälle, bei denen keine wesentlichen Verletzungsspuren gefunden wurden. Die geringen Verletzungen heilten glatt aus. Es blieben aber auffallenderweise Beschwerden zurück, die durch den Befund nicht zu erklären waren und die statt geringer immer stärker wurden." Parallelen zum heute so häufig zu begutachtenden „HWS-Schleudertrauma" drängen sich immer wieder auf.

Im Ersten Weltkrieg manifestierten sich die „Kriegsneurosen" bei den Soldaten, die den seelischen Belastungen des Stellungskrieges nicht gewachsen waren, in erster Linie in körperlichen Beschwerden. Es wurden nicht nur die „Kriegszitterer" mit bizarrem Tremor beobachtet, sondern auch Dämmerzustände, Konvulsionen, Lähmungen, Muskelkrämpfe, Gang- und Sprachstörungen und vieles andere mehr. Anfangs wurde diesen Kranken sehr viel Mitleid und Fürsorge zuteil, später – als sich die Funktionsstörungen häuften – sah man sie zunehmend als seelisch bedingt im Sinne eines „minderwertigen Nervensystems" an und ging zu rigoroseren Behandlungsmaßnahmen über. Die „Nervenlazarette" arbeiteten vor allem mit Elektroschocktherapie, auch mit Suggestion und Psychotherapie. Die Erfolge waren eklatant.

In den folgenden Jahrzehnten dominierte eine ablehnende Haltung bezüglich der seelischen Folgen eines Unfalls. Neben anderen Autoren betonten auch Bonhoeffer und Reichardt (zusammengefasst in Ritter und Kramer 1991), dass entsprechende Reaktionen aus dem Wunsch nach einem materiellen Gewinn resultierten. Damals schlossen die privaten Unfallversicherungen psychische Unfallfolgen ausdrücklich aus ihrem Versicherungsschutz aus, was bis heute beibehalten wurde.

Im Zweiten Weltkrieg lag eine andere Konstellation vor. Hier war von Anfang an die Zivilbevölkerung durch den Luftkrieg in erheblichem Umfang betroffen, nicht nur die kämpfende Truppe. Die ausgeprägten hysterischen Reaktionen, die für den Ersten Weltkrieg so charakteristisch waren, traten zugunsten der „Organneurosen" deutlich zurück. Der Zwang zum Überleben, der Soldaten und Zivilisten in gleicher Form erfasste, und die fehlende Hoffnung auf Mitleid und Entschädigung, besonders bezogen auf seelische Reaktionen mit dem Vorwurf der „Minderwertigkeit", vielleicht auch die Angst vor „Schockmethoden" durch Strom, ließ grob-demonstrativ anmutende hysterische Verhaltensweisen nicht aufkommen. Das „Mit-eingezogenem-Kopf-in-sich-Hineinfressen" von Schmerz und Verzweiflung förderte sehr viel mehr diffuse Organbeschwerden. Auch bei der Zivilbevölkerung schienen Wünsche, sich in Krankheit zu flüchten, keinen Sinn zu haben. Die später in großer Zahl betroffenen Vertriebenen reagierten häufig mit Verbitterung und Depression (Thomann).

Nach dem Zweiten Weltkrieg erfolgte eine etwas differenziertere Betrachtung bzw. wandelten sich allmählich die Vorstellungen hinsichtlich einer Entschädigung. Zunächst wurden Entschädigungsansprüche nach seelischen Traumata zurückgewiesen. Letztlich standen auch nicht ausreichend finanzielle Mittel zur Verfügung, um eine riesige Zahl von potenziell psychisch geschädigten Menschen zu versorgen. Die körperlich Kriegsbeschädigten und die Hinterbliebenen standen im Vordergrund der Versorgungsüberlegungen nach dem BVG (Bundesversorgungsgesetz). Man wollte einen „sekundären Krankheitsgewinn" nicht fördern und eine Flucht in die Krankheit nicht bahnen.

Venzlaff schlug schließlich vor, lediglich von psychoreaktiven Störungen nach entschädigungspflichtigen Ereignissen zu sprechen. Eine Berentung von Neurosen sei allerdings nur in Sonderfällen schwerer therapieresistenter und chronischer Störungen angebracht.

Eine ganz andere Problematik ergab sich dann aus der Erfordernis der Entschädigung der schwerst körperlich und psychisch geschädigten KZ-Opfer und vergleichbarer Opfer des Nationalsozialismus. Hier gewann das Konzept des „erlebnisbedingten Persönlichkeitswandels" an Bedeutung, welches bisher in dieser Form nicht in größerem Umfang bekannt gewesen war.

Raestrup empfahl ursprünglich, nur psychische Störungen anzuerkennen, die auf eine organische Schädigung des Nervensystems zurückzuführen seien – ein Konzept, welches in Deutschland bis heute bei der privaten Unfallversicherung Anwendung findet.

Bezogen auf den zivilen Bereich der Unfallversicherung hat sich heute die Vorstellung durchgesetzt, dass der Rentenwunsch nur als Symptom einer schon zuvor bestehenden seelischen Störung zu betrachten ist. Nach der Rechtsprechung des Bundesgerichtshofes gilt, dass eine Entschädigungsleistung vom Wesen der Neurose abhängig zu machen ist. Für Wunsch- oder Entschädigungsreaktionen und psychopathische Reaktionen komme eine Entschädigung nicht in Betracht. Neurosen im eigentlichen Sinne seien zu entschädigen, soweit das neurotische Verhalten nicht Zweck- oder Begehrensvorstellungen diene. Auch ein erlebnisbedingter Persönlichkeitswandel sei eindeutig zu entschädigen.

Das Konzept der „posttraumatischen Belastungsstörung" sei hier nur kurz erwähnt. Darauf wird an anderer Stelle ausführlich eingegangen. Der Begriff ist zwar relativ neu, nicht jedoch die Auseinandersetzung mit Gewalt und Lebensbedrohung jeglicher Art und deren Bewältigung. Sie unterliegt naturgemäß in erheblichem Umfang dem herrschenden Zeitgeist, den gesellschaftlichen Strömungen und den philosophischen Vorstellungen der jeweiligen Epoche.

Ähnlich wie vor 100 Jahren ist auch heute die Mitverantwortung des behandelnden Arztes an der Entstehung einer „Rentenneurose" aktuell. Aus Unkenntnis oder übertriebener (vermeintlicher) Fürsorge für den Patienten werden ärztlicherseits nicht selten finanzielle Erwartungshaltungen geweckt, die später nicht befriedigt werden können und zu langwierigen Rechtsstreitigkeiten führen. Großzügige und ungerechtfertigte Krankschreibungen, Gefälligkeitsatteste und gutachtliche Stellungnahmen, die einer Überprüfung nicht standhalten, sind an der Tagesordnung. Eine Simulationsneigung kann von zwei Seiten gefördert werden, einerseits durch die erhofften Leistungen der Versicherungen, andererseits durch Ärzte und Psychotherapeuten, die ihren Patienten gefällig sein möchten, wobei eine ärztliche Simulationskontrolle nur noch lässlich ausgeübt wird (Peters 2012). Rigler (1879) hat schon vor 120 Jahren auf eine entsprechende Problematik hingewiesen.

> ! Vieles hat sich in den zurückliegenden 100 Jahren geändert, die Gratwanderung zwischen Anspruchs- und Erwartungshaltung der Betroffenen und einer angemessenen, von der Solidargemeinschaft der Versicherten zu tragenden und über deren Beiträge zu finanzierenden Entschädigung ist geblieben. Ein medizinhistorischer Rückblick lohnt sich daher durchaus auch in unserer Zeit.

## 2.4 Therapiekonzepte

### 2.4.1 Hypnose als therapeutische Methode

Die ersten Hypnose-Versuche und das weltweit Aufsehen erregende Konzept von Franz Anton Mesmer (1734–1815), der „tierische Magnetismus" mit seinen suggestiven Behandlungsmaßnahmen, stellten erstmals Ansätze einer Therapie mit seelischen Mitteln dar.

Der Pariser Internist und Neurologe Jean-Martin Charcot (1825–1893) führte dann die Hypnose in breitem Umfang als Behandlungsmethode hysterischer Krankheitsphänomene ein und machte sie nicht zuletzt durch seine eindrucksvolle und überzeugende Persönlichkeit weltweit bekannt.

Bemerkenswert ist, dass nach dem Tod von Charcot die damals beobachteten Phänomene der „grande hystérie" in dieser Form sehr bald nicht mehr verzeichnet werden konnten.

### 2.4.2 Psychoanalyse

Das Konzept der Neurasthenie wurde in der ersten Hälfte des 20. Jahrhunderts zunehmend von der Vorstellung abgelöst, dass die Psyche Ursprung der Beschwerden sei. Nach vereinzelten Vorläufern auf diesem Gebiet war es Sigmund Freud (1856–1939), der die Psychoanalyse etablierte, welche nicht nur das wissenschaftliche Denken, sondern auch die Vorstellungen der Allgemeinheit, der Medien und der Literatur bis in die heutige Zeit maßgeblich beeinflusst hat. Die Erkenntnisse von Freud waren anfangs heftig umstritten und beanspruchten durchaus einige Zeit, um in breitem Umfang in den gebildeten Schichten der Bevölkerung Fuß zu fassen.

In der Praxis findet sich aber in Bezug auf psychosomatische Beschwerdebilder bis heute beim „Durchschnittsbürger" eine nur geringe Akzeptanz seelischer Ursachen. Gegenwärtig bevorzugt ein Großteil der Menschen bei körperlichen Beschwerden, die ganz eindeutig seelischen Ursprungs sind, ein somatisches Krankheitskonzept, was von vielen naturwissenschaftlich orientierten Ärzten unterstützt wird.

Gerade bei den derzeit weit verbreiteten psychosomatischen Störungen, die als „moderne Leiden" zusammengefasst werden, sehen viele Ärzte und erst recht die Betroffenen aufgrund ihres einseitig organisch orientierten Krankheitskonzepts „keinen Fall für den Psychiater". Und dies, obwohl heute gewisse psychoanalytische Grundvorstellungen zur Allgemeinbildung breiter Bevölkerungsschichten gehören.

## 2.5 Heutiges Paradigma psychosomatischer Krankheiten

In den letzten Jahrzehnten hat sich – ganz besonders gefördert durch die enorme Wirkung der Medien – das allgemeine Paradigma psychosomatischer Krankheiten gewandelt. Die motorische Hysterie in Form psychogener Lähmungen oder pseudoepileptischer psychogener Anfälle wird heute allenfalls noch bei Immigranten aus der Unterschicht anderer Kulturen gesehen. Bei uns sind diese Krankheitsbilder extrem selten geworden. Dagegen sind in unserer Zeit **Schmerzen** und **Erschöpfungszustände** die am häufigsten überhaupt geklagten körperlichen Beschwerden.

### 2.5.1 Erschöpfungszustände

Das Erschöpfungssyndrom verfügt – in der ursprünglichen Bedeutung der Neurasthenie – über eine lange Tradition, hat aber in den letzten Jahren unter der Bezeichnung „Chronic-Fatigue-Syndrom" eine erneute Popularität in der Bevölkerung erlangt. Die Diagnosekriterien für die Neurasthenie (nach ICD-10: F 48.0) entsprechen weitgehend denen des chronischen Erschöpfungssyndroms.

## 2.5.2 Chronische Schmerzen

Eine immense sozialmedizinische Bedeutung haben in unserer Zeit **chronische Schmerzen** als eigenständiges Krankheitsbild gewonnen.

> **!** Als chronische Schmerzkrankheit bzw. „anhaltende somatoforme Schmerzstörung" werden Schmerzen bezeichnet, die durch einen physiologischen Prozess oder eine körperliche Erkrankung nicht oder nur unvollständig erklärt werden können und im weitesten Sinne psychogen bedingt oder zumindest wesentlich mitbedingt sind.

Hinzu kommt die Vorstellung in der Bevölkerung, dass die moderne Medizin Schmerzen grundsätzlich zu beseitigen habe, wie dies beim akuten Schmerz ja meist möglich ist.
Der chronische, eben überwiegend seelisch determinierte Schmerz lässt sich demgegenüber bekanntermaßen nur sehr bedingt beeinflussen. Gleichwohl gelten Schmerzen heute im sozialen Umfeld als weitestgehend akzeptiert und begründen den Anspruch auf Anerkennung durch die Umgebung, auf Zuwendung, medizinische Betreuung und nicht zuletzt auf soziale Entpflichtung. In der Bevölkerung hat ein allgemeiner Bewusstseinswandel mit einer Abkehr vom Helden, der „die Zähne zusammenbeißt", und einer Hinwendung zum Ideal des sensiblen, empfindsamen und damit auch vermehrt schmerzgeplagten Menschen stattgefunden. Dadurch wurde die Legitimation von Schmerzen gefördert, welche als Symptom nun zwischenmenschlich, aber auch sozial adäquat zu berücksichtigen sind. Dies ist, nebenbei bemerkt, vielleicht auch eine Erklärung für den enormen Schmerzmittelverbrauch und die häufige Analgetikaabhängigkeit in unserer Zeit.
Dass diese Schmerzen, die eben nicht durch einen physiologischen Prozess befriedigend zu erklären sind, entscheidend durch seelische Störungen im weitesten Sinne bedingt sind, steht außer Zweifel. Eigenartigerweise haben sich primär aber weniger die Psychologen oder Psychiater sondern vielmehr die Anästhesisten des Phänomens „chronischer Schmerz" in der institutionellen Versorgung angenommen. Letztere führen – je nach Ärztekammer – die Zusatzbezeichnung „spezielle Schmerztherapie" und spielen eine dominierende Rolle in den verschiedenen spezialisierten Schmerzgesellschaften.
Psychiater und Neurologen sowie deren Fachgesellschaften und Berufsverbände haben erst sehr spät und eher halbherzig den chronischen Schmerz und die Schmerzkrankheit als solche als Objekt ihres Interesses entdeckt. Das Verhalten der Betroffenen wiederum, die ihre – wenn auch noch so eindeutig psychisch bedingten – Schmerzen mit ihrem eigenen „fixen Krankheitskonzept" organisch erklärt haben wollen, entspricht dem Zeitgeist. Die Kontroversen um das Konzept der Fibromyalgie und deren Bewertung sind als Beispiel dafür charakteristisch.

> **!** Chronische Schmerzen und Erschöpfungszustände stellen in unserer Zeit die in der Begutachtungssituation am häufigsten geklagten psychosomatischen Beschwerden dar.

## 2.5.3 Umweltmedizin

In den letzten 20 Jahren hat, ausgehend von den USA, ein weiteres Krankheitskonzept besonders in Deutschland Bedeutung erlangt. Es handelt sich um „umweltverursachte" Erkrankungen, die aufgrund des massensuggestiven Potenzials der Medien sprunghaft zunahmen.

Obgleich bislang weder allgemein anerkannte pathogenetische Mechanismen entdeckt wurden noch Umweltnoxen im Einzelfall tatsächlich als Krankheitsursache nachzuweisen waren, beherrscht diese Vorstellung breite Kreise der Bevölkerung. Dass Intoxikationen durch hohe Substratmengen zu körperlichen Schäden führen können, ist in der Arbeitsmedizin seit vielen Jahren bekannt und ausgiebig wissenschaftlich erforscht worden. Diese Erkenntnisse sind medizinisches Allgemeingut.

Die Vorstellung jedoch, dass kleinste Substratmengen, die weit unterhalb der bisher als toxisch angesehenen Mengen liegen, zu Krankheitserscheinungen führen sollen, konnte noch nicht adäquat belegt werden. Die Ängste vor derartigen Umwelteinflüssen sind allerdings immens. Es werden nicht nur toxische Substanzen der Umwelt, wie sie durch Industrie- und Autoabgase erzeugt werden, sondern auch Pilzerkrankungen, Nahrungsmittelallergien, Amalgam und diverse Viren – über eine Wirkung auf das Immunsystem – für eine Vielzahl körperlicher Beschwerden verantwortlich gemacht. Die meisten in Zusammenhang damit vorgebrachten allgemeinen Befindlichkeitsstörungen lassen sich wiederum zwanglos dem früheren Neurastheniekonzept zuordnen.

Es entsteht der Eindruck, dass die Betroffenen förmlich nach einem organischen Konzept ihrer Beschwerden suchen und sich lieber aufgrund äußerer Einflüsse in der Opferrolle sehen, als eine seelische Ursache zu akzeptieren. Die Folge davon wäre ja, sich, mit psychotherapeutischer Hilfe, mit früheren oder derzeit bestehenden seelischen Konflikten auseinanderzusetzen und entsprechende Konsequenzen ziehen zu müssen, was natürlich oft mit unangenehmen und schmerzhaften Einsichten und schlechthin mit eigener Anstrengung verbunden wäre.

## Literatur

Beard G (1869): Neurasthenia, or nervous exhaustion. Boston Med Surg J III/13: 217–221.
Beard G (1881): Die Nervenschwäche (Neurasthenia). Übers. v. Neisser. FCW Vogel, Leipzig.
Briquet P (1859): Traité clinique et thérapeutique de l'hystérie. Bailliere et Fils, Paris.
Charcot JM (1874): Klinische Vorträge über Krankheiten des Nervensystems. Metzler, Stuttgart.
Curschmann H, Kramer F (1925): Lehrbuch der Nervenkrankheiten. 2. Aufl. Julius Springer, Berlin.
Eckart WU (2000): Geschichte der Medizin. 4. Aufl. Springer, Berlin.
Hausotter W (1996): Die Begutachtung der Eisenbahnunfälle am Beginn des Industriezeitalters – Ein medizinhistorischer Exkurs mit Bezug zur Gegenwart. Versicherungsmedizin 48: 138–142.
Hausotter W (1997): Verkehrsunfälle aus sozialmedizinischer Sicht – Ein medizinhistorischer Brückenschlag. Swiss Surg 3: 142–148.
Horn P (1918): Über nervöse Erkrankungen nach Eisenbahnunfällen mit besonderer Berücksichtigung von Verlauf und Entschädigungsverfahren. Marcus und Webersverlag, Bonn.
Lewandowsky M, Hirschfeld R (1923): Praktische Neurologie für Ärzte. 4. Aufl. Julius Springer, Berlin.
Mollowitz GG (1998, Hrsg.): Der Unfallmann. 12. Aufl. Springer, Berlin.
Oppenheim H (1908): Lehrbuch der Nervenkrankheiten. 5. Aufl. S. Karger, Berlin.
Payer L (1989): Andere Länder, andere Leiden. Campus, Frankfurt.
Peters H (2012): Soziologie psychischer Störungen. In: Freytag H, Krahl G, Krahl C, Thomann K-D, Rauschmann M (2012): Psychotraumatologische Begutachtung: Historische Dimension und aktuelle Bedeutung. In: Freytag H, Krahl G, Krahl C, Thomann K-D: Psychotraumatologische Begutachtung. Referenz Verlag, Frankfurt
Peters UH (2007): Wörterbuch der Psychiatrie und medizinischen Psychologie. 6. Aufl. Elsevier Urban & Fischer, München, Jena.
Rigler J (1879): Über die Folgen der Verletzungen auf Eisenbahnen, insbesondere des Rückenmarks. Mit Hinblick auf das Haftpflichtgesetz. Reimer, Berlin.

Ritter G, Kramer J (1991): Unfallneurose, Rentenneurose, Posttraumatic Stress Disorder (PTSD). Perimed, Erlangen.
Radkau J (2000): Das Zeitalter der Nervosität. Propyläen, München.
Shorter E (1994): Moderne Leiden – Zur Geschichte der psychosomatischen Krankheiten. Rowohlt, Reinbek.
Thomann K-D (1994): 100 Jahre Kontinuität und Wandel sozialmedizinischer Begutachtung am Beispiel der gesetzlichen Unfallversicherung. Med Sach 90: 184–191.
Thomann K-D, Rauschmann M (2003): Geschichte und aktuelle Bedeutung seelischer Störungen. Ztschr f d ges Versicherungswissenschaft. 3: 531–577.

# 3 Definition der somatoformen oder funktionellen Störung

3.1 **Traditionelle Bezeichnungen** 34
    *Bio-psycho-soziales Krankheitsmodell* 34
3.2 **Moderne Klassifikationssysteme** 36
    3.2.1 ICD-10 36
3.3 **Somatoforme Störungen** 36
3.4 **Abgrenzung von anderen seelischen Störungen** 37
3.5 **Systematik** 39
    3.5.1 ICD-10 39
        *F 45.0: Somatisierungsstörung* 39
        *F 45.1: undifferenzierte Somatisierungsstörung* 39
        *F 45.2: hypochondrische Störung* 39
        *F 45.3: somatoforme autonome Funktionsstörung* 40
        *F 45.4: anhaltende somatoforme Schmerzstörung* 40
        *F 45.8: andere somatoforme Störungen* 40
        *F 48.0: Neurasthenie* 40
        *F 68.0: Entwicklung körperlicher Symptome aus psychischen Gründen* 41
    3.5.2 DSM-IV-TR 41
3.6 **Persönlichkeitsstörungen (F 60 bis F 62)** 41
3.7 **Aggravation und Simulation** 43
3.8 **Ausgeprägtes somatisches Krankheitskonzept** 43
3.9 **Gutachtliche Konsequenzen** 44

Unklare körperliche Befindlichkeitsstörungen stellen einen der Hauptgründe für die Inanspruchnahme medizinischer Leistungen dar. Bei einem hohen Prozentsatz der Patienten, die einen Arzt wegen körperlicher Beschwerden aufsuchen, wird allerdings keine spezifische organische Ursache gefunden. Etwa 40 % der Patienten einer Allgemeinpraxis leiden nach Schätzungen unter funktionellen oder psychosomatischen Störungen.

Gerade bei den häufigsten Beschwerden wie Brustschmerz, Rückenschmerz, Erschöpfung, Schlafstörungen, Kopfschmerzen, Schwindel, Übelkeit, Atemnot und Bauchschmerzen konnten in einer Studie selbst im Drei-Jahres-Verlauf keine organischen Ursachen ausgemacht werden. Dabei gaben in einer Umfrage ein Viertel der befragten Personen an, in den vergangenen zwei Jahren an multiplen körperlichen Beschwerden unklarer Ursache gelitten zu haben, welche ihre Lebensqualität bedeutsam beeinträchtigt und/oder zu Arztbesuchen geführt hätten.

## 3.1 Traditionelle Bezeichnungen

Als **„psychosomatisch"** im eigentlichen Sinne bezeichnet man die Verursachung körperlicher Krankheitserscheinungen durch lebensgeschichtlich bedeutsame Erlebnisse und deren Fehlverarbeitung über einen chronifizierten Konflikt. Im allgemeinen Sprachgebrauch wird dieser Begriff jedoch in einer umfassenderen Bedeutung verwendet. Danach kann jede Krankheit als „psychosomatisch" aufgefasst werden, bei der psychische Einflüsse auf körperliche Krankheitserscheinungen oder Symptome erkennbar sind.

Die diagnostische Klassifikation psychosomatischer Erkrankungen hat im Laufe der Jahre viele Änderungen erfahren. Häufige internistische Krankheitsbilder wie Colitis ulcerosa, Asthma bronchiale, essenzielle Hypertonie, Hyperthyreose, Ulcus ventriculi und Neurodermitis wurden in den 30er Jahren nach Franz Alexander als „vegetative Neurosen" bezeichnet – selbst rheumatoide Arthritis und Migräne wurden dazu gezählt.

Damals beschäftigten sich vor allem die Internisten intensiv damit. Die weitere Entwicklung der wissenschaftlichen Medizin führte in den folgenden Jahrzehnten zu neuen Erkenntnissen über somatische Ursachen der genannten Krankheitsbilder.

Gleichzeitig erkannte man aber, dass psychische Komponenten auch bei eindeutigen Organerkrankungen keinesfalls zu vernachlässigen sind. Wollte man betonen, dass Beschwerden nicht auf einer objektivierbaren organischen Grundlage beruhten, verwandte man üblicherweise Begriffe wie **„funktionell"** oder **„psychovegetativ"**.

Da sich die Entstehung einer Störung aufgrund psychischer Ursachen oft nicht sicher nachweisen lässt, blieb es bis vor einigen Jahren bei diesen zwar umstrittenen, unscharfen, aber doch sehr beliebten Bezeichnungen, die durchaus unterschiedlich mit breiter Überschneidung angewandt wurden.

> **!** Der derzeit bevorzugte Fachausdruck „Somatisierungsstörung" umfasst als Oberbegriff bisherige Bezeichnungen wie vegetative Dystonie, psychovegetatives Syndrom, psychophysischer Erschöpfungszustand, Psychosomatose und verwandte Termin. Funktionell bedeutet eine noch breitere und unschärfere Bewertung.

Die verschiedenen **Krankheitsperspektiven** kommen auch in unterschiedlichen anglo-amerikanische Bezeichnungen zum Ausdruck.
- Als „disease" wird eine organmedizinisch fassbare Erkrankung bezeichnet, die über objektive Anomalien in Struktur und Funktion von Organsystemen definiert ist.
- „illness" ist ein individuelles Krankheitsgefühl, welches sich auf die subjektive Wahrnehmung von Unwohlsein und Krankheit bezieht.
- Unter „sickness" versteht man eine sozial vermittelte Krankenrolle mit den entsprechenden Vergünstigungen des Krankenstatus.

### Bio-psycho-soziales Krankheitsmodell

Seitens des theoretischen Ansatzes ist das bio-psycho-soziale Krankheitsmodell nach George Engel (1977) am überzeugendsten, welches von Thure von Uexküll und Wolfgang Wesiack (1988) weiterentwickelt wurde. Unter Aufgabe eines linear-kausalen Denkansatzes mit Trennung von Leib und Seele wird von verschiedenen hierarchischen Ebenen ausgegangen, die miteinander in Wechselwirkung stehen und sich gegenseitig beeinflussen.

## 3 Definition der somatoformen oder funktionellen Störung

„Aufwärts- und Abwärtsvorgänge" zwischen der molekularen bis hin zu soziokulturellen Ebene prägen als allgemeine „psycho-somatische Vorgänge" die wechselseitige Beeinflussung der einzelnen bio-psychosozialen Aspekte und ermöglichen eine ganzheitliche Sicht von Gesundheit und Krankheit. Neue Erkenntnisse zur genetischen Disposition mit anlagebedingter Vulnerabilität, zu erworbenen biologischen Noxen und psychosozialem Stress mit seinen neurobiologischen Auswirkungen haben diese Modellvorstellungen bestätigt.

Systemhierarchien des Bio-psycho-sozialen Krankheitsmodells nach Engel 1977:
Biosphäre – Gesellschaft/Nation – Kultur/Subkultur – Gemeinde/Gemeinschaft – Familie/Partnerschaft – Person – Organe – Gewebe – Organellen – Moleküle – Atome – subatomare Teilchen

Die zunehmenden Kenntnisse in der **Psychoneuroimmunologie** haben zu interessanten Einblicken in diese Interaktionen geführt. Schließlich ergeben sich daraus auch therapeutische Konsequenzen, wenn sich pharmakologische, psychotherapeutische und soziotherapeutische Interventionen in ihren Auswirkungen überschneiden. Dadurch wurden die früher starren Fronten zwischen den Vertretern der einzelnen Fachrichtungen aufgebrochen und eine tatsächlich „ganzheitliche Behandlung" ermöglicht. Philosophisch gesehen ist damit der Dualismus im Leib-Seele-Problem überwunden, der jahrhundertelang das abendländische Denken beherrscht hat.

> **!** Definitionen der traditionellen Bezeichnungen (nach Peters):
> - *Funktionelle Beschwerden* sind psychische oder Körperbeschwerden ohne Läsion eines Körperorgans, bei denen also nur die Funktion eines Organs gestört ist.
> - *Psychogene Störungen* sind in der Psyche selbst begründet. Sie beziehen sich auf psychische Störungen, die nicht Folge einer Körperkrankheit sind, sondern erlebnis- oder lebensgeschichtlich bedingt und damit in der Eigengesetzlichkeit des Seelischen begründet sind und auf nichts anderes zurückgeführt werden können.
> - *Psychosomatische Störungen* sind durch Erlebnisse und deren Fehlverarbeitung über einen chronisch gewordenen Konflikt hervorgerufene körperliche Störungen.
> - Eine *Neurose* ist eine psychisch bedingte Gesundheitsstörung, deren Symptome unmittelbare Folge und symbolischer Ausdruck eines krank machenden seelischen Konfliktes sind, der unbewusst bleibt. Zur engeren psychoanalytischen Begriffsumschreibung gehört, dass der Konflikt in der Kindheitsentwicklung verwurzelt ist und dass die jeweilige Symptomatik aus einem Kompromiss zwischen Triebwünschen und einer ihre Realisierung verhindernden Abwehr entsteht.

Geht man bei den Neurosen von Traumatisierungen in der frühen Kindheit aus, die durch spätere Belastungen reaktiviert werden und zur Symptombildung führen, so spricht man von Belastungsreaktionen, wenn die Traumatisierung erst später geschieht. Sie muss auch hinreichend massiv gewesen sein, um auch bei einer vorher unauffälligen Persönlichkeit eine länger anhaltende Symptomatik auszulösen.

Gerade in der Begutachtungssituation sind die ätiologischen Faktoren für die Diagnostik von geringerer Bedeutung als die sorgfältig erhobenen Symptome. Der Begriff „psychogen" umfasst im allgemeinen Sprachgebrauch zusätzlich eine bewusstseinsnah vorgetragene Leidensäußerung eines Menschen, bei der vor allem körperbezogene Störungen ohne fassbare organische Ursache vorliegen. „Ein Hauch von Simulation, von zweckmäßig ausgerichtetem Verhalten, das der Erreichung eines konkreten Ziels dient (z. B. dem Erhalt einer Rente), umweht stets die so aufgefassten und definierten Störungsbilder." (Schröder und Täschner).

## 3.2 Moderne Klassifikationssysteme

Eine grundsätzliche Änderung in der Terminologie ist erst mit der Einführung der Klassifikationssysteme nach ICD-10 bzw. DSM-IV-TR eingetreten.

Die WHO legte dazu 1948 eine offizielle Klassifikation von Krankheitsbildern (ICD 6) vor, die in den folgenden Jahren immer wieder revidiert wurde und in der heute gültigen Form als 10. Revision der „International Statistical Classification of Diseases, Injuries and Causes of Death" (ICD-10) seit 1991 besteht.

Parallel dazu hatte die American Psychiatric Association (APA) ein eigenes Klassifikationssystem entwickelt, welches jetzt in der 4. Auflage des „Diagnostic and Statistical Manual of Mental Disorders" (DSM-IV) vorliegt. Beide Systeme haben sich in den letzten Auflagen mehr und mehr einander angenähert, sind aber nicht identisch.

Grundsätzlich wird auf Bezeichnungen wie „Krankheit", „Erkrankung" oder „Abnormalität" zugunsten des wertneutralen Begriffs „Störung" verzichtet. Die aktuellen Klassifikationssysteme sind gekennzeichnet durch den Versuch einer operationalisierten Diagnostik, das Prinzip der Komorbidität und die multiaxiale Diagnostik. Letztere trägt dem bio-psycho-sozialen Ansatz Rechnung. Sie enthält auf Achse I die klinischen Diagnosen, auf Achse II die Beurteilung der sozialen Funktionseinschränkung und auf Achse III Umgebungsfaktoren wie negative Lebensereignisse in der Kindheit, ungünstige Erziehung, belastendes soziales Umfeld, psychosoziale Probleme und andere.

> ! In der modernen Terminologie wird grundsätzlich auf Bezeichnungen wie „Krankheit", „Erkrankung" oder „Abnormalität" zugunsten des wertneutralen Begriffs „Störung" verzichtet. Auch die „Neurose" wurde in diesem Rahmen aufgegeben und taucht nur noch als Überbegriff „neurotische Störung" (F 4) auf.

### 3.2.1 ICD-10

Deutschland ist Mitgliedsland der WHO, daher ist deren ICD-10-Klassifikation verbindlich und seit 1.1.2000 auch per Gesetz obligat bei der Verschlüsselung der Diagnosen in der vertragsärztlichen Praxis und im Krankenhaus. Das Klassifikationssystem der APA, das DSM-IV, wird in wissenschaftlichen Publikationen häufig verwendet. Der Vorteil der neuen Klassifikation liegt in den streng deskriptiven Gesichtspunkten der diagnostischen Kriterien, die nahezu ausschließlich anhand von einfach zu erhebenden, beschreibenden psychopathologischen Zeit- und Verlaufsmerkmalen definiert wurden und sich nicht auf ätiologische Vorstellungen stützen.

Es resultiert daraus eine gewisse Vereinfachung in der Diagnosestellung.

> Der Begriff „funktionelle Störung" wurde in der ICD-10 durch „somatoforme Störung" ersetzt.

## 3.3 Somatoforme Störungen

Zu den somatoformen Störungen zählen körperlich nicht begründbare Organstörungen und psychosomatische Erkrankungen, von denen angenommen wird, dass sie relevante psychische Bezüge bis in die frühe Kindheit haben und psychotherapeutischer Behandlung bedürfen.

Per definitionem liegt kein organischer Befund vor, obgleich eine körperliche Störung nahe liegt. Charakteristisch ist die wiederholte Darbietung körperlicher Symptome in Verbindung mit hartnäckigen Forderungen nach medizinischen Untersuchungen, obwohl wiederholt negative Ergebnisse erhoben wurden und die behandelnden Ärzte versichern, dass die Symptome nicht körperlich begründbar sind. Vorhandene Befunde können Art und Ausmaß der Beschwerden nicht erklären, ebenso wenig die innerliche Beteiligung des Patienten. Er widersetzt sich gewöhnlich den Versuchen, eine mögliche psychische Ursache zu diskutieren. Häufig besteht ein gewisses Aufmerksamkeit suchendes oder histrionisches Verhalten.

Mit der Einführung des Begriffs „somatoforme Störungen" steht nicht mehr der Nachweis oder die Widerlegung einer seelischen Ursache im Vordergrund, sondern die sachliche Beschreibung eines typischen Verhaltensmusters. Das unterschiedliche Krankheitskonzept von Patient, der von der körperlichen Ursache seiner Beschwerden überzeugt ist, und Arzt, der eine solche nicht nachweisen kann, ist jetzt kein Gegensatz mehr. Es muss nun nicht mehr zugunsten der einen oder anderen Alternative entschieden werden, vielmehr können diese unterschiedlichen Auffassungen als typische Ausgangssituation somatoformer Störungen akzeptiert werden. Es braucht daher weder vom somatischen Standpunkt aus eine organische Krankheit nachgewiesen werden noch unbedingt aus psychodynamischer Sicht ein krank machender Konflikt aufgezeigt werden, was in der Begutachtungssituation sowieso häufig nicht gelingt.

Der Betroffene steht ohnehin zwischen diesen Polen: Er wurde meist lange Zeit aufwändig untersucht, ohne dass eine körperliche Ursache seiner Beschwerden gefunden werden konnte. Auch erwiesen sich somatische Therapiemaßnahmen meist als frustran, während die schließlich erfolgte Überweisung zum Psychiater oder Psychotherapeuten oft mit Misstrauen quittiert wurde. Von der somatischen Medizin enttäuscht, fühlt er sich dann meist in die psychische Ecke abgedrängt und „psychiatrisiert", wobei dies in der Bevölkerung erstaunlicherweise immer noch mit dem Geruch der Unglaubwürdigkeit und des „eingebildeten Kranken" verknüpft ist.

Schon früher verbanden psychodynamisch orientierte Ärzte mit dem Begriff „Somatisierung" die Vorstellung eines psychischen Konfliktes, der sich in körperlichen Beschwerden ausdrückt. W. Stekel benutzte 1908 den Begriff „Organsprache der Seele", auch die Begriffe Konversion oder Somatisation. Medizinhistorisch war dafür lange Zeit der Begriff „Hysterie" vorherrschend.

Der Terminus „Somatisierungsstörung" nach ICD-10 umfasst – theorielos – vielfältige Körperbeschwerden, die mit der Befürchtung oder Überzeugung verbunden sind, an einer körperlichen Krankheit zu leiden. Die einzelnen Unterformen sind von der Organmanifestation geprägt und betonen die sachliche Beschreibung einzelner Syndrome als Störungen, ohne sich ätiologisch festzulegen.

> ! Nach S. O. Hoffmann gilt die Wortschöpfung „somatoform" als geglückt, weil sie das zentrale Problem auf die Kurzformel bringt: „Die Störungen sehen wie körperlich verursacht aus, sind es aber nach dem gegenwärtigen Erkenntnisstand nicht."

## 3.4 Abgrenzung von anderen seelischen Störungen

In der ICD-10 werden **Konversionsstörungen,** die vielfach mit pseudoneurologischen Symptomen wie Anfällen, Lähmungen und Bewusstseinsstörungen einhergehen, unter dem Begriff „dissoziative Störungen" zusammengefasst und stehen gleichrangig neben den somatoformen Störungen. Für die Diagnosestellung sind der Ausschluss eines organischen Substrates, ein zeitlicher Zusammenhang mit einer psychosozialen Belastung bzw. einem innerseelischen Konflikt, letztlich auch ein gewisser Symbolcharakter erforderlich. Die früheren funktionellen Syndrome bzw. psychovegetativen Störungen sind in der ICD-10 als „autonome somatoforme Funktionsstörungen" klassifiziert.

Das DSM-IV dagegen ordnet Konversionsstörungen neben den Somatisierungsstörungen, den undifferenzierten somatoformen Störungen, den Schmerzstörungen in Verbindung mit psychischen Faktoren und der Hypochondrie als Untergruppen unter den Überbegriff „somatoforme Störungen" ein.

Schwierig ist oft die Abgrenzung von **Angststörungen.** Sie zeichnen sich vor allem durch die physiologischen Angstsymptome wie Herzklopfen, Schwitzen, Zittern, Schwindel u. a. aus. Viele körperliche Beschwerden ohne organische Grundlage, etwa Herzbeschwerden, Schwindel, das Gefühl, „gleich umzufallen", und verschiedene chronische Schmerzen sind als Angstkorrelat oder Angstäquivalent aufzufassen, werden aber in der angeführten Terminologie unter den somatoformen Störungen verschlüsselt.

Die Abgrenzung von **depressiven Störungen,** depressiven Episoden, aber auch von Dysthymia – nach der früher oft verwandten Bezeichnung „larvierte oder somatisierte Depression" – bereitet häufig Probleme. Gleiches gilt für die Unterscheidung von anderen psychischen Störungen wie Depersonalisationssyndromen, einer zönästhetischen Schizophrenie oder auch einer posttraumatischen Belastungsstörung. Ein hypochondrischer Wahn ist ebenfalls abzugrenzen.

Auch Persönlichkeitsstörungen können zu wechselnden psychischen und somatischen Symptomen führen, ebenso zu psychosozialen Anpassungsschwierigkeiten, insbesondere im Berufsleben.

> Problematisch ist oft die Abgrenzung somatoformer Störungen von Angststörungen und von „larvierten" Depressionen.

### Kasuistik

Bei einem 33-jährigen allein lebenden Malergesellen tritt seit einem Jahr in unterschiedlichen Abständen immer wieder ein Gefühl „wie umzufallen, wie kurz vor dem Ohnmächtigwerden" auf. Die Symptomatik wird als so bedrohlich empfunden, dass er, meist nachts, den Notarzt alarmiert. Die Notrufzentrale schickt – jeweils unter dem Verdacht auf Herzinfarkt – den „Blaulichtarzt" mit Rettungssanitätern, wobei nie ein pathologischer Befund erhoben wurde, auch nicht in der inneren Abteilung des örtlichen Krankenhauses. Die Abklärung erstreckt sich auf die Herz- und Kreislauffunktion. Eine andere Ursache wird nicht in Betracht gezogen.

Der zufällig im Notfalldienst damit befasste Nervenarzt eruiert eine typische Angstsymptomatik mit Hyperventilation. Ursächlich war die belastende, kränkende und sich lange hinziehende Ehescheidung mit Unterhaltsansprüchen der längst neu liierten Ehefrau, wobei der Patient die Trennungssituation mit dem Gefühl des „Ins-Bodenlose-Fallen" erlebte.

Den Krankenhausärzten war davon nichts aufgefallen: „Herz und Blutdruck waren normal". Es blieb bei der somatischen Untersuchung, die keinen pathologischen Befund erbrachte. Der Patient hatte auch nach dem Gespräch mit dem Nervenarzt Mühe, eine psychische Ursache zu akzeptieren und nahm das Angebot einer ambulanten Psychotherapie nicht an.

## 3.5 Systematik

### 3.5.1 ICD-10

Die Systematik der somatoformen Störungen (F 45) in der ICD-10 umfasst die im Folgenden aufgezählten Untergruppen.

### F 45.0: Somatisierungsstörung

Charakteristisch sind multiple, wiederholt auftretende und häufig wechselnde körperliche Symptome, die meist bereits einige Jahre bestanden haben, bevor der Patient zum Psychiater überwiesen wird. Es wird auf eine lange und komplizierte Patientenkarriere in der Organmedizin mit vielen ergebnislosen Untersuchungen und erfolglosen Operationen verwiesen.
Die Symptome können sich auf jeden Körperteil beziehen. Depressionen, Ängste und Medikamentenabhängigkeit kommen häufig vor. Der Verlauf der Störung ist chronisch fluktuierend und oft mit einer lang dauernden Beeinträchtigung des sozialen, interpersonalen und familiären Verhaltens verbunden.
Frauen sind häufiger als Männer betroffen, der Beginn liegt im frühen Erwachsenenalter. Zur Diagnosestellung sind multiple, unterschiedliche körperliche Symptome ohne ausreichende somatische Erklärung zu fordern, die mindestens über zwei Jahre hinweg anhalten. Weitere Kriterien sind die hartnäckige Weigerung, den Rat und die Versicherung mehrerer Ärzte anzunehmen, dass keine körperliche Erklärung zu finden ist, sowie eine aus der Störung resultierende Beeinträchtigung familiärer und sozialer Funktionen.
Als dazugehörige Begriffe gelten „multiple psychosomatische Störung" und „multiples Beschwerdesyndrom". Die Somatisierungsstörung wird als Weiterentwicklung des Krankheitsbildes, das P. Briquet 1859 als Hysterie beschrieb, angesehen.

### F 45.1: undifferenzierte Somatisierungsstörung

Es handelt sich um eine Minusvariante der Somatisierungsstörung mit weniger strengen Kriterien. Zwar bestehen zahlreiche, hartnäckige und unterschiedliche körperliche Beschwerden, ohne dass jedoch das vollständige und typische Bild nach F 45.0 erfüllt ist. Hinweise auf eine psychologische Verursachung können, müssen aber nicht zu finden sein. Lassen sich keine adäquaten psychosozialen Probleme oder emotionalen Konflikte finden, die die seelische Störung erklären, wird man sich mit dieser Diagnose begnügen müssen. Die „undifferenzierte psychosomatische Störung" wird als dazugehöriger Begriff aufgeführt.

### F 45.2: hypochondrische Störung

Im Wahrnehmen und Denken der Patienten steht die ängstliche Beschäftigung mit dem eigenen Körper und seiner bedrohten Gesundheit im Vordergrund oder auch die Überzeugung, an einer schweren, bisher unentdeckten Krankheit zu leiden. Körperliche Beschwerden im eigentlichen Sinne wie z.B. Schmerzen werden hingegen weniger betont. Die hypochondrische Störung ist häufig mit Angst und Depressionen assoziiert.
Diagnostisch zu fordern ist sowohl die Überzeugung vom Vorhandensein einer körperlichen Erkrankung, obwohl wiederholte Untersuchungen dafür keinen Hinweis ergeben haben, als auch die Weigerung, den Rat und die Versicherung mehrerer Ärzte zu akzeptieren, dass keine organische

Erkrankung zugrunde liege. Normale Empfindungen oder Erscheinungen werden oft als abnorm und belastend interpretiert. Der Verlauf ist im Allgemeinen chronisch und wechselhaft.

### F 45.3: somatoforme autonome Funktionsstörung

Die Symptome werden so geschildert, als beruhten sie auf der körperlichen Erkrankung eines weitgehend vegetativ innervierten Organs, etwa des kardiovaskulären, gastrointestinalen, urogenitalen oder respiratorischen Systems. Die Beschwerden treten z. B. als „Herzneurose", Hyperventilationssyndrom, „Magenneurose", Dyspepsie, „nervöser Durchfall", Colon irritabile, Dysurie mit psychogenem Anstieg der Miktionshäufigkeit oder andere organisch anmutende funktionelle Störungen in Erscheinung.

### F 45.4: anhaltende somatoforme Schmerzstörung

Es treten andauernde, schwere und quälende Schmerzen auf, die durch einen physiologischen Prozess oder eine körperliche Störung nicht vollständig erklärt werden können. Die Schmerzen stehen in Verbindung mit emotionalen Konflikten oder psychosozialen Problemen, die schwer genug sein sollten, um als entscheidende ursächliche Einflüsse zu gelten. Die Folge ist gewöhnlich eine beträchtliche persönliche oder medizinische Betreuung oder Zuwendung. Dazugehörige Begriffe sind „Psychalgie" oder „psychogener Rückenschmerz".
F 45.41: chronische Schmerzstörung mit somatischen und psychischen Faktoren
Seit mindestens 6 Monaten bestehende Schmerzen in einer oder mehreren Regionen, die ihren Ausgangspunkt in einem physiologischen Prozess oder einer körperlichen Störung haben. Psychischen Faktoren wird eine wichtige Rolle für Schweregrad und Aufrechterhaltung der Schmerzen beigemessen, jedoch nicht die ursächliche Rolle für deren Beginn.

### F 45.8: andere somatoforme Störungen

Es handelt sich um Beschwerden, die nicht auf körperliche Ursachen zurückzuführen sind, mit belastenden Ereignissen oder Problemen in enger Verbindung stehen oder zu beträchtlicher persönlicher oder medizinischer Aufmerksamkeit für den Patienten führen. Hierzu zählen unter anderem Schluckstörungen, „Globus hystericus", psychogener Schiefhals, psychogenes Jucken und Zähneknirschen.

### F 48.0: Neurasthenie

Bei Patienten, die anhaltend über vermehrte Müdigkeit nach geistiger Anstrengung oder über körperliche Schwäche und rasche Erschöpfung schon nach geringer geistiger oder körperlicher Belastung klagen, kommt die Diagnose „Neurasthenie" in Betracht.
Diagnostisch wird eine gesteigerte Ermüdbarkeit nach geistiger Anstrengung sowie körperliche Schwäche nach geringsten Anstrengungen gefordert. Zusätzlich können Muskelschmerzen, Schwindel, Spannungskopfschmerzen, Schlafstörungen und weitere unspezifische Symptome hinzutreten. Patienten, die schon von der Diagnose Chronic-Fatigue-Syndrom (CFS) überzeugt sind, erfüllen vielfach dieselben Kriterien.
Dem Ausschluss einer körperlichen Erkrankung kommt hier besondere Bedeutung zu. Ausgeschlossen werden müssen insbesondere Schilddrüsenfunktionsstörungen, Malignome, aber auch primär psychische Erkrankungen wie Depressionen.
Die Selbstdiagnose eines CFS geht nach Rudolf und Henningsen regelhaft einher mit der ausgeprägten Überzeugung, dass die Beschwerden körperlichen Ursprungs sind. Auch fänden sich bei

diesem Beschwerdekomplex – häufiger als bei anderen Krankheitsvorstellungen – Ärzte und andere Vertreter des Gesundheitssystems, die diese Annahme unterstützten.

### F 68.0: Entwicklung körperlicher Symptome aus psychischen Gründen

Körperliche Symptome, die vereinbar sind mit einer körperlichen Störung oder Erkrankung und ursprünglich durch diese verursacht wurden, werden wegen des psychischen Zustands des Betroffenen aggraviert oder halten länger an.

Es entwickelt sich ein Aufmerksamkeit suchendes (histrionisches) Verhalten mit zusätzlichen – und gewöhnlich unspezifischen – Beschwerden nicht körperlichen Ursprungs. Unzufriedenheit mit dem Ergebnis der Untersuchungen und Behandlungen oder Enttäuschung über mangelnde persönliche Zuwendung können motivierende Faktoren sein. Bei einigen Personen scheint auch die Aussicht, nach Unfall oder Verletzung möglicherweise eine finanzielle Entschädigung zu erhalten, die Symptome zu fördern. Die Beschwerden verschwinden aber nicht notwendigerweise, wenn ein Rechtsstreit erfolgreich beendet ist. Als dazugehöriger Begriff wird „Rentenneurose" angeführt.

Auf den Begriff „posttraumatische Belastungsstörung" (F 43.1) und das neu eingeführte Konzept der „posttraumatischen Verbitterungsstörung" wird im Kapitel „psychoreaktive Unfallfolgen" näher eingegangen.

### 3.5.2 DSM-IV-TR

Die Systematik nach DSM-IV-TR zeigt gewisse Besonderheiten.
Der Somatisierungsstörung (F 45.0) entspricht etwa 300.81 = nicht näher bezeichnete somatoforme Störung
- Die hypochondrische Störung (F 45.2) wird nach DSM-IV als 300.7 = Hypochondrie oder 300.7 = körperdysmorphe Störung klassifiziert.
- Die somatoforme autonome Funktionsstörung (F 45.3) hat im DSM-IV kein Äquivalent, sie wird als 300.81 = undifferenzierte somatoforme Störung eingeordnet.
- Der anhaltenden somatoformen Schmerzstörung (F 45.4) entspricht 307.80 = Schmerzstörung in Verbindung mit psychischen Faktoren.
- Für Neurasthenie (F 48.0) gibt es kein Äquivalent.
- In der ICD-10 aufgeschlüsselte dissoziative Bewegungsstörungen, Krampfanfälle, Sensibilitäts- und Empfindungsstörungen, (F 44.4, 44.5, 44.6, 44.7) sind unter 300.11 = Konversionsstörungen zusammengefasst.

## 3.6 Persönlichkeitsstörungen (F 60 bis F 62)

Diese Störungen umfassen nach ICD-10 tief verwurzelte, anhaltende Verhaltensmuster, die sich in starren Reaktionen auf unterschiedliche persönliche und soziale Lebenslagen zeigen. Dabei findet man bei den Betroffenen gegenüber der Mehrheit der jeweiligen Bevölkerung deutliche Abweichungen im Wahrnehmen, Denken, Fühlen und in Beziehungen zu anderen Menschen. Solche Verhaltensmuster sind meistens stabil und beziehen sich auf vielfältige Bereiche von Verhalten und psychischen Funktionen. Häufig gehen sie mit persönlichem Leiden und gestörter sozialer Funktionsfähigkeit einher.

Für die traditionelle frühere Bezeichnung „Psychopathen" oder „abnorme Persönlichkeiten" prägte Kurt Schneider 1950 die anschauliche Charakterisierung: „..., die unter ihrer Abnormität leiden oder unter deren Abnormität die Gesellschaft leidet." Untergruppen sind paranoide, schizoide, dissoziale, emotional instabile, histrionische, anankastische, ängstliche, asthenisch-dependente und auch kombinierte Persönlichkeitsstörungen. Andauernde Persönlichkeitsänderungen nach Extrembelastung und nach psychischer Erkrankung sind abzugrenzen.

Man kann die definierten Typen von Persönlichkeitsstörungen in drei große Cluster einteilen.
Cluster A: „sonderbare und exzentrische Personen" wie paranoide und schizoide Persönlichkeitsstörungen mit Neigung zu Misstrauen, Kontaktarmut, affektiver Verarmung und paranoid anmutenden Vorstellungen,
Cluster B: histrionische, narzisstische, dissoziale und emotional instabile Persönlichkeitsstörungen mit „dramatischen, emotionalen oder launischen" Verhaltensweisen und
Cluster C: ängstlich-vermeidende, selbstunsichere, abhängige, zwanghafte oder passiv-aggressive Persönlichkeitsstörungen.
Allerdings gibt es auch Mischbilder zwischen den einzelnen Gruppen (Foerster).

Die sozialmedizinische Beurteilung ist problematisch. In den Lehrbüchern von Foerster (2009) und Nedopil (2007) führen Persönlichkeitsstörungen als solche – abgesehen von akuten Dekompensationen oder psychotischen Episoden – praktisch so gut wie nie zu Arbeitsunfähigkeit. Jedoch können bei Menschen mit Persönlichkeitsstörungen durchaus erhebliche und dauerhafte Einschränkungen der beruflichen Leistungsfähigkeit vorliegen. Manchmal sind diese durch Schwierigkeiten in den zwischenmenschlichen Beziehungen, etwa am Arbeitsplatz, begründet. Dauer der Symptomatik, fehlende Einsichtsfähigkeit in manifeste Konfliktsituationen, rasche Ermüdbarkeit und die von jeher bestehende mangelnde Belastbarkeit weisen speziell bei Probanden mit einer asthenischen oder vermeidenden Persönlichkeitsstörung in diese Richtung.

Gerade die emotional instabile Persönlichkeitsstörung vom Borderline-Typus (F 60.31) führt häufig zu erheblichen Problemen in der Leistungsbeurteilung.

Sozialmedizinisch ist grundsätzlich nicht die Diagnose als solche entscheidend, sondern die daraus ableitbare funktionelle Leistungseinschränkung, etwa bedingt durch ständige zwischenmenschliche Probleme.

### Kasuistik
Zur Begutachtung kommt eine 52-jährige Frau, auffallend gepflegt, geschminkt, attraktives äußeres Erscheinungsbild. Sie drückt sich gewählt aus, zeigt ein Aufmerksamkeit suchendes Verhalten. Die Probandin hat drei gescheiterte Ehen hinter sich, daraus vier Kinder von verschiedenen Vätern. Sie selbst hatte eine äußerst belastende Kindheit: Ehe der Eltern früh geschieden, Stiefmutter ablehnend, bevorzugt die leiblichen Kinder. Als Kind strebte sie ständig nach Anerkennung und Liebe, eine Bezugsperson fehlte.

Jetzt stellt sie überhöhte Ansprüche an die Umgebung, an die Vorgesetzten, den Arbeitsplatz und die diversen Partner – daran zerbrachen auch die Ehen. Sie ist gelernte Grafikerin, zeigte aber keine Stetigkeit im Beruf. Sie verspürte immer den „Drang zu Höherem", war dabei nicht ohne Charme, gleichzeitig aber enttäuscht vom Leben.

Zuletzt arbeitete sie nach mehreren Fehlschlägen notgedrungen in der Auskunft der Telekom. Auch dort traten ständig Differenzen mit Kolleginnen und Vorgesetzten auf. Diese letzte Beschäftigung wurde von ihr selbst als „zu geringe Arbeit" eingeschätzt. Wegen vielfältiger Kritik an Äußerlichkeiten eckte sie am Arbeitsplatz ständig an. Andauernde Querelen führten zu Abmahnungen und zur Empfehlung, einen Rentenantrag zu stellen.

> In der stationären medizinischen Rehabilitation zeigte sie ebenfalls ein auffälliges Verhalten: sie fühlte sich über die Mitpatientinnen erhaben, bevorzugte abstruse philosophische und religiöse Diskussionen. Sozialmedizinisch wurde dort aufgrund einer schweren histrionischen Persönlichkeitsstörung ein unterhalbschichtiges Leistungsvermögen angenommen.
> Eine überraschend eingegangene Beziehung zu einem 60-jährigen sehr vermögenden Mann führte kurzfristig zur erneuten Eheschließung. Dadurch bestanden plötzlich keine materiellen Probleme mehr. Trotzdem gab es in kürzester Zeit wieder Ehestreit. Bereits in den ersten sechs Monaten nach der Hochzeit äußerten beide Partner Scheidungsabsichten. Selbst die Aussicht auf einen finanziell gesicherten Lebensabend konnte die eingefahrenen Verhaltensmuster der Persönlichkeitsstörung erwartungsgemäß nicht ändern. Gutachtlich musste von einem aufgehobenen Leistungsvermögen ausgegangen werden.

## 3.7 Aggravation und Simulation

Von gutachtlicher Bedeutung ist die Abgrenzung somatoformer Störungen von Aggravation und Simulation.

Die **Simulation,** also das bewusste Vortäuschen subjektiv nicht erlebter körperlicher Beschwerden, kann mit einer somatoformen Störung verwechselt werden. Sie wird nur selten begründet nachgewiesen, am ehesten im Kontext mit einem evidenten daraus resultierenden Gewinn. Dieser kann in der Vermeidung von Strafverfolgung oder Wehrdienst bestehen oder in der Erlangung illegaler Drogen.

Die **Aggravation** als akzentuierte, dramatisierte Darstellung vorhandener Beschwerden aus psychischen Gründen ist bei sozialmedizinischen Begutachtungen in vielen Fällen Teil des subjektiv aufrichtigen Versuches des Betroffenen, den Untersucher vom Vorliegen seiner körperlichen Beschwerden und deren Intensität und Relevanz zu überzeugen. Zu weiteren Einzelheiten siehe Kapitel 17.

Eine Verdeutlichung ist als Wunsch aufzufassen, den Gutachter von dem Vorliegen und dem subjektiv empfundenen Ausmaß der Störung zu überzeugen. Von manchen Gutachtern wird dies als „legal" gewertet.

## 3.8 Ausgeprägtes somatisches Krankheitskonzept

Personen mit Somatisierungsstörungen setzen aufgrund ihrer kognitiven Grundeinstellung Gesundheit mit der völligen Abwesenheit körperlicher Missempfindungen gleich. Sie neigen dazu, die eigenen Körperfunktionen in erhöhtem Maße zu beobachten und nehmen daher mehr von den alltäglichen Körperempfindungen wahr, welche üblicherweise vom Gesunden gar nicht bewusst erlebt werden.

Tatsächlich sind die meisten der beobachteten körperlichen „(Miss-)Empfindungen" Ausdruck eines gesunden Funktionierens und nur in seltenen Ausnahmefällen Ausdruck einer Erkrankung. Diese an sich normalen Körperempfindungen werden vom genannten Personenkreis allerdings als Katastrophe überbewertet. Schonverhalten, Vermeidungsstrategien und die häufige Inanspruchnahme von medizinischer Hilfe sind die Folge. Im ungünstigsten Fall können dadurch zusätzliche körperliche Missempfindungen induziert werden, die das somatische Krankheitskonzept der Betroffenen weiter verstärken und fixieren. Es ist zweckmäßig, ein besonders ausgeprägtes organisches Krankheitskonzept im Gutachten zu kennzeichnen, da sich daraus wichtige Konsequenzen für Krankheitsverhalten, Therapiemotivation und Prognose ergeben. Zwei spezielle Formen der organischen Ursachenüberzeugung sollten dabei möglichst genau benannt werden: **unfallreaktive** und **umweltbezogene Somatisierungen.** In beiden Fällen wird als Ursache der Beschwerden primär keine Erkrankung des eigenen Körpers angenommen, sondern eine Einwirkung von außen. Somit liegt eine ausgeprägte Externalisierung vor, der Betroffene sieht sich in der Opferrolle. Bei der unfallreaktiven Somatisierung – häufig eine somatoforme Schmerzstörung – spielen Vorwürfe und Entschädigungsansprüche an andere eine wichtige Rolle. Dies hat gerade in der Begutachtung erhebliche Bedeutung. Bei umweltbezogenen Körperbeschwerden mischt sich die Erwartung, dass andere an den Umweltbedingungen etwas verändern müssen, mit einem latenten oder manifesten Entschädigungsanspruch an die vermeintlichen Verursacher.

In Fachgebieten außerhalb der psychotherapeutischen Medizin werden häufig Diagnosen gestellt, die eine deutliche Überlappung mit somatoformen Störungen aufweisen: etwa Tinnitus, Spannungskopfschmerzen, phobischer Attackenschwankschwindel, Pelvipathie und chronische Prostatitis oder „allgemeine vegetative Labilität".

Die Komorbidität mit einer Reihe anderer seelischer Erkrankungen ist evident, besonders mit depressiven Störungen und Angststörungen. Die Somatisierungsstörung ist darüber hinaus mit einer höheren Rate an Persönlichkeitsstörungen assoziiert als jede andere psychische Störung.

> **!** Patienten mit somatoformen Beschwerden gehören zu den intensivsten Nutzern des medizinischen Versorgungssystems.

## 3.9 Gutachtliche Konsequenzen

Die sozialmedizinischen Aspekte somatoformer Störungen sind immens, obgleich sich Statistiken aufgrund der vielfachen Überschneidungen mit körperlichen Störungen und der Organnähe nur bedingt verwerten lassen. Auch ziehen viele Gutachter organische Diagnosen als Begründung für die Rentenempfehlung vor, wenngleich diese einer Nachprüfung oft nicht standhalten. Beispielhaft sind die degenerativ bedingten Erkrankungen des Stütz- und Bewegungsapparates, die das Hauptkontingent für die vorzeitige Berentung der über 50-Jährigen darstellen. Ein kausaler Bezug zwischen den altersbedingten Verschleißerscheinungen und der subjektiven Beeinträchtigung der Betroffenen ist jedoch keineswegs belegt.

Besonders zu prüfen sind psychische und körperliche Komorbiditäten, die psychosozialen Auswirkungen der Störung vor allem außerhalb des Berufs, eine primäre Chronifizierung ohne Remissionen und erfolglos, aber konsequent durchgeführte Vorbehandlungen (Henningsen et al.). Bei Probanden mit funktionellen körperlichen Störungen finden sich besonders häufig hypochondrische Ängste, externalisierte Attributionen (z. B. an die Umwelt), organisch zentrierte Krankheitskonzepte, ein intensives, aber auch wechselndes Kontaktverhalten zu Ärzten und medizinischen Einrichtungen, ein sekundärer Krankheitsgewinn – vor allem im sozialen Bereich, subjektive soziale Stressoren sowie schließlich auch psychopathologische und koexistente organische Begleitsyndrome.

Bei der Leistungsbeurteilung von Probanden mit somatoformen Störungen kommt der Chronifizierung sowie der häufigen Entwicklung zusätzlicher psychiatrischer Erkrankungen besondere Bedeutung zu.

Grundlage für die Begutachtung dieser Störungen im Rahmen der gesetzlichen Rentenversicherung ist ein Urteil des Bundessozialgerichtes aus dem Jahr 1964. Danach umfasst der Krankheitsbegriff „Neurose" seelische und seelisch bedingte Störungen, die der Versicherte – auch bei zumutbarer Willensanspannung – aus eigener Kraft nicht überwinden könne. Es handele sich letztlich um seelische Störungen, welche die Arbeits- und Erwerbsfähigkeit in einer vom Betroffenen selbst nicht zu überwindenden Weise hemmen. Allerdings wurde und wird der Begriff „Neurose" immer noch recht großzügig und missverständlich für alle möglichen, im weitesten Sinne psychisch bedingten Störungen verwendet, sodass heute der Terminologie nach ICD-10 der Vorzug zu geben ist.

> **!** Entscheidend für die Beurteilung somatoformer Störungen ist zunächst die Zuordnung als relevante seelische Störung überhaupt, dann die Feststellung des Schweregrades und schließlich die prognostische Aussage zur Überwindbarkeit mit zumutbarer Willensanspannung. Nicht zuletzt ist auch die Abgrenzung zu Aggravation und Simulation erforderlich.

Die Beurteilung der Leistungsfähigkeit wird sich auf die Ebene der Schäden von Funktion und Struktur, die der Aktivität und schließlich der Teilhabe oder Partizipation erstrecken, wobei ein positives und negatives Leistungsbild zu erstellen ist.

Testpsychologische Zusatzuntersuchungen können das klinische Bild ergänzen und bestätigen, sind aber keinesfalls alleine ausschlaggebend und ersetzen nicht das klinische Beurteilungsvermögen des Gutachters, der eine zusammenfassende Würdigung der verschiedenen Aspekte vornehmen muss.

Die im Anhang angeführten Kriterien zur Leistungsbeurteilung nach Foerster haben sich in der gutachtlichen Praxis gut bewährt und können für alle der im Folgenden beschriebenen Problembereiche Anwendung finden.

**Kasuistik**

Zur Begutachtung für das Sozialgericht kommt ein 56-jähriger Mann ohne wesentliche körperliche Vorerkrankungen. Geboren in Oberschlesien, kam er – noch im Säuglingsalter – in den Westen, als die Mutter 1945 mit ihm flüchtete. Der Vater fiel im Krieg.

Er war das erste Kind, lebte bis zum sechsten Lebensjahr mit der Mutter auf einem Einödhof. Dann heiratete die Mutter wieder, aus dieser Ehe hat er zwei Halbbrüder (fünf und 15 Jahre jünger), zusätzlich vier Stiefbrüder aus der ersten Ehe des Stiefvaters. Der Proband lebte zunächst bei der Oma, ab dem 14. Lebensjahr wieder in der neuen Familie der Mutter. Der Stiefvater war „ein Psychopath", derb, prügelnd, Alkoholiker. Damals sanken seine vorher guten schulischen Leistungen ab, es folgten mehrere Wohnungswechsel, dann Schulabbruch vor der mittleren Reife. Er wurde vom Stiefvater „hinausgeekelt", die Mutter war hilflos.

Nach einer erfolgreichen Lehre als Textildrucker hatte er den Drang, nach oben zu kommen. Er besuchte eine Werkkunstschule, machte dort einen Abschluss als Designer. Nachdem er keine Anstellung fand, ging er freiwillig zur Bundeswehr, kam dort aber nicht zurecht und wurde nach sechs Monaten entlassen.

Danach absolvierte er ein Studium, machte einen Abschluss als Textil-Ingenieur. Da er wieder keine Stelle fand, war er unter seinem Niveau als Drucker tätig und widmete sich nebenbei einem „Studium generale". „Aus Frust" entwickelten sich zunehmend Alkoholprobleme, die er später gut selbst bewältigen konnte.

Mit Ersparnissen verwirklichte er seinen „Kindheitstraum" und pachtete einen Bauernhof. Im Selbststudium eignete er sich landwirtschaftliche Kenntnisse an und züchtete sehr erfolgreich eine spezielle Rasse von Milchkühen. Aufgrund seines hohen Milchkontingents wollten die Besitzer eine höhere Pacht erzwingen und „ekelten ihn auf schmutzigste Art hinaus". Zwei Jahre lang bestanden Rechtsstreitigkeiten, es kam zu Sabotage am Hof und zu Verleumdungen, dann gab er auf.

Damals traten „erstmals Schmerzen im ganzen Körper" auf, auch Atemnot, Herzbeklemmungen und ständiger Durchfall ohne organische Ursachen. Nach der Aufgabe des Hofes verblieben hohe Schulden sowie eine tiefe Kränkung, da er – trotz gegenteiliger Voraussagen – als Bauer so erfolgreich gewesen war.

Ein weiterer Versuch, nach entsprechenden Kursen als Suchttherapeut beruflich Fuß zu fassen, schlug erneut fehl. Er wurde auch davon enttäuscht, hatte an seiner Arbeitsstelle jüngere Vorgesetzte, die oft anderer Auffassung waren als er.

Jetzt traten zunehmend „Schmerzen überall" auf, die vom Orthopäden als „Fibromyalgie" und vom Nervenarzt als „anhaltende somatoforme Schmerzstörung" gewertet wurden. Ihm wurde eine Psychotherapie empfohlen. Er sah mittlerweile keine berufliche Chance mehr und war auf eine Rente fixiert. Obgleich durchaus für entsprechende Zusammenhänge aufgeschlossen, war er nicht mehr an Therapie interessiert. Versorgungswünsche standen jetzt im Vordergrund.

# Literatur

Bass C, Murphy M (1995): Somatoform and personality disorders: Syndromal comorbidity and overlapping developmental pathways. J Psychosom Res 39: 403–427.

Dilling H, Mombour W, Schmidt MH (Hrsg., 2000): Internationale Klassifikation psychischer Störungen ICD-10 Kapitel V (F). 4. Aufl. Huber, Bern.

Engel GL (1977): The need for a new medical model: a challenge for biomedicine. Science 196: 129–136

Foerster K, Weig W (2003): Psychische und Verhaltensstörungen. In: VDR (Hrsg. 2003): Sozialmedizinische Begutachtung für die gesetzliche Rentenversicherung. 6. Aufl. Springer, Berlin.

Foerster K (2009): Begutachtung bei sozial- und versicherungsmedizinischen Fragen. In: Foerster K, Dreßing H (Hrsg.): Psychiatrische Begutachtung – Ein praktisches Handbuch für Ärzte und Juristen. 5. Aufl. Elsevier Urban & Fischer, München.

Hausotter W (2001): Psychiatrische Klassifikation und Diagnostik von Depressionen – Neue Terminologie und Verschlüsselung. Allgemeinarzt 23: 205–208.

Henningsen P, Rüger U, Schneider W (2001): Die Leitlinie „Ärztliche Begutachtung in der Psychosomatik und Psychotherapeutischen Medizin – Sozialrechtsfragen". Versicherungsmedizin 53: 138–141.

Kapfhammer HP (2001): Somatoforme Störungen. Historische Entwicklung und moderne diagnostische Konzeptualisierung. Nervenarzt 72: 487–500.

Nedopil N (2007): Forensische Psychiatrie. 3. Aufl. Thieme, Stuttgart.

Nedopil N (2001): Probleme der ärztlichen Begutachtung aus der Psychiatrie. In: Fritze E, May B, Mehrhoff F (Hrsg.): Die ärztliche Begutachtung. 6. Aufl. Steinkopff, Darmstadt.

Peters UH (2007): Wörterbuch der Psychiatrie und medizinischen Psychologie. 6. Aufl. Elsevier Urban & Fischer, München, Jena.

Rief W, Cuntz U, Fichter MM (2001): Diagnostik und Behandlung somatoformer Störungen (funktioneller körperlicher Beschwerden). Versicherungsmedizin 53: 12–17.

Rudolf G, Henningsen P (1998): Somatoforme Störungen. Schattauer, Stuttgart.

Schneider W, Henningsen P, Dohrenbusch R, Freyberger HJ, Irle H, Köllner V, Widder B (Hrsg.) (2012): Begutachtung bei psychischen und psychosomatischen Erkrankungen. Huber, Bern.

Schröder S, Täschner K-L (1989): Ein psychogener Symptomkomplex bei südländischen Rentenbewerbern. Med Sach 85: 174–177.

Susser M (1990): Disease, illness, sickness: impairment, disability and handicap. Psychol Med 20: 471–473.

# 4 Ausschluss organischer Ursachen

4.1 Krankheitsbilder 47
    *Tuberkulose und Syphilis* 47
    *Andere Infektionskrankheiten* 47
    *Sonstige internistische Krankheitsbilder* 48
    *Multiple Sklerose (MS)* 48
    *Weitere neurologische Erkrankungen* 48
    *Fokale Dystonie und orthostatischer Tremor* 48
4.2 Vermeidung überflüssiger Diagnostik 49

Bei funktionellen Störungen kommt dem Ausschluss organischer Ursachen eine ganz besondere Bedeutung zu und der Stellenwert kann nicht hoch genug angesetzt werden. Bevor man von einer somatoformen Störung ausgeht, sollte ein körperlich verursachtes Krankheitsbild ausgeschlossen bzw. der somatische Anteil am Beschwerdebild eindeutig abgeklärt sein.

Als Gutachter muss man sich immer wieder vor Augen halten, dass eine ganze Reihe von Organerkrankungen vielfältige und anfangs unspezifische Befindlichkeitsstörungen verursachen kann und sich in vielen Fällen erst im weiteren Verlauf eine eindeutige Diagnose stellen lässt.

## 4.1 Krankheitsbilder

### Tuberkulose und Syphilis

In früheren Jahrzehnten ergaben sich besonders bei den damaligen Volksseuchen Tuberkulose und Syphilis erhebliche differenzialdiagnostische Probleme. Auch heute kommt es bei diesen Krankheitsbildern (allerdings aus anderen Gründen) oft zu anfänglichen Fehldiagnosen.

Die Nachweismöglichkeiten sind jetzt zwar ungleich besser als früher, jedoch sind diese Krankheiten so selten geworden, dass nur wenige Spezialisten damit Erfahrung haben und die meisten Ärzte einfach nicht daran denken. Eine ganz ähnliche Situation ergibt sich bei den Tropenkrankheiten, die im Rahmen von Fernreisen immer wieder eingeschleppt werden, jedoch nicht zum ärztlichen Alltag gehören.

### Andere Infektionskrankheiten

Chronisch verlaufende Infektionskrankheiten wie die Borreliose mit ihrer uneinheitlichen und vielgestaltigen Symptomatologie, die verschiedenen Formen der Hepatitis, AIDS und andere seltenere Infektionen haben auch heute noch ihre differenzialdiagnostischen Tücken.

## Sonstige internistische Krankheitsbilder

Kardiovaskuläre Erkrankungen wie Bluthochdruck oder latente Herzinsuffizienz können ebenfalls lange Zeit durchaus uncharakteristische Befindlichkeitsstörungen hervorrufen. Entzündlich-rheumatische Leiden, Kollagenosen und Tumore bieten vielfältige Symptome. Im präklinischen Stadium verursacht auch ein Diabetes mellitus eher unbestimmte Beschwerden.

## Multiple Sklerose (MS)

In unserer Zeit kann vor allem die MS in den Anfangsstadien große diagnostische Schwierigkeiten bereiten und aufgrund des anfangs oft unspezifischen Beschwerdebildes eine Vielzahl anderer Krankheiten imitieren.

Unklare Symptome wie uncharakteristische sensible Missempfindungen, Sehstörungen, ein lang anhaltendes Müdigkeits- und Erschöpfungssyndrom („MS-Fatigue"), eine wechselnd ausgeprägte Schwäche der Extremitäten, unsystematischer Schwindel, Potenzstörungen, begleitet von einem pseudoneurasthenischen Syndrom, können lange vor den typischen Krankheitszeichen auftreten und auch über längere Zeit persistieren, wodurch die Diagnosestellung sehr erschwert wird.

Betroffen sind überwiegend junge Menschen. Lassen sich dann unabhängig davon berufliche oder partnerschaftliche Probleme eruieren, so liegt die Fehldiagnose einer somatoformen Störung nahe. Es muss daher die Diagnose immer wieder kritisch überprüft werden, vor allem, wenn sich die Symptomatik ändert.

## Weitere neurologische Erkrankungen

Ähnliche Überlegungen wie bei der MS gelten für eine ganze Reihe anderer Krankheiten: Zerebrale Durchblutungsstörungen können ebenfalls über längere Zeit hinweg uncharakteristische Befindlichkeitsstörungen hervorrufen. Gefäßbedingte Hirnprozesse gehen im Anfangsstadium oft mit pseudoneurasthenischen Symptomen einher.

Die im fünften bis sechsten Lebensjahrzehnt auftretenden vorzeitigen Versagenszustände verursachen nicht selten differenzialdiagnostische Probleme. Sie werden als Grenzfälle zwischen normalem und pathologischem Altern in der mittleren Lebensphase gewertet. Auch die senile Demenz vom Alzheimertyp kann längere Zeit bei erhaltener „Fassade" verkannt werden.

Auch traumatisch bedingte kontusionelle Hirnschäden vor allem im Frontalhirnbereich und die daraus resultierenden Folgezustände wie z. B. Persönlichkeitsveränderungen stellen den Gutachter oft vor erhebliche Probleme, zumal die Primärpersönlichkeit bei der Begutachtung meist nicht bekannt ist und sich der frühere psychische Funktionszustand nur schwer abschätzen lässt.

Nicht zu vergessen sind auch die Folgen eines chronischen Alkoholmissbrauchs, der sich lange Zeit nur in eher diskreten Symptomen manifestiert, die zudem noch in aller Regel vom Betroffenen und nicht selten auch von seiner Umgebung dissimuliert oder zumindest nicht mit dem Alkohol in Verbindung gebracht werden.

Das Parkinsonsyndrom beginnt oft mit uncharakteristischen Schmerzen im Bereich des Rumpfes und der Extremitäten, zunächst ohne zusätzliche Symptomatik, ähnlich auch die amyotrophische Lateralsklerose (ALS).

## Fokale Dystonie und orthostatischer Tremor

Die beiden folgenden Krankheitsbilder sind typische Beispiele für neurologische Erkrankungen, die trotz organischer Ursache lange für psychogen bedingt gehalten wurden.

Die **posttraumatische fokale Dystonie** ist erst seit kurzem bekannt. Galten die fokalen Dystonien wie Schreibkrampf, Blepharospasmus, zervikale Dystonie und die Dystonien von Hand und Fuß bis vor kurzem als psychogen bedingt, so hat sich heute eine grundsätzliche Änderung angebahnt. Besonders unter gutachtlichen Aspekten ist die derzeitige Vorstellung, dass Dystonien als Folge von zentralen oder peripheren Traumen auftreten können, von erheblicher Bedeutung. Hinsichtlich der Begutachtung ist das Erkennen und Sichern der Diagnose anhand klinischer und neurophysiologischer Kriterien substanziell. Zur Frage der Kausalität sind das Ausmaß der Verletzung sowie der zeitliche und anatomische Bezug der Bewegungsstörung zum vorhergegangenen Trauma zu beachten.

Auch der **orthostatische Tremor** wurde lange Zeit als psychogen verkannt und gilt heute als eindeutig organisch bedingt. Dafür spricht auch der Erfolg der medikamentösen Therapie.

Es gilt daher, immer wieder auch an diese Krankheitsbilder zu denken und selbstkritisch die einmal gestellte Diagnose zu überprüfen.

## 4.2 Vermeidung überflüssiger Diagnostik

Andererseits ist es keinesfalls zweckmäßig – und therapeutisch sogar kontraproduktiv –, stets neue technische Zusatzdiagnostik zu veranlassen. Sie liefert oft nicht mehr als Grenzwerte, Zufallsbefunde und Verdachtsdiagnosen, die Arzt und Patienten zusätzlich verunsichern und noch mehr in die somatische Sackgasse treiben.

Die Gefahr, dass unbedeutenden Nebenbefunden eine Bedeutung beigemessen wird, die ihnen nicht zukommt, ist groß. Es sollte nach Möglichkeit einmal eine eingehende somatische Abklärung mit angemessener Zusatzdiagnostik erfolgen, die dem Betroffenen auch zeigt, dass seine Beschwerden ernst genommen werden. Ergibt diese keinen pathologischen Befund, sollte auf immer weitergehende Untersuchungen und diagnostische Maßnahmen verzichtet werden, es sei denn, es kommt zu einer grundsätzlichen Änderung des Beschwerdebildes und des körperlichen Befundes.

> ! Die Abgrenzung seelischer von körperlichen Ursachen stellt den Arzt in Praxis und Klinik in der Behandlungs- wie auch in der Begutachtungssituation täglich vor erhebliche Herausforderungen.

**Kasuistik**

Die jetzt 61-jährige Frau eines sehr ehrgeizigen und dynamischen Kommunalpolitikers erkrankte vor 24 Jahren an unklaren Sehstörungen und wechselnden Missempfindungen des Körpers, fraglich halbseitig rechts betont. Die Beschwerden waren sehr vielgestaltig, zusätzlich klagte sie über rasche Erschöpfbarkeit und Müdigkeit.

Der Ehemann war damals wie heute ständig außer Haus, dauernd auf Sitzungen und im Wahlkampf, also immer unterwegs, wodurch sie sich zurückgesetzt und einsam fühlte, obwohl sie gleichzeitig das Sozialprestige genoss.

Die behandelnden Ärzte gingen damals – noch ohne die Möglichkeit einer MRT-Untersuchung und auch ohne Ableitung evozierter Potenziale – von MS aus. Kortisongaben brachten eine fragliche Besserung der ohnehin wechselnden Symptomatik. Eine depressive Verstimmung wurde als reaktiv gewertet. In einer neurologischen Fachklinik wurde trotz weitgehend unauffälligem Liquor an der Diagnose MS festgehalten. Danach erfolgten keine weiteren diagnostischen Maßnahmen.

Die Patientin war überzeugt, an MS zu leiden und forderte vom Ehemann Verständnis. Nachdem sich die familiären Spannungen durch seinen ungebremsten Ehrgeiz verstärkten, kam es auch zu vermehrten Beschwerden der Patientin, die aber stets unbestimmt und wenig fassbar blieben. Nach Wechsel des Nervenarztes erfolgte nach langer Zeit wieder eine stationäre Aufnahme in einer anderen Fachklinik. Dort fanden sich ein unauffälliges MRT und regelrechte evozierte Potenziale. Eine erneute Lumbalpunktion lehnte sie ab. Der frühere Liquorbefund wurde als normal gewertet und die Diagnose MS verworfen. Rückblickend war von einer Somatisierungsstörung auszugehen gewesen.

# Literatur

Fabra M (2009): Dystonien. In: Ludolph E, Schürmann J, Gaidzik PW (Hrsg.): Kursbuch der ärztlichen Begutachtung. Ecomed, Landsberg

Fabra M (2010): Begutachtung der Dystonien: Wandel der wissenschaftlichen Lehrmeinung am Beispiel der posttraumatischen Dystonie. Fortschr Neurol Psychiat 78: 722–732

Hummel SM, Lücking CH (2001): Die posttraumatische Dystonie. Nervenarzt 72: 93–99.

Möllhoff G (1991): Vorzeitige Versagenszustände, insbesondere bei älteren Arbeitnehmern, Aus- und Übersiedlern. Med Sach 87: 80–85.

# 5 Aufgaben und Stellung des ärztlichen Gutachters

5.1  Einleitung   51
5.2  Rolle des Gutachters   52
5.3  Wie wird man Gutachter?   53
5.4  Eigenschaften eines Gutachters   54
5.5  Das „Handwerkszeug" des Gutachters   55
5.6  Verhältnis zum Probanden   55
5.7  Verhältnis zum Auftraggeber   56
5.8  Verhältnis zum behandelnden Arzt   57
        *Rollenverteilung zwischen behandelndem Arzt und Gutachter   57*
5.9  Umgang mit Aggravation und Simulation   59
5.10  Typische Fehler in der Begutachtung   59
5.11  Positive Aspekte der Gutachtertätigkeit   59
5.12  Schlussfolgerung   60

> ! „Ein ärztliches Gutachten ist die Anwendung der medizinisch-wissenschaftlichen Erkenntnis auf einen Einzelfall im Hinblick auf eine bestimmte, meist außerhalb des direkten medizinischen Bereichs liegende Frage." (Ludolph 2001).

## 5.1 Einleitung

Ärztliche Gutachten spielen in unserer Zeit in allen Bereichen des Sozialsystems eine immer größere Rolle. Der Gutachter steht dabei im Spannungsfeld zwischen den Ansprüchen des Einzelnen und den Interessen der Solidargemeinschaft der Versicherten und damit der Gesellschaft schlechthin.
Ebenso ist er dem Kreuzfeuer der Kritik, nicht selten in den Medien, ausgesetzt. Es sollte daher nicht nur im engeren Kreis der Gutachter, sondern möglichst innerhalb der gesamten Ärzteschaft eine übereinstimmende Position zur Rolle des Sachverständigen und den aufgeworfenen Problemen vertreten werden.

## 5.2 Rolle des Gutachters

> ! Der juristischen Definition nach ist der Gutachter ein „Gehilfe des Juristen" oder auch – freundlicher formuliert – ein „Helfer und Berater".

Dies ist eine Rolle, die den behandelnden Ärzten und erst recht dem Antragsteller im Rentenverfahren meist wenig geläufig ist. Der ärztliche Gutachter ist grundsätzlich unverzichtbar. Er befindet sich in einer wichtigen Position, aber eben nur als „Entscheidungshilfe zur Wahrheitsfindung für medizinische Laien".

Seine Aufgabe ist es, medizinische Sachverhalte abzuklären und in allgemein verständlicher Sprache so darzustellen, dass sie von einem Nichtmediziner nachvollzogen und bewertet werden können. Der Gutachter gibt sein Votum nach sorgfältiger Anamneseerhebung, persönlicher Untersuchung und kritischer Abwägung ab. Er erstellt ein „förmliches Beweismittel" laut Zivilprozessordnung (ZPO), entscheidet jedoch nicht über den Ausgang des Verfahrens. Dies obliegt im sozialgerichtlichen Verfahren genau wie im Zivilprozess der „freien Beweiswürdigung" des Richters. Daher sollte sich der Gutachter dringend vor entsprechenden Aussagen im Rentenverfahren oder Rechtsstreit hüten, auch wenn ihm die Situation noch so eindeutig erscheinen mag. Andere Unwägbarkeiten juristischer Art sind möglich, ebenso weitere medizinische Fachgutachten mit abweichendem Ergebnis oder berufskundliche Stellungnahmen. Der Gutachter sollte grundsätzlich nie die Begriffe „Erwerbsunfähigkeit" oder „Berufsunfähigkeit" verwenden. Beides sind rein juristische Termini, die zudem durch die neueste Gesetzeslage überholt sind! Er sollte sich grundsätzlich vor der Verwendung von rechtlichen Begriffen hüten. Seine Expertise stellt eine Grundlage für die Beurteilung durch Verwaltung oder Gericht dar, die Entscheidung trifft jedoch stets der Jurist.

Der Sachverständige darf sich keinesfalls zu juristischen Fragen äußern. Dies bleibt ausschließlich dem Auftraggeber – und damit dem Juristen – vorbehalten. Der Arzt hat somit keine eigene unmittelbare Entscheidungskompetenz. Meist haben weder der Betroffene noch der Hausarzt diese Rolle reflektiert.

Theoretisch kann jeder approbierte Arzt als Gutachter tätig werden – tatsächlich stellt jede Arbeitsunfähigkeitsbescheinigung bereits ein Kurzgutachten dar! Für weitergehende Fragestellungen sind jedoch Fachleute erforderlich, die nicht nur das einschlägige Spezialwissen gewährleisten und Erfahrung in der Sozialmedizin vorweisen können, sondern – was ganz besonders wichtig ist – auch Unabhängigkeit und Sachlichkeit garantieren.

> ! Jeder Gutachter ist nur seinem eigenen Gewissen verpflichtet und daher nicht weisungsgebunden.

Dies gilt nicht nur für Sachverständige vor Gericht, sondern auch für den angestellten, hauptamtlichen Gutachter im Verwaltungsverfahren. Von ihm sind keine Gefälligkeitsgutachten zu erwarten, weder für seinen Auftraggeber noch für den Probanden. Dies gilt in vollem Umfang natürlich auch für die nebenamtlichen Gutachter, die zudem meist über umfangreiche aktuelle praktische Erfahrungen als behandelnde Ärzte auf ihrem Fachgebiet verfügen. Tendenzen, den Gutachter zu beeinflussen, sollten frühzeitig abgewehrt werden.

Antragsteller fordern gelegentlich ein „Obergutachten". Den Begriff gibt es im Renten- und Sozialgerichtsverfahren jedoch nicht. Gutachten sind als Beweismittel grundsätzlich gleichwertig.

Der Sachverständige hat allein mit dem Auftraggeber ein „Vertragsverhältnis" für die Sachverständigentätigkeit bzw. die Begutachtung, nicht mit dem Probanden. Der behandelnde Arzt dagegen hat einen „Behandlungsvertrag" und damit eine unmittelbare Rechtsbeziehung zu seinem Patienten. Daraus ergibt sich die unterschiedliche **Schweigepflichtsituation.** Die ärztliche Schweigepflicht (§ 203 StGB) gilt in vollem Umfang für das Arzt-Patienten-Verhältnis bei der Behandlung. Für die Begutachtung ist sie dagegen dem Auftraggeber gegenüber für diejenigen Fakten aufgehoben, die zur Beantwortung der gutachtlich relevanten Fragen von Bedeutung sind. Für andere Informationen, die dem Gutachter bekannt werden – etwa aus dem privaten Bereich oder der Intimsphäre, soweit sie für den Gutachtensauftrag nicht von Bedeutung sind – besteht sie weiter. Dies gilt ebenso gegenüber anderen Interessenten, z. B. Angehörigen, anderen Versicherungen oder Institutionen, sofern gesetzlich keine anderen Regelungen getroffen sind. Der Proband muss vor Beginn der Exploration auf die eingeschränkte Schweigepflicht gegenüber dem Auftraggeber hingewiesen werden.

Von einem Gericht beauftragte Ärzte sind nach der Zivilprozessordnung (§ 407 ZPO) und der Strafprozessordnung (§ 75 StPO) dazu verpflichtet, Gutachten zu erstellen. Ausnahmen sind die Besorgnis der Befangenheit oder – abhängig von der Rechtslage – die fehlende Entbindung von der ärztlichen Schweigepflicht.

Die Auswahl des Sachverständigen trifft das Sozialgericht nach freiem Ermessen, wobei es nicht an Anregungen der Beteiligten gebunden ist. Die Ernennung zum gerichtlichen Sachverständigen ist ein öffentlich-rechtlicher Akt, der allein dem Gericht zusteht. Deshalb ist der zum Sachverständigen ernannte Arzt auch nicht berechtigt, seinerseits den Auftrag an einen anderen Arzt zu übergeben. Nach § 407a ZPO hat der gerichtliche Sachverständige die Pflicht, unverzüglich zu prüfen, ob der Auftrag in sein Fachgebiet fällt und ohne die Hinzuziehung weiterer Sachverständiger erledigt werden kann. Er ist nicht befugt, den Auftrag auf einen anderen zu übertragen. Hat er Zweifel an Inhalt und Umfang des Auftrages, so hat er unverzüglich eine Klärung durch das Gericht herbeizuführen.

Der „sachverständige Zeuge" – meist der behandelnde Arzt – hat mit der von ihm erwarteten sachlichen Kompetenz darzulegen, welche Beobachtungen er bei seinem Patienten im Rahmen der Behandlungssituation gemacht hat. Hierbei werden auch sachverständige Schlussfolgerungen erwartet. Er hat ein Zeugnisverweigerungsrecht und muss vor seiner Aussage von der Verpflichtung zur Verschwiegenheit entbunden werden. Der „Sachverständige" dagegen wird vom Gericht als neutraler Gutachter ernannt und hat kein Zeugnisverweigerungsrecht gegenüber dem Auftraggeber.

## 5.3 Wie wird man Gutachter?

Eine spezielle Ausbildung gibt es nicht, obgleich die Zusatzbezeichnung „Sozialmedizin" ein wichtiges Qualitätsmerkmal darstellt und zeigt, dass der Arzt sich mit den Prinzipien der sozialmedizinischen Begutachtung vertraut gemacht hat. Ansonsten sollte vor allem eine Neigung zu dieser Art der ärztlichen Tätigkeit vorhanden sein. Gutachten sollten gerne gemacht werden, mit Interesse und mit persönlichem Engagement, nicht gezwungenermaßen oder allein aus wirtschaftlichen Gründen, sonst wird man unweigerlich enttäuscht und frustriert.

Wichtig für die berufliche Laufbahn des Gutachters ist eine frühzeitige, geeignete Anleitung und Supervision durch einen erfahrenen Vorgesetzten, der selbst gerne Gutachten macht und sie nicht nur uninteressiert und ohne weitere Überwachung an nachgeordnete Ärzte delegiert. Später ist eine laufende Einbindung in die gutachtliche Tätigkeit sowie die bewusste „Pflege" dieses Bereichs erforderlich: Man sollte nicht „ab und zu" in großen Abständen ein Gutachten erstellen, sondern durch ständiges Training, möglichst mit Rückmeldung und Korrektur, die eigenen Fähigkeiten vertiefen. Leider gelangen – trotz vielfachem Wunsch – die mithilfe der Gutachten gefällten Verwaltungsentscheide oder Sozialgerichtsurteile immer noch kaum je an den Gutachter zurück. Natürlich muss auch ein Interesse an neueren rechtlichen Entwicklungen bestehen.

Der Erwerb der Zusatzbezeichnung „Sozialmedizin" ist für einen sozialmedizinisch tätigen Gutachter essenziell, dokumentiert sie doch die Kenntnis der theoretischen und praktischen Grundlagen der Begutachtung und der gesetzlichen Vorgaben. Auch die Zusatzbezeichnung „Rehabilitationswesen" ist hilfreich, da in der Begutachtung sehr häufig Aussagen zum Nutzen durchgeführter bzw. zum Sinn zukünftiger medizinischer Rehabilitationsmaßnahmen gemacht werden müssen. Auch hierfür ist die Kenntnis grundlegender Fakten von großer Bedeutung. Gutachter in den Bereichen der Sozialmedizin sollten diese Qualifikationen vorweisen können.

In letzter Zeit bieten verschiedene Fachgesellschaften und Versicherungen Kurse und Curricula für die Aus- und Weiterbildung der Sachverständigen an. Dies sind sehr empfehlenswerte Möglichkeiten, die einschlägigen Kenntnisse zu erwerben oder aufzufrischen.

## 5.4 Eigenschaften eines Gutachters

Die wichtigsten persönlichen Voraussetzungen sind absolute Neutralität, Unbefangenheit, Unabhängigkeit, Objektivität und „emotionale Unbestechlichkeit" – finanzielle Bestechlichkeit ist bisher nicht bekannt geworden. Diese Forderungen sind durchaus vergleichbar jenen, die an einen Richter gestellt werden. Daher kann auch der Gutachter wegen Besorgnis der Befangenheit abgelehnt werden und seinerseits Gutachten unter Hinweis darauf ablehnen.

Weder emotionale Kälte oder Zynismus noch „überschießendes Mitleid", sondern durchaus empathisch geprägte Sachlichkeit sollten den Gutachter kennzeichnen. Die Gegenübertragung in der Begutachtungssituation sollte stets reflektiert werden. Immer wieder muss klargestellt werden, dass er als Gutachter eben nicht in der Rolle des behandelnden Arztes steht.

Wichtige Eigenschaften sind auch Entscheidungsfreudigkeit und logisches, sachliches Denken. Wem es schwer fällt, sich zu entscheiden und sachlich festzulegen, der sollte keine Gutachten machen. Eine Expertise ohne eindeutige Festlegung hilft dem Auftraggeber wenig.

In seltenen Fällen ist tatsächlich keine klare Antwort auf die vorgelegten Fragen möglich. Dann sollte man sachlich argumentieren, auf die vorliegenden „Anknüpfungs- und Befundtatsachen" eingehen und die differenzialdiagnostischen Möglichkeiten diskutieren, um dem Juristen die Grenzen der medizinischen Entscheidung aufzuzeigen. Der Jurist kann dann daraus seine Schlüsse ziehen. Wichtig sind auch psychische Belastbarkeit und Frustrationstoleranz des Gutachters. Seine Stellungnahme wird sehr häufig vom Versicherten bzw. Kläger oder der Versicherung und deren beratenden Ärzten kritisiert und regelrecht „zerlegt", dabei sind auch persönliche Angriffe möglich. Sachlich zu bleiben ist dabei die Maxime! Keinesfalls sollte der Gutachter Gesetze und das bestehende Sozialsystem in seiner Stellungnahme oder gegenüber dem Untersuchten kritisieren – das steht ihm nicht zu und dies kann ihm als Befangenheit ausgelegt werden. Er steht – wie der Richter – auf dem Boden der geltenden Gesetze.

## 5.5 Das „Handwerkszeug" des Gutachters

Als unabdingbare „Software" muss die sichere Beherrschung des eigenen Fachgebietes vorausgesetzt werden. Eine zu enge Spezialisierung ist allerdings ungünstig und wenig hilfreich, sieht man von ganz differenzierten Fragestellungen ab. Titel und Position des Gutachters stehen nicht selten in eigenartigem Kontrast zur Qualität des Gutachtens und dessen Aussage.

Eine umfassende praktische Erfahrung in allen Bereichen des Fachgebietes ist essenziell. Sehr wertvoll ist darüber hinaus ein möglichst breit gefächertes medizinisches Allgemeinwissen, da fast stets bei den multimorbiden Antragstellern auch andere Gesundheitsstörungen zumindest mit zu berücksichtigen sind.

> ! Der Gutachter sollte in der Lage sein, „über den Tellerrand" des eigenen Fachgebietes hinauszusehen!

Gerade die Fächer Innere Medizin, Neurologie, Psychiatrie, Orthopädie, Augen- und HNO-Heilkunde überschneiden sich vielfach. Unabdingbar ist die Fortbildung im eigenen Fachgebiet und in den Nachbargebieten auch, um neue Entwicklungen in Diagnostik und Therapie beurteilen zu können. Man muss nicht alles selbst beherrschen, aber über Wertigkeit und Aussagekraft informiert sein und nicht zuletzt wissen, wo man nachlesen kann. Auch über Außenseitermethoden in Diagnostik und Therapie und über deren Relevanz sollte man sich Kenntnisse verschaffen. Migranten und Einwanderer aus anderen Kulturkreisen und Religionen erfordern darüber hinaus eine breite Allgemeinbildung – letztlich sollte man immer „am Puls der Zeit" bleiben!

Als „Hardware" müssen die im Fachgebiet üblichen diagnostischen Methoden bereit gehalten werden. Die apparative Ausstattung sollte der einer durchschnittlichen modernen Fachpraxis entsprechen. Eine überzogene Diagnostik ist aber unangebracht: dem Untersuchten ist sie nicht zumutbar und meist ist sie nicht hilfreich bei der Beurteilung, zumal normalerweise schon ausreichend Vorbefunde vorhanden sind. Der Gutachter sollte möglichst keine „L'art-pour-l'art-Diagnosen" stellen!

Eine allgemein verständliche Sprache sowie ein logischer und in sich schlüssiger Gedankengang, der für Juristen nachvollziehbar ist, sollten selbstverständlich sein. Last but not least kann ein gut funktionierendes Büro mit moderner Schreibtechnik und tüchtiger Sekretärin, die Gutachten in angemessener Zeit in ordentlicher Form schreibt und die Termine verwaltet, nicht hoch genug eingeschätzt werden.

## 5.6 Verhältnis zum Probanden

Auch bei missmutig-dysphorisch-ablehnender Haltung des **Probanden** sollte der Gutachter sachlich und freundlich bleiben und daran denken, dass der Proband – obgleich er ein Ziel verfolgt – letztlich nicht freiwillig kommt. Der Untersuchte hat sich den Gutachter in aller Regel nicht selbst ausgesucht, kennt ihn nicht und hat sehr häufig einfach Angst.

Ruhiges Auftreten und Empathie sind der beste Weg, die verkrampfte Atmosphäre aufzulockern: auf den Probanden zugehen, die Hand geben, ihn mit Namen ansprechen. Nach eigener Erfahrung hat es sich bewährt, die ihm ohnehin zustehende Fahrtkostenbescheinigung gleich zu Beginn auszufüllen und mit der Bemerkung, dass das Fahrgeld erstattet wird, auszuhändigen. Dies wird meist als positiv empfunden – etwas zu bekommen ist immer gut.

Beiläufig kann dabei erfragt werden, wie die Anreise erfolgte, ob selbst mit Auto oder Bahn, allein oder in Begleitung, außerdem auch, ob ein Schwerbehindertenausweis vorliegt. Die Angaben sind zu diesem Zeitpunkt häufig spontaner und korrekter als bei einer späteren expliziten Befragung. Zu Beginn sollte der Gutachter auch darauf hinweisen, dass gegenüber dem Auftraggeber die Schweigepflicht aufgehoben ist, soweit sie für die jeweilige Fragestellung erforderliche Daten betrifft. Diese diffizile Problematik muss natürlich beachtet werden.

Mit der Aktenvorgeschichte sollte der Gutachter vor der Untersuchung vertraut sein, darauf hat der zu Untersuchende ein Anrecht. Auch bei offenkundig final ausgerichteten Verhaltensweisen ruhig bleiben, sich nicht in Diskussionen einlassen. Dadurch würde eine entsprechende Fehlhaltung nur weiter fixiert – der Proband will dann sein Gesicht erst recht nicht verlieren! Ein solches Verhalten sollte jedoch im Gutachten in sachlicher Form mitgeteilt werden (z. B. „bei Prüfung deutliche Gegeninnervation, beim An- und Auskleiden dagegen gut beweglich").

Der Proband bekommt das Gutachten fast stets zu Gesicht, daher sind sorgfältige, keinesfalls herabsetzende Formulierungen unabdingbar! Andererseits ist es sinnvoll, im Gutachten ein korrektes und sachliches Verhalten des Untersuchten auch zu erwähnen. Der Leser kann sich dann ein umfassendes Bild des Probanden machen.

Von Privat- oder Parteigutachten ist dringend abzuraten, ergeben sich dabei doch häufig Probleme – nicht zuletzt durch meist fehlende Akten, die dem offiziell beauftragten Gutachter im Allgemeinen zur Verfügung stehen. Nicht selten kommt es zum Versuch der unmittelbaren Einflussnahme der beauftragenden Partei. Auf die zu erwartenden Schwierigkeiten der Honorierung bei ablehnendem Gutachten sei nur am Rande hingewiesen. Gerade bei Verkehrsgutachten mit der Fragestellung der Fahrtauglichkeit stellt dies ein erhebliches Problem dar. Nicht selten wird ein „Parteigutachten" eines behandelnden Arztes aus gutem Grund in seinem Wert niedriger eingeschätzt als das eines offiziell beauftragten neutralen Gutachters. Dies muss allerdings nicht sein, wenn es sich durch Objektivität, Neutralität und fachliche Kompetenz auszeichnet.

Das Verhältnis zum **Rechtsvertreter** ist gelegentlich schwierig. Rechtsanwälte haben oft eine Diktion in ihren Formulierungen, die uns Medizinern etwas fremd ist und wodurch sich manche Ärzte angegriffen fühlen. Auch hier sollte man kühl und objektiv bleiben und sich nicht von Gefühlen leiten lassen. Am besten ist es, dem meist nur angelesenen „Fachwissen" aus medizinischen Wörterbüchern und neuerdings aus dem Internet, welches oft nicht oder nur halb verstanden wurde, mit einfachen fachlichen Argumenten zu begegnen.

Allerdings darf nicht übersehen werden, dass Juristen zu klarem und logischem Denken erzogen wurden. Man sollte sich daher vor eigenen logischen Fehlern hüten, berechtigte Einwände ernst nehmen und ggf. Fehler auch eingestehen. Andere Meinungen wird man offen und ernsthaft diskutieren, ohne seine einmal vorgefasste Vorstellung und seine frühere Aussage unbelehrbar gegen sachliche Argumente starr zu verteidigen. Flexibilität bei berechtigten Einwänden wird den Gutachter in besseres Licht setzen als das sture Verharren auf einer einmal festgelegten Formulierung.

## 5.7 Verhältnis zum Auftraggeber

Das Verhältnis zum Auftraggeber gestaltet sich nach meiner persönlichen Erfahrung problemlos, auch war ich selbst bisher keiner Einflussnahme ausgesetzt. Gelegentlich wird aber aus den Reihen der hauptamtlich angestellten Gutachter über versuchte Einflussnahmen durch die Auftraggeber berichtet. Dies sind wohl Einzelfälle, denen jedoch frühzeitig mit allem Nachdruck begegnet werden sollte, um die Unabhängigkeit des Gutachters zu wahren.

Die Rentenversicherungsträger haben meist vorformulierte Fragestellungen. Berufsgenossenschaften und andere Versicherungen stellen stets gezielte Fragen, die konkret zu beantworten sind. Gerichte formulieren in ihrem Beweisbeschluss ebenfalls klare Fragestellungen.

Die Beantwortung der gestellten Fragen muss einerseits in der gebotenen Ausführlichkeit erfolgen, wobei auf eindeutige und präzise Formulierungen geachtet werden sollte. Andererseits sollte man sich keinesfalls ausufernd über Dinge auslassen, die gar nicht gefragt sind oder die das „Thema verfehlen", sondern ausschließlich und gezielt auf die gestellten Fragen antworten. Bleibt etwas unklar, wird man sich nicht scheuen, zurückzufragen. Vieles lässt sich telefonisch klären, auch beim Sozialgericht. Die Richter sind oft dankbar für entsprechende Hinweise, ebenso die Sachbearbeiter.

> ! Nicht die Diagnosen, sondern die Funktionseinschränkungen des Probanden sind für die Beurteilung entscheidend.

Selbstverständlich ist das Gutachten persönlich und eigenverantwortlich zu erstatten, nur Hilfskräfte dürfen ohne namentliche Nennung daran beteiligt werden. Es ist auch vorab zu prüfen, ob der Auftrag in das eigene Fachgebiet fällt und ob weitere Sachverständige für Zusatzgutachten hinzuzuziehen sind.

Ebenso, wie erwartet werden kann, dass die Überweisung der korrekten Summe innerhalb eines angemessenen Zeitrahmens erfolgt, muss auch das Gutachten in angemessener Zeit erstattet werden. Ist dies nicht möglich, sollte man den Auftrag ablehnen! Dringend zu empfehlen ist es, den erhobenen Befund und die Stellungnahme dazu möglichst bald nach der Untersuchung zu diktieren. Dann ist die Erinnerung noch frisch und die Aufgabe ist viel leichter zu bewältigen als Wochen später, wenn einem der Proband nicht mehr klar im Gedächtnis ist.

## 5.8 Verhältnis zum behandelnden Arzt

Der behandelnde Arzt, insbesondere der langjährige Hausarzt, kennt den zu Begutachtenden – seinen Patienten – meist am besten. Er hat häufig über Jahre hinweg sein Krankheitsbild und seine Arbeitsplatzsituation mitverfolgt, kann sich ein Bild über die gesamte familiäre und psychosoziale Situation machen und meist ist ihm auch die Persönlichkeitsstruktur des Betreffenden recht genau bekannt. Damit wäre er eigentlich der ideale Ansprechpartner für alle Belange der Begutachtung, wenn dem nicht gravierende Hindernisse entgegenstünden.

### Rollenverteilung zwischen behandelndem Arzt und Gutachter

Man sollte sich die unterschiedliche Rollenverteilung klar machen! Für den Patienten nimmt der Arzt die Rolle des uneingeschränkten Helfers ein. Dies schließt selbstverständlich die Rolle des Diagnostikers, des Therapeuten und des Beraters ein. Selbst bei den wenigen Arztgruppen, die sich wie Radiologen und Laborärzte auf rein diagnostische Funktionen beschränken, setzen viele Patienten bei Bedarf noch eine beratende Komponente ihrer Tätigkeit voraus. Es wird also eine völlige Hingabe des Arztes an die Belange des ihn aufsuchenden Kranken erwartet, letztlich die Funktion als „Anwalt des Patienten" und damit eine a priori einseitige Parteinahme für ihn und seine Forderungen.

> **!** Der Gutachter hat keinen Behandlungsvertrag und der zu Begutachtende ist nicht sein „Patient", dem er verpflichtet ist – deshalb hat diese Bezeichnung auch in einem Gutachten nichts zu suchen!

Dem Gutachter kommt also eine ganz andere Rolle zu. Er steht für Neutralität und ist dem Gemeinwohl, der Solidargemeinschaft der Versicherten und – im weitesten Sinne – dem Steuerzahler, also uns allen, verpflichtet.

Damit kollidiert zwangsläufig die Helferrolle des behandelnden Arztes. Grundsätzlich sollte daher der behandelnde Arzt nicht gleichzeitig Gutachter für einen von ihm betreuten Patienten sein. Große Versicherungen schließen dies mit Recht ausdrücklich aus. Der Gutachtensauftrag sollte zurückgegeben werden, wenn der zu Untersuchende ein Patient des Gutachters ist oder dies in den zurückliegenden zwei Jahren war. Die Sozialgerichte lassen nach § 109 SGG eine Begutachtung durch einen Arzt des Vertrauens des Klägers im Rechtsstreit ergänzend zu. Der Antrag wird vom Kläger gestellt, der Gutachtensauftrag und auch die Vergütung des Sachverständigen erfolgt durch das Sozialgericht. Dieser Rollenwechsel fällt den meisten Ärzten nicht nur schwer, oft sind sie auch nicht gewillt, ihn zu vollziehen. Das sonst praktizierte „in dubio pro aegroto" hat in der Begutachtungssituation keinen Platz. Bedauerlich ist die Auffassung nicht weniger behandelnder Ärzte, die meinen, ihre Patienten mit unkritischen Attesten und Empfehlungen zur Rentenantragstellung versehen zu müssen, um damit den Zugang zu Versicherungsleistungen scheinbar zu erleichtern und sich dem Patienten gegenüber als besonders verständnisvoll zu präsentieren. Daraus resultiert zwangsläufig die Polarisierung gegenüber dem begutachtenden Arzt.

Eine objektive Untersuchung auf Grund von Befangenheit kann auch dann nicht möglich sein, wenn der Proband während der Untersuchung Ton- oder Videoaufnahmen über den Vorgang machen möchte oder auf der Anwesenheit seines Anwaltes oder anderer Zeugen während der Untersuchung besteht. Dies ist grundsätzlich abzulehnen, ganz besonders bei der psychiatrischen Begutachtung.

Als Gutachter staunt man immer wieder, was den Kranken von ihren behandelnden Ärzten in Bescheinigungen nicht alles bereitwillig attestiert wird. Dem unkritischen Gefühlsdenken und laienhaften Kausalitätsbedürfnis des Rentenbewerbers folgend wird bescheinigt, was objektiv nicht haltbar ist. Manches aus Gefälligkeit erstattete Attest ist eine eindeutige ärztliche Fehlleistung und erscheint im Hinblick auf die Konsequenzen nur scheinbar bedeutungslos.

Sinnlos sind so häufige Formulierungen wie „Verdacht auf", „Zustand nach" sowie Diagnoselisten ohne Befunde, Wiederholungsdiagnosen in anderer Formulierung, Diagnosen ohne Therapie und anderes. Umgekehrt wird nicht selten Alkoholabhängigkeit verharmlost. Gefälligkeitsatteste von Hausärzten erschweren die sozialmedizinischen Ermittlungen, verzögern die Sachaufklärung und verursachen erhöhte Kosten. Gelegentlich fehlt das Datum in den Attesten. Nicht selten fördern ärztliche Bescheinigungen auch eine iatrogene Fixierung, etwa beim „HWS-Schleudertrauma".

Oft ergibt sich eine ungünstige Rolle des behandelnden Arztes im weiteren Rentenverfahren oder beim Sozialgericht. Im Falle der Ablehnung kommt es statt eines aufklärenden Beratungsgespräches nur zu einseitiger Parteilichkeit, die das Verfahren prolongiert, was langfristig schließlich sowohl dem Patienten als auch der Gesellschaft zum Nachteil gereicht. Allerdings erlebt man manchmal auch einen ungünstigen Einfluss von Mitpatienten im Rahmen stationärer medizinischer Rehabilitationsmaßnahmen, die ihre Erfahrungen in der Vorteilsnahme an andere Personen weitergeben.

Keinesfalls dürfen im Gutachten Diagnose und Therapie des behandelnden Arztes kritisiert oder eigene Therapievorschläge gemacht werden, es sei denn man wird ausdrücklich dazu befragt. Man sollte auch keine Ratschläge geben. Wenn tatsächlich eine neue Krankheit festgestellt wird, ist grundsätzlich der behandelnde Arzt zu informieren.

## 5.9 Umgang mit Aggravation und Simulation

Aggravation als Übertreibung von Krankheitserscheinungen, um in den Genuss der mit der Krankheit verbundenen Vorteile zu gelangen, zeigt sich häufig bei der Begutachtung. Simulation als bewusste Vortäuschung von Krankheitssymptomen kommt dagegen seltener vor.
Schwierig ist oft die Abgrenzung bewusster oder bewusstseinsnaher, eindeutig auf Berentung oder Schadensersatz ausgerichteter Verhaltensweisen von krankheitswertigen Neurosen mit unbewusster Symptombildung. Nähere Angaben finden sich im Kapitel 17.
Die Erkenntnisse aus Vorgeschichte und Untersuchung sowie das Verhalten des Probanden müssen in klarer und sachlicher Form im Gutachten dokumentiert werden, auf nutzlose Diskussionen mit dem Probanden sollte man sich jedoch nicht einlassen.

## 5.10 Typische Fehler in der Begutachtung

Als typische Fehler sind aufzuführen (modifiziert nach Gross und Löffler 1997):
- unzureichendes Eingehen auf die Fragestellung
- mangelnde Kenntnis grundlegender gesetzlicher Bestimmungen
- unzureichende Anamnese, Befunderhebung und Aktenkenntnis
- nicht beweiskräftige Untersuchungen
- persönliche, nicht dem Allgemeinwissen entsprechende Ansichten
- zu weit gefasster Ermessensspielraum
- Unsicherheit bei unklaren Zuständen
- Ableitung ursächlicher aus rein zeitlichen Zusammenhängen
- Voreingenommenheit und frühzeitige, unkritische Festlegung
- unbegründete Begünstigungen
- verärgerte oder abfällige Bemerkungen
- Fristversäumnisse oder Zeitverlust bei Nichtannahme des Gutachtenauftrages
- Verlust von Unterlagen aus den Akten.

## 5.11 Positive Aspekte der Gutachtertätigkeit

Welchen persönlichen Nutzen kann ich selbst aus meiner Tätigkeit als Gutachter ziehen? Auch diese Frage sollte man sich stellen. Von besonderem Reiz ist der Kontakt mit einer Vielzahl von Menschen und – z. T. seltenen – Krankheitsbildern, die meist intensiver als in der Routinepraxis erlebt werden. Wann erhebt man sonst schon eine so eingehende soziale und biografische Anamnese wie bei der Begutachtung? In der Kassenpraxis bleibt dafür üblicherweise keine ausreichende Zeit.
In vielen Fällen kann der Gutachter seinen Teil zum Rechtsfrieden beitragen.
Anhand der verschiedenen Facharzt- und Klinikberichte in der Akte erhält man Informationen über den neuesten Stand der Diagnostik und Therapie. Der Gutachter bekommt wertvolle Einbli-

cke in die Arbeitsweise von Kollegen und Kliniken unterschiedlicher Richtungen, auch in Außenseitermethoden, Rehabilitationsmaßnahmen sowie die vielfältigen sozialen Eingliederungsmöglichkeiten. Positiv ist auch die eingehende Berücksichtigung soziokultureller Aspekte, die im Praxisalltag ansonsten selten überblickt werden.

Zwangsläufig sieht man aufgrund der Gutachtertätigkeit als Facharzt auch Krankheitsbilder, die über das eigene Fachgebiet hinausgehen, den medizinischen Horizont erweitern und die Tätigkeit über die Alltagsroutine hinaus interessant machen. Finanzielle Aspekte sind nicht zu vergessen, sollten aber nicht ausschlaggebend sein, sonst wird man sehr bald enttäuscht und im kleinlichen Hickhack um die Beträge aufgerieben werden. Die Honorierung richtet sich nach den jeweils gültigen Vereinbarungen mit dem Auftraggeber. Ergänzend sei darauf hingewiesen, dass seit März 2001 Umsatzsteuerpflicht für Gutachten, die nicht unmittelbar mit der Behandlung zusammenhängen, besteht. Ein Freibetrag ist dabei zu berücksichtigen.

## 5.12 Schlussfolgerung

Die Begutachtung ist eine elementare, spezifisch ärztliche Aufgabe, die medizinhistorisch schon früh mit dem Arztberuf verknüpft war. Kein Gemeinwesen kann auf sie verzichten, obgleich von jeher stets auch kritische Stimmen diese Tätigkeit begleiteten. Der Arztberuf bestand eben immer schon nicht nur ausschließlich aus der Rolle des Behandlers. Der Gutachter steht im Spannungsfeld zwischen den Ansprüchen des Einzelnen und den begründeten Interessen der Solidargemeinschaft der Versicherten und damit letztlich der Gesellschaft.

Daraus erwachsen Angriffspunkte und Kritik, denen sich der ärztliche Gutachter stellen muss. Es sollte jedoch innerhalb der Ärzteschaft eine übereinstimmende Position zu den Aufgaben und der Stellung des begutachtenden Arztes bestehen. Auch muss sich die Gesellschaft über die Bedeutung des Gutachters als Institution im Klaren sein. Statt aufgebauschter Sensationsmeldungen über gutachtliche Fehlleistungen wäre eine Unterstützung durch die politischen Gremien und die Medien notwendig und wünschenswert und würde allen Beteiligten dienen. Neben der besseren Akzeptanz gutachtlicher Beurteilungen würde dadurch auch der Nachwuchs qualifizierter Gutachter gefördert.

## Literatur

Cibis W, Hüller E (2003): Die sozialmedizinische Begutachtung. In: VDR (Hrsg.): Sozialmedizinische Begutachtung für die gesetzliche Rentenversicherung. 6. Aufl. Springer, Berlin.

Gross R, Löffler M (1997): Prinzipien der Medizin. Springer, Berlin.

Hausotter W (1999): Ärztliche Gutachten – Eine elementare ärztliche Aufgabe. Dt Ärztebl 96: A 1.481–1.484.

Hausotter W (2000): Aufgaben und Stellung des ärztlichen Gutachters. Gesundheitswesen 62: 468–472.

Hausotter W (2001): Ärztliche Gutachter – Berufsbild und Selbstverständnis. Dt Ärztebl 98: A 735.

Hausotter W (2001): Medizinischer Dienst – Zur Objektivität verpflichtet – Keine „Zweckgutachten" für Auftraggeber. Dt Ärztebl 98: A 1.534–1.535.

Knittel S (2004): Nach welchen Kriterien wird ein Gutachter ausgewählt? – aus Sicht eines Sozialrichters. Med Sach 100: 46–38.

Ludolph E (2012): Allgemeine Fragen der Begutachtung. In: Ludolph E, Schürmann J, Gaidzik PW (Hrsg.): Kursbuch der ärztlichen Begutachtung. Loseblattwerk, laufend aktualisiert. Ecomed, Landsberg

Scheppokat K-D, Neu J (2001): Zur ärztlichen Begutachtung in Arzthaftpflichtsachen. Vers Recht 52: 23.

Suchenwirth RMA, Kunze K, Krasney OE (2000, Hrsg.): Neurologische Begutachtung – Ein praktisches Handbuch für Ärzte und Juristen. 3. Aufl. Urban & Fischer, München.

# 6 Chronischer Schmerz ohne adäquates organisches Korrelat

6.1 **Chronische Schmerzkrankheit** 62
   6.1.1 Aspekte der Chronifizierung 64
      *Teufelskreis der Entwicklung chronischer Schmerzen* 65
   6.1.2 Grundlagen der Begutachtung 66
      *Allgemeine Aspekte* 66
      *Bedeutung psychometrischer Untersuchungen* 71
      *Finale Betrachtungsweise* 73
      *Kausale Betrachtungsweise* 76
6.2 **Chronische Kopf- und Gesichtsschmerzen** 78
   6.2.1 Allgemeine Überlegungen 79
   6.2.2 Rentenversicherung 79
   6.2.3 Unfallversicherung 80
   6.2.4 Versorgungswesen und Schwerbehindertenrecht 80
6.3 **Chronische Schmerzen der Wirbelsäule** 81
   6.3.1 Untersuchung 82
   6.3.2 Postdiskotomiesyndrom 83
   6.3.3 Rentenversicherung 84
   6.3.4 Unfallversicherung 85
   6.3.5 Versorgungswesen und Schwerbehindertenrecht 85
6.4 **Peripher lokalisierte Schmerzsyndrome** 85
   6.4.1 Engpass-Syndrome 85
   6.4.2 Komplexes regionales Schmerzsyndrom 86
      *Begutachtung* 87
   6.4.3 Phantom- und Stumpfschmerzen 88
   6.4.4 Zosterneuralgien und Schmerzen bei Polyneuropathien 88
      *Begutachtung* 88

Nach Schopenhauer „hat das glücklichste Los der, welcher sein Leben ohne übergroße Schmerzen, sowohl geistige als körperliche, hinbringt", und die Abwesenheit von Schmerzen ist der Maßstab des Lebensglücks. Jedoch „bedarf Jeder allezeit eines gewissen Quantums Sorge, oder Schmerz, oder Noth, wie das Schiff des Ballasts, um fest und gerade zu gehen" (Nachträge zur Lehre vom Leiden der Welt, § 152).

Chronische Schmerzsyndrome stellen den Arzt nicht nur therapeutisch, sondern auch in der Begutachtung vor erhebliche Probleme.

„Der Schmerz ist ein biologisches und soziales Phänomen, die Schmerzempfindung hängt von der kulturellen Prägung und den äußeren Umständen im weitesten Sinne ab" (Thomann).

> ! Wichtige, in der Algesiologie verwendete Begriffe:
> - Allodynie: Schmerzen bei Reizen, die sonst nicht als schmerzhaft empfunden werden
> - Allästhesie: Änderung der Berührungsqualität
> - Analgesie: Fehlen von Schmerz auf sonst schmerzhafte Reize
> - Anästhesie: Unempfindlichkeit auf jegliche Reize
> - Dysästhesie: unangenehme abnorme Missempfindungen
> - Hyperalgesie: vermehrte Schmerzempfindlichkeit
> - Parästhesie: spontane Missempfindung ohne unangenehm-quälenden Charakter.

## 6.1 Chronische Schmerzkrankheit

> ! „Schmerz ist ein unangenehmes Sinnes- und Gefühlserlebnis, das mit aktueller oder potenzieller Gewebsschädigung verknüpft ist oder mit Begriffen einer solchen Schädigung beschrieben wird."
> (Definition der Internationalen Gesellschaft zum Studium des Schmerzes).

Damit wird sowohl eine sensorische als auch eine emotionale Komponente angesprochen. Für das subjektive Schmerzerleben ist es völlig belanglos, ob tatsächlich eine Gewebsschädigung vorliegt oder nicht.

Während der akute Schmerz eine lebenserhaltende Funktion hat und eine somatische Akutstörung signalisiert, fehlt diese Warnfunktion beim chronischen Schmerz und es kommt ihm letztlich keine klare biologische Aufgabe mehr zu. Dagegen spielen beim chronischen Schmerz psychologische und soziale Faktoren eine deutlich größere Rolle: Der Schmerz verselbstständigt sich zunehmend und koppelt sich vom ursprünglichen organischen Geschehen ab. Chronischer Schmerz kann auch ohne identifizierbaren somatischen Grund im Sinne des psychogenen Schmerzerlebens auftreten und persistieren.

> ! Als chronischer Schmerz wird ein Schmerz definiert, der über die erwartete normale Heilungszeit hinausgeht. Dabei nimmt man als Faustregel an, dass der akute Schmerz selten länger als einen Monat und der chronische Schmerz meist länger als sechs Monate dauert.

Chronische Schmerzen mit daraus abgeleiteten und geltend gemachten Leistungseinschränkungen sind die häufigsten Symptome, die zur Begutachtung in allen Rechtsbereichen führen.

Für die Begutachtung ist nur der chronische Schmerz relevant, der – losgelöst von der Grundkrankheit – nicht selten zu einem eigenständigen Dauerleiden, der Schmerzkrankheit, werden kann, die das Allgemeinbefinden des Betroffenen und sein gesamtes Lebensgefühl schwer wiegend beeinträchtigt. Dies richtig zu beurteilen und von zweckgerichteten Verhaltensweisen, die auf einen Vorteilsgewinn ausgerichtet sind, abzugrenzen, ist die Aufgabe des Gutachters, die oft genug sehr schwierig sein kann. Dazu muss er zunächst einen organisch bedingten Schmerz oder Schmerzanteil ausschließen, bevor seelische Ursachen oder Teilkomponenten im Sinne der somatoformen Schmerzstörung evaluiert werden.

Bei der Aufrechterhaltung chronischer Schmerzzustände sind biologische, psychische und soziale Faktoren in individueller Gewichtung beteiligt. Gerade bei der Begutachtung wird dies meist sehr deutlich. Jeder Schmerz wird auf der kognitiven, der affektiven und der vegetativen Ebene wahrgenommen. Er ist stets ein **subjektives Phänomen,** kann aber durch das Verhalten des Leidenden von der

Umgebung registriert werden. Die damit verbundenen Unwägbarkeiten sind bekannt und betreffen nicht nur die Situation bei der Begutachtung, sondern alle Alltagsbereiche des Betroffenen. Schon das Kleinkind lernt schnell, dass ein schmerzbetontes Verhalten fast stets zu vermehrter Zuwendung durch die Bezugspersonen führt. Schmerzäußerungen lassen in der Regel bei den Personen der Umgebung Mitleid und Anteilnahme erwarten.

Eine **anhaltende somatoforme Schmerzstörung** (F 45.4) liegt vor, wenn
- mindestens sechs Monate anhaltend über schwere und quälende Schmerzen geklagt wird,
- durchgeführte somatische Untersuchungen kein ausreichendes Ergebnis zeigten und
- schwer wiegende emotionale und psychosoziale Belastungsfaktoren als ursächlich angesehen werden müssen.

Die spezielle Behandlungssituation des schmerztherapeutisch tätigen Arztes mit seinem besonderen Vertrauensverhältnis und der Erfordernis, den geklagten Schmerz zunächst bedingungslos zu

> **!** Für den Bereich der somatoformen Störungen gilt grundsätzlich, dass Behandlung und Begutachtung sich ausschließen sollten.

akzeptieren, lässt sich mit der selbstverständlich vorauszusetzenden Neutralität und Objektivität des Gutachters nicht vereinbaren.

Eine besonders hohe **Komorbidität mit psychiatrischen Erkrankungen** ist bei chronischen Schmerzpatienten nachgewiesen worden. Depressionen und Persönlichkeitsstörungen kommen sehr häufig gleichzeitig vor, aber auch eine Fülle weiterer seelischer Störungen.

Schmerz lässt sich bisher nicht objektivieren, obgleich seit kurzem schmerzbedingte Veränderungen in bestimmten Hirnarealen mittels funktioneller bildgebender Verfahren nachgewiesen werden können. Der Umkehrschluss, dass bei Fehlen entsprechender Störungen kein Schmerz vorhanden sein kann, ist nach dem heutigen Stand der Wissenschaft nicht möglich.

Entscheidende Bedeutung kommt daher der alltagsbezogenen **Schmerzbeobachtung** im weitesten Sinn zu. Mit ihrer Hilfe kann sich der Gutachter „mosaiksteinartig" ein Bild davon machen, ob überhaupt und in welcher Intensität Schmerzen vorliegen. Die subtile Überprüfung des Verhaltens sowohl in der Begutachtungssituation als auch unbeobachtet sowie unter Einbeziehung der Freizeitaktivitäten gibt Hinweise auf den erlebten Schmerz. Die Vorlage eines über einen längeren Zeitraum geführten Schmerztagebuches kann sehr hilfreich sein und als quasi objektiver Parameter gewertet werden.

> **!** Die durchgeführte Therapie stellt ein wesentliches Kriterium für die Beurteilung der Schmerzintensität dar. Gerade sie lässt wertvolle Rückschlüsse auf den Leidensdruck des Betroffenen zu.

Die **Prognose** des chronischen Schmerzes verschlechtert sich
- bei mehr als drei operativen Eingriffen im Zusammenhang mit den Schmerzen,
- bei depressiven und hypochondrischen Wesenszügen,
- bei einer von Anfang an als subjektiv hoch eingeschätzten Schmerzintensität,
- bei Angst vor Veränderung,
- bei Resignation aufgrund vieler missglückter Behandlungsversuche,
- bei starker externaler Attribution,
- bei ausgeprägtem primären oder sekundären Krankheitsgewinn,

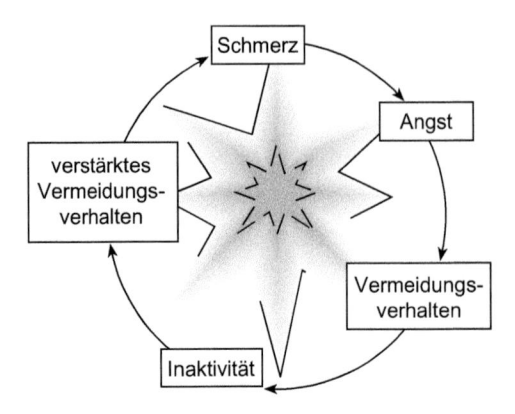

Der Teufelskreis der Schmerzchronifizierung

**Abb. 6.1** Circulus vitiosus der Schmerzchronifizierung

- bei Fehlen eines Konzepts zu Veränderungsbedingungen,
- bei Fehlen alternativer Verhaltensmöglichkeiten,
- bei jüngerem Lebensalter bei der Erstmanifestation,
- bei einem Lebensalter über 50 Jahren.

Sie wird umso ungünstiger,

- je länger der Schmerz anhält und/oder
- je länger die dadurch bedingte Arbeitsunfähigkeit andauert,
- je relevanter körperliche Begleiterkrankungen sind,
- je schwieriger die psychosoziale Lebenssituation ist.

## 6.1.1 Aspekte der Chronifizierung

Die Chronifizierungsprozesse, die aus dem akuten Schmerz eine chronische Schmerzkrankheit entstehen lassen, können am ehesten mit Hilfe des bio-psycho-sozialen Krankheitsmodells verstanden werden. Ob aus dem akuten Schmerz eine chronische Schmerzkrankheit wird, hängt von verschiedenen Faktoren ab. In der Schmerzpsychologie wird der Begriff des „operanten Konditionierens" benutzt. Klagt ein Patient über Schmerzen, so können dadurch entweder angenehme und wünschenswerte Dinge erreicht werden, wodurch es zu einer positiven Verstärkung (Belohnungslernen) kommt, oder unangenehme Situationen im Sinne einer negativen Verstärkung vermieden werden (Vermeidungslernen). Dadurch kann Schmerzverhalten auch nach Ausschaltung der Schmerzursache noch lange beibehalten werden. Rentenansprüche, Vermeidung unangenehmer Arbeitsbedingungen sowie sozialer Situationen, denen man sich nicht gewachsen fühlt, gehören zu den wirksamsten Verstärkern für das Beibehalten der Krankenrolle und des Schmerzverhaltens.

Vermeidung bedeutet, das Auftreten eines widrigen Ereignisses hinauszuzögern oder abzuwenden. Anfangs wird durch das Vermeiden bestimmter Bewegungen einer Zunahme der Schmerzen vorgebeugt. Später genügt oft die Vorstellung verstärkter Beschwerden, im Sinne des antizipierten Schmerzes, um ein entsprechendes Vermeidungsverhalten beizubehalten. Durch die Schonhaltung des betroffenen Körperteils kommt es zur Muskelatrophie und zu Gelenkkontrakturen, welche wiederum die unangenehmen Empfindungen bei Bewegungen verstärken.

## Teufelskreis der Entwicklung chronischer Schmerzen

Besteht im Stadium des akuten Schmerzes eine dramatisierende oder „katastrophisierende" Haltung des Erkrankten, die mit Angst vor folgenschweren Auswirkungen der Schmerzursache, z. B. Angst vor einer gefährlichen Krankheit oder Folgeschäden, einhergeht, so führt dies zu einem Vermeidungsverhalten. Es kommt dadurch zur körperlichen Inaktivität mit allen daraus resultierenden somatischen Folgen. Die entstandene muskuläre Insuffizienz führt dann bereits bei leichter körperlicher Belastung zu erneuten Schmerzempfindungen, die mit Besorgnis wahrgenommen werden und den Betroffenen in seiner Vermeidungshaltung bestärken. Damit schließt sich der Teufelskreis (➤ Abb. 6.1).

> **!** Der Teufelskreis Schmerz – Angst – Vermeidungsverhalten – Inaktivität – verstärktes Vermeidungsverhalten – zunehmender Schmerz stellt einen wesentlichen Faktor der Chronifizierung von Schmerzen dar.

Als klassisches Beispiel kann die HWS-Distorsion mit der Ruhigstellung durch eine Halskrawatte gelten, aber auch die Lumboischialgie mit zu langer Schonzeit. Der emotionalen Grundeinstellung des Betroffenen kommt eine wesentliche Bedeutung für die Entstehung chronischer, schwer beeinflussbarer Schmerzen zu. Eine Haltung der „fear avoidance" (Furchtvermeidung) kann ebenso zur Chronifizierung führen wie ein „Durchhalten um jeden Preis" mit übertriebener Aktivität. Die Reaktion der Umgebung, sei es mit beruhigendem Verständnis und Ermunterung zu Alltagsaktivitäten oder mit ängstlicher Ausmalung möglicher Folgen, kann die Entwicklung in jede Richtung lenken.

Schmerzen der Haltungs- und Bewegungsorgane und peripher lokalisierte Schmerzsyndrome neigen besonders zu Chronifizierung. Die Beurteilung **möglicher organischer Ursachen** der chronischen Schmerzen steht auch bei der Begutachtung zunächst im Vordergrund. Dazu muss versucht werden, den Nozizeptorschmerz von neuropathischen Schmerzen und Neuralgien, Deafferenzierungsschmerzen bzw. der sympathischen Reflexdystrophie abzugrenzen. Dem modernen Konzept des „Schmerzgedächtnisses" kommt hier eine besondere Rolle zu.

Hilfreich ist bei der Begutachtung die Unterteilung des chronischen Schmerzes in den
- organisch bedingten chronischen Schmerz mit sekundären psychischen Veränderungen (somato-psychischer Schmerz),
- Schmerz, der zeitgleich mit emotionalen Problemen auftritt (psychosomatischer Schmerz), und
- psychogenen Schmerz, ggf. mit sekundären organischen Veränderungen, etwa Medikamentenabusus oder iatrogenen Schädigungen.

> **!** Der chronische Schmerz ist zunächst durch eine Dauer von mindestens sechs Monaten charakterisiert, im weiteren Verlauf dann durch die erfolglose Durchführung mehrerer Behandlungsversuche und durch die Beeinträchtigung auf verschiedenen Ebenen des Erlebens und Verhaltens.

Durch chronische Schmerzen werden folgende Erlebens- und Verhaltensebenen beeinflusst:
- die kognitiv-emotionale Ebene mit Beeinträchtigung von Denken, Stimmung und Befindlichkeit,
- die behaviorale Ebene mit schmerzbezogenem Verhalten und Reduktion von alternativen Verhaltensweisen,

- die soziale Ebene mit Störung der sozialen Interaktion, wozu auch die Arbeitsunfähigkeit gehört, sowie
- die organisch-physiologische Ebene mit unmittelbaren Funktionseinschränkungen und Mobilitätsverlust.

Diese Multidimensionalität zeichnet den chronischen Schmerz aus und erfordert eine ganzheitliche Betrachtungsweise, welche somatische, psychische und soziale Faktoren mit einschließt, nicht zuletzt auch sekundäre Faktoren wie Medikamentenabusus und wiederholte Inanspruchnahme von Einrichtungen des Gesundheitswesens. Gerade dadurch wird die Entwicklung vom akuten zum chronischen Schmerz wesentlich mitbedingt und gefördert.

Bei Schmerztherapeuten ist das Mainzer Stadienmodell nach Gerbershagen beliebt. Es ist jedoch nicht zielführend, da ein Chronifizierungsgrad bereits ausschließlich aufgrund eigener Angaben dauerhafter Schmerzen, verbunden mit häufigem Arztwechsel erreicht wird. Im Übrigen kann aus einer Chronifizierung auch nicht auf die Quantität oder Qualität einer Leistungsminderung geschlossen werden.

**Stadien der Chronifizierung von Schmerzsyndromen** (nach Gerbershagen 1986 und Schmitt 1990).
- **Stadium I:** akuter, subakuter und remittierender Schmerz, wenig komplizierende Faktoren
- **Stadium II:** chronischer Schmerz, mehrere komplizierende Faktoren (z. B. Multilokalisation, Polypragmasie, Medikamentenabusus)
- **Stadium III:** lang andauernder chronischer Schmerz, viele komplizierende Faktoren (z. B. unklare Schmerzlokalisationen, langjährige Polytoxikomanie, schwere psycho-soziale Alteration).

Zu berücksichtigen ist ein primärer oder innerer **Krankheitsgewinn** als unbewusste Konfliktlösung bzw. Stabilisierung und als Entlastung von unbewussten Schuldgefühlen sowie ein sekundärer oder äußerer Krankheitsgewinn, wobei soziale Verstärkung, etwa in der Partnerbeziehung oder im beruflichen Bereich, und die Zuwendung Dritter, insbesondere im Rentenverfahren, die Symptomerhaltung fördern. Diese Faktoren sind kaum zu überschätzen. Neuerdings wird auch auf einen sog. „tertiären Krankheitsgewinn" hingewiesen im Sinne des Nutzens, den Dritte, z. B. Familienangehörige, aus der Erkrankung des Patienten ziehen. Allgemein gilt die Erfahrung, dass die Schmerzkrankheit nicht selten bei der Lösung von Lebensproblemen hilft.

## 6.1.2 Grundlagen der Begutachtung

### Allgemeine Aspekte

Die Begutachtung von Schmerzen ist grundsätzlich eine ärztliche Aufgabe. Psychologen und psychologische Psychotherapeuten können zusätzliche Informationen geben. Die Beurteilung obliegt jedoch dem neutralen ärztlichen Sachverständigen, keinesfalls allerdings dem behandelnden Arzt oder Schmerztherapeuten. Die Kompetenz in der Beurteilung von chronischen Schmerzen sollte durch eine entsprechende Weiterbildung, z. B. im Rahmen der Zusatzbezeichnung „Spezielle Schmerztherapie" nachgewiesen werden. Der chronische Schmerz ist stets multikausal bedingt und hat vielfältige primäre und sekundäre seelische Komponenten. Daher ist ein neurologisch-psychiatrisches Gutachten bei der Beurteilung chronischer Schmerzen unverzichtbar. Ein gleichzeitiges organmedizinisches Gutachten, etwa durch Orthopäden oder Internisten ist meist erforderlich. Ein ausschließlich auf diesen Fachgebieten erstelltes Gutachten wird allerdings dem erforderlichen multikausalen Ansatz nicht gerecht. Entsprechendes gilt für ein sog. „schmerztherapeutisches" Gutachten, soweit es nicht von einem nervenärztlichen Schmerztherapeuten erstellt wurde. Ein anästhesistisch-schmerztherapeutisches Gutachten kann nicht die erforderliche Sachkompetenz auf neurologischem und psychiatrischem Gebiet gewährleisten. Allerdings ist auch eine ausschließlich organ-neurologische oder psychiatrisch-psychotherapeutische Expertise als zu einseitig für die stets organische und psychische Komponenten umfassende chronische Schmerzkrankheit anzusehen.

Grundsätzlich kann man unter gutachtlichen Aspekten drei Kategorien von Schmerzen unterscheiden (Widder et al. 2002):

- *„übliche Schmerzen"* als Begleitsymptom einer körperlichen Erkrankung. Sie sind in den Beurteilungsempfehlungen der gängigen Tabellenwerke bereits eingeschlossen,
- *„außergewöhnliche Schmerzen"* wie Phantomschmerzen, Thalamusschmerzen oder das komplexe regionale Schmerzsyndrom (CRPS). Besteht diagnostische Sicherheit, so ist die gutachtliche Beurteilung meist kein Problem,
- *„körperlich nicht oder nicht hinreichend begründbare Schmerzen"*, den somatoformen Schmerzstörungen entsprechend, lassen sich nicht objektivieren, nicht hinreichend organisch zuordnen und stellen die größte Herausforderung an den Gutachter dar.

Die gutachtliche Beurteilung chronischer Schmerzsyndrome kann nicht schematisch erfolgen. Sie muss stets auf den Einzelfall ausgerichtet sein und die gesamte Vorgeschichte berücksichtigen, die Arbeits- und Sozialanamnese, die spezielle Schmerzanamnese, besonders die tatsächlich durchgeführten ambulanten und stationären Therapiemaßnahmen, Rehabilitationsmaßnahmen, aber auch die sozialen Auswirkungen auf den Alltag, wobei sich eine „Indizienliste" nach Widder und Aschoff (1995) bewährt. Gerade die Einschränkungen in den Aktivitäten des täglichen Lebens einschließlich der Freizeitbeschäftigungen sollten detailliert erfragt werden. Nicht selten findet sich eine bemerkenswerte Diskrepanz zwischen der angegebenen Schmerzintensität und tatsächlich ausgeübten Hobbys und sportlichen Aktivitäten. Die Fremdanamnese sollte nach Möglichkeit – immer mit Einverständnis des Probanden, aber nicht in seiner Anwesenheit – erhoben werden. Sie kann wertvolle Erkenntnisse über die Erlebnis- und Gestaltungsfähigkeit des Probanden im familiären Alltag bieten.

Anamnestisch kommt der Arbeitsbiografie mit der Frage nach besonderen psychischen oder physischen Belastungen am Arbeitsplatz besondere Bedeutung zu, aber – in Korrelation dazu – auch der Ermittlung der familiären Situation und deren Belastungen. Man wird in der Begutachtungssituation auch versuchen, die eigene Einschätzung des positiven und negativen Leistungsbildes durch den Probanden zu eruieren. Gelegentlich sind auch etwas provokante Fragen hilfreich, um den Untersuchten „aus der Reserve zu locken" und allzu stereotypen Antworten wie „nichts geht mehr" zu begegnen. Es lohnt sich auch, das subjektive Krankheitskonzept des Probanden zu eruieren, ohne in nutzlose Diskussionen darüber abzugleiten.

Eine **spezielle Schmerzanamnese** sollte erfassen:

- Lokalisation, Häufigkeit und Art des Schmerzes in Abhängigkeit von verschiedenen Körperhaltungen, Tätigkeiten und Tageszeiten
- bisherige Behandlungsmaßnahmen mit Häufigkeit und Regelmäßigkeit von Arztbesuchen sowie die medikamentöse und physikalische Behandlung
- eigene Einschätzung des positiven und negativen Leistungsbildes sowie des Krankheitskonzepts des Betroffenen.

Das Spektrum der zu bearbeitenden Fragestellungen bei der Schmerzbegutachtung reicht vom vordergründigen Entschädigungsbegehren bis zum tatsächlich „unbehandelbaren Schmerz" extremer Ausprägung.

> **!** Chronische Schmerzen, bei denen der materielle Ausgleich im Vordergrund steht und bei denen differenzierte therapeutische Maßnahmen weder vom behandelnden Arzt noch vom Betroffenen für erforderlich gehalten werden, rechtfertigen keine Entschädigung.

Mit dem Instrument der Zeitrente sollte sehr zurückhaltend umgegangen werden. Fraglos fördert eine berentete Schmerzkrankheit – wie jede andere berentete Erkrankung – die Tendenz zur Symptomerstarrung.

Am anderen Ende des Spektrums steht in der Begutachtung das „Syndrom des unbehandelbaren Schmerzes", bei dem tatsächlich die gesamten Möglichkeiten der Behandlung in vielfältiger Form ausgeschöpft wurden, ohne dass sich eine glaubhafte Besserung des Beschwerdebildes erzielen ließ. Sofern eine adäquate stationäre psychosomatische Behandlung erfolgte und der zu Begutachtende bereits lange aus dem Berufsleben ausgeschieden ist (im Sinne des „ in einer Vorwegnahme gelebten Rentnerdaseins"), kann davon ausgegangen werden, dass gegenüber einer beruflichen Wiedereingliederung eine seelische Hemmung besteht, die nicht aus eigener Kraft willentlich überwunden werden kann. Dann muss letztlich eine relevante zeitliche Leistungsminderung im Erwerbsleben bejaht werden. Von Bedeutung ist dabei, ob und in welcher Form adäquate Behandlungsmaßnahmen durchgeführt und vom Betroffenen auch mit entsprechender Motivation akzeptiert wurden.

Von Seiten des Gutachters ist Einfühlungsvermögen erforderlich, um zu einer sachgerechten Beurteilung zu kommen, da sich die Begutachtungssituation grundsätzlich von der sonst gewohnten Arzt-Patient-Beziehung unterscheidet. Während sich der Patient zur Behandlung den Arzt seines Vertrauens aussucht und sich von ihm auch eine Parteinahme zu seinen Gunsten erwartet, sieht er sich als Versicherter bei der Begutachtung einem fremden Arzt gegenüber, den er sich nicht ausgesucht hat und dem er meist kritisch, manchmal sogar ablehnend gegenübersteht. Bei der Beurteilung chronischer Schmerzen hat diese Beziehung besondere Bedeutung, zumal sich chronische Schmerzen nicht unmittelbar objektivieren lassen, häufig aber der Anlass sind, einen Rentenantrag zu stellen, wobei nicht selten eine unbegründete Begehrenshaltung besteht. Zwischen den beiden Extremen, der oberflächlich final ausgerichteten Entschädigungshaltung und der tatsächlich inkurablen chronischen Schmerzkrankheit, bestehen die meisten Probleme in der Begutachtung Schmerzkranker. Die grundsätzliche Haltung der Schmerztherapeuten („wer Schmerzen klagt, hat auch Schmerzen") kann bei der Begutachtung nicht gelten.

Entscheidend ist im Einzelfall die sorgfältige Anamneseerhebung, die eingehende somatische Abklärung und die Berücksichtigung bedeutsamer psychodynamischer Faktoren sowie bereits durchgeführter oder noch möglicher und aussichtsreich erscheinender therapeutischer Maßnahmen im Sinne von „Rehabilitation vor Rente". In Problemfällen kann gelegentlich ein spezielles psychosomatisches Gutachten hilfreich sein, das im Rahmen einer stationären Beobachtung in einer psychosomatisch-psychotherapeutischen Fachklinik erstellt wird, wobei die Klinik über Erfahrung in der Behandlung, aber auch in der Begutachtung von chronischen Schmerzkranken verfügen muss.

Die Annahme der Entwicklung einer **„Schmerzpersönlichkeit"** („pain prone personality") findet immer größere Aufmerksamkeit und hat auch gutachtliche Bedeutung. Menschen mit Problemen im Elternhaus in frühen Lebensjahren, die Eltern unverlässlich, kalt, misshandelnd, prügelnd, der Vater oder auch die Mutter Alkoholiker, ein depressiver Elternteil, nicht verfügbar, mit sich selbst beschäftigt, häufig selbst Schmerzpatient, auch mit sexuellem Missbrauch in der Kindheit, entwickeln aus der fehlenden Geborgenheit heraus Störungen der eigenen Körperwahrnehmung und sind oft nicht in der Lage, Konflikte adäquat zu lösen. Sie lernen als Kind sehr früh, Schmerz mangels anderer Möglichkeiten als „Kommunikationsmittel" zur Durchsetzung ihrer Wünsche einzusetzen. Von entscheidender Bedeutung ist im weiteren Lauf des Lebens das **Auftreten relevanter Konflikte oder Lebenskrisen,** die bei gleichzeitigen, manchmal durchaus banalen Schmerzen körperlicher Art die Entwicklung einer eigentlichen Schmerzkrankheit anstoßen. Es sind die Patienten, bei denen man „auf den ersten Blick" keine rechte Erklärung für ihre Schmerzen findet und deren wahre Ursache sich erst im Rahmen einer weitergehenden detaillierten Anamneseerhebung unter biografischen Gesichtspunkten erschließt. Die Bedeutung dieser biografischen Anamnese kann daher für die Begutachtung chronischer Schmerzen nicht hoch genug eingeschätzt werden.

**Fragen zur aktiven Krankheitsbewältigung** (Compliance und Coping) sollten stets vom Gutachter gestellt werden (Suchenwirth 1997). Hierzu gehören:
- Wurde eine regelmäßige ärztliche Behandlung durchgeführt?
- Wurden die verordneten Medikamente eingenommen und die sonstigen Therapiemaßnahmen vollzogen?
- Erfolgte eine eingehende Information über das Krankheitsbild?
- Wurden ambulante oder stationäre medizinische Rehabilitationsmaßnahmen durchgeführt?
- Wurden Heilmaßnahmen, auch Außenseitermethoden, auf eigene Kosten gesucht?
- Wurden Konsequenzen im beruflichen und familiären Bereich im Sinne einer Krankheitsbewältigung gezogen?
- Änderungen am Arbeitsplatz? In der Freizeit? Andere Hobbys?

Auch hier gilt es, die Besonderheiten jedes einzelnen Probanden zu beachten. Menschen in höherem Lebensalter können sich schlechter an gewisse Defekte anpassen und sind weniger in der Lage, eine aktive Copingstrategie aufzubauen als jüngere Erkrankte. Oft fehlen auch äußere Hilfen, um sich an die veränderten Lebensbedingungen zu adaptieren.

Nach dem „Avoidance-Endurance-Konzept" kann man verschiedene Typen der Schmerzverarbeitung unterscheiden. Der „Bewältiger" ist in der Lage, adäquat mit dem Schmerz umzugehen, der „Vermeider" ist von Ängsten vor Krankheit und Schmerz geprägt und bevorzugt ein Schonverhalten („fear avoidance") und der „Durchhalter" neigt dazu, die Schmerzen lange Zeit zu ignorieren, auch zur Überaktivität, gerät dadurch in zunehmende Anspannung, um dann oft schlagartig depressiv zu dekompensieren. Sozialen Faktoren kommt bei allen Strategien wesentliche Bedeutung zu.

Das **Konzept der „depressiven Somatisierung"** nach Rudolf und Henningsen (1998, S. 171 ff.) hat beim chronischen Schmerzsyndrom besondere Bedeutung. In grundlegenden Bereichen des depressiven Erlebens sind die sog. frühen Beziehungsmuster, die sich um das Gehalten- und Getragenwerden, das Versorgt- und Geschütztsein ranken, in Mitleidenschaft gezogen.

Das entscheidende Merkmal der „anhaltenden somatoformen Schmerzstörung" (ICD-10: F 45.4) ist eine übermäßige Beschäftigung mit Schmerzen bei einem Fehlen von entsprechenden körperlichen Befunden und dem Nachweis schwer wiegender emotionaler Konflikte oder psychosozialer Probleme, die als ursächlich zu werten sind. Nach Wölk ist es hier noch schwieriger als bei den klassischen Neurosen, eine Abgrenzung zu einem zweckgerichteten, bewusstseinsnahen Rentenbegehren zu treffen. Die Diagnosestellung ist weitgehend an die Selbstschilderung des Untersuchten gebunden.

Bei **querulatorisch anmutendem Entschädigungsbegehren** für vermeintlich oder auch objektiv erlittenes Unrecht ist herauszuarbeiten, inwieweit die biografische Bedeutung von Unrecht und Wiedergutmachung einerseits, akzentuierte Persönlichkeitszüge bis zu Persönlichkeitsstörungen andererseits und auch das Verhalten von Versicherungen u. a. während des Verfahrens nachvollziehbar das Entschädigungsbegehren unterhalten. Für die Begutachtung wird es darauf ankommen, inwieweit bereits eine dem Willen entzogene Fixierung und Chronifizierung eingetreten ist, die dann auch die Annahme einer Leistungsminderung rechtfertigen würde.

Hinsichtlich der **Auswirkung auf die Erwerbsfähigkeit** existieren – ähnlich wie beim Neurosekonzept – erhebliche Meinungsunterschiede. In der Regel ist die Erwerbsfähigkeit nicht beeinträchtigt. Allerdings bestehen zweifellos schwer wiegende und chronifizierte Verläufe, bei denen man auch nach kritischer Prüfung bestätigen kann, dass der Proband nicht in der Lage ist, sich mit zumutbarer Willensanspannung in das Berufsleben einzugliedern. Ein breiter Konsens unter Einbeziehung der psychologischen Psychotherapeuten und der Schmerztherapeuten sowie die Festlegung überschaubarer Kriterien würde die Begutachtung dieser Rentenantragsteller erleichtern und zu einer dringend wünschenswerten Gleichbehandlung beitragen.

Grundsätzlich lassen sich in der sozialmedizinischen Beurteilung fünf Konstellationen unterscheiden (Widder et al. 2002):

- *konsistente Befunde:* Angaben zur Beeinträchtigung im beruflichen und außerberuflichen Bereich sind stimmig, konsistent und vergleichbar.
- *inkonsistente Befunde:* Widersprüche zwischen vorgebrachten Beschwerden und tatsächlicher Beeinträchtigung lassen Zweifel an deren Ausmaß aufkommen.
- *„sekundärer Krankheitsgewinn":* oft schwierig zu beurteilen, wenn ein sozialer Rückzug zwar besteht, jedoch kein eigentlicher Leidensdruck, da der Proband „seine Schmerzen" dazu benutzt, Regressionswünsche seiner Umgebung gegenüber durchzusetzen und sich in einer neuen „Nische" seiner Lebenssituation für ihn befriedigend zu etablieren. Mit zunehmender Chronifizierung kann dies immer mehr der willentlichen Steuerung entzogen sein und dann gutachtlich zur Annahme einer Leistungsminderung führen.
- *primär psychische Erkrankung:* geklagte Schmerzen sind Ausdruck einer primär seelischen Krankheit wie einer schweren Depression, einer Schizophrenie oder einer langjährigen Konversionssymptomatik. Hier ergeben sich gutachtlich eher selten Probleme, wenn das Krankheitsbild adäquat erfasst werden kann.
- *fehlende Kooperation:* falls mangels unzureichender Kooperation keine klare Beurteilung des Leistungsvermögens möglich ist, sollte dies klar dargelegt werden und der Gutachtensauftrag zurückgegeben werden. Die Beweislast liegt beim Antragsteller und wenn „sich eine Vortäuschung von Störungen nicht ausschließen lässt", ist nach der Rechtsprechung die Rente zu versagen.

Die Leitlinien der AWMF „Ärztliche Begutachtung in der Psychosomatik und Psychotherapeutischen Medizin – Sozialrechtsfragen" und „Leitlinie für die Begutachtung von Schmerzen" (Widder et al. 2007) bieten wertvolle Hilfestellungen für die Begutachtung.

> ! „Der Schmerz ist ein von der Gesellschaft akzeptiertes Krankheitssymptom und damit nicht zuletzt auch wegen seiner ungenügenden Objektivierbarkeit ein beliebtes rentenneurotisches Symptom geworden. Wer Schmerzen hat, hat Anspruch auf Therapie, auf Rücksicht, ggf. auch auf Entschädigung oder Rente". (Soyka).

Die Beurteilung erfordert auch eine **Plausibilitätsprüfung** – gerade weil objektive Messmethoden zur Schmerzquantifizierung fehlen – mit der Fragestellung, inwieweit geklagte Beschwerden mit objektiven Befunden in Einklang zu bringen sind und inwieweit eine Diskrepanz zwischen der subjektiven Beschwerdeschilderung und der tatsächlichen Beeinträchtigung in der Untersuchungssituation besteht. Auch Diskrepanzen zwischen eigenen Angaben und fremdanamnestischen Informationen einschließlich Aktenlage sollten diskutiert werden, ebenso das Fehlen eigener Strategien zur Schmerzbewältigung.

Hinweise auf Inkonsistenzen ergeben die folgenden Befundkonstellationen (Widder et al. 2002):
- geklagte Beschwerden lassen sich mit objektiven Befunden nicht in Einklang bringen,
- Diskrepanz zwischen subjektiven Beschwerden und körperlicher Beeinträchtigung in der Untersuchungssituation,
- geringer Leidensdruck trotz intensiv geschilderter Beschwerden,
- vage und unpräzise Schilderung von Beschwerden und Krankheitsverlauf,
- appellativ-demonstrative Klagen, ohne dass beim Untersucher das Gefühl der Betroffenheit entsteht,
- Diskrepanzen zwischen eigenen Angaben und Fremdanamnese inkl. Aktenlage,
- Angabe dauernder Beschwerden, die sich durch „nichts" bessern lassen, weder durch Medikamente, Alkohol, unterschiedliche Körperhaltung oder Tageszeit,
- Diskrepanz zwischen geschilderten Beeinträchtigungen und eruierten Aktivitäten des täglichen Lebens,
- keine Therapiemaßnahmen trotz intensiv geschilderter Beschwerden,
- Fehlen eigener Strategien zur Schmerzbewältigung,
- keine sachliche Diskussion über mögliche Verweistätigkeiten zu führen.

Die sozialmedizinische Beurteilung hat somit zu berücksichtigen, inwieweit konsistente oder inkonsistente Befunde vorliegen und ob ein sekundärer Krankheitsgewinn besteht, der allerdings mit zunehmender Chronifizierung in eine dem willentlichen Zugriff entzogene Störung übergehen kann. Zu berücksichtigen ist auch, inwieweit die geklagten Schmerzen „Ausdrucksmittel" einer primär psychischen Erkrankung im Sinne einer Konversionssymptomatik sind.

Bei der Begutachtung ist zur Einschätzung der Intensität des Schmerzerlebens das **Konvergenzverhalten** zu beachten: Stimmen verbale Darstellung und das am Probanden beobachtete Verhalten überein? Liegt eine adäquate Reaktion auf den Schmerz vor? Wurden entsprechende Behandlungsmaßnahmen veranlasst und auch durchgeführt? Wie wirkt sich der Schmerz im Alltag aus?

## Bedeutung psychometrischer Untersuchungen

Testpsychologische Verfahren und die Verwendung von Selbstbeurteilungs- und Schmerzskalen können zwar die Eigenschilderung ergänzen, es kommt ihnen jedoch in der Begutachtungssituation wegen der bloßen Wiedergabe subjektiver Einschätzungen keine Bedeutung als objektives Kriterium zu. Sie bestechen im Gutachten zwar durch ihre quasi „objektiv" erscheinende Wirkung, tatsächlich beruhen sie auf den rein subjektiven Angaben des Probanden und haben keine höhere Wertigkeit als die eingehend erhobene Anamnese. Dazu kommt, dass die psychologischen Testverfahren im Hinblick auf einen völlig kooperativen Patienten entwickelt wurden und nicht für Gutachtensprobanden. Sie legen eine uneingeschränkte und durch Offenheit geprägte Mitarbeit der Testperson zugrunde. Daher sollte man sich der Verlockung des Probanden zu einer von ihm für die Gutachtenssituation erwünschten Selbstdarstellung bewusst sein. Eine unkritische Übernahme der in solchen Selbstbeurteilungstests oder Schmerzskalen gemachten Beeinträchtigungen sollte daher nicht erfolgen. Basierend auf einem BSG-Urteil vom 9.4.2003 (B 5 RJ 80/02 B) werden von Sozialgerichten gelegentlich entsprechende Selbsteinschätzungsskalen und Fragebogen gefordert, sie sind in der Begutachtungssituation jedoch nicht valide. Wünschenswert und von den Versicherungen zunehmend gefordert ist dagegen die Anwendung von Beschwerdenvalidierungstests. Für die Beurteilung der tatsächlich bestehenden Funktionseinschränkungen im Alltag sind

**Tab. 6.1** Leistungsfähigkeitsbeurteilung nach den Kriterien der ICF

**Grundbegriffe**

| | |
|---|---|
| Körperfunktionen | physiologische Funktionen von Körpersystemen |
| Körperstrukturen | anatomische Teile des Körpers |
| Schädigung | Beeinträchtigung einer Körperfunktion oder -struktur |
| Aktivität | Durchführung einer Tätigkeit (Aktion) durch eine Person |
| Beeinträchtigung der Aktivität | Schwierigkeit oder Unmöglichkeit, die Aktivität durchzuführen |
| Partizipation | Teilhabe an einem Lebensbereich im Rahmen personenbezogener Faktoren und Umgebungsfaktoren |
| Beeinträchtigung der Partizipation | nach Art und Ausmaß unterschiedliches Problem in der Teilhabe an einem Lebensbereich oder einer Lebenssituation |

der erhobene Befund während der Exploration und Untersuchung, die detaillierte Anamnese und die Verhaltensbeobachtung wesentlich.

Das biopsychosoziale Krankheitsfolgenmodell der ICF (International Classificaton of Functioning, Disability and Health) geht von einem Gesundheitsproblem aus, das über einen Strukturschaden zu einer Funktionsstörung und dadurch zu einer Beeinträchtigung der Aktivitäten und dann der Teilhabe führt.

Gesundheitsstörung oder Krankheit bedingt
- Funktions- und Strukturschaden,
- Beeinträchtigung der Aktivitäten,
- Beeinträchtigung der Partizipation (Teilhabe).

Geprägt wird dies durch Umwelt- und personengebundene Faktoren, die sich als Kontextfaktoren positiv und negativ auf die funktionale Gesundheit auswirken können. Im SGB IX werden diese Vorgaben rechtlich umgesetzt, woran sich der Gutachter zu orientieren hat. Im Einzelnen sind zu prüfen: Anpassung an Regeln und Routinen, Planung und Strukturierung von Aufgaben, Flexibilität und Umstellungsfähigkeit, Anwendung fachlicher Kompetenzen, Entscheidungs- und Urteilsfähigkeit, Durchhaltefähigkeit, Selbstbehauptungsfähigkeit, Kontaktfähigkeit zu Dritten, Gruppenfähigkeit, familiäre bzw. intime Beziehungen, Spontan-Aktivitäten, Selbstpflege und Verkehrsfähigkeit. (Mini-ICF-APP nach Linden 2005)

Deutliche Diskrepanzen zwischen Partizipationsmöglichkeiten im privaten und im beruflichen Bereich erfordern eine sorgfältige Plausibilitätsprüfung.

Für den gutachtlichen Alltag haben sich bei diesen Krankheitsbildern die Prognosekriterien von Foerster als ausgesprochen hilfreich erwiesen.

Prognosekriterien nach Foerster (1992):
- Liegt eine im rechtlichen Sinne „erhebliche Störung" vor?
- Handelt es sich um einen mehrjährigen Verlauf?
- Ist der Verlauf durch eine kontinuierliche Chronizität charakterisiert oder sind zwischenzeitliche Remissionen – ggf. nach therapeutischen Maßnahmen – zu beobachten?
- Bestand bzw. besteht noch eine regelmäßige ambulante Therapie?
- Haben stationäre Behandlungsversuche, auch mit unterschiedlichen therapeutischen Ansatzpunkten, stattgefunden?
- Sind Rehabilitationsmaßnahmen gescheitert?
- Komorbidität körperlicher und psychischer Störungen?
- Ausgeprägter Krankheitsgewinn?
- Akzentuierte prämorbide Persönlichkeit?

Sind diese Fragen bezüglich des Verlaufs zu bejahen und liegt eine im rechtlichen Sinne „erhebliche Störung" vor, so dürfte mit der Wiederherstellung der vollen Erwerbstätigkeit kaum zu rechnen sein.

Die Leitlinie der DGPM (2001) legt folgende Kriterien für die Beurteilung der psychosozialen Anforderungen an den Arbeitsplatz fest:
- Zeitstruktur, z. B. Schichtarbeit, Überstunden,
- Arbeitsumwelt, z. B. Großraumbüro,
- physikalische Umweltbelastungen, z. B. Lärm, Hitze,
- Handlungsspielräume am Arbeitsplatz, z. B. eingeengt durch Bandarbeit, sozialer Druck durch Gruppenarbeit,
- geforderte Aufmerksamkeit, z. B. monoton oder erhöht,
- Anforderungen an Konzentration und Gedächtnis,
- Eingebundensein in soziale Kontexte,
- Ausmaß an eigener Verantwortung,
- soziale Interaktionsmuster, z. B. Hierarchie, Führungsstil, Konkurrenz,
- Inhalte der Arbeit, z. B. Sinnentleerung,
- psychosoziale Gratifikationen, z. B. Lohn, Karrieremöglichkeit, gesellschaftliche Anerkennung der Tätigkeit

> **Kasuistik**
> Zur Begutachtung kommt eine 39-jährige Frau, die vor drei Jahren Antrag nach dem SchwbR wegen „allgemeinem Erschöpfungszustand" gestellt hatte, damals Anerkennung eines GdB 30 wegen Chronic-Fatigue-Syndrom. Nach einem Jahr folgte ein Verschlimmerungsantrag wegen „Schmerzen im ganzen Körper". Zeitgleich bestand damals eine schwere Ehekrise.
> In einer Universitätsklinik wurde die Diagnose „psychosomatisch-depressives Syndrom" (organisch o. B.) gestellt, in einer Rheumaklinik „Fibromyalgie". Ein niedergelassener Rheumatologe fand bei grenzwertigen Serumtitern eine „Lyme-Borreliose", behandelte erfolglos mit Antibiotika-Infusionen. Verstärkte Beschwerden im ganzen Körper waren die Folge. Nie hatten Gelenkschwellungen bestanden, neurologisch war sie stets unauffällig. In einer neurologischen Universitätsklinik wurde bei negativer Liquorserologie eine Neuroborreliose ausgeschlossen. Trotzdem wird in einer anderen Klinik und vom Rheumatologen an „Borreliose mit sekundärem Fibromyalgiesyndrom" festgehalten.
> Bei der Untersuchung ist die Probandin völlig auf Borreliose fixiert. Fragen zu einer evtl. Psychogenese ließ sie nicht zu: „Ich lasse mir nicht einreden, dass meine Beschwerden psychisch sind!" Im Urlaub sei sie beschwerdefrei, homöopathische Mittel helfen etwas, andere Substanzen vertrage sie grundsätzlich nicht. Arbeiten könne sie schon lange nicht mehr, gehe kaum aus dem Haus. Es bestünden vielfältige soziale Einschränkungen. Der Ehemann sei fürsorglich, kümmere sich mehr als früher um sie, habe extra ein Wohnmobil für sie gekauft, „wegen der Schmerzen".
> Psychisch nicht tiefer gehend depressiv herabgestimmt, ist sie völlig auf die somatische Genese eingeengt: „Mein Rheumatologe hat mehrere Fälle wie mich, denen er nicht helfen kann." Es besteht ein eindeutiger Leidensdruck, aber auch Verdeutlichungstendenzen. Diagnose: anhaltende somatoforme Schmerzstörung, pathologische Entwicklung, nach kritischer Diskussion wohl doch GdB 50 nach dem SchwbR.

## Finale Betrachtungsweise

Die finale Betrachtungsweise hat ihre Bedeutung im Rentenverfahren und im Schwerbehindertenrecht. Hier kommt es darauf an, Funktionseinschränkungen und Leistungsvermögen des Probanden unabhängig von der Ursache adäquat zu ermitteln. Die Extrempositionen des „üblichen"

Schmerzes nach leichteren Traumen und der schwersten, tatsächlich „inkurablen" Schmerzkrankheit stellen gutachtlich keine Probleme dar.

Erheblich sind dagegen die **Schwierigkeiten bei der Bewertung** nicht oder nur z. T. körperlich erklärbarer Schmerzen, also im Fall einer somatoformen Schmerzstörung. Dem Gutachter helfen tiefenpsychologische Deutungsversuche – so interessant sie im Einzelfall auch sein mögen – bei der aktuellen Leistungsbeurteilung nicht weiter, denn sie sagen nichts über den aktuellen Umfang der Beeinträchtigungen aus. Die Frage nach der „zumutbaren Willensanspannung" wird vom Auftraggeber in diesen Fällen fast immer gestellt, auf die Problematik wurde an anderer Stelle (siehe Kapitel 1.3) bereits eingegangen.

Der in der ärztlichen Behandlung geltende „Vertrauensgrundsatz" (Widder 2000), wonach „wer Schmerzen klagt, auch Schmerzen hat", kann hier aus verständlichen Gründen nicht zur Anwendung kommen. In aller Regel sollte daher auch der behandelnde Schmerztherapeut nicht als Gutachter für seinen Patienten tätig werden. In der Begutachtungssituation gilt es, die vorgebrachten Beschwerden zwar nicht zu beweisen, jedoch im Sinne einer „Konsistenzprüfung" nachvollziehbar und glaubhaft zu machen. Die bereits mehrfach angeführten, bei allen somatoformen Störungen anwendbaren Kriterien wie Berücksichtigung der **Freizeitaktivitäten** und speziell der durchgeführten ärztlichen Behandlungsmaßnahmen, aber auch der Auswirkungen der Erkrankung auf Alltag und zwischenmenschliche Beziehungen sowie Hinweise auf eine evtl. Aggravation sind hier sorgfältig zu prüfen. Sind die Angaben zur Beeinträchtigung im beruflichen und privaten Bereich kongruent, ergeben sich keine Probleme. Bei krassen Inkonsistenzen ist eine relevante Leistungsminderung abzulehnen.

Es bleibt auch zu berücksichtigen, dass das Verharren in der Krankheit oft mit einem wesentlich besseren sozialen Status verbunden ist als die Arbeitslosigkeit, die sich bei tatsächlich geglücktem willentlichen Überwinden der Beschwerden in unserer Zeit in vielen Fällen als letzte Konsequenz einstellen würde (Widder 2003).

Negativ auf die Krankheitsbewältigung wirken sich eine lange Arbeitsunfähigkeit, eine Arbeitslosigkeit, eine Berentung auf Zeit bzw. ein laufendes Rentenverfahren und eine geringe berufliche Qualifikation sowie eine unbefriedigende Situation am Arbeitsplatz aus. Die Entwicklung eines sekundären Krankheitsgewinns („nur wenn ich Schmerzen habe, hat mein Mann für mich Zeit, brauche ich nicht in die verhasste Firma, bekomme ich finanzielle Unterstützung" etc.) trägt naturgemäß zur Chronifizierung der Schmerzen bei.

Schwierig ist die Beurteilung der Fälle, bei denen zunächst ein sekundärer Krankheitsgewinn im Vordergrund stand, später aber durch zunehmende Chronifizierung eine dem willentlichen Zugriff entzogene eigengesetzliche Störung von Krankheitswert entstanden ist. Bei mangelnder Kooperation des Probanden kann keine sachgerechte Beurteilung durch den Sachverständigen erfolgen, die Beweislast liegt dann beim Antragsteller.

Ein Gutachten zu dieser Fragestellung sollte daher Angaben
- zum Verhalten des Probanden während der Begutachtung,
- zu den Alltagsaktivitäten,
- zur speziellen Schmerzanamnese,
- zur bisherigen Therapie,

darüber hinaus möglichst zusätzlich
- fremdanamnestische Angaben und
- einen Hinweis auf die eigene subjektive Einschätzung des Probanden zu seiner beruflichen Leistungsfähigkeit

enthalten. Der klinische Befund allein reicht sicher nicht aus.

Die zu Recht häufig ausgesprochene Empfehlung an den Gutachter, sich die Freizeitaktivitäten vom Probanden in Einzelheiten schildern zu lassen, ist allerdings manchmal nur eingeschränkt verwertbar. Die Untersuchten und vor allem die Rentenberater und Rechtsanwälte wissen um die Wichtigkeit, auf diese Frage die „richtige" Antwort zu geben, und beraten ihre Mandanten entsprechend.

Ein Merkblatt eines Rentenberaters und Rechtsbeistandes für „Invaliditäts-Rentenangelegenheiten" für seine Klienten vermerkt: „Je mehr Tätigkeiten Sie in Haushalt, Garten und Hobbybereich ausführen können, umso geringer wird die Chance auf eine Rentenzahlung. Drei und mehr Stunden Arbeit täglich in Haushalt und/oder Garten verhindern mindestens die Zahlung der vollen Erwerbsminderungsrente". Es wird dann weiter in Einzelheiten dargelegt, dass der Mandant keinesfalls Hobbys, sportliche Aktivitäten, längere Spaziergänge, langes Stricken oder sonstige Freizeitaktivitäten gegenüber dem Gutachter angeben solle, da dies die Rentengewährung verhindere. Ein so informierter Proband lässt sich naturgemäß schwer hinsichtlich seines verbliebenen Leistungsvermögens einschätzen. Probater erscheint mir daher, ausführlich auf die **tatsächlich durchgeführte Behandlung** einzugehen, die bis zu einem gewissen Grad auch nachprüfbar ist und einen Überblick über den bestehenden Leidensdruck gibt.

Es bewährt sich dabei die Bestimmung des Serumspiegels der eingenommenen Medikamente, was heute in den meisten Labors problemlos möglich ist, wobei sich häufig überraschende Ergebnisse mit Diskrepanzen zu den Angaben des Probanden ergeben (Roeser, Hausotter 2003).

Im **Schwerbehindertenrecht** sind die üblicherweise vorhandenen Schmerzen schon in den Tabellenwerten von GdS/GdB eingeschlossen. In Fällen, in denen nach dem Sitz und dem Ausmaß der pathologischen Veränderungen eine über das übliche Maß hinausgehende, eine spezielle ärztliche Behandlung erfordernde Schmerzhaftigkeit anzunehmen ist, können höhere Werte angesetzt werden.

Eine kritische Abwägung ist auch bei der Einschätzung nach dem **Opferentschädigungsgesetz** erforderlich. Neben schwersten psychischen Traumatisierungen, die im Grunde keine gutachtlichen Probleme aufwerfen, werden in den letzten Jahren immer häufiger auch relativ banale körperliche und seelische Traumen zum Anlass genommen, eine Entschädigung nach dem OEG zu beantragen. Der Würdigung der Primärpersönlichkeit und der Tatumstände sowie der durchgeführten Therapie kommt hier besondere Bedeutung zu.

---

**Kasuistik**

Die damals knapp 17-jährige Untersuchte war bereits einige Zeit heimlich mit einem 20-jährigen Asylbewerber befreundet, es war auch schon zum Geschlechtsverkehr gekommen.

Sie besuchte ihn eines Tages erstmals in seiner Unterkunft, einer ehemaligen Kaserne, und es kam nach dem Konsum von Haschisch zum Austausch von Zärtlichkeiten. Die Zeit war fortgeschritten und sie wollte allmählich nach Hause, ihr Freund drängte jedoch auf einen erneuten sexuellen Verkehr. Sie habe sich dem eher halbherzig widersetzt, es ohne heftige Gegenwehr geschehen lassen.

Auf Vorhaltungen der Mutter über die späte Heimkehr und die offensichtlich etwas derangierte Kleidung gab sie an, vergewaltigt worden zu sein. Die Mutter erstattete Anzeige bei der Polizei. Die Untersuchte traute sich nun nicht mehr, ihre Aussage zurückzunehmen und blieb dabei, der Partner bestritt hingegen eine Vergewaltigung. Das Gericht glaubte dem Mädchen und verurteilte den jungen Mann.

Frühzeitig auf das OEG hingewiesen, machte sie Kopfschmerzen, Schlafstörungen, innere Unruhe und gelegentliche Angstgefühle geltend. Daher wurde eine Begutachtung erforderlich. Nachdem sie vom Gutachter auf vorliegende Arztbriefe entsprechenden Inhaltes aus der Zeit vor der angeblichen Vergewaltigung hingewiesen worden war, gab sie an, an diesen Beschwerden schon seit Jahren zu leiden. Eine Anerkennung nach dem OEG konnte nicht empfohlen werden.

## Kausale Betrachtungsweise

Die kausale Betrachtungsweise findet immer dort Anwendung, wo Funktionsstörungen oder geklagte Beschwerden auf eine äußere Einwirkung, meist einen Unfall, zurückgeführt werden.

In der Kausalitätsbeurteilung ist herauszuarbeiten, ob einem schädigenden Ereignis, das in zeitlichem Zusammenhang mit der Entstehung einer psychischen oder psychosomatischen Störung steht, mit Wahrscheinlichkeit die Bedeutung einer wesentlichen Bedingung zuzuordnen ist. Dabei ist die individuelle Belastbarkeit und auch Belastung des Probanden zum Schädigungszeitpunkt maßgebend. Zu prüfen ist dabei der objektive Schweregrad des schädigenden Ereignisses und der überindividuelle Schweregrad des subjektiven Erlebens wie Todesangst, Miterleben von Tod, Schädigung von Nahestehenden oder Verletzung von subjektiv besonders bedeutungsvollen Körperorganen.

Ferner ist der individuell bedingte Schweregrad des subjektiven Erlebens des schädigenden Ereignisses zu würdigen mit biografischen Hinweisen auf eine unspezifische Vulnerabilität in der Lebensgeschichte allgemein oder auf eine spezifische Vulnerabilität in der aktuellen Lebenssituation. Schließlich sind mögliche sekundäre Motive im Sinne von Begehrenshaltungen zu berücksichtigen, die bewusst oder bewusstseinsnah wie die Aggravation oder überwiegend bewusstseinsfern, nicht der willentlichen Steuerung unterworfen, wie das Verlangen nach Gerechtigkeit oder Entschädigung bei entsprechend disponierten Persönlichkeiten, gewertet werden können.

**Arbeits- und Wegeunfälle** im Rahmen der gesetzlichen Unfallversicherung stellen das Hauptkontingent der einschlägigen gutachtlichen Fragestellungen. Vom medizinischen Sachverständigen ist primär die Frage zu beantworten, ob und in welchem Umfang eine Funktionsbeeinträchtigung oder eine schmerzbedingte Beeinträchtigung des körperlichen oder seelischen Leistungsvermögens als Folge eines solchen Unfalls vorliegt. Bezogen auf den Schmerz geht es um die Beurteilung, inwieweit ein versichertes Ereignis – vom rechtlichen Standpunkt betrachtet – als wesentliche Bedingung für ein Schmerzsyndrom gelten kann und in welchem Ausmaß die daraus resultierenden Schmerzen Einfluss auf den Grad der Minderung der Erwerbsfähigkeit haben.

Auch in der Unfallversicherung sind die „üblichen" Schmerzen bereits in den Vorgaben der allgemein anerkannten Tabellenwerke enthalten. Außergewöhnliche Schmerzen, soweit belegbar, sind nach allgemeinem Konsens entsprechend zu berücksichtigen. Problematisch ist auch hier der Grenzbereich somatoformer Schmerzen nach einem Unfall, denen kein entsprechendes organisches Korrelat zugrunde liegt.

Die Rechtsprechung hat schon vor Jahren eindeutig festgelegt, dass der Verletzte in dem körperlichen und seelischen Gesundheitszustand geschützt ist, in dem er sich zum Zeitpunkt des schädigenden Ereignisses, d. h. zum Unfallzeitpunkt, befunden hat. Weder persönlichkeitsimmanente Faktoren noch das Verhalten des „Durchschnittsmenschen" sind dabei entscheidend.

**Der Begriff des „Bagatelltraumas"** wurde durch die Rechtsprechung stark eingegrenzt. Bei seelischen Reaktionen kann auch ein solches wesentlicher Auslöser sein, es sei denn, es handelt sich um ein „alltägliches, beliebig austauschbares Ereignis". Fließend ist der Übergang zum Begriff der „Gelegenheitsursache", der heute ebenfalls sehr zurückhaltend verwendet wird. Eine solche ist nur anzunehmen, wenn die Schadensanlage bereits so stark ausgeprägt war, dass „es nur noch eines geringfügigen, auch im nicht versicherten Alltagsleben ständig vorkommenden Anlasses bedurfte, um den Gesundheitsschaden auszulösen". Gefordert wird, dass der Körperschaden mit hinreichender Wahrscheinlichkeit auch ohne den Unfall „durch ein alltäglich vorkommendes Ereignis zu annähernd derselben Zeit und in annähernd gleichem Ausmaß" eingetreten wäre. Allerdings ist eine im Leistungsverzeichnis der Krankenkasse dokumentierte und behandelte, schwer wiegende seelische Erkrankung entsprechend zu berücksichtigen, wenn sich die Schädigungsfolge damit überschneidet. Grundsätzlich sind aber – mit Ausnahmen – seelische Reaktionen in der gesetzlichen Unfallversicherung als Unfallfolge zu werten.

Die **„Verschiebung der Wesensgrundlage"** ist hier ebenfalls von Bedeutung. Darunter wird verstanden, dass eine andere, unfallunabhängige Leidensursache an die Stelle einer Unfallfolge tritt, während das Leidensbild nach außen hin unverändert erscheint. Einer primären Anerkennung eines Beschwerdebildes als Unfallfolge kann später eine Ablehnung folgen, wenn bei gleicher klinischer Symptomatik unfallfremde Faktoren überwiegen.

Die private Haftpflichtversicherung ist Teil des bürgerlichen Rechts. Im Streitfall handelt es sich um eine zivilrechtliche und nicht um eine sozialrechtliche Auseinandersetzung. Zuständig sind die Amts- und Landgerichte. Nach § 823 Abs. 1 BGB gilt: „Wer vorsätzlich oder fahrlässig das Leben, den Körper, die Gesundheit, die Freiheit, das Eigentum oder ein sonstiges Recht eines anderen widerrechtlich verletzt, ist dem anderen zum Ersatz des daraus entstehenden Schadens verpflichtet." Bei der Kausalitätsbeurteilung gilt die zivilrechtliche Adäquanztheorie und nicht die sozialrechtliche Kausalitätslehre. Danach werden nur solche Umstände als ursächlich für den Schadenserfolg anerkannt, die nach dem gewöhnlichen Verlauf der Dinge generell geeignet sind, einen Erfolg dieser Art herbeizuführen, wobei allerdings auch eine ungewöhnliche Gefahrenverwirklichung für die Annahme eines ursächlichen Zusammenhangs noch ausreicht. Die Adäquanzlehre nimmt nur ganz ungewöhnliche Schadensfolgen von der Ersatzpflicht aus. Es gilt für den Sachverständigen zu prüfen, ob die nach dem Unfall angegebenen chronischen Schmerzen „erlebnisadäquat" sind. Der Leistungsumfang umfasst alle materiellen und immateriellen Schäden, wobei neben einem „Körperschaden" auch ein „Gesundheitsschaden" im Sinne nicht ganz unerheblicher Störungen der „inneren Funktionen" einschließlich des psychischen Wohlbefindens anzuerkennen ist. Das „Schmerzensgeld" bezieht sich auf die immateriellen Schäden im Sinne einer Ausgleichs- und Genugtuungsfunktion.

In der **privaten Unfallversicherung** ist die organpathologisch begründete Funktionsstörung maßgeblich. Bei chronischen Schmerzen sind ausschließlich medizinische Gesichtspunkte zu berücksichtigen. Psychoreaktive Störungen fallen nicht unter den Versicherungsschutz.

---

**Kasuistik**

Zur Begutachtung für die BG kommt eine 39jährige Fabrikarbeiterin, die zweieinhalb Jahre zuvor bei der Arbeit auf nassem Boden ausgerutscht und heftig mit dem Kopf auf den Betonboden geprallt war. Die Dauer der primären Bewusstlosigkeit blieb unklar, da sie erst später gefunden wurde. Der Vorgutachter übernahm die Angabe einer 45-minütigen Bewusstlosigkeit, ging von einer leichten Contusio cerebri aus, fand aber keine neurologischen Ausfälle und auch keinen gravierenden psychopathologischen Befund. Die im Anschluss an das Trauma geklagten zeitweiligen Kopfschmerzen mit unsystematischem Schwindel, Schlafstörungen und Kreislaufregulationsstörungen sah er als Ausdruck einer zentralen vegetativen Störung und schätzte die unfallbedingte MdE mit 20 % ein. Dies wurde auch im Bescheid anerkannt.

Die Verletzte stellte jetzt Verschlimmerungsantrag. Die Kopfschmerzen seien jetzt ständig vorhanden, „von früh bis Abend". Sie benötige schon seit fast einem Jahr täglich 6–7 Tabletten eines frei verkäuflichen Kopfschmerzmittels! In der Exploration ergab sich, dass zwischenzeitlich die Ehe gescheitert war und ein belastender Rechtsstreit um Unterhalt und Vermögensaufteilung resultierte. Klinisch ergab sich neurologisch nach wie vor ein unauffälliger Befund, psychisch das Bild einer mittelgradigen depressiven Episode. Die jetzt geklagten Kopfschmerzen waren im Sinne eines Spannungskopfschmerzes mit analgetikainduziertem Dauerkopfschmerz zu werten. Ein kausaler Zusammenhang der Verschlimmerung mit dem Unfall ließ sich nicht begründen. Es war von einer „Verschiebung der Wesensgrundlage" auszugehen.

> Sowohl die soziale Problematik im Rahmen der gescheiterten Ehe als auch der massive Analgetikamissbrauch waren nicht dem Unfall zuzuordnen, damit auch nicht über die BG versichert. Eine Progredienz der ursprünglich leichten postkontusionellen Symptomatik bestand nicht. Die Anerkennung einer Verschlimmerung konnte nicht empfohlen werden.

## 6.2 Chronische Kopf- und Gesichtsschmerzen

Der Gutachter sollte sich grundsätzlich der derzeit aktuellen „Internationalen Klassifikation von Kopfschmerzerkrankungen" (ICHD-II) bedienen (2003). Hier sind auch die einschlägigen diagnostischen Kriterien für die einzelnen Kopfschmerzformen angegeben. Grob orientierend werden primäre und sekundäre Kopfschmerzerkrankungen sowie kraniale Neuralgien unterschieden.
Primäre Kopfschmerzerkrankungen:
- Migräne,
- Kopfschmerz vom Spannungstyp,
- Clusterkopfschmerz und andere trigemino-autonome Kopfschmerzerkrankungen.

Sekundäre Kopfschmerzerkrankungen:
- jeweils zurückzuführen auf
  - ein Kopf- und/oder HWS-Trauma,
  - Gefäßstörungen,
  - nichtvaskuläre intrakraniale Störungen,
  - eine Substanz oder deren Entzug,
  - eine Infektion,
  - eine Störung der Homöostase,
  - Erkrankungen des Schädels, der NNH, der Zähne u. a.

sowie Kopfschmerzen in Zusammenhang mit psychiatrischen Störungen und schließlich das weite Feld der kranialen Neuralgien.
Die Untereinheiten der einzelnen Kopfschmerzerkrankungen sind detailliert in der Klassifikation erfasst.
Kopfschmerzen allein, insbesondere auch Migräne, Kopfschmerzen vom Spannungstyp und vaskulär bedingte Zephalgien, werden bei der Begutachtung für die Rentenversicherung im Allgemeinen nur selten zu einer rentenrelevanten Leistungsminderung im Erwerbsleben führen. In der sozialmedizinischen Beurteilung überschneiden sich oft organisch fassbare Ursachen mit psychosomatischen Faktoren. Nicht zuletzt spielt ein Schmerzmittelabusus hier eine große Rolle.
Der Clusterkopfschmerz und andere trigemino-autonome Kopfschmerzen werden in Analogie zur Migräne bewertet.
Gerade bei chronischen Kopfschmerzen ist die Komorbidität mit Depressionen häufig und nicht nur bei der Behandlung sondern auch bei der Begutachtung entsprechend zu berücksichtigen.
Problematisch bleibt, dass Kopfschmerzen grundsätzlich nicht zu objektivieren sind. Es kann jedoch bei entsprechender Erfahrung meist schon allein aus einer sorgfältigen Anamnese die diagnostisch richtige Zuordnung erfolgen. Die klassische Migräne wird ausschließlich durch die Schilderung des typisch ablaufenden Beschwerdebildes unter Ausschluss eines zerebralen Prozesses diagnostiziert.
Eine häufige Kopfschmerzform stellen „atypische Gesichtsschmerzen" dar, für die sich kein eindeutig fassbares Korrelat ergibt und die auch nicht den klassischen Gesichtsneuralgien entspre-

chen. Nicht selten gehen Kieferorthopäden in diesen Fällen von einem Bruxismus mit schmerzhaften Gelenk- und Muskelbeschwerden im Kiefergelenkbereich aus, für den sich bei näherer Exploration sehr häufig psychodynamische Zusammenhänge mit seelischen Belastungssituationen ergeben.

Lange Zeit heftig umstritten waren die sog. **zervikogenen (zervikalen) Kopfschmerzen.** Sie sind neuerdings in die Internationale Klassifikation von Kopfschmerzerkrankungen der International Headache Society (ICHD-II) 2003 als eigenständige Kopfschmerzform aufgenommen worden. Als diagnostische Kriterien gelten Schmerzen, die von ihrem zervikalen Ursprung in einen oder mehrere Bereiche des Kopfes und/oder Gesichtes projiziert werden und bei denen eine Läsion der HWS bekannt oder allgemein akzeptiert ist, bei denen klinische Zeichen, die eine zervikale Schmerzquelle nahe legen, bekannt sind und der Kopfschmerz nach diagnostischer Blockade einer zervikalen Struktur oder entsprechender Behandlung beseitigt werden kann.

### 6.2.1 Allgemeine Überlegungen

Selbstverständlich muss auch bei chronischen Kopfschmerzen mit typischem Beschwerdebild eine symptomatische Ursache sorgfältig ausgeschlossen werden. Es kann daher nicht eindringlich genug auf die Notwendigkeit einer präzisen Erhebung der Vorgeschichte und einer eingehenden neurologischen Untersuchung hingewiesen werden. Die technische Zusatzdiagnostik ist von Bedeutung, um eine fassbare organische Ursache nicht zu übersehen.

Für die sozialmedizinische Beurteilung muss besonders auf die Therapie und auf das Alltagsverhalten, insbesondere die Freizeitaktivitäten, eingegangen werden. Nicht selten findet sich dann eine Diskrepanz zwischen Art und Ausmaß des geklagten Beschwerdebildes und vielfältigen Hobbys und Aktivitäten im Alltag. Besonders eingehend sind auch die tatsächlich durchgeführten ärztlichen Behandlungsmaßnahmen zu eruieren, geben sie doch wertvolle Hinweise auf den Leidensdruck und die Einschätzung der Wertigkeit der Schmerzen sowohl durch den Betroffenen als auch durch den behandelnden Arzt.

### 6.2.2 Rentenversicherung

Migräne, Spannungskopfschmerzen und Kopfschmerzen nach Schädeltraumen oder bei vaskulären Störungen sind bei einer Begutachtung für die Rentenversicherung kritisch zu beurteilen. Es existieren keine allgemeingültigen Empfehlungen, jedoch wird eine zeitliche Leistungsminderung im Erwerbsleben wohl nur in ausgesprochen seltenen Fällen anzunehmen sein, wobei es einer sehr eingehenden Begründung dafür bedarf.

Glaubhafte chronische Kopfschmerzen und häufige Kopfschmerzattacken können allerdings gelegentlich bei einer sehr verantwortungsvollen und volles Konzentrationsvermögen erfordernden beruflichen Tätigkeit zu einer qualitativen oder sogar quantitativen Leistungsminderung führen. Entscheidend ist hierfür eine schlüssige Anamnese.

Eine idiopathische Trigeminusneuralgie im Sinne des klassischen Tic douloureux ist eine Erkrankung des höheren Lebensalters. Werden noch Berufstätige davon betroffen und lässt sich die Neuralgie nicht durch die übliche medikamentöse oder operative Behandlung wesentlich bessern, so kann bei häufigen und schweren Attacken durchaus von Leistungsunfähigkeit ausgegangen werden. Ähnlich sind die übrigen bekannten Gesichtsneuralgien zu bewerten.

Der in der Praxis häufige atypische Gesichtsschmerz ist in der Beurteilung problematisch. Das oft wenig fassbare und unbestimmte Beschwerdebild ohne organisches Substrat wird man am ehesten nach den Kriterien der somatoformen Schmerzstörung bewerten.

### 6.2.3 Unfallversicherung

Für die gesetzliche Unfallversicherung sind Kopfschmerzen nach Schädelhirntraumen von Bedeutung. Sie überschneiden sich häufig mit anderen Traumafolgen. Die allgemein in der einschlägigen Gutachtensliteratur anerkannten Erfahrungswerte bei „Hirnschädigungen mit zentralen vegetativen Störungen (z. B. Kopfschmerzen, Schwindel, Schlafstörungen, Kreislaufregulationsstörungen)" gehen von einer **unfallbedingten MdE** von.
- 10–20 v. H. für leichte,
- 20–30 v. H. für mittelschwere und
- 30–40 v. H. für schwere Störungen mit häufigen Attacken oder schwereren Auswirkungen auf den Allgemeinzustand aus.

Dies bezieht sich jedoch nicht nur auf Kopfschmerzen, sondern auch auf die übrigen zentralen vegetativen Störungen.

Äußerst schwierig ist die Beurteilung, wenn die Erstmanifestation einer Migräne als Unfallfolge geltend gemacht wird. Nach den heutigen pathophysiologischen Kenntnissen über die Migräne lässt sich dies im Grunde nicht plausibel machen. Ob im Einzelfall ein Unfall als „wesentliche Teilursache" für die Entstehung bzw. Erstmanifestation einer Migräne angesehen werden kann, ist umstritten.

Für die **private Unfallversicherung** gelten in diesem Zusammenhang ähnliche Überlegungen, wobei psychoreaktive Entwicklungen ausdrücklich von der Leistungspflicht ausgenommen sind.

### 6.2.4 Versorgungswesen und Schwerbehindertenrecht

Hier sind die „Versorgungsmedizinischen Grundsätze" maßgeblich.

Für die **„echte Migräne"** gelten je nach Häufigkeit und Dauer der Anfälle und Ausprägung der Begleiterscheinungen GdS/GdB-Werte bei
- leichter Verlaufsform (Anfälle durchschnittlich einmal monatlich) von 0–10,
- mittelgradiger Verlaufsform (häufigere Anfälle, jeweils einen oder mehrere Tage anhaltend) von 20–40 und
- schwerer Verlaufsform (lang dauernde Anfälle mit stark ausgeprägten Begleiterscheinungen, Anfallspausen von nur wenigen Tagen) von 50–60.

Die Schwierigkeit in der Begutachtung ergibt sich aus der im Allgemeinen fehlenden Nachprüfbarkeit dieser Angaben. Ein Schmerztagebuch könnte hilfreich sein, wird aber kaum je bei der Untersuchung vorgelegt und kann letztlich auch nicht unkritisch übernommen werden.

Für **„Gesichtsneuralgien (z. B. Trigeminusneuralgie)"** kommen folgende GdS/GdB-Werte in Betracht.
- leicht (seltene, leichte Schmerzen) 0–10,
- mittelgradig (häufigere, leichte bis mittelgradige Schmerzen, schon durch geringe Reize auslösbar) 20–40,
- schwer (häufige, mehrmals im Monat auftretende starke Schmerzen bzw. Schmerzattacken) 50–60 und

- bei besonders schwerer Ausprägung (starker Dauerschmerz oder Schmerzattacken mehrmals wöchentlich) 70–80

Auch hier stellt die Nachprüfbarkeit der Angaben des Probanden ein Problem dar. Sensibilitätsstörungen im Gesichtsbereich sind zusätzlich zu bewerten.

Andere chronische Kopfschmerzsyndrome sind nach Intensität und Dauer der Kopfschmerzen in Analogie zur Migräne zu beurteilen.

Der häufige analgetikainduzierte Kopfschmerz stellt ein besonderes Problem dar, da er im Grunde therapierbar und auch therapiebedürftig ist, jedoch dazu eine entsprechende Motivation seitens des Probanden erforderlich ist, die in der Begutachtungssituation meist nicht vorliegt.

## 6.3 Chronische Schmerzen der Wirbelsäule

Zahlenmäßig haben chronische Schmerzen im Rahmen von degenerativen Wirbelsäulenveränderungen mit und ohne Nervenwurzelreizerscheinungen als „low back pain" die größte Bedeutung. Bandscheibenprotrusionen lösen meist Lumbalgien aus, ein Diskusprolaps führt häufig – allerdings nicht obligat – zur Lumboischialgie mit oder ohne objektivierbare radikuläre Symptomatik. In einer 1994 veröffentlichten Studie amerikanischer Radiologen (zitiert nach Meyer 1994) ergab sich bei freiwilligen Rückengesunden ohne jeglichen Hinweis auf eine lumbosakrale Radikulopathie und ohne eine länger als 48 Stunden dauernde Schmerzperiode in der Anamnese nur bei 36 % der kernspintomografischen Aufnahmen der LWS ein Normalbefund. Bei 52 % war eine Vorwölbung der Bandscheibe auf wenigstens einer Etage sichtbar, bei 27 % eine Protrusion, bei 14 % der Hinweis auf einen Riss des Anulus fibrosus und bei 1 % ein Massenprolaps, bei dem der Durchmesser der in den Wirbelkanal ragenden Masse größer war als der Zwischenwirbelabstand – dies alles bei freiwillig Untersuchten ohne Rückenbeschwerden.

Eine Studie von Bibl et al. (1994) erfasste Patienten mit einem gesicherten Bandscheibenvorfall und einem monoradikulären Wurzelkompressionssyndrom, die ausschließlich stationär konservativ behandelt wurden. Bei einer Nachuntersuchung war der Bandscheibenvorfall in 57 % unverändert, in 34 % geringgradig verkleinert, bei 4 % nicht mehr nachweisbar und bei 5 % vergrößert. Trotzdem waren knapp 54 % der Patienten beschwerdefrei und 24 % um mehr als 75 % gebessert. Die neurologischen Ausfälle hatten sich in 69 % der Fälle vollkommen zurückgebildet. Es wurde gefolgert, dass der klinischen Symptomatik bei diagnostischen und therapeutischen Entscheidungen, insbesondere hinsichtlich einer Operationsindikation, eine größere Bedeutung als dem CT- oder MRT-Befund zukommt.

Viele Autoren gehen davon aus, dass bei über 50-Jährigen in fast 50 % ein mehr oder weniger ausgeprägter Diskusprolaps vorliegt, der in den meisten Fällen klinisch nicht in Erscheinung tritt. Nicht selten führt die Mitteilung an den Patienten, dass er nach dem MRT-Befund an einem Bandscheibenvorfall leidet, zu erheblicher Beunruhigung und zu Befürchtungen, operiert werden zu müssen und eines Tages „im Rollstuhl zu sitzen".

Degenerative Veränderungen der HWS lassen sich bei 40-Jährigen in etwa der Hälfte und bei über 65-Jährigen praktisch immer nachweisen. Länger anhaltende Beschwerden sind bekanntermaßen nur bei einem geringen Teil der Bevölkerung vorhanden, sodass der bloße Nachweis von Verschleißerscheinungen nichts über das tatsächliche Krankheitsbild aussagt.

Natürlich gilt es auch hier – wie bei der Behandlung – die „red flags" als Hinweis auf eine schwerwiegende organische Grunderkrankung zu berücksichtigen: Sturzanamnese (Fraktur), maligne Grunderkrankung (Metastasen), Drogenabusus (Spondylodiszitis), Immunsuppression, chronisches Infektgeschehen, langfristige Kortikosteroideinnahme (Osteoporose), unkontrollierter Harn-/Stuhlabgang (Kaudasyndrom), Paresen oder Schmerzpersistenz in Ruhe.

## 6.3.1 Untersuchung

Angaben über eine Schmerzverstärkung bei längerem Sitzen, beim Bücken, Husten, Pressen oder Niesen weisen auf eine organische Grundlage hin.

> ! Die neuroradiologische Zusatzdiagnostik ergänzt den klinischen Befund, ist aber allein niemals für die gutachtliche Beurteilung des Leistungsvermögens ausschlaggebend.

Die **klinische Untersuchung** sollte in Ruhe erfolgen mit mehreren Kontrollen des neurologischen Befundes, des Gangbildes und des Bewegungsausmaßes der Wirbelsäule. Eingestreute Fragen über Betätigungen während des Urlaubs oder über Hobbytätigkeiten und nebenberufliche Verpflichtungen können helfen, das Ausmaß der subjektiv angegebenen Beeinträchtigung besser zu beurteilen. Aufgabe des Gutachters ist es, sich ein umfassendes Bild von einer nachprüfbaren Funktionseinschränkung der Wirbelsäule und der Gelenke zu machen und die daraus ableitbare Beurteilung des Leistungsvermögens an die auftraggebenden Stellen weiterzugeben.

Wahrscheinlich wird durch behandelnde Ärzte zu häufig eine erhebliche Leistungsbeeinträchtigung infolge von Rückenbeschwerden attestiert! Der begutachtende Arzt sollte eine kritische und sachliche Haltung bewahren, es bleibt ihm jedoch auch ein gewisser Ermessensspielraum vorbehalten. Qualitative Leistungseinschränkungen sind in der Regel gegeben und im Einzelnen aufzulisten, eine zeitliche Leistungsminderung sollte sehr kritisch erwogen werden.

Eine häufige Fragestellung an den Gutachter betrifft die zumutbare Gehstrecke für den Weg von und zur Arbeit. In Rechtsprechung und Begutachtungspraxis hat sich als Grenzwert dafür 4-mal täglich 500 m in weniger als 20 Minuten eingebürgert. Die dazu möglichen Angaben erscheinen aber eher pseudo-objektiv, denn es existieren keine exakten Kriterien, wie dies im Einzelfall zu bestimmen wäre.

Vergleichbar ist die Forderung an den Gutachter, exakt auszusagen, wie viel ein Proband **noch heben und tragen** darf. Anschaulich ist am ehesten der Bezug zu Alltagsgegenständen: 1 kg entspricht einem Paket Zucker, 3 kg einem leichteren Postpaket, 8–10 kg einem großen Waschmittelpaket und 12 kg einem Kasten Sprudel.

> **Kasuistik**
> Der zum Zeitpunkt der Begutachtung 51-jährige Angestellte einer Behörde leidet seit 10 Jahren unter linksseitigen Lumboischialgien mit flüchtiger sensibler L5-Symptomatik.
> Im MRT zeigte sich ein kleiner medio-lateraler Diskusprolaps LWK 4/5. Es wurden vielfältige Behandlungsmaßnahmen durchgeführt, unter anderem auch eine lokale „Verödung"; sie blieben jedoch ohne Erfolg. Eine Operationsindikation wurde nicht gesehen. Der Untersuchte war seit einem Jahr krankgeschrieben und stellte jetzt Rentenantrag.
> Bei der Untersuchung ergab sich folgender Befund: Hypästhesie L5 li., Lasègue li. bei 70°, Finger-Boden-Abstand 30 cm. Zu Freizeitaktivitäten befragt gab er an, Angeln sei sein Hobby. Stundenlanges Stillsitzen in feucht-kalter Umgebung verursacht offenbar keine Beschwerden. Die Berentung konnte nicht empfohlen werden.

## 6.3.2 Postdiskotomiesyndrom

Das Postdiskotomiesyndrom (PDS) oder „failed back syndrome" ist ein häufiges und durchaus kontroverses Problem in der Begutachtung. Es wird davon ausgegangen, dass bei postoperativen Nachuntersuchungen bis zu 20 % der Betroffenen unbefriedigende Ergebnisse zeigen; diese Gruppe stellt auch meist einen Rentenantrag.

Nach Herter können nach postoperativer Stabilisierung etwa 70 % der operierten Patienten unverändert am bisherigen Arbeitsplatz berufstätig sein, 15 % lassen sich im alten Beruf umsetzen, sodass an einem anderen Arbeitsplatz weitergearbeitet werden kann und ca. 10 % müssen den Beruf wechseln. Nach Reoperationen werden nur etwa 60 % wieder im alten Beruf tätig, 20 % werden berentet. Mit der Zahl der operativen Eingriffe nimmt auch die Häufigkeit eines chronischen Schmerzsyndroms zu. Vor allem ein PDS nach mehreren Operationen kann dazu führen, dass auch leichte Tätigkeiten wie sitzende Arbeit am Schreibtisch oder stehende Tätigkeiten nicht mehr zumutbar sind, da Dauerschmerzen bestehen. Vor einer endgültigen Festlegung sollte jedoch wenigstens ein Zeitraum von ein bis zwei Jahren abgewartet werden. Die Abgrenzung zwischen Narbe und Rezidivprolaps gelingt am besten mittels MRT mit Kontrastmittelanwendung.

Problematisch ist die **Bewertung der Ursachen** dieses chronischen Schmerzsyndroms. Neben organischen Faktoren wie Narbenbildungen, einem Rezidivprolaps, einer Segmentinstabilität oder einer Spondylodiszitis kommt den Persönlichkeitsmerkmalen, die bei genauer Exploration allerdings meist schon vor der Operation bestanden haben, eine besondere Bedeutung zu. Depressionen, unzureichende Stressbewältigung und lebensverändernde Ereignisse („life events") haben hier entscheidenden Einfluss. Auch der Umfang der Schmerzverarbeitung und -bewältigung, der einer Vielzahl psychischer und sozialer Faktoren unterliegt, prägt die Entwicklung einer eigenständigen Schmerzerkrankung.

Eine wesentliche Bedeutung scheint der frühen intrapsychischen Verknüpfung von körperlichen Schmerzerfahrungen und affektiven Zuständen in Kindheit und Jugend zuzukommen (Reck). Die Zusammenschau der organischen, psychologischen und sozialen Parameter lässt durchaus auch schon präoperativ eine gewisse prognostische Aussage zum späteren Schmerzverhalten zu.

Besondere Bedeutung hat für die Begutachtung nicht zuletzt auch hier die **Therapie.** Von manchen Schmerztherapeuten werden auch bei nicht-malignen Schmerzen sehr großzügig Opioide verschrieben. Daraus ergeben sich vielfältige sozialmedizinische Konsequenzen. Außer den zu erwartenden Nebenwirkungen der Medikation, einschließlich der Gefahr der Abhängigkeitsentwicklung wird der Betroffene noch stärker in seinem somatischen Krankheitskonzept bestärkt und seine gesamten Beschwerden werden mit schicksalhaften „Narben und Verwachsungen" erklärt, die durchaus nicht obligat zu chronischen Schmerzen führen müssen.

Dazu kommt, dass eine präoperative Diagnostik in psychosozialer Hinsicht fast stets unterblieb, sodass nicht selten eine falsche Operationsindikation zugrunde lag. Weder eine Bandscheibenprotrusion noch ein Prolaps müssen obligat Schmerzen verursachen. Die Operation „aus reiner Schmerzindikation" ist stets problematisch und sollte unbedingt Anlass zu einer präoperativen psychiatrischen Untersuchung sein. Das subjektive Erleben des Betroffenen und seine Beziehungen zu anderen Personen sind in der Diagnostik ebenso bedeutsam wie die zu erhebenden organischen Befunde. Eine vorbestehende Depression oder eine anhaltende somatoforme Schmerzstörung verschlechtert sich meist nach einer auch lege artis durchgeführten, jedoch nicht indizierten Operation. Chronischer Schmerz ist auch hier ohne Integration psychologischer Faktoren weder erklärbar noch behandelbar.

Nach Hasenbring konnte die Frage einer vorzeitigen Berentung schon sechs Monate nach Klinikentlassung in 85 % der Fälle allein anhand der beiden psychologischen Faktoren „depressives Zustandsbild" und „Ausmaß an Alltagsbelastungen am Arbeitsplatz" vorhergesagt werden. Patienten, die postoperativ ein vorzeitiges Rentenverfahren eingeleitet hatten, gaben schon präoperativ ein deutlich höheres depressives Zustandsbild und mehr chronische Belastungen am Arbeitsplatz an als solche ohne Rentenantrag.

Das PDS ist nicht als eigenständige Krankheitsentität anzusehen, vielmehr als summarische Beschreibung postoperativer Beschwerden durchaus vielfältiger Genese unter Einbeziehung psychosomatischer Faktoren.

**Einteilung des Postdiskotomiesyndroms** nach Krämer:
- Bei **Grad I** bestehen leichte Verwachsungs- oder Instabilitätsschmerzen ohne radikuläre Ausfälle, verstärkt bei ungünstiger Haltung. Es genügt eine gelegentliche Medikamenteneinnahme. Der größte Teil der Betroffenen mit PDS fällt unter Grad I. Es ist vollschichtige Einsatzfähigkeit anzunehmen, jedoch nicht für schwere körperliche Arbeiten.
- Bei **Grad II** bestehen ausgedehntere Verwachsungen im Wirbelkanal, das Lasègue'sche Zeichen ist stets positiv. Es werden regelmäßig Analgetika eingenommen. Bandscheibenbelastende Tätigkeiten sind nicht mehr zumutbar, häufig besteht auch langfristige Arbeitsunfähigkeit.
- Bei **Grad III** sind meist mehrere Operationen vorausgegangen. Es bestehen starke Dauerschmerzen, ein positiver Lasègue unter 30° sowie die Notwendigkeit einer ständigen Medikamenteneinnahme. Es ist stets von Erwerbsunfähigkeit auszugehen.

Eine eventuelle MdE bei einem Unfallzusammenhang oder ein GdB nach dem Schwerbehindertenrecht wird sich an den einschlägigen Tabellenwerken orientieren, allerdings auch unter Berücksichtigung eines chronischen Schmerzsyndroms, welches über die „üblichen" Schmerzen hinausgeht.

Nach Hasenbring waren Schmerzpatienten mit chronischen Wirbelsäulenschäden am Arbeitsplatz meist subjektiv erhöhten psychischen Belastungen ausgesetzt, waren häufiger depressiv und verfügten über ungünstige Formen der Schmerzverarbeitung, die eher mit einer Aufrechterhaltung der Schmerzen einhergingen als mit einer effektiven Linderung. Eine „Flucht in die Krankheit" sei unter diesen Umständen sehr gut nachvollziehbar, jedoch stelle diese Form des Krankheitsgewinns keinen echten Gewinn dar, sondern sei lediglich der Beginn einer Karriere als chronisch Schmerzkranke.

### 6.3.3 Rentenversicherung

Im Rahmen der Begutachtung für die Rentenversicherung ist stets die Frage nach funktionellen Leistungseinschränkungen zu beantworten. Als **bandscheibenbelastende Arbeiten** gelten solche mit Haltungskonstanz, etwa bei Fließbandarbeitern, Kraftfahrern im Fernverkehr, Zeichnern, Friseuren sowie solche verbunden mit schwerem Heben und Tragen von Lasten ohne mechanische Hilfsmittel oder mit ständigem/häufigem Bücken, etwa bei Bauarbeitern, Waldarbeitern, Bergleuten oder Transportarbeitern. Auch Tätigkeiten überwiegend im Freien unter Einwirkung von Kälte, Zugluft und Nässe sind nicht zumutbar.

Eine zeitliche Leistungsminderung ist in den meisten Fällen von „Rückenbeschwerden" ohne gravierende radikuläre Symptomatik nicht begründbar. Abgesehen von wenigen Ausnahmen, etwa PDS mit schweren Kaudaschäden, besteht für die Angehörigen der Berufsgruppen mit geringer Bandscheibenbelastung bei chronisch rezidivierendem Zervikal- und Lumbalsyndrom kein ausreichender Grund zur Annahme einer zeitlichen Minderung der Leistungsfähigkeit im Erwerbsleben.

> ! Grundsätzlich gilt bei chronischen Rückenbeschwerden ohne neurologische Ausfälle, dass qualitative Leistungseinschränkungen zu begründen sind, nicht dagegen eine zeitliche Leistungsminderung.

## 6.3.4 Unfallversicherung

Chronische Schmerzen nach Wirbelsäulentraumen sind sowohl in der gesetzlichen als auch in der privaten Unfallversicherung von Bedeutung. Allerdings sind sie üblicherweise bereits in den Erfahrungswerten für die unfallbedingte MdE in der allgemein anerkannten Gutachtensliteratur enthalten. Außergewöhnliche Schmerzen können auch hier höhere Werte begründen, soweit sie hinreichend nachvollziehbar und im Alltag entsprechend beeinträchtigend sind.

Hinsichtlich chronischer Schmerzen stellt die Beschleunigungsverletzung der Halswirbelsäule, auch „HWS-Schleudertrauma" genannt, ein besonderes Problem dar. Hierzu darf auf Kapitel 7 dieses Buches verwiesen werden.

## 6.3.5 Versorgungswesen und Schwerbehindertenrecht

Auch in den „Versorgungsmedizinischen Grundsätzen" sind die „üblichen Schmerzen" bereits in den jeweils angeführten Einschätzungen von GdS/GdB enthalten. Ausreichend belegbare und nachvollziehbare, außergewöhnliche Schmerzsyndrome rechtfertigen jedoch durchaus eine Erhöhung dieser Werte. Ausdrücklich ist dies z. B. für Wirbelsäulenschäden und Amputationsfolgen mit Stumpf- und Phantomschmerzen angeführt.

Es wird dabei auf eine über das übliche Maß hinausgehende, eine spezielle ärztliche Behandlung erfordernde Schmerzhaftigkeit abgestellt. Bei außergewöhnlichen Schmerzsyndromen können auch ohne nachweisbare neurologische Ausfallserscheinungen (vor allem beim PDS) GdS/GdB-Werte über 30 in Betracht kommen. Anhaltende Funktionsstörungen infolge Wurzelkompression mit motorischen Ausfällen oder auch die intermittierenden Störungen bei Spinalkanalstenose sind, ebenso wie Auswirkungen auf die inneren Organe, zusätzlich zu bewerten.

## 6.4 Peripher lokalisierte Schmerzsyndrome

Es handelt sich dabei um eine Vielzahl unterschiedlich zu wertender chronischer Schmerzen. Schwere, durch Tumore oder Strahlenfolgen bedingte Läsionen des Plexus cervicobrachialis oder lumbosacralis mit entsprechenden Ausfällen stellen gutachtlich keine Probleme dar und führen meist schon im Rahmen der Grundkrankheit zu einem aufgehobenen Leistungsvermögen.

Die in den „Versorgungsmedizinischen Grundlagen" aufgeführten GdS/GdB-Werte und die in der anerkannten Gutachtensliteratur festgelegten Erfahrungswerte der MdE für die gesetzliche Unfallversicherung schließen die üblicherweise vorhandenen Schmerzen auch hier bereits mit ein. Bei außergewöhnlichen Schmerzsyndromen können jedoch durchaus höhere Werte in Betracht kommen. Diese müssen allerdings schlüssig begründet werden. Zu berücksichtigen ist dabei die tatsächlich durchgeführte Therapie sowie die Auswirkungen auf die gesamte Lebensgestaltung des Untersuchten.

### 6.4.1 Engpass-Syndrome

Die häufigen peripher-nervalen Engpass-Syndrome des
- N. medianus (Karpaltunnel-Syndrom, Kompression des N. interosseus anterior),
- N. radialis (Supinatorlogen-Syndrom),

- N. ulnaris (Sulcus-ulnaris-Syndrom, Syndrom der Loge de Guyon),
- N. tibialis (Tarsaltunnel-Syndrom) sowie des
- N. cutaneus femoris lateralis (Meralgia paraesthetica) und andere

sind im Allgemeinen einer kausalen operativen Therapie zugänglich und rechtfertigen nur selten die Annahme einer zeitlichen Leistungsminderung im Erwerbsleben.

Gelegentlich werden bei der Begutachtung postoperativ fortbestehende Beschwerden angegeben, wobei sich dann manchmal weder klinisch noch neurophysiologisch ein pathologischer Befund erheben lässt. Ausnahmen sind Läsionen des N. medianus, der besonders reich an vegetativen Fasern ist. Hier entwickeln sich nicht selten recht quälende chronische Schmerzsyndrome. Trotzdem sind die Angaben dazu durchaus kritisch zu werten. Sie entspringen nicht selten dem Bedürfnis, unter allen Umständen eine Rente zu erzwingen.

Die GdS/GdB-Einschätzung und die der MdE in der gesetzlichen Unfallversicherung richtet sich in erster Linie nach den objektivierbaren Funktionsausfällen, kann aber außergewöhnliche Schmerzsyndrome berücksichtigen, falls ausreichend belegbar.

---

**Kasuistik**

Ein 58-jähriger Masseur kommt zur Begutachtung nach dem Schwerbehindertenrecht. Seit drei Jahren bestehen Schmerzen und Gefühlsstörungen in der rechten Hand, besonders im Bereich der ersten drei Finger. Diese treten vor allem tagsüber bei der Arbeit, nach einem anstrengenden Tag manchmal auch in der folgenden Nacht auf.

Ohne neurophysiologische Überprüfung erfolgte unter der Annahme eines Karpaltunnelsyndroms vor zwei Jahren eine Operation durch einen Allgemeinchirurgen. Danach entwickelten sich außerordentlich quälende, schmerzhafte Missempfindungen der ersten drei Finger schon bei leichtester Berührung.

Bei der Untersuchung ergaben sich folgende Befunde: grobe Kraft erhalten, keine Muskelatrophien. Unbeobachtet Schonhaltung der Hand und Vermeidung von Berührung der betroffenen Finger auch beim Aus- und Ankleiden. Neurophysiologisch jetzt leicht verzögerte distale motorische Latenzzeit des N. medianus und verlangsamte sensible Nervenleitgeschwindigkeit. Vielfältige Therapiemaßnahmen gingen erfolglos voraus, als Masseur bezog er mittlerweile BU-Rente. Nach dem SchwbR war ein GdB von 30 zu empfehlen.

---

## 6.4.2 Komplexes regionales Schmerzsyndrom

Die traditionellen Bezeichnungen Kausalgie, Algodystrophie, sympathische Reflexdystrophie oder Morbus Sudeck werden heute durch den Begriff „komplexes regionales Schmerzsyndrom" oder „complex regional pain syndrome" (CRPS) abgelöst. Man unterscheidet ein CRPS vom **Typ I** ohne relevante Nervenläsion, dem bisherigen Sudeck-Syndrom oder der Algodystrophie entsprechend, von einem **Typ II** mit obligater vorausgehender peripherer Läsion eines Nervs, der Kausalgie vergleichbar. In der Begutachtung chronischer Schmerzsyndrome kommt diesen Krankheitsbildern besondere Bedeutung zu und sie werfen noch viele ungeklärte Fragen zur Ätiologie und zur Pathogenese auf. **Nach einer Nervenläsion** ist neben dem brennenden Schmerzcharakter eine Allodynie, d. h. eine Schmerzauslösung durch Reize, die normalerweise keinen Schmerz verursachen, sowie eine Hyperpathie, d. h. eine verstärkte Reaktion sowohl auf schmerzhafte als auch auf nichtschmerzhafte Reize, typisch. Häufig sind vasomotorische oder sudomotorische Dysfunktionen. Den nervalen Läsionen liegt meist eine partielle Schädigung entweder des Armplexus oder einzelner Nerven, meist des N. medianus oder auch des N. ischiadicus, zugrunde.

Da nicht selten ausgesprochen banale periphere Verletzungen auslösend waren, kommt es manchmal zu erheblichen gutachtlichen Problemen. Eine gute Dokumentation der Erstbefunde und entsprechende Brückensymptome sind unerlässlich.

**Diagnostisch hilfreich** sind Hauttemperaturmessungen, der Nachweis einer fleckigen Entkalkung der knöchernen Strukturen mittels Röntgendiagnostik sowie eine Drei-Phasen-Skelettszintigrafie. Ein enger zeitlicher Zusammenhang zwischen Unfall und Auftreten der Beschwerden sowie der klinischen Symptomatik ist als obligat zu fordern. Die Begutachtung eines CRPS sollte möglichst interdisziplinär erfolgen und sowohl einen Chirurgen als auch einen Neurologen und ggf. einen Psychiater einschließen.

## Begutachtung

Im **Rentenverfahren** ist eine zeitliche Leistungsminderung bei entsprechender Diagnose mit glaubhaften Schmerzen auch ohne relevante Funktionsstörung gegeben. Die Einschätzung der unfallbedingten MdE wird sich nach dem Ausmaß der Gebrauchsbehinderung der jeweiligen Extremität und der Ausprägung des chronischen Schmerzsyndroms richten. Letzteres kann durchaus einen Aufschlag von 10–50 v. H. zur unmittelbaren Funktionsbehinderung rechtfertigen. Eine häufige Komorbidität mit seelischen Störungen unterschiedlicher Art ist dabei zusätzlich zu berücksichtigen.

Bei Begutachtungen im **sozialen Entschädigungsrecht** und nach dem **Schwerbehindertenrecht** gelten ähnliche Überlegungen. Ein CRPS im Sinne von Kausalgien lässt sehr wohl höhere GdS/GdB-Werte gerechtfertigt erscheinen, als in den „Versorgungsmedizinischen Grundsätzen" allein für die Organläsion angegeben sind.

Es ist aber auch sorgfältig abzuwägen, ob tatsächlich eine Kausalgie, d. h. ein komplexes regionales Schmerzsyndrom vorliegt. Nicht selten handelt es sich um bloße Verdachtsdiagnosen der behandelnden Ärzte, die nicht hinreichend gesichert sind und sich im weiteren Verlauf einer psychogenen Schmerzsymptomatik bzw. einer anhaltenden somatoformen Schmerzstörung zuordnen lassen.

> **Kasuistik**
>
> Die zum Zeitpunkt der Begutachtung 46-jährige Kindergärtnerin war zweieinhalb Jahre zuvor im Dienst mit dem Fuß umgeknickt und hatte sich eine fibulare Bandruptur zugezogen, die erfolgreich operativ behandelt wurde. Es entwickelte sich nach anfänglicher Schwellung des Fußes ein völlig therapieresistentes Schmerzsyndrom zunächst im Fuß, welches in der Folge den ganzen Körper bis hin zur Nacken-Schulterregion einbezog.
>
> Die flüchtige Äußerung eines Chirurgen über eine mögliche „Dystrophie" wurde von der Betroffenen und ihrem Hausarzt als Erklärungsmodell aufgegriffen, obwohl schon die erstbehandelnden Ärzte einen Morbus Sudeck ausgeschlossen hatten. Die Begutachtung für die BG hatte einen völlig unauffälligen chirurgischen und neurologischen Befund und eine MdE von 0 v. H. ergeben. In der Schmerzambulanz einer Universitätsklinik konnte erneut eine Kausalgie bzw. ein CRPS ausgeschlossen werden, eine Fibromyalgie wurde diskutiert und letztlich von einer anhaltenden somatoformen Schmerzstörung bei Rentenbegehren ausgegangen.
>
> Erst im Sozialgerichtsverfahren wurde offenbar, dass schon seit einem Jahr vor dem Unfall ambulante psychotherapeutische Behandlung wegen einer depressiven Entwicklung mit Somatisierung erfolgte. Dies hatte die Betroffene bisher stets verschwiegen. Ein Unfallzusammenhang musste abgelehnt werden.

### 6.4.3 Phantom- und Stumpfschmerzen

**Phantomschmerzen** sind Schmerzen meist brennenden oder stechenden Charakters in einem nicht mehr vorhandenen Glied nach einer Amputation. Sie sind in ihrer Intensität häufig an bestimmte Persönlichkeitsentwicklungen gebunden. Wenn sie auftreten, geschieht dies fast immer innerhalb der ersten Tage bis Wochen nach der Amputation, ein späterer Beginn ist selten.
Erhebliche Skepsis ist geboten, wenn erst Jahre oder gar Jahrzehnte nach einer Verletzung Phantomschmerzen aufgetreten sein sollen und wenn das nicht mehr vorhandene Glied in seiner ganzen Länge empfunden wird. Üblicherweise wird das amputierte Glied im Laufe der Zeit „teleskopartig" verkürzt empfunden.
**Stumpfschmerzen** sind umschriebene Schmerzen im Stumpfbereich und meist Ausdruck eines lokalen Narbenneuroms.
In den GdS/GdB-Tabellen sind die nach Amputationen allgemein auftretenden Schmerzen bereits berücksichtigt. Außergewöhnliche, das übliche Maß überschreitende Schmerzen lassen auch hier gelegentlich eine Höherstufung begründet erscheinen.

### 6.4.4 Zosterneuralgien und Schmerzen bei Polyneuropathien

Zosterneuralgien setzen eine manifeste Zostererkrankung voraus, die klinisch eindeutig gesichert werden muss.
Polyneuropathien sind ebenfalls klinisch und neurophysiologisch nachweisbar und in ihrer Ausprägung objektivierbar. Offen bleibt hier jedoch nicht selten die Ätiologie. Die häufigsten Ursachen sind Diabetes mellitus und chronischer Alkoholabusus. Eine Fülle weiterer Erkrankungen kann ebenfalls in Betracht kommen, etwa eine chronische Niereninsuffizienz sowie die Behandlung mit diversen Medikamenten wie Zytostatika, INH, Phenytoin und vielen anderen Substanzen. Auch hereditäre und immunologisch bedingte Polyneuropathien sind möglich. Trotzdem bleibt die Ursache in 20–30 % der Fälle ungeklärt.

#### Begutachtung

Nach dem **Schwerbehindertenrecht** gilt es, zunächst die Funktionsbeeinträchtigungen motorischer Art zu würdigen. Sie sind analog zu den peripheren Nervenschäden in den „Versorgungsmedizinischen Grundsätzen" zu bewerten. Bezüglich der Sensibilitätsstörungen ist zu berücksichtigen, dass schon leichte Störungen zu Beeinträchtigungen der Feinmotorik und der Gleichgewichtsfunktion führen können.
Die in diesem Rahmen auftretenden Schmerzen sind einerseits hinsichtlich ihrer Plausibilität im Rahmen einer eingehenden Schmerzanalyse zu beurteilen, andererseits auch in Zusammenhang mit entsprechenden organischen Ausfällen zu bewerten. Bei schlüssiger Begründung können sowohl eine deutliche zeitliche Leistungsminderung im Erwerbsleben als auch eine entsprechende MdE oder ein GdB in Betracht kommen. Allgemein verbindliche Aussagen dazu sind nicht möglich, gerade hier kommt der Einzelfallanalyse mit Berücksichtigung der durchgeführten Behandlung und der Auswirkung auf die gesamte Lebenssituation entscheidende Bedeutung zu.

! Die Begutachtung chronischer Schmerzen stellt den Gutachter vor erhebliche Probleme, da Schmerzen nicht mit naturwissenschaftlichen Methoden objektivierbar sind, jedoch für den Einzelnen eine erhebliche negativ lebensgestaltende Rolle spielen können.
Entscheidend ist eine sehr sorgfältige Anamnese im Sinne der Schmerzanalyse mit.
- Prüfung der Schmerzangaben des Untersuchten,
- Korrelation mit Krankheitsvorgeschichte und objektiven Befunden sowie
- kritischer Wertung der Angaben zur Schmerzintensität und Häufigkeit und nicht zuletzt
- Berücksichtigung durchgeführter Therapiemaßnahmen und
- Beurteilung der Auswirkung auf den gesamten Lebensbereich einschließlich der Freizeitaktivitäten.

Bei einer entsprechend umfassenden Analyse wird man meist zu einer sachgerechten, den Einzelfall adäquat berücksichtigenden Beurteilung kommen.

## Literatur

Bibl D, Klingler D, Bergmann W (1994): Monoradikuläre, lumbosakrale Wurzelkompressionssyndrome im Längsschnitt. Schmerz 8: 175–182.
AWMF-Leitlinie „Ärztliche Begutachtung in der Psychosomatik und Psychotherapeutischen Medizin – Sozialrechtsfragen". AWMF-Leitlinien-Register Nr. 051/022 www.uni-duesseldorf.de/AWMV/II/index.html.
Dohrenbusch R (2009): Symptom- und Beschwerdevalidierung chronifizierter Schmerzen in sozialmedizinischer Begutachtung. Schmerz 23: 231–240
Egle UT, Hoffmann SO (1993): Der Schmerzkranke. Schattauer, Stuttgart.
Fink P (1992): Surgery and medical treatment in persistent somatizing patients. J Psychosom Res 36: 439–447.
Foerster K (1992): Psychiatrische Begutachtung im Sozialrecht. Nervenarzt 63: 129–136.
Foerster K (2002): Begutachtung von Patienten mit chronischen Schmerzen aus psychiatrisch-psychotherapeutischer Sicht. Med Sach 98: 152–156.
Gerbershagen U (1986): Organisierte Schmerzbehandlung – Eine Standortbestimmung. Internist 27: 459–469.
Häuser W, Sonntag B, Egle UT (2002): Fachpsychotherapeutische Begutachtung von Schmerzkrankheiten. Schmerz 16: 294–303.
Hasenbring M (1992): Chronifizierung bandscheibenbedingter Schmerzen. Schattauer, Stuttgart.
Hausotter W (1995): Chronisches, sympathisch unterhaltenes Schmerzsyndrom nach leichter Armplexusläsion. Schmerz 9: 248–252.
Hausotter W (1996): Begutachtung chronischer Schmerzen. Med Sach 92: 125–130.
Hausotter W (1999): Begutachtung des Karpaltunnelsyndroms. Trauma und Berufskrankheit 1: 270–273.
Hausotter W, Rothenwöhrer W (2001): Schmerz und Schmerzmittel im pharmazeutischen Alltag. MMP 24: 186–189.
Henningsen P, Rüger U, Schneider W (2001): Die Leitlinie „Ärztliche Begutachtung in der Psychosomatik und Psychotherapeutischen Medizin – Sozialrechtsfragen". Versicherungsmedizin 53: 138–141.
Herter T (1991): Die gutachterliche Bewertung von Bandscheibenoperationen einschließlich des Postdiskotomiesyndroms. Versicherungsmedizin 43: 118–122.
Internationale Klassifikation von Kopfschmerzerkrankungen (2003). 2. Aufl. Nervenheilkunde 22: 531–660.
Kastrup O, Widder B (2003): Begutachtung von Kopfschmerzpatienten. In: Diener HC (Hrsg.): Kopfschmerzen. Thieme, Stuttgart.
Krämer J (1986): Bandscheibenbedingte Erkrankungen. 2. Aufl. Thieme, Stuttgart.
Kügelgen B, Hanisch L (2001; Hrsg.): Begutachtung von Schmerz. Gentner, Stuttgart.
Leitlinie für die Begutachtung von Schmerzen. AWMF-Leitlinien-Register Nr. 030/102 – letzte Überarbeitung 03/2007

Linden M, Baron S (2005): Das Mini-ICF-Rating für psychische Störungen (Mini-ICF-P). Ein Kurzinstrument zur Beurteilung von Fähigkeitsstörungen bei psychischen Erkrankungen. Rehabilitation 44: 144–151

Meyer R (1994): Prolaps auch bei Gesunden. Dt Ärzteblatt 91: A 2204.

Reck R (2001): Der chronische Rückenschmerz und seine Begutachtung. In: Kügelgen B, Hanisch L (Hrsg.): Begutachtung von Schmerz. Gentner, Stuttgart.

Roeser A, Hausotter W (2003): Welche Bedeutung haben Serumspiegelbestimmungen von Pharmaka bei der Begutachtung? Med Sach 101: 161–165

Rudolf G, Henningsen P (1998, Hrsg.): Somatoforme Störungen. Schattauer, Stuttgart.

Schmitt N (1990): The Mainz Pain Staging Systems (MPSS) for Chronic Pain. Pain (Suppl) 5: 484.

Schofferman J, Anderson D, Hines R et al. (1993): Childhood psychological trauma and chronic refractory low-back-pain. Clin J Pain 9: 260.

Soyka D (1988): Rentenbegehren und Rentenneurose: Definition, Strategie in der Begutachtung. Neuroorthopädie, Band 4, Springer, Berlin.

Suchenwirth RMA (1997): Krankheits- und Defektbewältigung („Coping") als Anliegen des Gutachters. In: Suchenwirth RMA, Ritter G, Widder B (Hrsg.): Neurologische Begutachtung bei inadäquaten Befunden. Gustav Fischer, Ulm.

Thomann KD (2001): Vom „sechsten Sinn" zur somatoformen Schmerzstörung (F45.4). In: Kügelgen B, Hanisch L (Hrsg.): Begutachtung von Schmerz. Gentner, Stuttgart.

Thomann KD, Schröter F, Grosser V (Hrsg.) (2012): Orthopädisch-unfallchirurgische Begutachtung – Praxis der klinischen Begutachtung. 2. Aufl. Elsevier Urban & Fischer, München, Jena

Widder B, Aschoff JC (1995): Somatoforme Störung und Rentenantrag: Erstellen einer Indizienliste zur quantitativen Beurteilung des beruflichen Leistungsvermögens. Med Sach 91: 14–19.

Widder B, Hausotter W, Marx P et al. (2002): Empfehlungen zur Schmerzbegutachtung. Med Sach 98: 27–29.

Widder B, Gaidzik PW (Hrsg.) (2011): Begutachtung in der Neurologie. 2. Aufl. Thieme, Stuttgart

Widder B, Dertwinkel R, Egle UT et al. (2007): Begutachtung von Patienten mit chronischen Schmerzen. Med Sach 103: 132–137

Winckler P, Foerster K (1996): Zum Problem der „zumutbaren Willensanspannung" in der sozialmedizinischen Begutachtung. Med Sach 92: 120–124.

Werber A, Schiltenwolf M (2012): Chronische Rückenschmerzen. Nervenarzt 83: 243–258

Wölk W (1992): Somatoforme Schmerzstörung und Erwerbsfähigkeit. Versicherungsmedizin 44: 49–53.

Zenz M, Jurna I (2001): Lehrbuch der Schmerztherapie. 2. Aufl. Wiss. Verlagsgesellschaft, Stuttgart.

# 7 HWS-Distorsion („HWS-Schleudertrauma")

---

**7.1 Terminologie** 92
**7.2 Unterschiedliche Krankheitskonzepte** 93
    *Erklärungsmodelle für das vorübergehende Leistungsdefizit* 93
    *Bedeutung der weiteren Behandlung* 96
**7.3 Untersuchung** 97
**7.4 Gutachtliche Beurteilung** 98
    7.4.1 Unfallmechanismus 99
    7.4.2 Stadieneinteilung der HWS-Distorsion und MdE-Einschätzung 100
        *Beurteilung des beschwerdefreien Intervalls* 100
        *Empfehlung zur MdE-Einschätzung* 102
    7.4.3 Besondere Probleme bei der Begutachtung 103
        *Vorbestehende degenerative Veränderungen* 103
        *Neurologische Ausfälle* 103
        *Psychoreaktive Störungen* 104
        *Rentenbegutachtung* 106

---

Die zeitweilig noch immer als „Schleudertrauma" bezeichnete Beschleunigungsverletzung der HWS hat durch ihre Häufigkeit enorme sozialmedizinische Bedeutung erlangt und ist zu einem ständig kontroversen Thema der Begutachtung für Chirurgen, Orthopäden, Neurologen und auch immer häufiger für psychosomatisch orientierte Ärzte geworden.

Schwere knöcherne und diskoligamentäre Verletzungen und eindeutige radikuläre oder medulläre Läsionen nach Schädigungen der HWS sind einfach zu erfassen, da objektivierbar, und stellen meist keine gutachtlichen Probleme dar. Sie sollen, wie auch HWS-Verletzungen mit zerebraler Beteiligung, daher hier nicht näher betrachtet werden.

> **!** Sehr häufig sind chronische Schmerzen und eine Fülle von vegetativen Beschwerden und Befindlichkeitsstörungen nach leichten HWS-Distorsionen ohne fassbares organisches Korrelat, sieht man von geringen muskulären Verspannungen und Funktionseinschränkungen der HWS in der Begutachtungssituation ab.

Es ist somit gerechtfertigt, dieses Thema hier unter dem Aspekt funktioneller oder somatoformer Störungen zu diskutieren.

Ein „akuter und chronischer Kopfschmerz nach HWS-Beschleunigungstrauma" ist mittlerweile als Krankheitsbegriff unter 5.3 und 5.4 der 2. Auflage der Internationalen Klassifikation von Kopfschmerzerkrankungen (International Headache Society IHS) 2003 eingeführt worden. Zum akuten Kopfschmerz (5.3) wird vermerkt, dass ein wichtiger Unterschied in der Inzidenz des HWS-Beschleunigungstraumas in verschiedenen Ländern bestehe, was möglicherweise in Zusammenhang mit der zu erwartenden Entschädigung zu sehen sei. Beim chronischen Kopfschmerz (5.4) wird angeführt, dass ein Zusammenhang zwischen Rechtsstreitigkeiten bzw. noch ausstehenden Kompensationsansprüchen und dem zeitlichen Verlauf von chronischen posttraumatischen Kopfschmerzen noch nicht eindeutig geklärt sei, und es sei wichtig, Patienten im Hinblick auf eine mögliche Simulation und/oder den Wunsch nach einer überhöhten Kompensation zu beurteilen.

## 7.1 Terminologie

In den letzten fünf Jahrzehnten haben der Straßenverkehr und die individuelle Motorisierung sprunghaft zugenommen und zunächst in den USA, später auch in Europa zu einer enormen Zahl von Verkehrsunfällen geführt. Es kommt in diesem Rahmen häufig zu Auffahrunfällen, wobei nach der in Deutschland geltenden Rechtsprechung der jeweils Auffahrende die Schuld trägt. Gleichzeitig wurde in den meisten westlichen Ländern eine obligate Haftpflichtversicherung für alle Kraftfahrzeuglenker eingeführt, die die Schäden des Unfallgegners zu übernehmen hat.
Vielfach zitiert werden Untersuchungen aus Litauen, wo keine entsprechende Haftpflichtversicherung besteht und die Symptomatik eines „Schleudertraumas" kaum je beobachtet wird.
Gay und Abbott veröffentlichten 1953 ihren klassischen Aufsatz „Common Whiplash Injuries of the Neck". Crowe hatte den Begriff „whiplash injury" schon 1928 eingeführt. Nach der deutschen Übersetzung „Peitschenschlagverletzung" setzte sich hierzulande der Begriff „HWS-Schleudertrauma" auch in Laienkreisen rasch durch. Er wurde in den letzten Jahren allerdings derart unkritisch verwandt, dass in der Fachwelt neutral von „Beschleunigungsverletzung der HWS", „zervikozephalem Beschleunigungstrauma" oder noch unverbindlicher von „HWS-Distorsion" gesprochen wird, wobei keine der Bezeichnungen sprachlich restlos überzeugt.
Dabei ist zu berücksichtigen, dass der Begriff „Schleudertrauma" lediglich einen angenommenen Unfallmechanismus wiedergibt, jedoch keine ätiologisch begründete Diagnose darstellt. Der **klassische Unfallmechanismus,** der aber bei entsprechenden Unfällen nicht immer in reiner Form vorkommt, tritt bei einem Heckaufprall auf und besteht in einem schnellen Zurück- und passivem Vorschleudern des Rumpfes und vor allem des Kopfes bei den Insassen des von hinten gerammten Wagens. Dabei kommt es zu einer Energieeinwirkung auf den Körper, die abhängig von der Intensität des Aufpralls ist. Nach biomechanischen Untersuchungen ist jedoch erst eine Geschwindigkeitsdifferenz (delta-v) von wenigstens 15–20 km/h geeignet, eine relevante Wirkung auf den menschlichen Körper auszuüben. Nackenstützen, Sicherheitsgurte und Airbags sind heute serienmäßig in den Fahrzeugen eingebaut und tragen wesentlich dazu bei, einem HWS-Schleudertrauma vorzubeugen. Trotzdem nimmt die Häufigkeit von geltend gemachten HWS-Distorsionen zu, was schwer verständlich ist. Gerade nach leichten Unfällen mit geringer Gewalteinwirkung auf die HWS kommt es außerordentlich häufig zu lang anhaltenden Beschwerden, die in keinem Verhältnis zur Schwere des Unfalls stehen. Schon Gay und Abbott wiesen auf diese Eigentümlichkeit hin und vermuteten eine „spezielle Verletzung der Persönlichkeit" durch diese Unfallart!
In den folgenden Jahrzehnten blieb die Einschätzung der Unfallfolgen nach einem sog. „HWS-Schleudertrauma" ausgesprochen kontrovers. Bis heute gibt es heftige Diskussionen zwischen den Anhängern einer organisch determinierten Vorstellung von Unfallfolgen und Experten, die fortbestehende Beschwerden ohne objektivierbares organisches Korrelat nach einer entsprechenden Verletzung als rein psychogen deuten. Es wird immer wieder auf Begehrensvorstellungen verwiesen, die nach dem Motto „der hinten Auffahrende ist immer schuld und daher seine Versicherung zahlungspflichtig" durch die versicherungsrechtlichen Gegebenheiten gefördert werden.

Ursächlich diskutiert wurden neurasthenisch-depressiv gefärbte Psychosyndrome, die hypochondrisch-hysteriform imponieren und als Ausdruck einer „traumatischen Neurose" oder „Nackenneurose" gedeutet wurden.

Sprachlich drängt sich die Analogie zu den „traumatischen Neurosen" auf, die vor 100 Jahren das medizinische Denken stark beeinflussten. Zu Beginn der Industrialisierung waren es die Eisenbahnunfälle, die zu einem undurchschaubaren Konglomerat von organischen und psychischen Komponenten führten, verwoben mit finalen, auf Entschädigung ausgerichteten Tendenzen. Heute kommt es bei den „Schleudertraumen" zu nahezu identischen Problemen in der Begutachtung. Eigenartigerweise werden vergleichbare Beschwerden nach Sport- und Freizeitunfällen kaum in dieser lang anhaltenden Form geklagt, obgleich ähnliche HWS-Distorsionen bei vielen Sportarten zu erwarten sind und auch eintreten.

## 7.2 Unterschiedliche Krankheitskonzepte

Neben der Annahme einer psychischen Ursache mit mehr oder weniger deutlichen bewussten, teilbewussten oder unbewussten Begehrensvorstellungen – die bei einem großen Teil der Versicherten auch durchaus anzunehmen sind – wird von verschiedenen Autoren das Paradigma einer organischen Genese vertreten.

Die in der Tat manchmal lang anhaltende komplexe psychopathologische Symptomatik im Sinne eines pseudoneurasthenischen Syndroms ist allerdings selbst nach diesen Vorstellungen pathogenetisch kaum zu erklären, wird aber trotzdem von einigen Untersuchern als organisch bedingt gewertet.

> ! Das nach HWS-Distorsionen auftretende pseudoneurasthenische Syndrom ist gekennzeichnet durch:
> - rasche Erschöpfbarkeit,
> - Tagesmüdigkeit,
> - Schlafstörungen,
> - Angst,
> - Schwindel,
> - Geräuschempfindlichkeit,
> - Reizbarkeit,
> - verminderte Belastbarkeit,
> - kognitiven Störungen in Form von Verminderung der Konzentration und der Merkfähigkeit.

### Erklärungsmodelle für das vorübergehende Leistungsdefizit

Einige Studien (z. B. Di Stefano 1988) konnten anhand **neuropsychologischer Verlaufsuntersuchungen** zeigen, dass vorübergehend neurasthenisch anmutende Leistungsdefizite nach HWS-Beschleunigungstraumen bestanden. Betroffen waren anfangs sämtliche kognitiven Bereiche, wobei bereits nach wenigen Wochen eine Besserungstendenz bestand. Worauf dies zurückzuführen ist, bleibt völlig offen.

Schwer wiegende und dauernde kognitive Leistungseinbußen waren jedoch nicht nachweisbar gewesen. Meist kam es schon nach sechs Wochen zu einer Rückbildung der an sich eher geringen Symptomatik. Die Annahme einer direkten Traumatisierung zerebraler Strukturen konnte durch

**bildgebende Verfahren** nicht bestätigt werden. Dies gelang trotz moderner SPECT-Untersuchungen mit 99 m-Tc-HMPAO nicht, die nach Art eines „Schnappschusseffektes" eine Momentanaufnahme ermöglichen und wohl auch aus diesem Grunde höchst unterschiedliche Ergebnisse zeigen.

Somit sind diese Verfahren in ihrem Stellenwert nach wie vor unklar und im Einzelfall in der Begutachtung wenig hilfreich, zumal bisher kein allgemeiner Konsens über ihre Aussagekraft besteht. Deshalb wurde auch diskutiert, ob es sich um sekundäre Leistungseinbußen und damit lediglich um ein Epiphänomen eines primären Schmerzsyndroms oder gar der medikamentösen Therapie handeln könnte.

In die Überlegungen einbezogen wurde auch eine **transiente Hirnstammdysfunktion** – auch dies ist nur spekulativ. Eine medulläre Symptomatik findet sich bei der HWS-Distorsion regelhaft nicht. Unter dem Aspekt, dass die gesamte Crashphase nur 1/10 Sekunde dauert, kann eine transiente Mangeldurchblutung im Bereich der vertebro-basilären Gefäßversorgung kaum als Erklärung herangezogen werden. Nach einer so kurzen Unterbrechung der Sauerstoffzufuhr lässt sich eine Funktionsstörung des Gehirns nicht erwarten. Hinzu kommt, dass kognitive Funktionen nicht vorrangig in diesem Gefäßbereich lokalisiert sind.

Leistungsdefizite haben sich in der Spätphase nach Distorsionen der HWS und als Dauerfolgen bisher nicht sichern lassen. In der Akutphase können bei den Verletzten Leistungs- und Befindlichkeitsdefizite längstens bis zu einem halben Jahr nach dem Unfall bestehen, jedoch nicht länger anhaltend und andauernd.

Kügelgen stellte bei der HWS-Distorsion die **muskuläre Komponente** mit Myalgien in den Vordergrund, trifft der Unfall doch sehr oft untrainierte Menschen mit wenig ausgeprägter Nackenmuskulatur. Die Dehnung der kleinen Nackenmuskeln führe zu ähnlichen Prozessen wie ein Muskelkater, der ja auch erst am nächsten Tag richtig zu spüren ist. Vergleichbare Distorsionen beim Sport – denken wir an Rugby, Geräteturnern oder auch beim Kopfball des Fußballers – führen so gut wie nie zu den lange anhaltenden Beschwerden, wie sie für das „Schleudertrauma" so typisch sind. Hier trifft die Energieeinwirkung allerdings eine gut ausgebildete und trainierte Nackenmuskulatur. Daher ist auch die Ruhigstellung nach der HWS-Distorsion mit Förderung weiterer Inaktivität der Muskulatur kontraproduktiv. Das Konzept überzeugt, solange es sich auf rein muskuläre reversible Funktionsstörungen beschränkt. Nicht nachvollziehbar ist jedoch die Ausweitung auf die Fülle der übrigen, üblicherweise geklagten Befindlichkeitsstörungen bis hin zu Schwindel, Ohrgeräusche und körperliche Versagenszustände (Widder et al. 2002).

> ! Das Krankheitskonzept für die vielfältigen Beschwerden, die nach einer HWS-Distorsion auftreten können, ist immer noch sehr diskrepant und wird von unterschiedlichen Auffassungen geprägt. Neben der Annahme einer Organogenie, die sich in den meisten Fällen nicht sichern lässt, wird die einer Psychogenie mit mehr oder weniger beteiligten Begehrensvorstellungen vertreten.

Erwähnt werden müssen auch neurosepsychologische Erwägungen, die einen „heimtückischen Angriff von hinten" (Ritter) als besonders verwerfliche und daher auch sanktionspflichtige Form der Auseinandersetzung mit dem Gegner ansehen. Dies wird als eine typische narzisstische Kränkung mit entsprechenden Rache- und Hassgefühlen gewertet, sodass daraus der Wunsch nach Genugtuung und damit Entschädigung resultiert.

Poeck (1999a) nahm aus **neurologischer Sicht** sehr eindeutig zur Frage einer organischen Ursache der geklagten neurasthenischen Beschwerden Stellung. Danach sind unter Berücksichtigung pathophysiologischer Überlegungen derartige Beschwerden nicht auf den Schädigungsmechanismus einer HWS-Distorsion zurückzuführen. Die Wahrscheinlichkeit eines solchen Zusammenhanges wird klar verneint.

Poeck (1999b) setzte sich auch kritisch mit der von einigen HNO-Ärzten propagierten **neurootologischen Diagnostik** auseinander. Dem Anspruch, dass es hierbei „für ein Schleudertrauma typische Befunde" gebe, wird nachdrücklich widersprochen. Die vorgebrachten Befindlichkeitsstörungen nach einer HWS-Distorsion seien unspezifisch und in ähnlicher bis gleicher Form auch bei völlig anderen Krankheitsbildern zu finden. HNO-ärztliche Untersuchungen seien nicht geeignet, diese diffusen Beschwerden als organisch bedingt nachzuweisen, geschweige denn in ihrer Wertigkeit zu evaluieren. Der Wert neurootologischer Untersuchungen in der Behandlung und Begutachtung dieses Krankheitsbildes wird nachdrücklich bestritten. Eine Mangeldurchblutung im Hirnstamm und im Innenohr sei aus neurologischer Sicht ganz unplausibel. Eine Läsion der Kopfgelenke sei ebenso wie die der Ligamenta alaria nicht nachprüfbar. Schließlich sei auch zu berücksichtigen, dass beim Sport höhere Belastungen der HWS auftreten und problemlos vertragen werden. In der Gutachtenspraxis hat sich diese kritische Auffassung in den letzten Jahren voll bestätigt.

Grifka et al. wiesen 1998 aus orthopädischer Sicht auf die erhebliche Gefahr der **Überbewertung radiologischer Befunde** bei Funktionsaufnahmen hin. Gefügestörungen im Sinne einer Hypo- oder Hypermobilität ohne auffällige Instabilität seien nur schwer abzuschätzen und nicht zweifelsfrei als Unfallfolge einzustufen. Die häufig beschriebene „Steilstellung" der HWS ist ohne Bedeutung, meist haltungsbedingt und oft auch ein bewusster Artefakt bei der Röntgenuntersuchung („die Schultern herabziehen"), um die unteren Halswirbel überlagerungsfrei darzustellen. Die Bedeutung eines „monosegmentalen kyphotischen Knickes" wird unterschiedlich gewertet. Auch durch die kernspintomographische Diagnostik, die heute in breitem Umfang bei dieser Fragestellung eingesetzt wird, ist meist keine Korrelation zum klinischen Beschwerdebild herzustellen. Der große Vorteil einer frühzeitigen MRT-Untersuchung liegt jedoch im Ausschluss einer strukturellen Schädigung und damit in der Möglichkeit, in einem frühen Stadium nach der Verletzung dem Patienten klare Aussagen hinsichtlich der Harmlosigkeit des Unfalls geben zu können und verunsichernden, manchmal auch widersprüchlichen ärztlichen Meinungen vorzubeugen. Eine MRT-Untersuchung sollte daher spätestens in der zweiten Woche nach dem Unfall erfolgen.

Auch Thomann und Rauschmann verweisen auf das Problem der organischen Deutung funktioneller Halswirbelsäulenbeschwerden: Diese käme dem Wunsch des Patienten entgegen und böte dem behandelnden Arzt einen unverfänglichen „diagnostischen Mantel" auch gegenüber den sozialen Versicherungen. Die Möglichkeit einer frühzeitigen psychotherapeutischen Einflussnahme im weitesten Sinne wird damit allerdings verspielt. In der ehemaligen DDR – ohne vergleichbare Versicherungspraxis – habe das „Schleudertrauma" bis 1989 praktisch keine Rolle gespielt, obgleich nicht anzunehmen gewesen sei, dass die dort zugelassenen Automobile sicherer als die in der Bundesrepublik waren.

Nach Thomann ist eine angebliche **Läsion der Ligamenta alaria** nach HWS-Distorsion im Kernspintomogramm als Artefakt zu werten, der in keinem Zusammenhang mit einem Unfallereignis stehe. Die neurootologischen Untersuchungen ließen sich wissenschaftlich nicht verifizieren und spiegelten lediglich eine Scheinobjektivität vor.

Eine Verletzung der Halswirbelsäule ist nur dann bewiesen, wenn sie morphologisch, d.h. mit bildgebenden Verfahren nachgewiesen ist. Allein auf Grund der Beschwerdeschilderung oder klinischer Befunde im Sinne von muskulären Verspannungen oder einer Bewegungseinschränkung ist eine angenommene Verletzung nicht zu beweisen. Es gibt für eine HWS-Distorsion auch keine typische Symptomatologie, die über die geläufigen Befunde eines „Zervikalsyndroms" hinausgeht.

In der mittlerweile klassischen Studie von Castro et al. (2001) mit einem fiktiven Heckaufprall konnte gezeigt werden, dass etwa 20 % der Probanden zumindest zeitweise über eine ähnliche Beschwerdesymptomatik klagten, obwohl eine organische Verletzung überhaupt nicht zustande kam, da der Unfall nur fingiert war.

> **!** Bei länger anhaltenden Störungen des Befindens, Erlebens und Verhaltens nach einer HWS-Distorsion ist davon auszugehen, dass es sich um psychoreaktive und nicht um organisch bedingte Störungen handelt.

Die vielfältigen Befindlichkeitsstörungen nach einer HWS-Distorsion lassen sich nach dem „bio-psycho-sozialen Krankheitsmodell" erklären, welches das multikausale Bedingungsgefüge auf verschiedenen Ebenen am besten erfassen kann (Ferrari et al.)

## Bedeutung der weiteren Behandlung

Eine problematisch Rolle spielt in der Behandlung und der Krankheitsentwicklung nach einer HWS-Distorsion der unsichere Arzt, der immer wieder neue Untersuchungen veranlasst, zu lange die HWS ruhig stellt und aus Angst, etwas zu versäumen, immer weitere Fachgebiete mit einbezieht, wodurch sich zwangsläufig für den Betroffenen stets neue Ängste und Besorgnisse aufbauen und dadurch auch widersprüchliche ärztliche Aussagen oft nicht zu vermeiden sind.

Eine **iatrogen gebahnte Fehlentwicklung** ist bei diesem Krankheitsbild nicht selten und trägt oft wesentlich zur Chronifizierung des Beschwerdebildes bei. Statt schon bei der Erstkonsultation den Verletzten zu beruhigen, ihm seine nachvollziehbaren Ängste zu nehmen und über die Harmlosigkeit einer bloßen Zerrung der HWS aufzuklären, wird oft eine ausgeweitete Diagnostik und eine übermäßig lange Ruhigstellung der HWS veranlasst. Dass die Schanz'sche Halskrawatte heute allenfalls wenige Tage – wenn überhaupt – angelegt werden sollte, wird zunehmend ärztliches Allgemeingut. Auch die langfristige Gabe von Analgetika kann über Gewöhnungseffekte den Schmerz noch prolongieren. Den sedierenden Effekten wird eine ungünstige Rolle bei den vorgebrachten kognitiven Einbußen zugeschrieben. Die immer noch übliche langfristige Krankschreibung fixiert die Krankenrolle und fördert die Passivität und nicht zuletzt die muskuläre Insuffizienz, die ihrerseits schon bei alltäglichen Belastungen wieder schmerzauslösend wirkt. Therapeutisch empfiehlt sich frühzeitige Mobilisation und die baldige Wiederaufnahme der alltagsüblichen Aktivitäten, um einer Chronifizierung der Beschwerden vorzubeugen. Entscheidend ist die Aufklärung des Patienten hinsichtlich der prinzipiellen Harmlosigkeit einer bloßen Zerrung, vergleichbar der anderer Körperbereiche. Auch die Arbeitsunfähigkeit sollte auf ein Minimum begrenzt werden.

Eine wichtige Rolle spielt nicht zuletzt die häufig bestehende **Entschädigungshaltung der Betroffenen,** die schon bei der Unfallaufnahme durch die Polizei mit der suggestiven Frage „Haben Sie ein Schleudertrauma?" ihren Anfang nehmen kann. Die „wohlmeinenden" Ratschläge der Umgebung über die zu erwartende Dauer der Beschwerden und evtl. bleibender Schäden sowie gelegentlich auch die Beratung durch den Rechtsanwalt können dann eine psychische Fehlhaltung noch weiter verstärken. Eine Fixierung des Verletzten auf die „Entschädigungs-Schiene" durch voreilige ärztliche Atteste sollte unbedingt vermieden werden. Oft hat sich schon eine lang dauernde ungünstige Entwicklung manifestiert, bis der Gutachter schließlich mit der HWS-Distorsion befasst ist.

> ! Moderne bildgebende Verfahren und testpsychologische Untersuchungsmethoden erbrachten zwar eine Fülle von Einzelergebnissen, eine klare, allgemein anerkannte Ätiologie der langfristig vorgebrachten Beschwerden existiert aber nach wie vor nicht.
> Die Bedeutung der bildgebenden Verfahren, insbesondere des MRT zum frühzeitigen Ausschluss einer tatsächlichen strukturellen Schädigung soll noch einmal ausdrücklich hervorgehoben werden.

Die stark differierenden Auffassungen sowie die Polarisierung „organisch versus psychogen" ähneln frappant den Diskussionen vor über 100 Jahren über die damals aufgetretenen Schäden nach Eisenbahnunfällen. Vieles hat sich inzwischen geändert, diese Gratwanderung zwischen Anspruchs- und Erwartungshaltung der Betroffenen und einer angemessenen, von der Solidargemeinschaft der Versicherten zu tragenden und über deren Beiträge zu finanzierenden Entschädigung ist jedoch geblieben.

## 7.3 Untersuchung

> ! Das posttraumatische Syndrom nach einer HWS-Beschleunigungsverletzung ist komplex. Schlüsselsymptome sind:
> - Nacken-, Schulter- und Armschmerzen,
> - Kopfschmerzen, teils in der Hinterhauptsregion lokalisiert, teils aber auch mit Tendenz zur Ausbreitung in den ganzen Kopf,
> - Neigung zu unsystematischem Schwindel.
>
> Zusätzlich findet sich eine Fülle weiterer Beschwerden, die mit dem Begriff des pseudoneurasthenischen Syndroms zutreffend umschrieben werden können.

Bei der Begutachtung der Folgen einer HWS-Distorsion sind Untersuchungen auf verschiedenen Ebenen und auf **unterschiedlichen Fachgebieten** angezeigt. In der Primärversorgung wurde bereits der Chirurg konsultiert, als es darum ging, eine knöcherne Verletzung der HWS auszuschließen. Die weitere Behandlung und einen Teil der Begutachtung übernimmt in der Folge meist der Orthopäde, der für die konservativen Therapiemaßnahmen zuständig ist. Werden Nervenwurzelreiz- oder Ausfallserscheinungen vermutet oder festgestellt, ist der Neurologe auf Grund seiner Fachkompetenz und seiner diagnostischen Möglichkeiten unverzichtbar. Falls Schwindel oder ein Tinnitus geklagt wird, ist natürlich auch eine HNO-ärztliche Untersuchung notwendig. In vielen Fällen bleibt eine deutliche Diskrepanz zwischen Beschwerdebild und objektivem Befund, die die Einschaltung eines psychosomatisch-psychotherapeutisch orientierten Psychiaters sowohl in der Behandlung als auch im Rahmen der Begutachtung erforderlich macht.

Unverzichtbar gehört zur **Untersuchung** der Folgen einer HWS-Distorsion eine sorgfältig dokumentierte.
- Prüfung der Beweglichkeit der HWS mit Bewertung muskulärer Verspannungen,
- Palpation der Nervenaustrittspunkte,
- eine eingehende neurologische Untersuchung mit Prüfung der Reflexe, der Motorik und der Sensibilität, auch der Koordination und der Gleichgewichtsfunktion
- einschließlich erforderlicher neurophysiologischer Zusatzdiagnostik.

Unverzichtbar ist auch eine frühzeitige Wertung der psychischen Situation mit wenigstens orientierenden Angaben über Affektivität, kognitive Leistungen, Verhaltensauffälligkeiten und Krankheitsverarbeitung. Der erstbehandelnde Arzt sollte dazu wenigstens kurz Stellung nehmen, ohne eine genaue psychiatrische Diagnose aufführen zu müssen. Hilfreich sind kurze Angaben über das Verhalten des Patienten in der Untersuchungssituation nach dem Unfall, auch über Vorerkrankungen. Für eine spätere Begutachtung sind solche Notizen oft sehr wertvoll.

Das Symptom **„Schwindel"** nach HWS-Distorsion zeigt besonders die Diskrepanz zwischen Befund und Beschwerden auf. Schwindel kann in der Initialphase einer HWS-Distorsion allenfalls als unspezifisches vegetatives Begleitsymptom gewertet werden. Persistierender Schwindel ohne objektivierbaren Nachweis einer eindeutigen peripheren oder zentral vestibulären Schädigung kann nicht als eigenständige Unfallfolge nach einer HWS-Distorsion anerkannt werden. Auch sog. „neurootologische Untersuchungen" als isolierte apparative Zusatzbefunde ohne entsprechendes klinisches Korrelat sind nicht geeignet, eine Entschädigung zu begründen. Ein Unfallzusammenhang ist erst recht nicht gegeben, wenn nach einem initialen Decrescendoverlauf der Beschwerden nachträglich nach Monaten eine Verschlimmerung auch der Schwindelbeschwerden geltend gemacht wird (Tegenthoff).

> ! Ein ärztliches Missmanagement hat sicher den stärksten Einfluss auf eine ungünstige Entwicklung nach einer HWS-Distorsion.

Grundsätzlich gilt nach Lucka: „Therapeutisch ist eine frühe Rückkehr zu normalen Aktivitäten sinnvoll, die Halskrawatte ist passé und Arbeitsunfähigkeit besteht im Gegensatz zur gängigen Praxis selten. Das bisherige Entschädigungsverfahren der Versicherungen fördert die Erkrankung und ist revisionsbedürftig."

## 7.4 Gutachtliche Beurteilung

Auf die auch heute noch kontroversen Begutachtungsergebnisse und Vorstellungen zum Krankheitskonzept bei der Beschleunigungsverletzung der HWS wurde bereits verwiesen. Es sei noch einmal betont, dass schwere Knochen- und Weichteilverletzungen hier nicht zur Debatte stehen, sondern die ausgesprochen häufigen und lang anhaltenden Beschwerdebilder, die sich an lediglich leichte HWS-Distorsionen anschließen.

Selbstverständlich ist für die Leistungsgewährung der Vollbeweis eines unfallbedingten Gesundheitsschadens mit entsprechendem Erstschadensbild bzw. Primärverletzung erforderlich. Die bloße Möglichkeit reicht keinesfalls aus. Bei schweren Verletzungen ist dies problemlos möglich. Bei den hier zu diskutierenden leichtgradigen Verletzungen ohne morphologisches Korrelat stellt sich stets die Frage, ob diese zu klinischen Symptomen führten, die „objektiv", d. h. ohne Zutun des Probanden, feststellbar sind und ob tatsächlich der geltend gemachte Unfall ursächlich war.

> ! Um eine Gleichbehandlung aller Versicherten anzustreben, sollten gewisse grundlegende Regeln bei der Begutachtung eingehalten werden. Die Stadieneinteilung sowie die daraus abgeleitete MdE-Bewertung nach Erdmann, findet auch heute noch in der gängigen Literatur Verwendung. Man orientiert sich jedoch zunehmend an neueren Stadieneinteilungen und Krankheitskonzepten.

## 7.4.1 Unfallmechanismus

Die Erfordernis einer kritischen Prüfung des Unfallmechanismus und der auf den Körper einwirkenden Energien in Abhängigkeit von der Aufprallgeschwindigkeit (delta-v) kann nicht hoch genug eingeschätzt werden. Eine Geschwindigkeitsdifferenz von wenigstens 15–20 km/h ist zu fordern. Beträgt diese nur etwa 10 km/h, erscheint selbst eine einfache Distorsion der HWS eher fraglich, obgleich diese „Harmlosigkeitsgrenze" auch wieder kritisch diskutiert wurde. Am Fahrzeug kann jedoch durchaus ein nicht unbeträchtlicher Schaden entstanden sein. Dieser korreliert nicht mit dem Personenschaden. Ein unfallanalytisches („biomechanisches") Gutachten ist grundsätzlich hilfreich. Es kann aber keinesfalls ein medizinisches Gutachten ersetzen.

Das Verhalten des Verletzten unmittelbar nach dem Unfall, das Ergebnis der Erstuntersuchung und die unmittelbar nach dem Unfall geklagten Beschwerden sowie auch der ganze weitere Verlauf mit den durchgeführten Behandlungsmaßnahmen ergeben wertvolle Rückschlüsse auf den Krankheitswert der in der späteren Begutachtungssituation geltend gemachten Symptome und Beeinträchtigungen. Eine sorgfältige Dokumentation vor allem der Erstbefunde erleichtert die spätere Beurteilung.

Bei einer Frontalkollision ist das Risiko einer HWS-Distorsion wesentlich geringer als bei einer Heckkollision.

Bemerkenswert ist, dass bei Autoscootern auf Jahrmärkten nicht selten – ohne Polsterung und ohne Nackenstütze – eine beträchtliche delta-v im Rahmen eines Heckaufpralls erreicht werden kann, jedoch bislang nie über die Symptomatik, wie sie beim „Schleudertrauma" vorgebracht wird, berichtet wurde.

---

Eine zum Zeitpunkt der Begutachtung für das Landgericht 59-jährige, früher sehr erfolgreiche Unternehmensberaterin erlitt vor zwei Jahren als Beifahrerin ihres Ehemannes einen Auffahrunfall. Als Letzte in einem Stau stehend, prallte ein Pkw mit etwa 40 km/h von hinten auf das stehende Fahrzeug auf. Sie selbst hatte sich zu diesem Zeitpunkt nach dem Lesen der Karte ihrem Ehemann zugewandt, saß also mit gedrehtem Kopf im Auto.

Es seien sofort Nackenschmerzen aufgetreten, die ambulante Untersuchung im örtlichen Krankenhaus erbrachte keinen pathologischen Befund. Das Fahrzeug blieb fahrtüchtig, die Reise konnte fortgesetzt werden. Es kam zu anhaltenden Kopfschmerzen, Schwindel und Verschwommensehen. Mehrere neurologische Untersuchungen in der Folgezeit erbrachten keine Normabweichung. Schon zu Hause und später im Beruf zeigten sich Konzentrationsstörungen und eine Gedächtnisschwäche, die früher nie bestanden habe. Sie sei beruflich im Gegensatz zu früher nicht mehr leistungsfähig, was von der Firma ausdrücklich bestätigt wurde.

Bei der Begutachtung neurologisch keine Auffälligkeiten außer muskulären Verspannungen der HWS, im Syndrom-Kurztest (SKT) leichtes organisches Psychosyndrom, im Kurztest für allgemeine Intelligenz (KAI) niedrigerer IQ als im Mehrfachwahl-Wortschatz-Test (MWT-B). Einschlägige Vorerkrankungen waren nirgends dokumentiert, das Leistungsverzeichnis der Krankenkasse war leer.

Ein Unfallzusammenhang konnte als wahrscheinlich angenommen werden, wobei der gedrehten Kopfhaltung beim Unfall besondere Bedeutung beigemessen wurde. Dies wurde zunächst von der Haftpflichtversicherung nicht akzeptiert, vom Gericht aber mit einer entsprechenden Schmerzensgeldzahlung anerkannt.

## 7.4.2 Stadieneinteilung der HWS-Distorsion und MdE-Einschätzung

Um eine Gleichbehandlung aller Versicherten anzustreben, sollten gewisse grundlegende Regeln bei der Begutachtung eingehalten werden. **Erdmann (1973)** hat sich um die Einteilung der Beschleunigungsverletzungen der HWS verdient gemacht. Seine Klassifikation ist noch heute in der gängigen und allgemein anerkannten Gutachtensliteratur enthalten (➤ Tab. 7.1). Allerdings wird sie gerade hinsichtlich der Begutachtung zunehmend kritisch beurteilt. Die Unterscheidungsmerkmale sind ungenau und der
Schweregrad I lässt sich nicht eindeutig vom Schweregrad II abgrenzen.
Bei etwa 20 % der Patienten halten die psycho-physischen Beschwerden nach einer HWS-Distorsion länger als ein halbes Jahr an und sind damit als chronisch zu bezeichnen.
Neuere Stadieneinteilungen, die sich in der Praxis besser bewährt haben und zunehmend Eingang in die Begutachtung finden, sind die nach der Quebec Task Force Klassifikation und nach Schröter, beide 1995 veröffentlicht (➤ Tab. 7.2 und 7.3).

### Beurteilung des beschwerdefreien Intervalls

Ein besonderes Problem stellt das beschwerdefreie Intervall während der posttraumatischen Frühperiode dar. Eine allgemeine und unstreitige Regel in der Traumatologie besagt, dass jede strukturelle Verletzung unmittelbar nach dem Schadensereignis die ausgeprägtesten Beschwerden bewirkt. Dies gilt insbesondere für die HWS, da diese nicht nur die Last des Kopfes tragen muss, sondern ständig in Bewegung ist. Eine frische strukturelle Gewebsschädigung würde sofort

**Tab. 7.1** Einteilung der HWS-Beschleunigungsverletzung (nach Erdmann 1973)

| | |
|---|---|
| Schweregrad I | häufig vorhandenes schmerzfreies Intervall (bis zu 12–16 Std.), schmerzhafte Bewegungseinschränkung der HWS meist erst als Sekundärsymptom, primäre Parästhesien in den Händen selten, keine röntgenologisch nachweisbaren Verletzungsfolgen |
| Schweregrad II | schmerzfreies Intervall selten (bis zu wenigen Std.), häufig anfängliche Schluckbeschwerden, meist sofort schmerzhafte Bewegungseinschränkung des Kopfes, oft Schmerzen zwischen den Schulterblättern, öfters Parästhesien der Hände ohne motorische Ausfälle, keine röntgenologischen Verletzungsfolgen |
| Schweregrad III | kein schmerzfreies Intervall, sofortige Haltungsinsuffizienz der Kopfhaltemuskulatur, sofort „steifer Hals", häufiger neurologische Ausfälle im Frühstadium, positive Verletzungsmerkmale im Röntgenbild |

**Tab. 7.2** Quebec Task Force-Klassifikation der HWS-Beschleunigungsverletzung (nach Spitzer et al. 1995)

| Grad | Nackenschmerz | Klinischer Befund | Radiologischer Befund |
|---|---|---|---|
| 0 | – | – | – |
| I | + | – | – |
| II | + | + Muskelhartspann, reduzierte HWS-Beweglichkeit | – |
| III | + | + neurologisches Defizit | – |
| IV | + | + | + Fraktur, Dislokation |

**Tab. 7.3** Einteilung der HWS-Beschleunigungsverletzung (nach Schröter 1995)

| Schweregrad | Kfz-Schaden | Verletzung | Beschwerdearmes Intervall | Beschwerdeursache | Therapie | Dauer der Arbeitsunfähigkeit | Dauerschaden | MdE |
|---|---|---|---|---|---|---|---|---|
| 0 | Bagatelle | Keine | 0 bis Wochen oder Monate | Erlebnisreaktiv | Entdramatisierung | 0 | 0 | 0 |
| I | Mäßige Chassisstauchung | Funktionell | Maximal einige Stunden, < 1 Tag | Weichteilzerrung + Ödem | Keine, evtl. frühfunktionell | 0 | 0 | 0 |
| II | Erheblicher Verkürzungseffekt | Mikrostrukturell | 0 bis wenige Minuten | Faserrupturen + Einblutungen | Frühfunkt. + physikal. + Analgesie | 0 bis ca. 14 Tg. | Unwahrscheinlich | 0 bis unter 10% |
| III | Grobe Verformungen auch der Fahrgastzelle | Makrostrukturell | 0 bis wenige Minuten | Definition nach objektiven Befunden | Frühfunkt. + physikal. + Analgetika | Nach Heilverlauf | Objektiver Befund maßgebend | Je nach objekt. Befund |

zu einer erheblichen Schmerzempfindung führen, die den Betroffenen veranlassen würde, den Kopf mit den Händen abzustützen und ruhigzustellen. Tatsächlich ist dies bei schweren Traumen durchaus der Fall.

Das Phänomen des beschwerdefreien Intervalls schließt damit eine schwer wiegende Strukturschädigung bereits aus. Postuliert man eine allmähliche Ödembildung oder gar nur mikrostrukturelle Verletzungen, so ließe sich damit nur ein kurzes beschwerdefreies Intervall von einigen Stunden begründen. Schmerzen müssten spätestens am folgenden Morgen auftreten, wenn die HWS wieder das Kopfgewicht tragen muss und die Weichteile bewegt werden. Ein längeres Intervall ohne Beschwerden lässt sich schwerlich erklären, ein solches von mehr als 24 Stunden erweckt erhebliche Bedenken, mehr als 48 Stunden sind nicht glaubhaft. Je kürzer ein bei den Erstuntersuchungen dokumentiertes beschwerdefreies Intervall ist, ein umso schwereres Trauma wird angenommen. Regelhaft ist ein beschwerdefreies Intervall keinesfalls.

Eine progrediente Beschwerdesymptomatik von „Crescendocharakter" spricht gegen eine organische Verursachung, allenfalls ist dies noch für die ersten Tage nach einem Unfall möglich.

Zu betonen ist noch einmal die Erfordernis des Ausschlusses einer zerebralen Beteiligung.

## Empfehlung zur MdE-Einschätzung

Legt man die Schweregradeinteilung nach Erdmann zu Grunde, so ergibt sich die folgende Empfehlung zur MdE-Einschätzung, die über viele Jahre tradiert wurde.
- **Schweregrad I:** unfallbedingte Arbeitsunfähigkeit 1–4 Wochen, danach unfallbedingte MdE 20 % für 0–4 Wochen
- **Schweregrad II:** Arbeitsunfähigkeit 2–6 Wochen, danach MdE 20 % bis zum Ende des ersten halben Jahres nach dem Unfall, 10 % bis zum Ende des ersten Unfalljahres
- **Schweregrad III:** Arbeitsunfähigkeit mehr als sechs Wochen, MdE 30 % bis zum Ende des ersten halben Jahres nach dem Unfall, 20 % bis zum Ende des zweiten Unfalljahres, evtl. 10–20 % als Dauerrente.

Neurologische Ausfälle sind dabei zusätzlich zu berücksichtigen.

Es kommt somit nur beim Schweregrad III eine rentenberechtigende MdE über ein Jahr hinaus in Betracht. Die Feststellung einer rentenrelevanten MdE für die Rente auf unbestimmte Zeit stellt die Ausnahme dar und bedarf einer schlüssigen Begründung.

Schröter (1995) ist sehr viel kritischer und empfiehlt erst bei einem Schweregrad II eine MdE von 0 bis unter 10 % und beim Schweregrad III, die MdE eindeutig abhängig vom tatsächlich objektivierbaren Befund einzuschätzen. Er formuliert in diesem Zusammenhang: „Unzählige Gutachten sind im Ergebnis unbrauchbar, weil die Unkenntnis vom primären Verletzungsbild ersetzt wurde durch Behauptungen und Spekulationen, nicht selten gestützt auf eine unreflektierte Anwendung von – teils problematischen – Schweregradeinteilungen. Unter diesem Aspekt hätte es sie besser nie gegeben".

In der Quebec Task Force-Klassifikation wird auf eine Empfehlung zur MdE-Beurteilung verzichtet. Die nicht organisch bedingten psychischen Unfallfolgen sind in der privaten Unfallversicherung nach den AUB vom Versicherungsschutz ausgeschlossen. In der gesetzlichen Unfallversicherung muss gemäß der dort gültigen Kausalitätslehre bei psychischen Unfallfolgen geprüft werden, welche deren im rechtlichen Sinn wesentliche Bedingung ist, d. h. ob sie tatsächlich eine Unfallfolge darstellen oder ob sie persönlichkeitsbedingt sind. Letzteres obliegt allerdings dem Vollbeweis.

Im Haftpflichtrecht können „Beschwerden" eine Verletzung darstellen, ohne dass ein eigentlicher Körperschaden vorliegt, vorausgesetzt, der Eingriff in die körperliche Integrität war nicht ganz unwesentlich. Eine „Begehrensneurose" ist allerdings auszuschließen. Für Schmerzensgeldforderungen galt bisher die Stadieneinteilung nach Erdmann.

> ! Nach Suchenwirth gilt: „Langfristige, über drei Monate dauernde Beschwerden besitzen nur in ganz besonders begründeten Ausnahmefällen neurologischerseits versicherungsrechtlich Relevanz".

Tegenthoff und Malin vertreten ebenso die Meinung, dass eine auch zeitlich begrenzte Rentengewährung nur in der Minderzahl der Fälle begründet ist. Die Einführung des Begriffs „algogenes Psychosyndrom" könne nicht Grundlage der gutachtlichen Bewertung von Unfallfolgen sein, denn mit der Anerkennung solcher rein subjektiver Störungen verlasse man die wissenschaftliche Basis der Begutachtung und fördere eine übersteigerte Anspruchshaltung.
Nach Delank (2001) gilt:
„Im Regelfall kann aber davon ausgegangen werden, dass nach HWS-Schleuderverletzungen ohne neurologische Ausfälle spätestens nach einem halben bis einem Jahr Freiheit von den unfallbedingten Beschwerden erreicht wird und eine wirtschaftlich messbare Minderung der Erwerbsfähigkeit nicht mehr vorliegt."

### 7.4.3 Besondere Probleme bei der Begutachtung

#### Vorbestehende degenerative Veränderungen

Vorbestehende degenerative Veränderungen der HWS sind angemessen abzugrenzen. Es kann dadurch zu einer länger dauernden Rückbildung der Beschwerden kommen, die die Annahme einer vorübergehenden, jedoch nicht richtunggebenden Verschlimmerung rechtfertigt. Die angeführten Zeiträume für die MdE können sich dadurch in gewissem Umfang verlängern.
Vorschaden und Unfallschaden sollten im Gutachten eindeutig definiert und kritisch zueinander in Beziehung gesetzt werden.
Man sollte sich stets vor Augen halten, dass Beschwerden und Symptome, wie sie nach einer HWS-Distorsion geltend gemacht werden, in der Bevölkerung auch ohne Unfall außerordentlich häufig sind. Die Ursache einer Chronifizierung nach einem Trauma ist dann wohl im außermedizinischen Bereich zu suchen.

#### Neurologische Ausfälle

Objektivierbare Nervenwurzelreizerscheinungen sind adäquat zusätzlich zu berücksichtigen. Sie sind vor allem bei älteren Menschen mit degenerativ bedingten Einengungen der Neuroforamina denkbar, da dann geringe Bewegungsausschläge genügen können, um benachbarte nervale Strukturen zu irritieren.
Verletzungen der A. vertebralis und der A. carotis sind selten, selbst bei schweren Halswirbelsäulenverletzungen. Auch die Dissektion der A. vertebralis ist selten und kann zudem spontan entstehen. Prädilektionsstelle ist die Höhe des 2. Halswirbels bis zur Schädelbasis. Akut auftretende neurologische Ausfälle mit Drehschwindel, einer Halbseitenstörung, dissoziierten Sensibilitätsstörungen und meist einseitigen Nacken- und Hinterkopfschmerzen sind in wechselnder Ausprägung möglich.
Das Vorbringen kognitiver Leistungseinbußen bei fehlendem Schädeltrauma – im Sinne des „non-contact-injury" – ist kritisch zu sehen und lässt sich nur schwer pathophysiologisch nachvollziehen.

Schwindel, Tinnitus und Hörminderung sollten zwar HNO-ärztlich überprüft werden, grundsätzlich betreffen sie aber nervale Strukturen und sind damit im Rahmen der neurologischen Untersuchung zu evaluieren.

Die Annahme eines „zervikogenen Kopfschmerzes" wird kritisch diskutiert. Es ist dabei eine schmerzhafte Bewegungseinschränkung der HWS zu fordern, ein streng einseitiger Kopfschmerz ohne Seitenwechsel, Druckschmerz am Austrittspunkt des N. occipitalis und eine reproduzierbare mechanische Provokation. Die Überschneidung mit einem Spannungskopfschmerz ist jedoch breit. Insgesamt kann eine unspezifische Kopfschmerzsymptomatik längstens über einen Zeitraum von sechs Monaten als unfallbedingt aufgefasst werden.

## Psychoreaktive Störungen

Psychische Störungen sollten nach der ICD-10 benannt werden.

Das Erleben eines Unfalls als völlig unerwartetes, angstbesetztes Ereignis liegt außerhalb alltäglicher psychischer Erfahrung. Bei entsprechend disponierten Personen kann dies zu einer unmittelbaren seelischen Reaktion führen, die heute als „akute Belastungsreaktion" (F 43.0) bezeichnet wird. Sie ist einfühlbar und kann sich in unterschiedlichen Symptomen äußern. Typischerweise beginnt sie mit einer Art von „Betäubung" („numbness"), Angst, einer gewissen Bewusstseinseinengung und eingeschränkter Aufmerksamkeit, was laienhaft regelmäßig als „Unfallschock" bezeichnet wird. Es ist aber auch ein Unruhezustand und eine Überaktivität bis hin zu einer Fluchtreaktion möglich, ebenso Ärger und verbale Aggression. Dazu kommen vegetative Zeichen mit Tachykardie, Schwitzen und Erröten. Die Symptome erscheinen meist innerhalb von Minuten nach dem Unfall und klingen nach einigen Stunden, längstens nach 1–2 Tagen ab. Der Übergang zu einer einfühlbaren normalen Erlebnisreaktion ist fließend.

Eine immer wieder in diesem Rahmen diskutierte „posttraumatische Belastungsstörung" (F 43.1) ist im Rahmen eines Auffahrunfalls schwer vorstellbar. Sie ist definitionsgemäß an eine Situation außergewöhnlicher Bedrohung oder katastrophenartigen Ausmaßes gebunden, etwa an Naturereignisse bedrohlicher Art, Kampfhandlungen, das Mitansehen des gewaltsamen Todes anderer, Folterung, Vergewaltigung u. a. (A-Kriterium). Als A 2-Kriterium des DSM-IV-TR wird eine unmittelbar nach dem Trauma bestehende intensive Furcht, Hilflosigkeit oder Entsetzen gefordert. Die übrigen Symptome wie Intrusionen, flashbacks, Alpträume, Vermeidung von Situationen, die Erinnerungen an das Trauma wachrufen könnten u. a. sind erst dann von Bedeutung, wenn ein adäquates seelisches Trauma eindeutig ist. Hat ein solches Trauma nicht vorgelegen, so kann die Diagnose posttraumatische Belastungsstörung nicht gestellt werden (Foerster u. Leonhardt). Einer Inflation des Traumabegriffs mit Ausweitung auf leichte oder mäßig schwere Verkehrsunfälle, auch Heckauffahrunfälle etc. ist entgegenzutreten.

Zu den mittel- und langfristigen Störungen zählt die „Anpassungsstörung" (F 43.2) als Zustand von subjektivem Leiden und emotionaler Beeinträchtigung nach belastenden Lebensereignissen, wie auch nach schwerer Erkrankung. Hier ist zu berücksichtigen, welche Bedeutung ein Unfall in der subjektiven Bewertung der jeweiligen Persönlichkeit hat. Der individuellen Prädisposition oder Vulnerabilität kommt hier eine bedeutsame Rolle zu. Es handelt sich meist um Angstzustände und depressive Reaktionen. Hier gehen auch alle möglichen unfallunabhängigen psychosozialen Komponenten im weitesten Sinne (Partnerschaftsprobleme, Verlust des Arbeitsplatzes, finanzielle Einbußen u. a.) ein.

Unter einer „anhaltenden somatoformen Schmerzstörung" (F 45.4) werden Schmerzen verstanden, die durch einen physiologischen Prozess oder eine körperliche Störung nicht vollständig erklärt werden können und in Verbindung mit emotionalen Konflikten oder psychosozialen Problemen auftreten, die schwer genug sein sollten, um als entscheidende ursächliche Einflüsse zu gelten. Die Folge ist gewöhnlich eine beträchtliche persönliche oder medizinische Betreuung oder Zuwendung. Es wird eine Dauer von mindestens 6 Monaten gefordert. Die psychiatrische Begutachtung ist hier von entscheidender Bedeutung.

Die Neurasthenie (F 48.0) als neurotische Störung manifestiert sich in Klagen über vermehrte Müdigkeit nach geistigen Anstrengungen oder als Schwäche nach geringen körperlichen Belastungen, meist kombiniert mit einer Vielzahl weiterer Befindlichkeitsstörungen.

Sonstige neurotische Störungen (F 4) unterschiedlicher Art, wie Somatisierungsstörungen, somatoforme autonome Funktionsstörungen, dissoziative oder Konversionsstörungen werden gelegentlich in Zusammenhang mit einem Unfallgeschehen gebracht. Meist ergeben sich aus der Vorgeschichte Hinweise auf eine länger zurückreichende neurotische Entwicklung und der Unfall stellt dann oft nur ein auslösendes Ereignis für eine psychische Dekompensation dar. Entscheidend ist die biografische Anamnese im Rahmen einer psychiatrischen Begutachtung.

An die Entwicklung körperlicher Symptome aus psychischen Gründen (F 68.0) ist zu denken, wenn körperliche Symptome, ursprünglich verursacht durch eine körperliche Störung, auffällig lange anhalten und mit einem Aufmerksamkeit suchenden (histrionischen) Verhalten und mit zusätzlichen unspezifischen Beschwerden nichtkörperlichen Ursprungs einhergehen. Die Möglichkeit einer finanziellen Entschädigung kann, muss aber nicht ursächlich sein. Schließlich ist auf das weite Feld der Depressionen mit ihren Vitalstörungen bzw. Somatisierungen und nicht zuletzt auf die Möglichkeit von Aggravation und Simulation zu verweisen.

Psychoreaktive Störungen und auch chronische Schmerzsyndrome nach HWS-Distorsionen ohne organisches Korrelat sind somit überwiegend nach den Kriterien der somatoformen Störung unter Berücksichtigung der jeweiligen Rechtslage je nach Versicherung zu beurteilen. In der gesetzlichen Unfallversicherung können sie anerkannt werden, in der privaten Unfallversicherung sind sie vertragsgemäß von einer Anerkennung ausgeschlossen.

Falls sie als Unfallfolge hinreichend wahrscheinlich gemacht werden können, sind sie auch angemessen zu bewerten. Vorbestehende seelische Erkrankungen sind jedoch – falls bekannt – adäquat zu berücksichtigen. Nicht ganz selten werden unspezifische psychische Beschwerden erst dann als Unfallfolge geltend gemacht, wenn organische Folgeschäden bei der Begutachtung nicht festgestellt werden konnten. Die Grenzen zur reinen Begehrenshaltung und zum „malingering" sind fließend. Gerade deshalb wird zu Recht eine aktivere Abfindungspraxis empfohlen.

**Grundproblem der psychoreaktiven Störungen:** Während die akute Belastungsreaktion als subjektiv erlebter „Unfallschock" nachvollziehbar ist und eine günstige Prognose hat, stellen die länger anhaltenden seelischen Störungen, vor allem die chronifizierte Anpassungsstörung und die anhaltende somatoforme Schmerzstörung die prägenden Faktoren für ein lang anhaltendes Beschwerdebild dar. Äußerst problematisch ist dabei die meist feste Überzeugung des Verletzten, an einer organischen Schädigung zu leiden und jegliche psychische Faktoren zu negieren. Eine organmedizinische Behandlung scheitert dann fast immer, da ein adäquates organisches Substrat ja fehlt und die an sich erforderliche psychotherapeutische und psychopharmakotherapeutische Behandlung vom Verletzten und seinen erstbehandelnden Ärzten abgelehnt wird. Die Erfolglosigkeit der üblichen physikalischen Therapie und der Analgetika bestätigt den Betroffenen in seiner Überzeugung, schwer krank und verletzt zu sein, was den Wunsch nach Genugtuung und materieller Entschädigung aus seiner Sicht verständlich macht.

## Rentenbegutachtung

Hier gilt, dass selbst Versicherte nach schweren Wirbelsäulentraumen und mit ausgeprägten degenerativen oder entzündlichen Wirbelsäulenerkrankungen ohne wesentliche Probleme beruflich wieder eingegliedert werden können, wenn der Wunsch dazu besteht. Fehlt diese Motivation und besteht ein entsprechender Krankheitsgewinn, so kann auch einer Rehabilitationsmaßnahme kein Erfolg beschieden sein. Sie ist dann nicht sinnvoll und verursacht zudem unnötige Kosten.

Bei Moorahrend (1993, S. 167) findet sich eine Stellungnahme von Schröter: „Ausgehend von den günstigen und sogar folgenlosen Ausheilungsergebnissen bei teils schweren strukturellen Halswirbelsäulenverletzungen wäre es geradezu paradox, die teils monströs ausgeweiteten und stets vegetativ gefärbten Beschwerden ohne hinreichendes organisches Korrelat nach funktionellen Verletzungen im Sinne der Distorsion als Unfallfolge einzuordnen".

Im **Versorgungswesen** stellt sich die Frage der Beurteilung von HWS-Traumen eher selten, die grundsätzlichen Überlegungen gelten dort in gleicher Form.

Nach dem **Schwerbehindertenrecht** mit seiner finalen Ausrichtung gehen die Folgen einer HWS-Verletzung in die allgemeinen Bewertungskriterien von Wirbelsäulenschäden ein.

Nach den **„Anhaltspunkten für die Begutachtung der Halswirbelverletzungen"** für die Deutsche Gesellschaft für Unfallchirurgie (DGU) gilt nach Weber, Badke und Hausotter (2004):

Wenn nach einem Unfall lang dauernde Verletzungsfolgen der HWS geltend gemacht werden, sind folgende Störungen zu diskutieren:

- nach Verletzungen vom Quebec Typ I und II: bei länger dauernden Beschwerden eine somatoforme Störung,
- unfallunabhängige, bandscheibenbedingte degenerative Veränderungen der HWS,
- Folgen einer knöchernen oder diskoligamentären Verletzung,
- neurologisches Defizit (Nervenwurzelirritation, medulläre Symptomatik, neurologische Folgen einer Gefäßverletzung) entsprechend Quebec Typ III,
- Aggravation oder Simulation (unter Umständen in Kombination mit 1 bis 4).

---

### Kasuistik

Zur Begutachtung kommt eine 52-jährige Frau im Rahmen eines Rentengutachtens für die LVA. Mit 22 Jahren und – erneut – vor zwei Jahren erlitt sie ein „HWS-Schleudertrauma". Vor vier Jahren erfolgte eine Operation wegen Mamma-Karzinoms mit Aufbauplastik, seither o. B.

Seit dem zweiten Unfall bestehen anhaltende Schmerzen in der Nacken- und Schulterregion. Sie selbst ist überzeugt vom Unfallzusammenhang und wird von den behandelnden Ärzten darin bestärkt. Vom niedergelassenen Neurochirurgen bereits vor einem Jahr Facettenrhizotomie ohne Erfolg.

Biografie: Die deutschstämmige Probandin wurde in Rumänien nach dem Krieg geboren, dort sozial zurückgesetzt und benachteiligt, erhielt keine Berufsausbildung. Sie arbeitete als Fabrikhilfsarbeiterin. Ihre Bezugsperson, der Vater, war 1975 akut an Asthma verstorben. Sie habe „ein Jahr um ihn getrauert, es bis heute nicht verwunden". 1990 war sie nach Deutschland umgesiedelt, wurde auch hier nicht anerkannt. Es gab Umstellungs- und Sprachprobleme, „viel ungewohnten Stress". Der Ehemann sei immer schon fremd gegangen, erst recht in Deutschland. Sie arbeitete hier wieder als Fabrikhilfsarbeiterin.

Nach wenigen Jahren traten Schmerzen im ganzen Körper auf, seit dem zweiten Unfall verstärkt in der HWS, aber auch „überall, alles tut weh". Seither ist sie vom Hausarzt arbeitsunfähig krankgeschrieben. „Alles kommt vom Unfall, alles ist kaputt, alles tut weh, es kribbelt und sticht von oben bis unten, v. a. im Nacken und in den Armen, Durchfall, Darmprobleme, Migräne, Herzklopfen, Knödel im Hals, wie mit einer Nadel gestochen". Diagnose des Hausarztes, des Orthopäden und der Rheumaklinik: „HWS-Schleudertrauma mit sekundärer Fibromyalgie".

> Bei der Untersuchung ist sie neurologisch o. B. Es bestehen geringe Verspannungen der paravertebralen zervikalen Muskulatur, bei der Bewegungsprüfung heftige bewusste Anspannung, keine radikuläre Symptomatik. Druckdolenz jedes Körperpunktes, nicht nur der „tender points".
> Psychisch ist die Untersuchte nicht tiefer gehend depressiv verstimmt. Es besteht eine Vorwurfshaltung an den Unfallgegner, sie ist völlig auf den Unfall fixiert. Bei der Untersuchung zeigen sich eindeutige Verdeutlichungstendenzen mit Minder- und Gegeninnervation.
> Sie führt einen Rechtsstreit mit der gegnerischen Versicherung bezüglich eines Schmerzensgeldes, zugleich Rentenantragstellung bei der LVA. Unterstützung erhält sie durch die behandelnden Ärzte, v. a. vom Hausarzt: „Mein Hausarzt kennt mich und weiß, dass alles vom Unfall kommt." Bisher wurde keine Psychotherapie durchgeführt, frustrane somatische Therapiemaßnahmen. Sie ist auf den Erhalt einer Rente fixiert. Nervenärztliche Diagnose: „Anhaltende somatoforme Schmerzstörung (F 45.4) bei Dysthymia (F 34.1) und Anpassungsstörung, aktuell Rentenbegehren".

## Literatur

Cassidy JD, Carrol LJ, Cote P et al. (2000): Effect of eliminating compensation for pain and suffering on the outcome insurance claims for whiplash injury. N Engl J Med 342: 1.179–1.186.

Castro WH, Meyer SJ, Becke MER et al. (2001): No stress – no whiplash? Prevalence of „whiplash" symptoms following exposure to a placebo rear-end collision. Int J Legal Med 114: 316–322

Crowe HE (1928): Injuries to the zervikal spine. Paper presented at the meeting of the Western Orthopedic Association, San Francisco. Zitiert nach Fielding JW: Zervikal Spine Surgery. Clin Orthop 1985; 200: 284–290.

Delank HW (2001): Probleme der ärztlichen Begutachtung aus der Neurologie. In: Fritze E, May B, Mehrhoff F (Hrsg.): Die ärztliche Begutachtung. 6. Aufl. Steinkopff, Darmstadt.

Deyo RA (2000): Pain and public policy. N Engl J Med 342: 1.211–1.213.

Erdmann H (1973): Schleuderverletzung der Halswirbelsäule. Hippokrates, Stuttgart.

Ferrari R, Russell AS, Lang CJG (2002): Warum Patienten mit einfacher Halswirbelsäulendistorsion persistierende Beschwerden auf neurologischem Gebiet entwickeln können. Versicherungsmedizin 54: 138–44.

Ferrari R, Russell AS, Richter M (2001): Epidemiologie der HWS-Beschleunigungsverletzung. Orthopäde 30: 551–558.

Foerster K, Leonhardt M (2003): Diagnose und Differenzialdiagnose der posttraumatischen Belastungsstörung. Med Sach 99: 146–149.

Gay JR, Abbott KH (1953): Common Whiplash Injuries of the Neck. JAMA 152: 1.698–1.704.

Grifka J, Hedtmann A, Pape HG et al. (1998): Diagnostik und Therapie bei Beschleunigungsverletzungen der Halswirbelsäule. Dt Ärzteblatt 95: A 152–155.

Hausotter W (1997): Verkehrsunfälle aus sozialmedizinischer Sicht – Ein medizinhistorischer Brückenschlag. Swiss Surgery 3: 142–148.

Hausotter W (2010): Begutachtung psychischer Störungen nach einer HWS-Distorsion. Orthopäde 39: 303–311

Hausotter W (2011): Zervikales Beschleunigungstrauma. In: Deutsche Rentenversicherung: Sozialmedizinische Begutachtung für die gesetzliche Rentenversicherung. 7. Aufl. Springer, Berlin, Heidelberg

Internationale Klassifikation von Kopfschmerzerkrankungen (2003). 2. Aufl. Nervenheilkunde 22: 531–670.

Kügelgen B (2001): Keine Halskrause beim leichten Schleudertrauma. Man Med u Osteopath Med 4: 217–218.

Lucka J (1998): Neue Erkenntnisse zum so genannten HWS-Schleudertrauma. Versicherungsmedizin 50: 124–130.

MacNab I (1964): Acceleration Injuries of the Zervikal Spine. J Bone Joint Surg (Am) 46: 1.797–1.799.

Malleson A (2002): Whiplash and Other Useful Illnesses. Montreal & Kingston: McGill-Queen's University Press

Marx P (2011) Begutachtung von Beschleunigungsverletzungen der Halswirbelsäule. Nervenarzt 82:1.525–1.532

Moorahrend U (1993, Hrsg.): Die Beschleunigungsverletzung der Halswirbelsäule – mit interdisziplinärem Konsens. Gustav Fischer, Stuttgart.

Poeck K (1999a): Kognitive Störungen nach traumatischer Distorsion der Halswirbelsäule? Dt Ärzteblatt 96: A 2.596–2.601.

Poeck K (1999b): Wieweit können neurootologische Untersuchungen Schwindelphänomene nach HWS-Distorsion belegen? Med Sach 95: 181–186.

Poeck K (2001): Begutachtungs- und Rehabilitationsprobleme bei Halswirbelsäulenschäden – aus nervenärztlicher Sicht. Med Sach 97: 77–80.

Ritter G (1993): Psychomentale Störungen nach Halswirbelsäulenschleudertraumen. Nervenheilkunde 12: 247–249.

Schneider R (2011): Neurootologische Störungen nach leichten Traumen der Halswirbelsäule – was findet man nicht? Med Sach 107: 27–31

Schröter F (1995): Bedeutung und Anwendung verschiedener Einteilungsschemata der HWS-Verletzungen. In: Kügelgen B (Hrsg.): Neuroorthopädie 6. Springer, Berlin.

Schröter F (2011): HWS-„Schleudertrauma" – faktenorientierte rationale Begutachtung. Med Sach 107: 69–75

Spitzer WO, Skovron ML, Salmi LR et al. (1995): Scientific monograph of the Quebec Task Force on Whiplash-Associated Disorders. Spine (Suppl.) 20: 1S–73S.

Di Stefano G (1999): Das so genannte Schleudertrauma – Neuropsychologische Defizite nach Beschleunigungstrauma der Halswirbelsäule. Huber, Bern.

Stevens A (2006): Das Halswirbelsäulen-Schleudertrauma in der Begutachtung. Die neurologisch-psychiatrische Sicht. Med Sach 102: 139–146

Stoll W, Most E, Tegenthoff M (2003): Schwindel und Gleichgewichtsstörungen. 4. Aufl. Thieme, Stuttgart

Suchenwirth RMA (1993): Begutachtung von „Schleudertraumen". Nervenheilkunde 12: 230–267.

Tegenthoff M, Malin JP (1992): Rentenanspruch nach „Schleudertrauma"? Psycho 18: 605–612.

Tegenthoff M (2002): Die Begutachtung neurologisch bedingter Schwindelbeschwerden. In: Stoll W (Hrsg.): Das neurootologische Gutachten. Thieme, Stuttgart.

Tegenthoff M, Schwenkreis P (2011): HWS-Beschleunigungsverletzungen. In: Widder B, Gaidzik PW (Hrsg.): Begutachtung in der Neurologie. 2. Aufl. Thieme, Stuttgart

Thomann KD, Rauschmann M (2001): Begutachtungs- und Rehabilitationsprobleme bei Halswirbelsäulenschäden – aus orthopädischer Sicht. Med Sach 97: 86–96.

Thomann KD (2001): Artefakte als Operationsindikation? Inhaltsreiche Tagung zum „Schleudertrauma". Med Sach 97: 117.

Thomann KD, Rauschmann M (2003): Von der „railway spine" zum Schleudertrauma – Geschichte und aktuelle Bedeutung seelischer Störungen nach entschädigungspflichtigen Ereignissen. Z gesamte Versicherungswiss 92: 533–577

Thomann KD, Rauschmann M (2012): „Schleudertrauma" und „Railway Spine" – Die versicherungsmedizinische Bedeutung somatoformer Störungen und ihre Abgrenzung zur posttraumatischen Belastungsstörung. In: Ludolph E, Schürmann J, Gaidzik PW (Hrsg.) (laufend aktualisiertes Loseblattwerk): Kursbuch der ärztlichen Begutachtung. Ecomed, Landsberg

Thomann KD, Schomerus Ch, Sebesteny T et al. (2012): Distorsion der Halswirbelsäule und isolierte „Verletzung" der Ligamenta alaria aus gutachterlicher Sicht. Med Sach 108: 46–53

Thomann KD, Schröter F, Grosser V (Hrsg.) (2012): Orthopädisch-unfallchirurgische Begutachtung – Praxis der klinischen Begutachtung. 2. Aufl. Elsevier Urban & Fischer, München, Jena

Weber M, Badke A, Hausotter W (2004): Anhaltspunkte für die Begutachtung der Halswirbelsäulenverletzungen. Mitteilungen und Nachrichten der Deutschen Gesellschaft für Unfallchirurgie (DGU) Supplement 26: 11–26

Widder B, Hausotter W, Marx P, Tegenthoff M, Wallesch CW (2002): Dauerhafte Muskelfunktionsstörung nach HWS-Schleudertrauma? Akt Neurol 29: 469–470.

# 8 Fibromyalgiesyndrom

8.1 Terminologie   110
8.2 Beschwerdebild   111
8.3 Diagnostische Kriterien   112
8.4 Epidemiologie   113
8.5 Körperliche Befunde   113
        *Schmerzhafte Druckpunkte   113*
        *Subjektive Muskelschwäche   114*
8.6 Ätiologische Konzepte auf somatischer Basis   114
        *Störung der Schmerzschwelle   115*
8.7 Psychosomatische Erwägungen   115
        *Die „Pain-prone"-Persönlichkeit   116*
        *Psychische Auffälligkeiten   116*
        *Psychodynamische Erklärungsmodelle   117*
8.8 Arzt-Patienten-Verhältnis   117
        *Aktuelle Konfliktsituation   118*
        *Persönlichkeitsstruktur   118*
8.9 Problematik der ätiologischen Zuordnung   119
8.10 Prognose   121
8.11 Therapeutischer Exkurs   122
8.12 Gutachtliche Beurteilung   123
        8.12.1 Gesetzliche Krankenversicherung   123
        8.12.2 Gesetzliche Rentenversicherung   123
                *Einschätzung der Leistungsfähigkeit   124*
        8.12.3 Schwerbehindertenrecht   125
        8.12.4 Gesetzliche Unfallversicherung   126
        8.12.5 Haftpflichtversicherung   126
        8.12.6 Private Berufsunfähigkeits- und Berufsunfähigkeitszusatzversicherung (BUZ)   127
8.13 Schlussfolgerung   127

Seit mehr als 30 Jahren wurde besonders von Orthopäden, Rheumatologen und Internisten immer häufiger die Krankheitsbezeichnung „Fibromyalgie" verwandt, als vermeintlich eigenständige Krankheitsentität angesehen und gewann damit auch für die Begutachtung an Bedeutung.

Es handelt sich um ein ausgesprochen umstrittenes und hinsichtlich Ätiologie und Therapie weitgehend ungeklärtes Krankheitsbild. Als Gutachter gewinnt man den Eindruck, dass mit diesem Terminus oft die Hilflosigkeit gegenüber funktionellen Störungen und die Scheu der behandelnden Ärzte, offen eine mögliche Psychogenese anzusprechen, verdeckt werden soll. Es besteht jedenfalls eine deutliche Diskrepanz zwischen Art und Ausmaß des geklagten Beschwerdebildes und der fehlenden Objektivierbarkeit.

Manche Ärzte betrachten die Fibromyalgie ausdrücklich als körperliche und nicht als psychische Erkrankung, andere vertreten eine konträre Auffassung und sehen sie als Verlegenheitsdiagnose an bzw. halten den Begriff für ganz entbehrlich. Die Probleme, die vor diesem Hintergrund bei der gutachtlichen Beurteilung zu erwarten sind, liegen auf der Hand.

Schmerzsymptome stehen ohnehin in der Symptompräsentation unserer Zeit ganz im Vordergrund, gefolgt von Müdigkeit und Erschöpfung, wobei bei den Schmerzsymptomen nur in 1 bis 5 % der Fälle eine organische Ursache gefunden werden konnte (Csef).

## 8.1 Terminologie

Der Begriff „Fibromyalgie" – in der ICD-10: M 79.0 = „sonstige Krankheiten des Weichteilgewebes, andernorts nicht klassifiziert" im Kapitel „Krankheiten des Muskel-Skelett-Systems und des Bindegewebes" – wurde von Hench 1976 eingeführt und von Yunus et al. ab 1981 diagnostisch weiter definiert. Er ersetzt die früheren Begriffe „Fibrositis" (nach Gowers 1904) der angloamerikanischen Literatur und „generalisierte Tendomyopathie" (nach Müller 1971), „polytope Insertionstendopathie" (nach Mathies 1975) und „Weichteilrheumatismus" im deutschsprachigen Raum. Wolfe F. et al. beschrieben 1990 für das American College of Rheumatology Diagnosekriterien, die er 2003 selbst ausdrücklich zurückzog und als „mistake", d.h. als Irrtum bezeichnete. Er formulierte in seinem Editorial „Stop Using the American College of Rheumatology Criteria in the Clinic" und „Perhaps tender points, as the essential criterion, was a mistake", denn „The harder you press (the more you believe?), the more fibromyalgia you find"! „The lawyers and disability agencies think tender points equate with disability", daher „But let us stop using the ACR criteria in the clinic and let's stop using them in medical reports"! Es gibt wohl keine klarere Aussage zur Wertigkeit dieser Diagnosekriterien als die des ursprünglichen Autors. In der Wissenschaftsgeschichte ist dieser Rückzug aus früheren eigenen Postulaten wohl einmalig. Trotzdem werden diese Vorstellungen immer noch – auch in Rheumakliniken vertreten. Egle nahm 2006 zu den Vorstellungen der „Fibromyalgie-Patienten" sehr dezidiert Stellung: „Leider werden sie darin von Vertretern einiger darauf spezialisierten rheumatologischen Fachkliniken bestärkt, welche aufgrund wirtschaftlicher Interessen einer im weitesten Sinne rheumatologischen Verursachung der Beschwerden nicht klar genug entgegen treten"

Diese Bezeichnungen suggerierten teils pathophysiologische Zusammenhänge, die nicht bewiesen waren, teils waren sie rein beschreibend. Eine Entzündung, wie die veraltete Bezeichnung „Fibrositis" nahe legte, besteht nicht. Es wurde in den ACR-Kriterien von einer chronischen generalisierten Schmerzerkrankung ausgegangen, die mit

- einer polytopen Schmerzhaftigkeit des Bewegungsapparates im Sinne des „wide spread pain",
- an typischer Stelle lokalisierten Druckschmerzpunkten, den sogenannten „tender points", und
- multiplen vegetativen funktionellen Störungen sowie
- psychischen Auffälligkeiten verknüpft ist.

Von der Fibromyalgie abzugrenzen ist grundsätzlich – allerdings mit breiten Überschneidungen – das **„myofasziale Schmerzsyndrom"**. Darunter werden alle Schmerzsyndrome des Bewegungsapparates verstanden, die ihren Ursprung außerhalb der Gelenkkapsel und des Periosts haben und die auch nicht auf eine manifeste Muskelerkrankung im Rahmen einer entzündlich-rheumatischen oder neurologischen Systemerkrankung zurückzuführen sind.

> **!** Beim myofaszialen Schmerzsyndrom finden sich „trigger points", die einer palpablen (!) Muskelverhärtung – überwiegend im Bauch eines Extremitätenmuskels – entsprechen und denen meist eine segmentale, mutmaßlich durch spinale Reflexmechanismen erzeugte Überkontraktion von Muskelfaserbündeln zugrunde liegt.
> Bei den „tender points" der Fibromyalgie dagegen handelt es sich um schmerzhafte Stellen in der Nähe eines Sehnenansatzes, die **nicht** durch einen abnormen Palpationsbefund gekennzeichnet sind.

Hinsichtlich der ICD-10-Klassifikation ist zu berücksichtigen, dass es sich dabei grundsätzlich nicht unbedingt um eigenständige Krankheiten, sondern um diagnostische Kriterien zu besseren Verständigung untereinander handelt (Szasz). Die Tatsache der Vergabe einer ICD-Nummer wie M 79.0 besagt nichts über das Vorliegen einer abgrenzbaren Krankheitsentität.

Da das Beschwerdebild somit durch einen Symptomkomplex definiert wird, ist der Terminus „Fibromyalgiesyndrom" angemessener als der Begriff „Fibromyalgie", der ein distinktes, überwiegend rheumatisches Krankheitsbild nahelegte, was nicht zutrifft.

## 8.2 Beschwerdebild

Neben den **ausgedehnten Schmerzen** („Schmerzen überall, alles tut weh"), besonders den obligatorischen Rückenschmerzen, wird eine Fülle weiterer Befindlichkeitsstörungen angegeben. Dazu gehören vor allem Beschwerden in Armen und Beinen, die – verstärkt nach körperlichen Belastungen –, insbesondere an den Muskelansätzen, aber nicht nur dort, auftreten. Ebenso werden Schlafstörungen geklagt, die mit dem Gefühl einhergehen, morgens nicht ausgeschlafen und erholt zu sein („non-restorative-sleep"), häufig auch allgemeine Müdigkeit und rasche Erschöpfbarkeit. Ein enger Zusammenhang mit dem „Chronic-Fatigue-Syndrom" wird diskutiert.

Angst, Depressionen, aber vor allem eine Fülle vegetativer und **funktioneller Beschwerden** wie
- Kopfschmerzen,
- funktionelle Atembeschwerden,
- respiratorische Arrhythmie,
- nicht organisch bedingte kardiale Beschwerden,
- Dysurie,
- Dysmenorrhöe,
- Parästhesien,
- Tremor,
- Globusgefühl,
- Darmstörungen, insbesondere im Sinne des „Colon irritabile",
- auch kalte Akren oder Hyperhydrosis überwiegend der Hände,
- trockener Mund,
- Dermographismus mit auffallender Rötung nach Palpation,
- orthostatische Beschwerden

und viele andere mehr werden oft gleichzeitig geklagt. Gerade dieses weite Spektrum zusätzlicher vegetativer und psychischer Beschwerden macht die Diagnose so schillernd und erschwert eine klare diagnostische Zuordnung.

## 8.3 Diagnostische Kriterien

Die diagnostischen Kriterien des American College of Rheumatology (ACR) 1990 (zitiert nach Wolfe et al. 1990) waren rein deskriptiv und beschränkten sich auf zwei Kardinalsymptome: ausgebreitet persistierende Schmerzen bzw. Schmerzregionen unter Einschluss der Wirbelsäule und das Vorliegen von mindestens 11 von 18 definierten „tender points", d. h. lokalen subjektiven Druckschmerzpunkten.

Als ausgebreitete Schmerzen („wide spread pain") wurden Schmerzen der ganzen rechten und/oder linken bzw. oberen und/oder unteren Körperhälfte definiert, wobei eine mindestens dreimonatige Dauer der Beschwerden gefordert wurde. Dazu kamen vielfältige, diffusen, vegetativ geprägte Organbeschwerden unterschiedlicher Art.

Die internationale Festlegung auf einen standardisierten Fingerdruck von 4 kp/cm2 zur Schmerzauslösung pro Druckpunkt oder die Verwendung eines Dolorimeters war eher pseudo-objektiv und in der Begutachtungssituation wenig hilfreich. Letztlich waren die Druckpunkte von jeher wenig valide und nicht reliabel und damit diagnostisch nicht weiterführend.

> ! Die Fibromyalgie betrifft überwiegend Frauen im mittleren Lebensalter und sie war bisher diagnostisch durch mehr als drei Monate anhaltende Schmerzen in ausgedehnten Körperregionen bei Druckschmerzhaftigkeit von mindestens 11 der 18 definierten „tender points" sowie durch vielfältige weitere Befindlichkeitsstörungen und Organbeschwerden gekennzeichnet. Ein objektivierbares organisches Substrat mit klinischen, radiologischen oder laborchemischen Normabweichungen existiert bis heute nicht.

Grundsätzlich ist die Fibromyalgie zunächst eine **Ausschlussdiagnose** mit einem Negativkatalog technischer Untersuchungsbefunde. Der Ausschluss einer organisch fassbaren Erkrankung ist in jedem Fall sorgfältig zu führen. Es ist unzureichend, sich allein auf die subjektiven Angaben des Betroffenen zu verlassen, ohne eine eingehende umfassende Diagnostik auf verschiedenen Fachgebieten veranlasst zu haben. Auszuschließen sind vor allem entzündlich-rheumatische Erkrankungen, Wirbelsäulenprozesse mit radikulärer Symptomatik, muskuläre Systemerkrankungen, Myositiden oder Kollagenosen.

Ein „sekundäres Fibromyalgiesyndrom" abzugrenzen erscheint wenig sinnvoll. Es gibt eine Fülle von Krankheitsbildern, die mit weit ausgebreiteten Schmerzen, Müdigkeit und Schlafstörungen einhergehen und eindeutig organisch objektivierbar sind.

In der Begutachtungspraxis erscheinen die Probanden allerdings oft überdiagnostiziert und bringen meist stapelweise Röntgenbilder und Laborbefunde mit, die entweder ohne pathologischen Befund sind oder die geklagten Beschwerden nicht erklären.

S3-Leitlinie zum FMS

In der S3-Leitlinie finden sich einige grundsätzliche Aussagen, die auch für die Begutachtung von Bedeutung sind: Für die meisten Betroffenen mit Ganzkörperschmerz finden sich keine spezifischen somatischen Krankheitsursachen. Positive „tender points" sind allenfalls Marker von Distress, sie haben keine diagnostische Bedeutung mehr. Kernsymptome des FMS sind „chronic widespread pain", also chronische Schmerzen in mehreren Körperregionen, Schlafstörungen bzw. nichterholsamer Schlaf und Müdigkeit bzw. Erschöpfungsneigung. Das FMS kann durch das Fehlen eines objektivierbaren organischen Substrats als funktionelles Syndrom klassifiziert werden. Es bestehen breite Überschneidungen mit der anhaltenden somatoformen Schmerzstörung (F 45.4) und der chronischen Schmerzstörung mit psychischen und somatischen Faktoren

(F 45.41), wobei in der S3-Leitlinie Wert darauf gelegt wird, das FMS nicht pauschal damit gleichzusetzen. Trotz der hohen Komorbidität mit Depressionen sei FMS auch nicht als depressive Störung zu klassifizieren. Eine allgemein anerkannte Schweregradeinteilung existiert nicht. Es wird aber der Versuch gemacht, leichtere von schwereren Verläufen abzugrenzen. Erst bei Hinweisen auf eine vermehrte seelische Symptombelastung wird eine psychiatrisch-psychotherapeutische Abklärung empfohlen. Dies verwundert, da eine hohe Komorbidität mit seelischen Störungen besteht, die letztlich auch entscheidend die Leistungsfähigkeit beeinträchtigen. Die S3-Leitlinie listet eine Fülle von Krankheitsbildern auf, die nicht oder allenfalls inkonsistent als Ursache zu diskutieren sind, relevant sind in diesem Zusammenhang u. a. Borreliose, HWS-Schleudertrauma, hormonelle Störungen u. a. Das FMS sei wahrscheinlich die Endstrecke verschiedener ätiopathogenetischer Faktoren und pathophysiologischer Mechanismen. Die Entwicklung eines FMS sei mit körperlicher Misshandlung und sexuellem Missbrauch in Kindheit und Erwachsenenalter assoziiert, dem ist voll zuzustimmen. Merkwürdig ist dann allerdings die äußerst zurückhaltende Empfehlung einer psychiatrischen Abklärung und Behandlung. Kritisch anzumerken ist, dass die S3-Leitlinie zwar immer wieder zurecht seelische Faktoren anklingen lässt, trotzdem darauf beharrt, dass keine seelische Ursache vorliege, ohne eine andere Erklärung zu belegen. Eine hier zweifellos gerade bei der Begutachtung dringend erforderliche psychiatrische Abklärung und Behandlung wird nur marginal erwähnt. Entsprechende Einwände dagegen wurden publiziert (Widder et al. 2009).

## 8.4 Epidemiologie

Frauen sind wesentlich häufiger betroffen als Männer, sie überwiegen nach Keel im Verhältnis 85 zu 15 %. Die Angaben zur Häufigkeit dieses Beschwerdebildes sind sehr unterschiedlich.
Der Beginn der Erkrankung liegt meist um das 35. Lebensjahr, der Häufigkeitsgipfel im Zeitraum des Klimakteriums. Ein Beginn nach dem 60. Lebensjahr wird als selten angesehen.
Nach der S3-Leitlinie liegt die Punktprävalenz des FMS in Deutschland bei 3,5 %.

## 8.5 Körperliche Befunde

Bei der Fibromyalgie lassen sich keine objektivierbaren Befunde erheben, weder klinisch, laborchemisch noch radiologisch. Auch EEG, EMG und die übrige neurophysiologische Diagnostik ergeben keine Normabweichungen. Die Diagnose stützt sich ausschließlich auf die oben angeführten subjektiven Beschwerden wie den Ganzkörperschmerz, den nicht erholsamen Schlaf und häufige Müdigkeit. In der früheren Fassung der ACR-Kriterien wurde großer Wert auf die schmerzhaften Druckpunkte gelegt und gelegentlich werden sie auch heute noch von Gutachtern beschrieben, weshalb sie hier noch einmal angeführt werden.

### Schmerzhafte Druckpunkte

Diese „**tender points**" waren rein empirisch gefundene Bezugspunkte auf der Körperoberfläche. Sie fanden sich bei der digitalen Palpation jeweils bilateral
kranial und kaudal okzipital (Ansätze der subokzipitalen Muskeln und der Querfortsätze der HWK 5–7),

- M. trapezius (in Schultermitte),
- M. supraspinatus (oberhalb der Spina scapulae),
- Knorpel-Knochen-Grenze der zweiten Rippe,
- 2 cm distal des Epicondylus lateralis,
- gluteal am oberen äußeren Quadranten,
- am Trochanter major,
- am Knie proximal und medial des Gelenkspaltes,

wobei der auszuübende Druck bei 4 kp/cm2 liegen sollte.

In der Praxis – vor allem bei der Begutachtung – fanden sich aber außerordentlich häufig Patienten mit FMS, die nahezu „überall" Druckschmerz angeben und keinesfalls nur an den „tender points". Als Grund dafür wurde eine allgemein reduzierte Schmerztoleranz bzw. erniedrigte Schmerzschwelle diskutiert. Nicht selten allerdings werden bei der Palpation bei Ablenkung des Probanden keinerlei Schmerzen geäußert.

Die Stirnmitte galt als typischer negativer Kontrollpunkt. In der Begutachtungssituation wird jedoch nicht selten auch dieser Punkt als druckschmerzhaft angegeben.

Damit wurde die praktische Bedeutung dieses Diagnosekriteriums von jeher erheblich relativiert – es wirkte nur scheinbar präzise. Zwar wurden vereinzelt Muskelveränderungen unterschiedlicher Art beschrieben, auch Störungen der Mikrozirkulation an den Druckpunkten, jedoch handelte es sich insgesamt um unspezifische und wenig reproduzierbare Einzelbefunde. Manche Experten sehen als charakteristisch an, dass die Beschwerden häufig in der Freizeit, bei Ablenkung und im Urlaub besser werden, oft sogar verschwinden, aber dies wird von anderen Autoren auch wieder in Abrede gestellt.

## Subjektive Muskelschwäche

Die subjektive Angabe einer „Schwäche" der Muskulatur hat sich nicht objektivieren lassen, sie rührt eher von einer wohl schmerzbedingten submaximalen Willkürinnervation her. Eine Verringerung der Muskelmasse findet sich nicht. Die Bereitschaft zu körperlichen Leistungen ist jedoch vermindert, da auch jede Anstrengung belastender als sonst und schließlich sogar schmerzhaft empfunden wird. In diesem Rahmen ist auch die immer wieder beschriebene verminderte Ausdauerleistungsfähigkeit zu sehen.

Die Muskulatur erfährt ebenso wenig wie die inneren Organe eine nachweisbare Funktionseinschränkung. Lediglich längere Schonung kann zu einer Inaktivitätsatrophie führen. Der klinische Befund ist grundsätzlich unauffällig.

## 8.6 Ätiologische Konzepte auf somatischer Basis

Als „Weichteilrheumatismus" bezeichnete man in früheren Jahren die Gesamtheit aller Erkrankungen der Muskeln, der Sehnen, der Faszien und des periartikulären Gewebes, selbst Neuropathien wurden mit einbezogen. Als Kriterium galt das Fehlen der typischen rheumatischen Veränderungen.

Abzugrenzen sind auch heute noch histologisch und laborchemisch definierbare entzündliche Weichteilerkrankungen im Rahmen von Kollagenosen sowie bei chronischer Polyarthritis, außerdem Erkrankungen wie Polymyalgia rheumatica oder Periarthropathia humeroscapularis, selbstverständlich auch morphologisch fassbare Gelenk- und Wirbelsäulenerkrankungen und eindeutige nervale Läsionen. Es verblieb aber eine beträchtliche Zahl von Patienten, die weder bei den Laboruntersuchungen noch radiologisch irgendwelche Normabweichungen zeigten. Gerade sie klagten häufig am ausgeprägtesten und am hartnäckigsten über Schmerzen, weshalb psychosomatische Überlegungen frühzeitig in die Betrachtung dieser Varianten rheumatischer Erkrankungen einbezogen wurden.

### Störung der Schmerzschwelle

Somatisch orientierte Autoren gingen davon aus, dass eine zentral-nervös bedingte Schmerzschwellenstörung, möglicherweise in Kombination mit einer Regulationsstörung der Muskelspannung, die Ursache der großflächigen Schmerzen beim FMS sein könnte. Einer „muskulären Dysbalance" wird von manchen Autoren eine wesentliche Rolle zugeschrieben.

Beschrieben wird eine Erniedrigung von Serotonin im Serum und im Liquor bei gleichzeitiger Erhöhung von Substanz P im Liquor, dies ist unspezifisch. Diskutiert wird eine Dysregulation mit „Sollwertverstellung" der Hypothalamus-Hypophysen-Nebennierenachse im Sinne einer chronischen neuroendokrinen Stressreaktion. Die lokale Druckdolenz der „tender points" ließe sich damit überhaupt nicht erklären. Einzelne Laborabweichungen im Bereich des Immunsystems sind ebenfalls unklar und unspezifisch.

Die erwähnten Laborveränderungen finden sich auch bei Patienten mit chronischen Kreuzschmerzen, anderen chronischen Schmerzen und bei Depressionen, sind also keineswegs für FMS typisch.

Chronifizierungsprozessen unterschiedlicher Art einschließlich eines „Schmerzgedächtnisses" kommt im weiteren Krankheitsverlauf zweifellos Bedeutung zu. Allerdings wird immer wieder darauf verwiesen, dass ganz ähnliche Befunde mit gestörter Neurotransmitter-Balance im Serotoninstoffwechsel einschließlich erhöhter Substanz P im Liquor bei Depressionen gefunden werden, was wiederum die Nähe zu affektiven Störungen beweisen würde. Psychophysiologische Einzelbefunde wie Störungen des non-REM-Schlafes wurden mitgeteilt. Eine genetische Disposition wird schließlich ebenfalls diskutiert.

In neuester Zeit hat sich die Umweltmedizin dieses Themas angenommen und postuliert Zusammenhänge mit Umwelteinflüssen, die aber bisher ebenso wenig allgemein akzeptiert werden bzw. nachprüfbar sind.

Eine CK-Erhöhung ist mit der Diagnose eines FMS nicht zu vereinbaren und bedarf unbedingt weiterer Abklärung.

Zur Vermeidung einer somatischen Fixierung – die oft genug von Hausärzten sowie Orthopäden und Rheumatologen gefördert wird – sind technische Zusatzuntersuchungen zum Ausschluss einer organischen Erkrankung streng zu indizieren. Frühzeitig sollte dagegen ein Psychiater hinzugezogen werden.

## 8.7 Psychosomatische Erwägungen

! Typisch für das FMS sind ausgeprägte vegetative Begleitsymptome, wobei innere Organe am Beschwerdebild erheblich beteiligt sind und eine häufige psychische Komorbidität mit Angst und Depression vorliegt. Daher liegt es nahe, die FMS zu den funktionellen bzw. psychosomatischen Störungen zu rechnen.

## Die „Pain-prone"-Persönlichkeit

George L. Engel beschrieb 1959 den „Pain prone"-Patienten, d. h. einen Menschen, der die Bereitschaft aufweist, unter chronischen Schmerzen zu leiden. Nach Engels klinischen Beobachtungen wiederholten sich bei bestimmten Schmerzpatienten spezifische Erfahrungen wie belastende Lebenssituationen in der Biografie, die ihm als Prädiktoren für ein späteres chronisches Schmerzsyndrom erschienen. Ein länger bestehendes Muster von psychosozialem Stress in der Kindheit, z. B. bei Ehekonflikten der Eltern, wurde als entscheidend angesehen. Bezüge zum Modell-Lernen und zu Konversionssymptomen wurden hergestellt.

> ! Übereinstimmung besteht dahingehend, dass keine adäquate organische Schmerzursache vorhanden ist, die Beschwerdeschilderung sehr affektbeladen erfolgt und dem subjektiven Körperschema des Patienten und nicht den anatomischen Gegebenheiten entspricht.

## Psychische Auffälligkeiten

Am Vorliegen einer oft recht ausgeprägten vegetativen Begleitsymptomatik mit Beteiligung anderer Organe und an den häufigen psychischen Auffälligkeiten wie Angst und Depression beim FMS besteht allgemein kein Zweifel. Gerade Depressionen sind außerordentlich oft damit vergesellschaftet und werden von manchen Ärzten gar als obligat angesehen. Ähnliches gilt für eine vorbestehende, lang anhaltende psychosoziale Dauerbelastung. Eine Reihe von Autoren betrachtet das FMS daher als primär seelische Erkrankung – im Gegensatz zu den somatisch orientierten Wissenschaftlern, die einen dazu völlig konträren Standpunkt vertreten.

> ! Angst und Depression stellen häufige Komorbiditäten bei der Fibromyalgie dar.

Tatsächlich erfolgt die Symptomschilderung oft diffus, gleichzeitig aber auch ausufernd übergenau, besonders bei Darstellung der bisherigen „Patientenkarriere". Geht man von den organisch nicht begründbaren Schmerzen aus und berücksichtigt man weiter die begleitenden Befindlichkeitsstörungen wie
- beeinträchtigten und wenig erholsamen Schlaf,
- Müdigkeit tagsüber, aber auch
- diverse weitere Beschwerden wie morgendliches subjektives Steifigkeitsgefühl der Gelenke, chronische Kopfschmerzen, funktionelle Darmbeschwerden und andere,

so drängt sich die Ähnlichkeit mit einer somatisierten Depression bzw. einer Somatisierungsstörung auf. Dies umso mehr, als sich die definitionsgemäß ausgedehnten Schmerzregionen einem organischen Substrat eben nicht befriedigend zuordnen lassen. Viele psychiatrisch orientierte Autoren diskutieren das FMS daher als Variante einer depressiven Erkrankung bzw. als Störung aus dem affektiven Formenkreis.

Dagegen wird eingewandt, dass die Schmerzen bei larvierter Depression im Allgemeinen eine andere Lokalisation aufweisen und eher im Bereich von „Herz, Kopf, Bauch" empfunden werden. Auch lehrt die Erfahrung, dass eine rein psychiatrisch-psychotherapeutische Behandlung oft auch nur geringe Erfolge zeigt. Allerdings wird von den Betroffenen eine psychogene Ursache mehrheitlich abgelehnt.

### Psychodynamische Erklärungsmodelle

Nicht zu übersehen ist der auffällig hohe Anteil von Patientinnen, bei denen die subjektiven Beschwerden zum Zeitpunkt kritischer Lebensereignisse, sog. Schwellensituationen, aufgetreten sind. Bei der Begutachtung finden sich solche außerordentlich häufig in der Vorgeschichte. Bedauerlicherweise wird dann meist die erforderliche psychiatrisch-psychotherapeutische Behandlung aufgrund des somatischen Krankheitskonzepts der behandelnden Ärzte, welches die Betroffenen bereitwillig übernehmen, nicht veranlasst oder nicht durchgeführt. Dadurch wird dem Patienten Schaden zugefügt.

Ebenso kontrovers sind die Meinungen, ob die seelische Störung als Ursache oder als Folge des chronischen Schmerzsyndroms anzusehen sei. Eine unmittelbare kausale Verknüpfung von FMS und Depression gilt als nicht hinreichend belegbar. Auch das Konzept eines psychovegetativen Spannungszustands als gemeinsamer Nenner des bunten Beschwerdebildes wurde vorgestellt. Von anderer Seite wurde die Symptomatik psychodynamisch als Konversionsneurose in dem Sinne gedeutet, dass „die Muskeln stellvertretend für den Patienten schreien" (Ahrens 1987). Weitere psychodynamische Erklärungsmodelle werden diskutiert.

In diesem Rahmen muss immer auch ein möglicher primärer oder ein noch augenfälligerer sekundärer Krankheitsgewinn berücksichtigt werden mit Entpflichtung im Alltagsleben, vermehrter Zuwendung durch die Umgebung bis hin zu sozialen und finanziellen Vorteilen. Das Verhalten des Partners spielt dabei manchmal eine nicht zu unterschätzende Rolle. Ein betont zuwendendes Verhalten von Bezugspersonen wirkt deutlich schmerzverstärkend. Wenn Familienangehörige einen Vorteil aus der Erkrankung erfahren, spricht man von einem tertiären Krankheitsgewinn.

Nach dem Lernmodell sind Schmerzen, die in ähnlicher Form von einem Mitglied der Primärfamilie präsentiert wurden, häufig von Bedeutung, aber auch der in der Kindheit erlernte Umgang mit Schmerzen, der sich wiederum an dem Vorbild der Erwachsenen orientierte.

Eine chronisch gehemmte Aggression kann ebenso eine Rolle spielen wie Selbstüberforderungstendenzen oder eine Alexithymie. Der Krankheitsverlauf mit seinen Bewältigungsstrategien weist nicht selten in diese Richtung. Ein allmählicher Beginn ist häufig, nur selten geht ein akutes körperliches oder psychisches Trauma voraus.

Aus der Erfahrung mit der Begutachtung von Probandinnen mit „FMS" besticht das Konzept von Egle einer gestörten zentralen Stressverarbeitung unter Hinweis auf die nahezu obligat vorgebrachten traumatisierenden Kindheitserlebnisse der Betroffenen.

> ! Kernsymptome des FMS sind der „chronic widespread pain", d.h. der Ganzkörperschmerz, Schlafstörungen bzw. nicht erholsamer Schlaf und Müdigkeit bzw. Erschöpfung, d.h. letztlich ausschließlich subjektive Beschwerden, die sich dem objektiven Nachweis entziehen. Die Untersuchung der „tender points" hat keine Bedeutung mehr.

## 8.8 Arzt-Patienten-Verhältnis

Neben der oft auch durch die behandelnden Ärzte geförderten somatischen Fixierung besteht meist eine schwierige Arzt-Patienten-Beziehung. Die Patienten sind prädestiniert zu häufigem Arztwechsel und suchen dabei Spezialisten unterschiedlicher Fachrichtungen auf („Koryphäenkiller"), besonders, wenn das somatische Krankheitskonzept des Patienten auch nur vorsichtig in Frage gestellt wird.

## Aktuelle Konfliktsituation

Die Erfordernis, vorhandene, unlösbar erscheinende Konfliktsituationen aufzudecken, verlangt Geschick, Fingerspitzengefühl und Zeit seitens des Arztes. Neben der grundsätzlich notwendigen Bereitschaft des Patienten, sich überhaupt zu öffnen, und der des Arztes, die Klagen des Patienten vorurteilsfrei zu akzeptieren und nicht anzuzweifeln, bewährt es sich, verständliche Modelle der psychosomatischen Symptombildung zu verwenden. Nicht selten hört man in der Begutachtungssituation: „Was hat denn meine Kindheit mit meinen jetzigen Schmerzen zu tun?" Ausgehend von geläufigen Termini wie „Stress" und „Überforderung" kann über „innere Anspannung" bis hin zu „schmerzhafter Verkrampfung der Muskeln" dem Patienten ein Erklärungsmodell für die Rolle psychischer Komponenten angeboten werden, was dann den Einstieg in die genauere Konfliktanalyse erleichtert. Auslösende seelische Faktoren lassen sich am ehesten in weiteren ärztlichen Gesprächen eruieren.

Tatsächlich sind häufige, zunächst unlösbar erscheinende Konfliktsituationen ausschlaggebend:
- psychische und körperliche Überforderung,
- Angst, mit einer Situation nicht fertig zu werden,
- Unzufriedenheit im beruflichen und privaten Bereich,
- Schwierigkeiten in einer Partnerbeziehung,
- Probleme mit einer Person in der Verwandtschaft oder am Arbeitsplatz, unter denen der Betroffene leidet,
- Verlustsituationen, Entwurzelung,
- Schockerlebnisse und
- Enttäuschungen, auch solche in der frühen Vorgeschichte.

Gerade Trennungssituationen, Verlust eines Elternteils sowie eine schon in Kindheit und Jugend auffallende, übermäßige Schmerzwahrnehmung spielen eine Rolle. Die Erhellung der aktuellen Lebenssituation zum Zeitpunkt des Auftretens der Symptomatik ist dann ganz entscheidend, um zu einem Verständnis der Funktion des chronischen Schmerzes zu kommen.

Der Erhebung der **biografischen Anamnese** kommt somit besonderer Stellenwert zu. Die Bedeutung frühkindlicher Traumatisierungen, sexuellen Missbrauchs, körperlicher Misshandlungen und emotionaler Vernachlässigung für die Entstehung chronischer Schmerzsyndrome ist allgemein anerkannt. Gerade belastende traumatische Kindheitserfahrungen, mangelnde Zuwendung oder eine unvollständige Familie, aber auch übermäßig erlebte Strenge gelten allgemein als Risikofaktoren für chronische Schmerzerkrankungen. Nach sexuellem Missbrauch in der Kindheit kommt ein FMS ausgesprochen häufig vor und soll auch schwer wiegender verlaufen als ohne entsprechendes psychisches Trauma. Ein solcher oder auch Gewalterfahrung wird bei etwa zwei Drittel der Betroffenen gefunden (Conrad).

## Persönlichkeitsstruktur

Die Persönlichkeitsstruktur erweist sich oft als zwanghaft und perfektionistisch mit depressiven, hypochondrischen und hysterischen, aber auch fordernden Zügen, ausgeprägtem Gerechtigkeitsgefühl, Ehrgeiz, sozialem Engagement sowie gleichzeitig geringem Selbstwertgefühl.

Ein Ambivalenzkonflikt zwischen Fremd- und Selbstbeherrschung einerseits und dienend-aufopfernder Haltung andererseits wird beschrieben (Uexküll 1996). Dieser soll zu einer chronisch gehemmten Aggressivität führen, die sich wiederum in gesteigertem Muskeltonus äußert, dem psycho-physiologischen Äquivalent des FMS.

Allgemein gelten die typischen Persönlichkeitsmerkmale, wie sie auch für andere Patienten mit psychosomatischen Störungen charakteristisch sind:
- Konfliktleugnung mit Ablehnung anderer Probleme außer den körperlichen Symptomen,
- Alexithymie mit der Unfähigkeit, auch unangenehme Gefühle wahrzunehmen,
- Perfektionismus mit dem Bestreben, es allen recht machen zu wollen,
- Angst vor Abhängigkeit mit einer forcierten Selbstständigkeit,
- Unfähigkeit, etwas zu genießen.

Fibromyalgie-Patienten zeichnen sich allerdings durch besonders intensive Klagen hinsichtlich Intensität, Ausdehnung und Vielfalt der Beschwerden aus.

Das bio-psycho-soziale Krankheitsmodell wird diesem Beschwerdebild möglicherweise am ehesten gerecht. Die biografische Anamnese ist hier das entscheidende „Untersuchungsinstrument".

Die eine körperliche Erkrankung suggerierende Bezeichnung „Fibromyalgie" dient den Betroffenen zur Abwehr der Erfordernis, sich mit seelischen Konflikten auseinander setzen zu müssen, aber auch der Familie gegenüber, um „das Gesicht zu wahren" und seelische Probleme nicht eingestehen zu müssen. Dementsprechend nehmen sie die Diagnose, der eine organische Genese zugrunde zu liegen scheint, bereitwillig auf und empfinden die meist viel zu spät erfolgende Überweisung zur psychotherapeutischen Behandlung als Kränkung. Eine Psychotherapie lehnen sie ab und hegen den Verdacht, man glaube ihnen die Schmerzen nicht.

## 8.9 Problematik der ätiologischen Zuordnung

Als behandelnder Arzt in der Praxis und als Gutachter sieht man immer wieder sehr unterschiedliche Aspekte der möglichen ätiologischen Überlegungen. Unter den überwiegend betroffenen Frauen gibt es Patientinnen, die eine Fülle von neurose-relevanten Lebensereignissen in ihrer Biografie aufweisen, beginnend mit dem Verlust eines Elternteils, frühkindlicher Deprivation, sexuellem Missbrauch in der Kindheit, später dann belastende „life events" mit Partnerschaftsproblematik, gescheiterten Ehen, prügelnden Alkoholikern als Ehemännern, Schwierigkeiten am Arbeitsplatz mit „Mobbing"-Situation und vieles andere mehr. Hier liegt eine neurotische Entwicklung als Ursache der somatoformen Schmerzstörung auf der Hand.

Gelegentlich sieht man auch völlig blande Biografien, die keinerlei psychodynamisch relevante Belastungen aufweisen und die auch bei sehr eingehender Exploration eine Erklärung unter neurosespezifischen Aspekten nicht zulassen. Es ist dann schwierig, bei fehlendem Organbefund und zugleich fehlenden psychodynamischen Erklärungsmöglichkeiten der Probandin gerecht zu werden.

Drei Kasuistiken aus der Begutachtungspraxis mögen dies veranschaulichen:

> **Kasuistik**
> Frau M. A. ist zum Zeitpunkt der Begutachtung für die DRV 53 Jahre alt. Sie kommt aus einer einfachen Familie, hatte eine behütete Kindheit: als Jüngste von drei Schwestern auf einem Bauernhof aufgewachsen, reichlich Zuwendung von Eltern und Schwestern. Sie hat auch heute noch guten Kontakt zu ihnen. Es lassen sich keinerlei traumatisierende Kindheitserlebnisse eruieren.
> Mit 20 Jahren Heirat, die Ehe ist harmonisch und besteht bis heute, der Ehemann ist verständnisvoll. Mit dem 29-jährigen Sohn gibt es ebenfalls keine Probleme. Beruflich Lehre als Näherin, mit

Ausnahme des Erziehungsurlaubs durchgehend im Beruf verblieben. Die Arbeit habe ihr zugesagt, nie hätte sie Probleme mit Vorgesetzten oder Arbeitskollegen gehabt. Die Untersuchte konnte keine belastende Lebenssituation angeben.

Vor drei Jahren traten plötzlich ohne äußeren Anlass starke Schmerzen im ganzen Körper auf, vor allem in der Wirbelsäule und in den Beinen. Diese erwiesen sich als therapieresistent, auch bestand seitdem abnorme Müdigkeit und Erschöpfbarkeit.

Seit zwei Jahren ist sie arbeitsunfähig krankgeschrieben. Internistisch, orthopädisch und neurologisch besteht ein unauffälliger Organbefund. Diagnose des Orthopäden: „Fibromyalgie".

Bei der Untersuchung sind die „tender points" druckdolent, allerdings auch weitere, diffus verteilte positive Druckpunkte. Psychisch ist die Probandin nicht tiefer gehend depressiv herabgestimmt, sehr sachlich und korrekt bei Exploration und Untersuchung ohne Verdeutlichungstendenzen, lediglich nachvollziehbar beunruhigt durch Zukunftssorgen. Eine eindeutige psychiatrische Diagnose konnte nicht gestellt werden.

## Kasuistik

Frau C. P., zum Zeitpunkt der Begutachtung für die DRV 50 Jahre alt, ist laut Anamnese „immer gesund gewesen". Seit vier Jahren sei sie ständig müde, rasch erschöpft, zunehmende Schmerzen traten erst in Nacken und Armen, dann im ganzen Körper auf und zeigten sich völlig therapieresistent. Internistisch o. B., in der Rheumaklinik objektiv ohne pathologischen Befund, Diagnose: „Fibromyalgie".

Biografie: Die Kindheit war durch die Krebskrankheit der Mutter überschattet, diese starb, als sie 12 Jahre alt war. Mit 14 Jahren zog sie in die Fremde, machte eine Lehre als Köchin. Sie habe guten Kontakt zur Familie des Lehrherrn gehabt und auch später stets „Glück mit Arbeitgebern". Sie habe sich erfolgreich bis zur Küchenleiterin eines Altenheims emporgearbeitet.

Vor fünf Jahren kam es zu einem Wechsel in der Leitung des Hauses, dadurch jüngere Vorgesetzte und Personaleinsparungen. Sie habe plötzlich nichts mehr recht machen können, es seien zunehmende Differenzen aufgetreten, „viel Hektik und Stress". Nun könne sie nicht mehr abschalten, sei gleichzeitig enttäuscht über die mangelnde Anerkennung im Beruf, in dem sie vorher so erfolgreich war.

Der Ehemann sei sehr verständnisvoll und entlaste sie im Haushalt, denn „ich habe ja Fibromyalgie"! Seit zweieinhalb Jahren ist sie arbeitsunfähig krankgeschrieben, nach Aussteuerung durch die Krankenkasse als arbeitslos gemeldet. Bisher erfolgte keine nervenärztliche Behandlung bei somatischem Krankheitskonzept von Hausarzt und Orthopäden bezüglich „Fibromyalgie".

Bei der Untersuchung ergab sich folgender Befund: neurologisch o. B., keine spezielle Druckdolenz der „tender points", anfangs jeder Punkt des Körpers druckdolent, bei Ablenkung keine Schmerzäußerung. Psychisch nicht tiefer gehend depressiv herabgestimmt, völlig auf die somatische Genese der Beschwerden fixiert.

Erst im Rahmen der Begutachtungssituation kann die Untersuchte Zusammenhänge zwischen ihren Beschwerden und der enttäuschenden Arbeitsplatzsituation erkennen. Bisher erfolgte keine Psychotherapie, zeitweilig abends 25 mg Amitriptylin.

Diagnose: anhaltende somatoforme Schmerzstörung (F 45.4) mit deutlichem sekundärem Krankheitsgewinn durch vermehrte Zuwendung des Ehemannes und berufliche Entpflichtung.

## Kasuistik

Frau S. B. ist zum Zeitpunkt der Untersuchung 61 Jahre alt und stammt aus Schlesien. Als Kind hat sie die Vertreibungssituation zu Kriegsende mit entsprechenden Gewalttätigkeiten miterlebt. Der Vater war vermisst, später wurde sie vom alkoholabhängigen und prügelnden Stiefva-

> ter sexuell missbraucht. Es bestanden Schulprobleme, sie war Außenseiterin, Bettnässerin, kaute an den Nägeln. Von der berufstätigen Mutter bekam sie wenig Zeit und Zuwendung, wurde alleine gelassen.
> Mit 18 Jahren flüchtete sie in eine unglückliche Ehe. Der Ehemann ist vom Typ des Stiefvaters, Alkoholiker. Gewalterfahrung in der Ehe. Das erste Kind verstarb unter unklaren Umständen im Kindbett, daraus entwickelten sich Schuldvorwürfe. Nach fünf Jahren war die Ehe gescheitert.
> Spätere Partnerschaften verliefen ebenfalls enttäuschend, stets sei sie ausgenutzt worden. Das zweite Kind, einen Sohn, hat sie – vom Kindsvater verlassen und ohne Unterstützung – allein erzogen. Der Sohn ist jetzt 35 Jahre alt, drogenabhängig, zu ihm besteht wenig Kontakt.
> Sie selbst hat keine eigene Berufsausbildung, arbeitete in wechselnden Tätigkeiten als Fabrikhilfsarbeiterin, Küchenhilfe, Büffetkraft. Seit dem 49. Lebensjahr bestehen zunehmende Schmerzen „überall", jeder Druckpunkt des Körpers ist dolent. Orthopädisch bestehen altersgemäße degenerative Veränderungen der Wirbelsäule und der Gelenke bei therapieresistentem Beschwerdebild, dazu Schlafstörungen und eine allgemeine Leistungsminderung.
> Die Probandin ist völlig auf eine somatische Genese fixiert, Psychotherapie wird abgelehnt. Diagnose des Hausarztes: „Fibromyalgie" und Erklärung als körperliche Erkrankung. Nervenärztliche Diagnose: anhaltende somatoforme Schmerzstörung (F 45.4) bei Dysthymia (F 34.1).

## 8.10 Prognose

Für ein chronisches Schmerzsyndrom gelten allgemein als prognostisch günstig:
- hoher Leidensdruck,
- hohe Therapiemotivation,
- positive Therapieerwartung,
- Aufrechterhaltung der Symptome eher durch negative als durch positive Verstärkung,
- vorhandene psychosoziale Perspektiven,
- Fehlen einer psychiatrischen Begleiterkrankung,
- Akzeptanz der vorgeschlagenen Therapie, des Therapeuten und des vorgesehenen Konzepts,
- nicht zuletzt ein abgeschlossenes Rentenverfahren.

Als ungünstige Faktoren gelten:
- Angst vor einer Veränderung,
- Resignation,
- starke externale Attribuierung,
- ausgeprägter primärer, sekundärer und tertiärer Krankheitsgewinn,
- Aufrechterhaltung der Störung durch positive Verstärker,
- auch schwebendes Rentenverfahren.

Bei länger persistierenden Beschwerden besteht oft trotz intensiver interdisziplinärer therapeutischer Bemühungen – einschließlich stationärer medizinischer Rehabilitationsmaßnahmen – die Tendenz, sich nicht mehr in das Arbeitsleben einzugliedern und damit zur Berentung. Häufig ist dann innerlich der Rückzug aus dem Berufsleben schon vollzogen, berufliche Perspektiven werden nicht mehr gesehen.

Dies wird oft auch von außen induziert: „Mein Hausarzt meint auch, ich muss die Rente bekommen." „Das Arbeitsamt hält mich nicht mehr für vermittelbar." Die Zukunftsperspektiven liegen dann längst im privaten Bereich in der Versorgung der Enkel, im Garten, bei Reisen etc. Rehabilitationsmaßnahmen werden dann nur als störend empfunden und mit der Gewissheit angetreten, „es hilft sowieso nichts".

Organische Fixierung

Der Patient wird durch die Einordnung des FMS als organische Erkrankung weiter in seiner somatischen Fixierung bestärkt. Die dann in großer Zahl erfolgenden körperlichen Behandlungsmaßnahmen bis hin zu operativen Interventionen erweisen sich sehr bald als ineffizient und unterstützen den Patienten in seiner Einschätzung, an einer schweren, „unheilbaren" Erkrankung zu leiden. Damit verbunden sind auch alle sozialmedizinischen Konsequenzen von der Krankschreibung bis hin zur vorzeitigen Berentung.

Gerade der Rentengutachter wird häufig mit den iatrogen fixierten, auf der organischen Schiene festgefahrenen Vorstellungen der Versicherten hinsichtlich einer subjektiven Leistungsinsuffizienz konfrontiert. Sie sind einer Therapie, die die bio-psycho-sozialen Zusammenhänge berücksichtigt, nicht mehr zugänglich. Die eine einseitig organische Bedingtheit suggerierende Diagnose „Fibromyalgiesyndrom", die letztlich auf Deutsch nur „Faser-Muskel-Schmerz" bedeutet, ist diesbezüglich ausgesprochen kontraproduktiv.

## 8.11 Therapeutischer Exkurs

Ebenso vielfältig wie die diagnostische Zuordnung erwiesen sich auch die Therapieempfehlungen in der Vergangenheit. Es sollen hier die therapeutischen Aspekte der S3-Leitlinie wiedergegeben werden, die nach der Literatur gut evaluiert erscheinen. Grundsätzlich sollte der Patient darauf hingewiesen werden, dass seinen Beschwerden keine organische Krankheit im Sinne einer distinkten rheumatischen Erkrankung, sondern eine funktionelle Störung zugrunde liegt. Eine Information über die Ungefährlichkeit der Beschwerden sollte erfolgen und die Notwendigkeit, durch eigene Aktivitäten die Beschwerden zu lindern sollte betont werden. Angemessene körperliche und psychosoziale Aktivierung steht ganz im Vordergrund. Empfohlen werde Ausdauer-, Kraft- und Funktionstraining, Thermalbäder, evtl. Dehnungs- und Flexibilitätstraining. Nicht empfohlen werden Massagen, Chirotherapie, hyperbare Sauerstofftherapie, Kältekammern, Laser- und Magnetfeldtherapie u. a., eine „operative Quadrantenintervention mit mikrochirurgischer Lösung von Verklebungen" sollte keinesfalls durchgeführt werden.

Die medikamentösen Möglichkeiten sind begrenzt. Empfohlen wird seit Jahren das Antidepressivum Amitriptylin. Offen ist die Empfehlung von Duloxetin, Pregabalin, SSRI. Nicht empfohlen werden Kortison, Muskelrelaxantien, nicht-steroidale Antirheumatika, Anxiolytika, Hormone, Interferone, starke Opioide, Cannabinoide, auch nicht Flupirtin. Für ASS, Paracetamol, Metamizol und schwache Opioide wird weder eine positive noch eine negative Empfehlung ausgesprochen. Zeitlich befristete Akupunktur könne erwogen werden, Homöopathie solle nicht eingesetzt werden.

Einer grundsätzlich indizierten psychotherapeutischen Behandlung oder Untersuchung durch einen Psychiater stehen die Betroffenen mit ihrem ausgesprochen somatischen Krankheitskonzept – oft unterstützt durch die Selbsthilfegruppen – meist ablehnend gegenüber. Die S3-Leitlinie empfiehlt Entspannungsverfahren und kognitive Verhaltenstherapie nur in Kombination mit aerobem Training, nicht als Monotherapie. Eine Psychotherapie wird dort nur bei maladaptiver Krankheitsbewältigung und nicht als Monotherapie, nur in Kombination mit aerobem Training empfohlen.

Als allgemeines Therapieziel kann allerdings nur gelten, mit dem Schmerz besser leben zu können, ohne Schmerzfreiheit zu versprechen.

## 8.12 Gutachtliche Beurteilung

Der Gutachter steht im Spannungsfeld zwischen den manchmal aggressiv fordernden und durch Selbsthilfegruppen darin bestärkten Antragstellern und den fehlenden objektiven Befunden einer wenig fassbaren Erkrankung. Die Betroffenen fühlen sich durch die Erfordernis der Begutachtung oft als Simulanten bzw. „Rentenjäger" diskriminiert, zumal sie diese Einschätzung oft schon davor erfahren haben. Diese Ansicht beruht darauf, dass bei den früheren Untersuchungen von den zahlreichen konsultierten Ärzten keine somatischen Ursachen gefunden, den Betroffenen aber auch psychosomatische Zusammenhänge nicht aufgezeigt wurden, sodass sie sich häufig mit ihren Beschwerden allein gelassen fühlen. Gleichzeitig erfolgte meist schon eine langfristige Krankschreibung bei polypragmatischer und frustraner Therapie.

### 8.12.1 Gesetzliche Krankenversicherung

Die Arbeitsunfähigkeit hat sich oft schon lange vor der Begutachtung durch eine Reihe von Faktoren fixiert. Zunächst verharren die Betroffenen in den alten Verhaltensmustern ungünstiger Bewegungsabläufe und psychosozialer Belastungen, ohne dass eine adäquate Behandlung zu Beginn des Beschwerdebildes erfolgte. Die somatische Therapie erweist sich in aller Regel als wenig hilfreich. Dann kommt es zunehmend zu Inaktivität und Rückzug, wobei in Frühstadien der Erkrankung gerade das Gegenteil als therapeutisch hilfreich angesehen wird. Die Folge ist verständlicherweise die Entwicklung von Depressivität, was wiederum die Rückzugstendenzen verstärkt, woraus eine zunehmende Neurotisierung resultiert.

Wegen großzügiger, meist auf Wunsch des Patienten erfolgender Krankschreibung durch die behandelnden Ärzte kommt es dann meist zum Verlust des Arbeitsplatzes, der zwar durch Kranken- oder Arbeitslosengeld kompensiert wird, jedoch zur Bestätigung der Krankenrolle führt. Die für den Betroffenen logische Konsequenz kann dann nur noch der Rentenantrag sein.

Die bei Nichtanerkennung folgenden langwierigen Rechtsstreitigkeiten fixieren meist zusätzlich die subjektiv empfundene Leistungsminderung, worin die Antragsteller oft von verschiedenen Institutionen, vom Hausarzt, aufgrund der langen Fehlzeiten auch vom Arbeitgeber – falls noch vorhanden, nicht selten vom Medizinischen Dienst der Krankenkassen, vom Arbeitsamt und schließlich vom Rentenberater unterstützt werden. Der Gutachter steht stets am Ende dieser Entwicklung und stößt auf völliges Unverständnis, wenn er weder eine objektivierbare organische noch eine schwer wiegende seelische Störung findet und die Meinung vertritt, hier liege noch ein zeitlich ausreichendes Leistungsvermögen vor.

### 8.12.2 Gesetzliche Rentenversicherung

Dem Gutachter im Rentenverfahren, der auf Grund der Aktenlage am ehesten den Überblick über die vielfältigen Voruntersuchungen – und dadurch nicht selten über die seelischen Komponenten – hat, wird der Versicherte jedoch meist mit Misstrauen und Voreingenommenheit begegnen, da nach Rentenantragstellung innerlich oft schon die Weichen in Richtung des Rückzugs aus dem Arbeitsleben gestellt sind. Die sozialmedizinische Beurteilung ist daher stets schwierig und muss sich ganz überwiegend auf die subjektiven Beschwerden des Untersuchten stützen, was unterschiedliche Einschätzungen und eine erhebliche Unschärfe in der Bewertung erwarten lässt.

Es fehlt die Möglichkeit, die Beeinträchtigungen nach Parametern zu bestimmen, die unabhängig von der subjektiven Darstellung des Betroffenen erfasst werden können.

Gerade weil objektive Organbefunde beim FMS fehlen, sollte die **Beurteilung nach den Kriterien der funktionellen Störungen** bzw. des chronischen Schmerzsyndroms erfolgen. Ähnlich wie bei anderen somatoformen Störungen bewähren sich auch hier die Ausführungen von Foerster, wonach bei mehrjährigem Verlauf, kontinuierlicher Chronizität trotz adäquater ambulanter und stationärer Behandlung und nach gescheiterten Rehabilitationsmaßnahmen mit der Wiederherstellung der vollen Erwerbstätigkeit nicht mehr zu rechnen ist. Berücksichtigt werden muss aber auch die nicht selten iatrogen gebahnte Fehlentwicklung durch frühzeitige und anhaltende Krankschreibung, die die Chronifizierung noch zusätzlich fördert, besonders, wenn der Betroffene ohnehin schon in einem wenig zufriedenstellenden Beruf und in unglücklichen Familienverhältnissen lebt.

Auf den Einsatz von psychometrischen Testverfahren oder Schmerzskalen sollte in der Begutachtungssituation verzichtet werden, da das Untersuchungsziel für den Probanden in der Regel leicht erkennbar ist und eine Verdeutlichungstendenz in diesem Rahmen häufig ist. Beschwerdenvalidierungstests können dagegen in der Begutachtungssituation durchaus als zusätzlicher Baustein hilfreich sein.

## Einschätzung der Leistungsfähigkeit

Die Leistungsfähigkeit bei gesichertem FMS und erheblichem Leidensdruck ist oft langfristig qualitativ beeinträchtigt. Ganz entscheidend ist das Ausmaß einer bestehenden seelischen Störung. Depressive Störungen und Angsterkrankungen bestehen bei 60–70 % der FMS-Betroffenen, nicht selten schon vor Beginn der Schmerzsymptomatik. Sie begründen sehr häufig ein aufgehobenes Leistungsvermögen auf dem allgemeinen Arbeitsmarkt. Es bestehen funktionelle Leistungseinschränkungen hinsichtlich körperlicher Schwerarbeit, Zwangshaltung, Akkordarbeit und besonderer Stressbelastung.

Als Tätigkeitsbereiche, die beim FS nicht oder nur eingeschränkt zumutbar sind, gelten:
- wegen der Schwere der Arbeit: unter anderem Bergbau, Ladetätigkeiten mit Be- und Entladen, Reifenmontage, Maurer, Stahlbetonbauer,
- wegen erforderlicher Zwangshaltung: Montagearbeiter, Kraftfahrzeughandwerker, Fliesenleger, Raumausstatter, Pflegeberufe, auch Stenotypistin und andere,
- auf Grund von Kälte- und Nässeeinwirkung: Gartenbau, Straßen- und Tiefbau, Fischer, Land- und Forstwirtschaft.

Grundsätzlich wird man sich an den Kriterien der ICF orientieren.

> ! Eine vollschichtige Leistungsfähigkeit für leichte bis gelegentlich mittelschwere Tätigkeiten auf dem allgemeinen Arbeitsmarkt bleibt jedoch in der Regel erhalten.

Ein richtunggebendes Urteil des Landessozialgerichts Baden-Württemberg (Az. 2 PJ 2273/98) vom 19.4.2000 wertete das Krankheitsbild der Fibromyalgie nicht als ausreichend für die Annahme von Berufs- oder Erwerbsunfähigkeit und stellte fest: „Eine Fibromyalgie führt zu keinem nur noch untervollschichtigen Leistungsvermögen, da mit ihr keine erheblichen Bewegungseinschränkungen im Bereich der Wirbelsäule und Gelenke verbunden sind und die Schmerzstörung bisher kein gravierendes Ausmaß erreicht hat". Ausdrücklich wurde auch darauf hingewiesen, dass im vorliegenden Fall keine schwer wiegende Depressivität, kein vorzeitiger zerebraler Abbau oder aktuelle Suizidalität vorlag. Da die Krankheit nicht durch objektive Befunde belegbar sei, sondern sich in erster Linie auf die subjektiven Angaben eines Patienten stütze, bedürfe es einer äußerst kritischen Würdigung der Fakten. Der Klägerin sei daher keine Rente zu gewähren.

Nach den Empfehlungen der DRV ist die Attestierung einer Erwerbsminderung bei der Fibromyalgie kontraproduktiv, da sie eher zu einem Krankheitsgewinn mit weiterer psychischer Fixierung führe.

Eine Indizienliste nach Widder und Aschoff, die detailliert auf das außerberufliche Leistungsvermögen und die Freizeitaktivitäten eingeht, ist dabei recht hilfreich und lässt nicht selten die angegebenen subjektiven Leistungseinschränkungen in einem anderen Licht erscheinen. Eine Fremdanamnese – mit Einverständnis des Untersuchten – erleichtert oft die Einschätzung der Alltagskompetenz.

Häuser (2002, 2004) machte Vorschläge für eine Schweregradeinteilung des Fibromyalgiesyndroms und die Bewertung der Leistungsfähigkeit im Erwerbsleben: Bei leichtgradigen Formen seien leichte Tätigkeiten über 6 Stunden täglich zumutbar. Bei mittelschweren Formen mit psychischer Komorbidität und körperlicher Dekonditionierung sei eine Einschränkung des Leistungsvermögens auf 3 bis 6 Stunden täglich anzunehmen. Bei progredientem Krankheitsverlauf und schwerem Verlauf mit bedeutsamen Einschränkungen der Erlebnis- und Gestaltungsfähigkeit sei von einem aufgehobenem Leistungsvermögen auszugehen.

Ein großes Problem stellt die **Beantwortung der juristischen Frage** dar, ob der zu Begutachtende „bei Anlegen eines strengen Maßstabes noch in der Lage ist, bei zumutbarer Willensanspannung eine Tätigkeit ohne Gefährdung der Restgesundheit" auszuüben und ihm damit eine berufliche Wiedereingliederung zuzumuten ist. Sie kann letztlich nur unter Berücksichtigung der gesamten, sehr eingehend erhobenen Vorgeschichte und der Persönlichkeitsstruktur im jeweiligen Einzelfall beurteilt werden und bedarf nervenärztlich-psychosomatischer Kompetenz, wobei es hilfreich ist, „sich detailliert und naiv hinterfragend den momentanen Tages- und Wochenablauf schildern zu lassen" (Stärk 1999). Es bleibt dabei stets ein gewisser Ermessensspielraum. Immerhin ist auch sehr wohl zu bedenken, dass die Berentung weniger eine Entlastung als vielmehr die Grundlage für eine weitere Chronifizierung darstellen kann.

Grundsätzlich sollte die Begutachtung eines an Fibromyalgie Leidenden keinesfalls ausschließlich durch einen Orthopäden oder Rheumatologen erfolgen, auch nicht durch einen „Schmerztherapeuten", sondern grundsätzlich einen Psychiater mit einbeziehen.

### 8.12.3 Schwerbehindertenrecht

Als Behinderung nach den „Versorgungsmedizinischen Grundsätzen" (VG) bzw. nach § 2 SGB IX gilt eine „Abweichung der körperlichen Funktion, geistigen Fähigkeit oder seelischen Gesundheit eines Menschen von dem für das Lebensalter typischen Zustand, welcher länger als sechs Monate andauert und seine Teilhabe am Leben in der Gesellschaft beeinträchtigt"

In den VG wurde ursprünglich formuliert: „Die Fibromyalgie u. ä. Somatisierungs-Syndrome (z. B. CFS/MCS) sind jeweils im Einzelfall entsprechend der funktionellen Auswirkungen analog zu beurteilen". Bereits in der 1. Verordnung zur Änderung der Versorgungsmedizin-Verordnung vom 1.3.2010 wurde – auf Druck der Selbsthilfegruppen – die Formulierung durchgesetzt „Die Fibromyalgie, das Chronische Fatigue Syndrom (CFS), die Multiple Chemical Sensitivity (MCS) u. ä. Syndrome …"

Gutachtlich sei neben einer eventuellen somatischen Funktionseinbuße die psychische Beeinträchtigung wie chronisch fixierte Schmerzen und Schlafverlust zu berücksichtigen. Bei stärkeren psychischen Störungen könne – analog den psychovegetativen Störungen – ein GdB von 20 gerechtfertigt sein. Nachdem keine spezifischen objektivierbaren organischen Befunde vorliegen, kann nur eine Bewertung in Analogie zu anderen funktionellen Störungen erfolgen, wobei chronische, über das übliche Ausmaß hinausgehende Schmerzen – die hinreichend wahrscheinlich zu machen sind – besonders berücksichtigt werden müssen.

In der Literatur wird für die Fibromyalgie allein üblicherweise ein GdB von 10–20 empfohlen, dies entspricht einer leichtgradigen Einschränkung im täglichen Leben. Nachweisbaren stärkeren Einschränkungen im Alltagsleben kann ein GdB von 30–40 zugebilligt werden. Liegen tatsächlich außergewöhnliche Schmerzen mit der Erfordernis einer adäquaten, schmerztherapeutischen und/oder psychotherapeutischen Behandlung vor, kann in begründeten Ausnahmefällen – aber insgesamt wohl eher selten – ein GdB von 50 erwogen werden. Die Bedeutung der Würdigung des Einzelfalles kann nicht genug betont werden, wobei gerade auch den durchgeführten Behandlungsmaßnahmen und der Beeinträchtigung im Alltagsleben, letztlich einem nachvollziehbaren Leidensdruck besondere Bedeutung zukommt.

### 8.12.4 Gesetzliche Unfallversicherung

Die Fibromyalgie als solche stellt hier kein Problem dar, da ein Kausalzusammenhang mit einem Unfall nicht begründbar ist. Gleichwohl werden aber gelegentlich Ansprüche, vor allem nach einer HWS-Distorsion geltend gemacht, die der Entwicklung einer Fibromyalgie vorausgegangen sein soll. Zu beurteilen ist dann nicht das Krankheitsbild „Fibromyalgie", sondern die Entstehung einer chronischen Schmerzkrankheit. Die Prinzipien der sozialrechtlichen Kausallehre sind dabei zu beachten. Der gesicherte Erstschaden im Rahmen eines Arbeits- oder Wegeunfalls muss vorausgesetzt werden, ebenso das Vorliegen von Bedingungen, die wegen ihrer besonderen Beziehung zum Entstehen der Gesundheitsstörung wesentlich mitgewirkt haben. Auf bereits vor dem Unfall bestehende Schmerzen oder psychische Auffälligkeiten ist zu achten, auch ob sich die Symptomatik nach dem Unfall entscheidend geändert hat, schließlich auch, ob eine relevante Persönlichkeitsstörung schon vor dem Ereignis vorlag. Lässt sich dies ausschließen, so kann auch relevanten psychoreaktiven Störungen unter sorgfältiger Abwägung unfallunabhängiger Faktoren die Anerkennung als Unfallfolge zugestanden werden.

Die privaten Unfallversicherungen schließen seelische Unfallfolgen von ihrer Leistungspflicht grundsätzlich aus.

### 8.12.5 Haftpflichtversicherung

Die Haftpflicht mit der Frage nach Schadensersatz und Schmerzensgeld nach einer Verletzung unterliegt dem Zivilrecht und nicht dem Sozialrecht und hier gilt eine andere Kausalitätsbeurteilung, nämlich die Adäquanztheorie, nach der nur solche Umstände als ursächlich für den Schadenserfolg gewertet werden, die nach dem gewöhnlichen Verlauf der Dinge generell geeignet sind, einen Erfolg, d.h. eine entsprechende Schädigung herbeizuführen. Chronische Schmerzen sind danach zu beurteilen, ob sie „erlebnisadäquat" sind. Ansonsten gelten ähnliche Überlegungen wie für die gesetzliche Unfallversicherung. Ein Kausalzusammenhang zwischen FMS und Unfall ist nicht begründbar.

## 8.12.6 Private Berufsunfähigkeits- und Berufsunfähigkeitszusatzversicherung (BUZ)

Hier gelten die bereits an anderer Stelle beschriebenen Kriterien einer Berufsunfähigkeit im speziellen Fall der privaten Berufsunfähigkeitsversicherung, die sich von denen im Sozialrecht unterscheiden. Von wesentlicher Bedeutung ist dabei der ärztliche Nachweis einer Krankheit mit den wissenschaftlichen Methoden der Medizin, wenn von Seiten des Versicherten ein entsprechender Leidenszustand geltend gemacht wird. Gerade dieser Nachweis wird im Falle der Fibromyalgie nicht zu führen sein, da hier eben keine nachprüfbaren organmedizinisch fassbaren Veränderungen vorliegen. Besteht eine relevante seelische Störung, so ist dies entsprechend den psychiatrischen Erkenntnissen zu begründen und kann dann ggf. zu einer vollständigen oder teilweisen Berufsunfähigkeit nach den einschlägigen Kriterien führen. Dabei ist auf den Beruf abzustellen, mit dem der Versicherte bei Eintritt des Versicherungsfalles sein Einkommen erzielt hat und der damit die Grundlage seiner Lebensstellung war. Der geforderte Zeitraum von 6 Monaten ist in diesem Zusammenhang meist als erfüllt anzusehen. Letztlich kommt es auch hier entscheidend auf psychische Komorbiditäten an, wenn eine Berufsunfähigkeit anerkannt werden soll. Nach der geltenden Rechtsprechung kann der ärztliche Nachweis einer Erkrankung auch dadurch geführt werden, dass ein Arzt die Diagnose auf die nachvollziehbaren Beschwerdeschilderung des Patienten stützt, wobei hierfür besonderer fachärztlicher Sachverstand erforderlich ist (Ostendorf in Fritze 2012)

## 8.13 Schlussfolgerung

Berücksichtigt man die fehlenden organischen Befunde und die oft im Einzelfall bedeutsamen psychodynamischen Zusammenhänge, so kann man die Fibromyalgie zu Recht als psychosomatische Störung auffassen, was heute – je nach Untersucher – mehr oder weniger akzeptiert wird. Die Diagnose wird jedoch fast ausschließlich von Orthopäden und Rheumatologen gestellt, kaum je von Psychiatern oder Psychotherapeuten. Man gewinnt den Eindruck, dass diese griffige Bezeichnung immer dann verwendet wird, wenn das geklagte Schmerzsyndrom orthopädisch oder rheumatologisch nicht befriedigend organisch einzuordnen ist.
Aus sozialmedizinischer Sicht sollte, wie bei anderen funktionellen Störungen, grundsätzlich versucht werden, möglichst lange eine berufliche Eingliederung anzustreben bzw. aufrechtzuerhalten. Bei langjährigem Krankheitsverlauf und gescheiterten umfassenden Therapiemaßnahmen wird letztlich eine Berentung nicht zu vermeiden sein. Es sollte jedoch in jedem Einzelfall eine kritische Abwägung erfolgen. Das „moderne Leiden" Fibromyalgiesyndrom darf nicht kritiklos zur Begründung eines aufgehobenen Leistungsvermögens oder der Erlangung des Schwerbehindertenstatus benützt werden.
Der Gutachter hat die Verpflichtung zur strikten Neutralität und Objektivität. Er sollte weder den einseitig ausgerichteten Vorstellungen des Probanden und seiner Selbsthilfegruppen nachgeben noch in die ebenso einseitig orientierten Vorstellungen mancher Kollegen verfallen, dass es keine Leistungsminderung geben darf, wenn Labor und Röntgen unauffällig sind. Diese Einseitigkeit ist nicht minder gefährlich als die unkritische Anerkennung. Der sozialmedizinische Gutachter muss sich beide Standpunkte vergegenwärtigen und in jedem Einzelfall sein Votum kritisch abwägen.

> **!** Unter gutachtlichen Aspekten ist das FMS keine objektivierbare Krankheit, sondern nur die Benennung eines subjektiven Beschwerdekomplexes. Entscheidend für die sozialmedizinische Beurteilung ist die Frage: Was steckt dahinter? Besteht eine relevante körperliche oder vor allem seelische Erkrankung, die das Schmerzsyndrom hinreichend erklärt? Davon hängt es ab, ob eine Leistungsminderung begründet werden kann.

## Literatur

Ahrens St (1997): Lehrbuch der psychotherapeutischen Medizin. Schattauer, Stuttgart.
AWMF-Register Nr. 041/004 Leitlinie: Definition, Pathophysiologie, Diagnostik und Therapie des Fibromyalgiesyndroms. Letzte Überarbeitung 16.4.2012. Themenheft „Fibromyalgiesyndrom" in „Der Schmerz" 26(2012)
Berg PA (2003, Hrsg.): Chronisches Müdigkeits- und Fibromyalgiesyndrom. 2. Aufl. Springer, Berlin.
Berger HD (1997): Die gutachtliche Beurteilung des Fibromyalgiesyndroms nach dem Schwerbehindertengesetz im Spannungsfeld zwischen psychischen und auf die Stütz- und Bewegungsorgane bezogenen Funktionsminderungen. Med Sach 93: 193–195.
Bruns T (1994): Die Begutachtung des Fibromyalgie-Syndroms im Schwerbehindertenrecht. Med Sach 90: 24–25.
Conrad I (2003): Diagnose und Klinik der Fibromyalgie. Der Schmerz 17: 464–474.
Csef H (1999): Gemeinsamkeiten von Chronic-Fatigue-Syndrom, Fibromyalgie und multipler chemischer Sensitivität. Dtsch med Wschr 124: 163–169.
Ecker-Egle ML, Egle UT (2002): Primäre Fibromyalgie. In: Egle UT, Hoffmann SO, Lehmann KA, Nix WA (Hrsg.): Handbuch chronischer Schmerz. Schattauer, Stuttgart.
Egle UT (2006): Editorial Fibromyalgie: eine Stress bedingte Schmerzerkrankung? Der Schmerz 20: 99–100
Egle UT, Derra C, Gruner B et al. (2007): Fibromyalgie und Leistungseinschränkung. Psychotherapeut 52: 436–442
Eich W, Häuser W, Arnold B et al. (2012): Das Fibromyalgiesyndrom. Definition, Klassifikation, klinische Diagnose und Prognose. Schmerz 26: 247–258
Engel GL (1959): „Psychogenic Pain" and the pain-prone patient. Am J Med 26: 899–918.
Foerster K (1992): Psychiatrische Begutachtung im Sozialrecht. Nervenarzt 63: 129–136.
Fritze J, Mehrhoff F (Hrsg.) (2012): Die ärztliche Begutachtung. 8. Aufl. Springer, Berlin, Heidelberg
Gowers WR (1904): Lumbago: Its lessons and analogues. Br Med J 1: 117–121.
Häuser W (2002): Vorschläge für eine Schweregradeinteilung des Fibromyalgiesyndroms. Med Sach 98: 207–212.
Häuser W (2004): Fibromyalgiesyndrom – Psychische Komorbiditäten und Schweregrade innerhalb der sozialgerichtlichen Begutachtung. Med Sach 100: 11–16.
Hausotter W (1998): Fibromyalgie – Ein entbehrlicher Krankheitsbegriff? Versicherungsmedizin 50: 13–17.
Hausotter W (2000): Begutachtung der Fibromyalgie. Med Sach 96: 132–136.
Hausotter W (2000): Somatoforme und funktionelle Störungen ohne neurologisches Korrelat. In: Suchenwirth RMA, Kunze K, Krasney OE (Hrsg.): Neurologische Begutachtung – Ein praktisches Handbuch für Ärzte und Juristen. 3. Aufl. Urban & Fischer, München.
Hausotter W, Weiss T (2002): Moderne Aspekte der Fibromyalgie. Allgemeinarzt Teil I, 24: 3438, Teil II, 24: 146–151.
Hausotter W, Weiss T (2002): Moderne Aspekte der Fibromyalgie – Therapeutische Möglichkeiten mit Fallbeispielen. Ars Medici 92: 1.068–1.070.
Heisel J (2003): Krankheiten des Stütz- und Bewegungssystems. In: VDR (Hrsg.): Sozialmedizinische Begutachtung für die gesetzliche Rentenversicherung. 6. Aufl. Springer, Berlin.
Janssen PL, Schneider W (1995): Psychosomatische Krankheiten. In: Sozialmedizinische Begutachtung in der gesetzlichen Rentenversicherung, hrsg. vom VDR. 5. Aufl. Fischer, Stuttgart.
Keel PJ (1995): Fibromyalgie. Fischer, Stuttgart.

Mathies H (1975): Beitrag zur Klinik psychosomatischer Schmerzsyndrome des Bewegungsapparates. In: Psyche und Rheuma: Psychosomatische Schmerzsyndrome des Bewegungsapparates. Schwabe/Eular Publ., Basel: S. 166–168.
Mathies H (2000): Fibromyalgie – Psychische Probleme in der Diagnostik. Allgemeinarzt 19: 1.469–1.472.
Moorahrend U (1998, Hrsg.): Problemdiagnose „Fibromyalgie". Spitta, Balingen.
Müller W (1971): Der Weichteilrheumatismus: Begriffsbestimmung, Epidemiologie, Ätiopathogenese und Therapie als Überblick. In: Fortbildungskurse Rheumatologie, Band 1: Der Weichteilrheumatismus. Karger, Basel: S. 1–17.
Müller W (1991, Hrsg.): Generalisierte Tendomyopathie (Fibromyalgie). Steinkopff, Darmstadt.
Pongratz DE, Späth M (1998): Fibromyalgie. Akt Neurol 25: 13–18.
Rohe K, Rompe G (1995): Krankheiten des Stütz- und Bewegungsapparates. In: Sozialmedizinische Begutachtung in der gesetzlichen Rentenversicherung, 5. Aufl. hrsg. vom VDR. Gustav Fischer, Stuttgart.
Schulte RM (1999): Sozialmedizinische Leistungsbeurteilung chronischer Schmerzsyndrome. Med Sach 95: 52–56.
Sommer C, Häuser W, Burgmer M et al. (2012): Ätiologie und Pathophysiologie des Fibromyalgiesyndroms. Schmerz 26: 259–267
Stärk C (1999): Das Fibromyalgiesyndrom – eine Störung aus dem affektiven Formenkreis. Med Sach 95: 134–136.
Szasz T (1991): Diagnoses are not diseases. Lancet 338: 1574–6.
v Uexküll Th (2011): Psychosomatische Medizin. 7. Aufl. Elsevier Urban & Fischer, München, Jena
Widder B, Aschoff JC (1995): Somatoforme Störung und Rentenantrag: Erstellen einer Indizienliste zur quantitativen Beurteilung des beruflichen Leistungsvermögens. Med Sach 91: 14–19.
Widder B, Hausotter W, Husstedt IW et al. (2009): Sichtbarmachung einer Fiktion – die neue S3-Leitlinie Fibromyalgiesyndrom. Der Schmerz 23: 72–76.
Wolfe F, Smythe HA, Yunus MA et al. (1990): The American College of Rheumatology 1990. Criteria for the Classification of Fibromyalgia: Report of the Multicenter Criteria Committee. Arthrit Rheum 33: 160.
Wolfe F (2003): Stop using the American College of Rheumatology Criteria in the Clinic. J Rheumatol 30:1.671–1.672

# 9 Chronic-Fatigue-Syndrom

9.1   Definition   132
9.2   Epidemiologie   133
9.3   Historischer Abriss   133
         Parallelen zur Neurasthenie   134
         Unterschwellige psychische Störungen   134
9.4   Ätiologie und Diagnostik   135
         9.4.1   Somatisches Krankheitskonzept   135
                 Die Infektionshypothese   135
                 Kein Anhalt für Umweltfaktoren   136
         9.4.2   Psychisches Krankheitskonzept   136
         9.4.3   Psychosomatisches Erklärungsmodell   137
         9.4.4   Praktisches Vorgehen   137
9.5   Therapeutischer Exkurs   138
9.6   Gutachtliche Beurteilung   140
         Leistungsvermögen   140
         Leidensdruck   140
         Praktisches Vorgehen bei der Begutachtung   140
         9.6.1   Rentenversicherung   141
         9.6.2   Schwerbehindertenrecht   142

Der 1988 eingeführte Begriff „chronisches Erschöpfungssyndrom" oder „Chronic-Fatigue-Syndrom" (CFS) hat in der englischsprachigen Literatur der letzten 10 Jahren vermehrt Beachtung gefunden und wird auch in Deutschland immer häufiger von den behandelnden Ärzten diagnostiziert. Damit gewinnt dieses Krankheitsbild in zunehmendem Maße an Bedeutung für die Begutachtung im gesamten Bereich der Sozialmedizin, vor allem aber in der Rentenversicherung und der privaten Berufsunfähigkeitsversicherung.

Die Problematik wird dadurch verstärkt, dass einerseits ätiologisch erhebliche Unklarheiten bestehen und durchaus kontroverse Diskussionen über die Ursache des Krankheitsbildes geführt werden, sich andererseits aber Laienpresse und Medien dieses Themas angenommen haben und Patienten – unterstützt von den behandelnden Ärzten und entsprechenden Selbsthilfegruppen – dieses Beschwerdebild immer öfter als rentenrelevant ansehen. Somit wird der Gutachter in zunehmendem Maße mit diesem Thema konfrontiert.

## 9.1 Definition

! Beim Chronic-Fatigue-Syndrom (chronisches Erschöpfungssyndrom) handelt es sich um eine rein deskriptive Diagnose. Die häufiger anzutreffende Übersetzung „chronisches Müdigkeitssyndrom" trifft nicht den Kern der Erkrankung.
Typisch ist eine gesteigerte subjektive geistige und körperliche Erschöpfbarkeit, die sich naturgemäß einer objektiven Messung entzieht.

1988 wurden von den U. S. Centers for Disease Control and Prevention (CDC) erstmals Kriterien für die Diagnose eines CFS aufgestellt.
Als **Hauptkriterien** galt demnach.
- schwere Abgeschlagenheit verbunden mit einer Reduzierung der üblichen Aktivität und Leistungsfähigkeit um 50 % für die Dauer von mindestens sechs Monaten, die nicht durch eine sonstige Krankheit erklärt werden kann sowie
- Ausschluss aller anderen möglicherweise ursächlichen Erkrankungen wie relevante psychiatrische Erkrankungen, aber auch Stoffwechselstörungen, Anämie, Vitamin- und Mineralmangelzustände, chronische Intoxikationen, Tumorerkrankungen und andere.

Zusätzlich mussten mindestens vier der folgenden **Nebenkriterien** vorhanden sein:
- Halsschmerzen,
- Lymphknotenschwellungen,
- Muskelschmerzen,
- Arthralgien,
- Kopfschmerzen,
- Konzentrations- und Gedächtnisschwierigkeiten,
- keine Erholung durch Schlaf,
- verlängerte Müdigkeit nach früher tolerierten Beanspruchungen.

**Tab. 9.1** Diagnosekriterien des Chronic-Fatigue-Syndroms (nach Fukuda et al. 1994 und Lieb et al. 1996)

| |
|---|
| **Hauptkriterium:** |
| Persistierende Müdigkeit oder leichte Erschöpfbarkeit für mindestens sechs Monate, welche |
| • nicht durch eine andere Erkrankung erklärt werden kann, |
| • neu aufgetreten ist, |
| • nicht Folge einer chronischen Belastungssituation ist, |
| • nicht deutlich durch Bettruhe zu beheben ist und |
| • so ausgeprägt ist, dass die durchschnittliche Leistungsfähigkeit deutlich reduziert wird |
| **Nebenkriterien:** |
| (mindestens vier Nebenkriterien müssen mit oder nach dem Beginn der Müdigkeit eingesetzt und für mindestens sechs Monate angehalten haben) |
| • Halsschmerzen |
| • schmerzhafte zervikale oder axilläre Lymphknoten |
| • Muskelschmerzen |
| • wandernde, nicht entzündliche Arthralgien |
| • neu aufgetretene Kopfschmerzen |
| • Konzentrationsschwierigkeiten und Störungen des Kurzzeitgedächtnisses |
| • keine Erholung durch Schlaf |
| • verlängerte (> 24 Stunden), generalisierte Müdigkeit nach früher tolerierten Beanspruchungen |

1994 wurden die Diagnosekriterien etwas umformuliert. Eine Reduzierung der üblichen Aktivitäten um 50 % ließ sich schwer abschätzen. Daher wurde dieses Kriterium durch die Formulierung ersetzt, dass die durchschnittliche Leistungsfähigkeit deutlich reduziert sein müsse (➤ Tab. 9.1). Beide Definitionen heben bereits den **Ausschlusscharakter der Erkrankung** hervor.

Daneben wird eine **Vielzahl von Nebenkriterien** aufgeführt, vor allem Muskelschmerzen und allgemeine Muskelschwäche, Kopfschmerzen, leichtes Fieber, Halsschmerzen, Glieder- und Gelenkschmerzen, Schwindel, Übelkeit, Magenbeschwerden, Konzentrationsmängel, Gedächtnisstörungen, Angst, Depressionen sowie Schlafstörungen. Zu Beginn der Erkrankung können auch Lymphknotenschwellungen auftreten.

Dabei sind die Symptome aber sehr uneinheitlich ausgeprägt und auch im Verlauf des Krankheitsbildes wechselnd.

Differenzialdiagnostisch ist ein identisches Beschwerdebild bei bis zu 80 % der an Multipler Sklerose Erkrankten, die „MS-Fatigue" zu berücksichtigen (Randolph et al. 2000, Engel et al. 2003). Neuerdings wird auch der Begriff „Tumor-Fatigue" häufiger verwandt.

## 9.2 Epidemiologie

Betroffen sind vor allem junge Menschen im Alter zwischen 20 und 40 Jahren. Die Prävalenz wird durchaus unterschiedlich angegeben. In Deutschland seien etwa 1,5 % und in den Vereinigten Staaten etwa 1,2 % der Bevölkerung betroffen. In Frankreich rechnet man mit mehr als einer halben Million Kranken, in England sollen etwa 150.000 Personen betroffen sein, in Deutschland wird die Zahl der Betroffenen je nach Quelle sogar auf bis zu vier Millionen geschätzt. Andere Studien gehen von 37 Fällen auf 100.000 Menschen aus. Diese unterschiedlichen Zahlen beruhen nicht zuletzt auf den recht unscharfen diagnostischen Kriterien. Im Allgemeinen wird angenommen, dass Männer und Frauen etwa gleich häufig betroffen sind.

## 9.3 Historischer Abriss

Zwischen 1934 und 1957 wurden in den USA und in England mehrfach Erkrankungen festgestellt, die mit akuter allgemeiner Schwäche und leichtem Fieber einhergingen und bei der damals grassierenden Poliomyelitis entsprechende Ängste aufkommen ließen. Die Symptomatik entsprach aber nicht dem klassischen Bild einer Kinderlähmung – vor allem kam es glücklicherweise nicht zu Lähmungen – und man sprach von einer „atypischen Poliomyelitis".

Ganz ähnliche Krankheitssymptome traten zwischen 1950 und 1980 mehrfach, z. T. epidemieartig, auf. Damals wurde dafür der Begriff „benigne epidemische myalgische Encephalomyelitis" geprägt. Die Symptomatik schloss sich meist an einen akuten Infekt an und blieb in der ätiologischen Zuordnung bis heute unklar, rückblickend glich sie im Grunde dem CFS.

1984 traten in den USA ähnliche Krankheitsbilder im Gebiet des Lake Tahoe auf. Diese zogen die Aufmerksamkeit weiter Kreise auf sich, die intensive Diskussion über Art und Ursache der Erkrankung besteht bis heute fort. Die Häufung ähnlicher Beschwerden ließ an eine Virusgenese, etwa das Epstein-Barr-Virus oder ein Herpesvirus (Typ 6), denken. Seit 1988 wird das Krankheitsbild von den CDC in Atlanta ätiologisch neutral als „Chronic-Fatigue-Syndrom" bezeichnet und nach den oben angeführten Kriterien diagnostiziert.

## Parallelen zur Neurasthenie

Die Historie reicht sehr viel weiter zurück und zeigte sehr früh Parallelen zur Neurasthenie. Tatsächlich deckt sich das CFS symptomatologisch weitgehend damit. Die damaligen Lehrbücher der Nervenkrankheiten von Oppenheim (1908), von Lewandowsky und Hirschfeld (1923) sowie von Curschmann und Kramer (1925) beschreiben die noch heute gültigen **Symptome der Neurasthenie** mit leichter Ermüdbarkeit, einem Mangel an Energie und an Konzentrationsvermögen, nachlassender Gedächtnisleistung, Unlustgefühlen, Kopfschmerzen und unbestimmtem Schwindel beim Gehen. Neben der leichten Ermüdbarkeit kommt es zu Reizbarkeit, Stimmungsschwankungen, Schlafstörungen und nicht zuletzt auch zu Angstgefühlen, worauf in der älteren Literatur immer wieder verwiesen wird, letztlich aber auch schon damals auf den Ausschlusscharakter der Diagnose. Dies wird auch heute immer wieder betont.

In den 30er Jahren wurde längere Zeit das Konzept der „chronischen Brucellose" favorisiert, was sich später nicht bestätigt hat.

Besonders aktuell im Hinblick auf die Terminologie ist die Feststellung des bekannten Neurologen Möbius 1894 (S. 62) zum „Neurasthenie"-Begriff von Beard 1869: „Der neue Name bezauberte Ärzte und Laien, sodass rasch die neue Krankheit Bürgerrecht erhielt." Diese Formulierung mutet sehr modern an und trifft eindeutig auf das CFS zu.

In der ICD-10 ist der Begriff Neurasthenie (F 48.0) wieder aufgeführt, wobei sich die **diagnostischen Kriterien**
- gesteigerte Ermüdbarkeit nach geistiger Anstrengung oder
- körperliche Schwäche und Erschöpfbarkeit nach geringsten physischen Belastungen,

zusätzlich
- Muskelschmerzen,
- Schwindelgefühle,
- Spannungskopfschmerzen,
- Schlafstörungen,
- Reizbarkeit
- und andere Befindlichkeitsstörungen

mit den Diagnosekriterien des CFS weitgehend decken.

Als dazugehöriger Begriff wird das „Erschöpfungssyndrom" bezeichnet, als Ausschluss die benigne myalgische Encephalomyelitis im Sinne eines postviralen Erschöpfungssyndroms. Beide Bezeichnungen gehen aber wiederum in Beschreibungen des CFS ein.

> Bei der Abgrenzung des CFS von anderen Erkrankungen ist immer zu bedenken, dass es nur wenige psychische Störungen gibt, die *nicht* mit chronischer Müdigkeit einhergehen.

## Unterschwellige psychische Störungen

Neuerdings wird auch von „unterschwelligen psychischen Störungen" („subthreshold") gesprochen, worunter leicht ausgeprägte, symptomarme, maskierte, atypische psychopathologische Syndrome unterhalb der Schwelle der operationalisierten Diagnostik der Klassifikationsschemata verstanden werden. Es soll sich dabei um beginnende, intermittierende, aber auch residuale Zustände bekannter psychischer Krankheiten handeln, um Begleitsyndrome anderer psychischer oder organischer Krankheiten oder möglicherweise auch um eigenständige Krankheitsbilder. Unterschwellige Depressionen und Angstzustände sind häufig.

## 9.4 Ätiologie und Diagnostik

### 9.4.1 Somatisches Krankheitskonzept

Die Diskussion über die Ursache des CFS ist nach wie vor in vollem Gange. An extremen Standpunkten wird, vor allem von Internisten, z. T. eine rein somatische Sichtweise verfochten, gestützt auf immunologische Vorstellungen und virologische Einzelbefunde. Eine virale Infektion wurde als Auslöser aber niemals belegt.

Amerikanische Neurologen vertreten besonders in den letzten Jahren ebenfalls eine somatische Genese, die wiederum immunologische Veränderungen einschließt, vor allem aber auf Störungen der Hypophysen-Hypothalamus-Nebennieren-Achse verweist und schließlich auch eine Imbalance der Neurotransmitter als wesentlich ansieht. Es werden sogar Veränderungen der zerebralen Durchblutung und ein erhöhter Serumspiegel von Angiotensin-Converting-Enzym (ACE) als ursächlich angeschuldigt.

Für all dies gibt es eine Fülle von Einzelarbeiten, die den jeweiligen Standpunkt zu untermauern versuchen. In einer Arbeit von Bell (1994) aus Boston wird dargelegt, dass neurologisch fassbare Funktionsstörungen beim CFS durch die Feststellung von Abnormitäten in der zerebralen Perfusion, etwa durch SPECT-Untersuchungen, der hypothalamischen Funktion und der Neurotransmitterregulation nachgewiesen worden seien.

#### Die Infektionshypothese

Die Verfechter einer organischen Genese verweisen auf virologische und immunologische Befunde, die zwar in sehr großer Zahl vorliegen, aber durchaus unterschiedlich bewertet werden. Immerhin ist sehr häufig am Beginn der Erkrankung ein Infekt auszumachen, sodass die Annahme einer persistierenden Infektion nahe lag. Nach manchen Autoren kann man sich die Krankheit wie eine Grippe vorstellen, die nicht nach ein paar Tagen abklingt, sondern über Wochen, Monate und Jahre anhält oder mit Abgeschlagenheit, Gliederschmerzen, Halsschmerzen und verschiedenen anderen Beschwerden immer wiederkehrt.

Das Epstein-Barr-Virus spielte lange Zeit eine Rolle, allerdings wird der Durchseuchungsgrad in der Bevölkerung mit über 90 % angegeben. Auch das Herpesvirus, vor allem das HHV 6, aber auch andere Viren – neuerdings insbesondere Retroviren – wurden und werden immer noch angeschuldigt. Eine Fülle von mitgeteilten immunologischen Befunden ist durchaus uneinheitlich und in der tatsächlichen klinischen Relevanz unklar. Beschrieben wird unter anderem eine Erniedrigung einzelner Immunglobulin-Subklassen wie IgG 1, IgG 2, eine Hypogammaglobulinämie, erhöhte zirkulierende Immunkomplexe, diverse Antikörper gegen Virusprotein, eine Lymphozytopenie und vieles andere mehr. Immerhin sind bei einzelnen Patienten auch Störungen der Lymphozytenstimulierbarkeit aufgefallen. Dazu ist aber anzumerken, dass das Immunsystem nicht statisch, sondern sehr dynamisch mit sich ständig ändernden Einzelfraktionen aufzufassen ist, sodass erst wesentlich über dieser Schwankungsbreite liegenden Abweichungen eine gewisse Bedeutung zukommt, was bei den meisten vorliegenden Laborergebnissen nicht der Fall ist. Da sich der Funktionszustand des Immunsystems also ständig ändert, sind Einzelbestimmungen immunologischer Messgrößen in der Regel ohne Aussagekraft für die generelle Funktionsfähigkeit des Immunsystems.

Neben der Virusgenese werden auch eine Borreliose und eine Candida-Infektion als Ursache diskutiert, jedoch keinesfalls allgemein anerkannt oder gar bewiesen.

Neuerdings wird eine NO-Stoffwechselstörung, basierend auf Veröffentlichungen eines US-amerikanischen Biochemikers, von den Selbsthilfegruppen nachdrücklich als „endlich nachgewiesene Ursache des CFS" geltend gemacht.

### Kein Anhalt für Umweltfaktoren

Immer häufiger wird das CFS auch mit umweltbedingten Faktoren in Zusammenhang gebracht – auch dies ohne allgemeinen Konsens. Gelegentlich wird in diesem Zusammenhang der Anspruch auf Entschädigung erhoben. Beziehungen zum „Sick-Building-Syndrom", zur „Multiple Chemical Sensitivity", zur chronischen Lösungsmittelbelastung und auch zur Amalgam-Intoxikation werden immer wieder diskutiert. Mittlerweile liegt dazu eine Stellungnahme der Bundesregierung vor, wonach Umweltschadstoffe nicht mehr ernsthaft als Auslöser des CFS in der Diskussion seien. Auch Tedsen-Ufer von der umweltmedizinischen Beratungsstelle Berlin-Charlottenburg sieht keine verwertbaren Anhaltspunkte für einen kausalen Zusammenhang zwischen Umweltnoxen und CFS.
Zumindest differenzialdiagnostisch muss auch das Schlaf-Apnoe-Syndrom, welches durch die häufige Tagesmüdigkeit an ein CFS erinnert, erwähnt werden, nicht zuletzt auch die Narkolepsie. Die objektiven klinischen Befundkriterien des CFS sind ausgesprochen unergiebig. Auf subfebrile Temperaturen, eine Pharyngitis und leichte Lymphknotenschwellungen zu Beginn der Erkrankung wird gelegentlich verwiesen. Allerdings sind diese Symptome nicht obligat, im Grunde auch wenig valide und unspezifisch. Letztlich stehen die subjektiven Beschwerden absolut im Vordergrund.

## 9.4.2 Psychisches Krankheitskonzept

Für Autoren, die sich dem CFS aus der Sicht des Psychiaters nähern, ist – ganz im Gegensatz zur somatischen Betrachtungsweise – dieses Krankheitsbild rein psychogen bedingt. Tatsächlich haben neun von zehn Patienten mit CFS psychische Störungen. Die meisten CFS-Kranken lehnen jedoch eine Psychotherapie ab, weil sie hinter der chronischen Müdigkeit eine organische Krankheit vermuten.
Die Psychiaterin Donna Greenberg von der Harvard University vertrat 1990 die Auffassung, dass das Erschöpfungssyndrom die Neurasthenie der 80er Jahre darstelle. Betroffen seien überwiegend Patienten mit depressiven Störungen, Angst und Persönlichkeitsstörungen, die von weit verbreiteten unspezifischen Symptomen wie Heuschnupfen oder Infektionen der oberen Luftwege begleitet würden. Mechthilde Kütemeyer konnte in durchaus überzeugender Weise darlegen, dass das CFS als **besondere Form der Angstneurose** aufgefasst werden kann, womit sich ebenfalls die Hinfälligkeit und Mattigkeit erklären. Neben Herz- und Atembeschwerden hatte Sigmund Freud bereits 1895 die Kombination Schwindel, Parästhesien, Schlaflosigkeit und eine besondere Art von Konversion auf die „rheumatischen Muskeln" hervorgehoben, wobei die Symptome „nicht immer von kenntlicher Angst begleitet sind".
Schon in der älteren Literatur wurde Angst immer wieder als Teilsymptom der Neurasthenie beschrieben. Auch das Auftreten des CFS nach Infekten wird in diesem Rahmen als angstbedingt erklärt, zumal darauf verwiesen wird, dass latente oder kompensierte Neurosen nach einem Infekt klinisch manifest werden könnten. Allerdings kann Schwäche auch als symbolische Abwehr mit Schuldentlastung bei Gewissenskonflikten aufgefasst werden, genauso gut kann sie aber auch einen „Hilferuf" an die Umgebung darstellen. Bei den durchaus uneinheitlichen und wenig fassbaren körperlichen Befunden besticht dieses Erklärungsmodell sehr wohl.

Nach anderen Autoren – z. B. Lieb et al. aus der psychiatrischen Universitätsklinik Freiburg – spricht jedoch die Tatsache, dass bei einem Teil der Patienten eben auch körperliche Symptome wie Lymphknotenschwellungen, Halsschmerzen und Arthralgien vorliegen, für die Annahme einer Erkrankung, die über eine depressive Störung hinausgeht.

### 9.4.3 Psychosomatisches Erklärungsmodell

Wahrscheinlich sind beide Erklärungsmodelle, das organische und das psychogene, relevant. Die Immunologen sehen das CFS nicht als „Fall für den Psychiater" und erklären die psychiatrischen Störungen beim CFS zwanglos durch „Funktionsstörungen des Immunsystems". Die Neurologen hingegen – vor allem in den USA – machen Störungen der Hypophysen-Hypothalamus-Achse, auch der Neurotransmitter und der zerebralen Perfusion verantwortlich. Schließlich wird auch auf die enge Verflechtung von Immunsystem und Psyche nach Art eines Netzwerkes und damit auf die Notwendigkeit einer kybernetischen Betrachtungsweise hingewiesen. Schwäche und Fatigue sind aber auch häufig symbolische Abwehrkonfigurationen, die in gleicher Weise Schuldentlastung, z. B. gegenüber Gewissensvorwürfen, wie Appell nach der Hilfe anderer darstellen. Eine bestimmte psychische Disposition scheint eine nicht unerhebliche Rolle zu spielen, da bei vielen CFS-Kranken in der Vorgeschichte psychosomatische Störungen ausgemacht werden konnten.

Heute wird mehr und mehr der Standpunkt vertreten, dass eben nicht nur von einer rein organisch bedingten, etwa viralen Genese auszugehen ist, sondern sehr wohl auch bestimmte psychosoziale Merkmale in Betracht zu ziehen sind.

Egle et al. heben in diesem Zusammenhang immer wieder die Bedeutung von frühem und chronischem Schmerz und einer gestörten Stressverarbeitung hervor und ordnen die Symptome einer Stressstörung zu.

Schließlich stellt Nix die Frage in den Raum, ob es sich hier nicht um eine willkürliche Klassifikation weit verbreiteter Symptome handelt, die begleitend bei organischen und häufig bei psychosomatisch erkrankten Patienten zu finden sind. Von den alltäglichen Befindlichkeitsstörungen unterscheidet sich dies allerdings nur graduell.

In der WHO-Klassifikation ICD-10 wurde nach einer langjährigen Konsensbildung das Erschöpfungssyndrom unter dem Begriff Neurasthenie in die Kategorie F 4 der psychischen Störungen eingeordnet, womit letztlich ausgedrückt wird, dass dieses Syndrom als eine psychische Störung angesehen wird.

Die psychosomatische Sichtweise wird dadurch gestützt, dass bei eingehender Exploration häufig psychodynamisch relevante Faktoren aus der Biografie zu eruieren sind, die sich mit dem Auftreten der Symptomatik verknüpfen lassen.

### 9.4.4 Praktisches Vorgehen

Bei dieser ätiologisch uneinheitlichen und in ihrer Symptomatik vielgestaltigen Störung muss sich die Diagnose primär auf den Ausschluss einer organisch fassbaren Erkrankung stützen, wie dies auch bereits in den angeführten Diagnosekriterien angegeben wird. Neben einer eingehenden Anamnese und einer sorgfältigen körperlichen Untersuchung ist eine umfassende Labordiagnostik einschließlich immunologischer und endokrinologischer Einzeluntersuchungen erforderlich.

**Tab. 9.2** Diagnostisches Vorgehen bei Chronic-Fatigue-Syndrom (in Anlehnung an die Richtlinien von Fukuda et al. 1994 und Lieb et al. 1996)

| Anamnese | |
|---|---|
| Klinische Untersuchung | Erhebung des internistischen, neurologischen und psychiatrischen Status |
| Laboruntersuchungen | • BKS, Blutbild, Differenzialblutbild |
| | • GOT, GPT, γ-GT |
| | • Elektrolyte |
| | • Kreatinin |
| | • Gesamteiweiß, Serumelektrophorese |
| | • Kalzium, alkalische Phosphatase |
| | • Bilirubin |
| | • Blutzucker |
| | • TSH |
| | • Urinstatus |
| Apparative Diagnostik | • Röntgenaufnahme des Thorax |
| | • EKG |
| | • CT oder MRT des Gehirns |
| Weiterführende Untersuchungen je nach klinischem Verdacht und zusätzlicher Symptomatologie. | |

Einen praktikablen Vorschlag stellt Tabelle 9.2 vor.

Als Basisuntersuchung ist zusätzlich eine genaue neurologisch-psychiatrische Untersuchung anzusehen. Daran wird man – je nach Leitsymptom – im Einzelfall ergänzende diagnostische Maßnahmen anschließen, je nachdem, ob myalgische und arthralgische, kardiale, gastrointestinale, respiratorische oder dermatologische Störungen im Vordergrund stehen. Der sicheren Abgrenzung anderer Erkrankungen kommt somit eine ganz entscheidende Bedeutung zu. Letztlich bleibt das CFS überwiegend eine Ausschlussdiagnose (➤ Tab. 9.3).

Am wahrscheinlichsten erscheint ein Zusammenspiel organischer *und* psychischer Faktoren, wobei aus der täglichen Praxis heraus empirisch durchaus der Eindruck einer eigenen Krankheitsentität entsteht.

> ! Bei dieser ätiologisch uneinheitlichen und in ihrer Symptomatik vielgestaltigen Erkrankung muss sich die Diagnose primär auf den Ausschluss einer organisch fassbaren Ursache stützen.

## 9.5 Therapeutischer Exkurs

Von einzelnen Autoren wird als medikamentöse Therapie die Gabe moderner Antidepressiva, insbesondere der selektiven Serotonin-Wiederaufnahme-Hemmer (SSRI) wie Fluoxetin oder Paroxetin, aber auch des reversiblen MAO-A-Hemmers Moclobemid empfohlen. Kontrollierte Studien liegen dazu nicht vor.

Für eine kognitive Verhaltenstherapie sowie für eine langsame Steigerung körperlich-sportlicher Aktivitäten liegt Evidenz vor und beides wird auch allgemein als Empfehlung für die Behandlung von CFS ausgesprochen. Als schwierig erweist sich meist die Fixierung auf eine somatische Erkrankungsursache, sodass die Betroffenen einer Psychotherapie erfahrungsgemäß grundsätzlich abgeneigt sind, gleichzeitig aber oft auch Medikamente ablehnen und den Vorschlag eines leichten körperlichen Trainings als Zumutung empfinden.

**Tab. 9.3** Auszuschließende Erkrankungen (aus Lieb et al. 1996)

| | |
|---|---|
| **Neoplasien** | |
| Chronische Erkrankungen | • pulmonal |
| | • kardial |
| | • gastrointestinal |
| | • renal |
| | • hämatologisch |
| Autoimmunerkrankungen, Granulomatosen | • Kollagenosen |
| | • Sarkoidose |
| | • Wegenersche Granulomatose |
| | • Multiple Sklerose |
| | • Myasthenia gravis |
| Endokrinopathien | • Hypothyreose |
| | • Nebennierenrindeninsuffizienz |
| | • Cushing-Syndrom |
| | • Diabetes mellitus |
| Chronische Intoxikationen durch | • Formaldehyd |
| | • Schwermetalle |
| | • Perchlorethylen |
| | • PCP |
| | • Dioxin |
| Chronisch verlaufende Infektionen | • chronische Hepatitis B oder C |
| | • chronische Lyme-Borreliose |
| | • HIV-Infektion |
| | • Tuberkulose |
| | • Endokarditis |
| | • Toxoplasmose |
| Organmykosen | • Histoplasmose |
| | • Blastomykose |
| | • Coccidioidomycosis (in Endemiegebieten) |
| Parasitosen | • Toxoplasmose |
| | • Amöbiasis |
| | • Lambliasis |
| | • Wurminfektionen |
| Missbrauch von | • Medikamenten |
| | • Drogen |
| | • Alkohol |
| | • Psychopharmaka (Tranquilizer) |
| Psychiatrische Syndrome | • Psychose |
| | • endogene Depression |
| | • Schizophrenie |

Inaktivität wird als ausgesprochen kontraproduktiv angesehen. Als therapeutisch relevant gilt auch die Vermeidung eines sozialen Rückzuges. Dies geht bis hin zur Empfehlung, dass der Patient möglichst lange auch beruflich integriert bleiben solle.

Prognose

Die Prognose wurde von der Arbeitsgruppe CFS im Bundesministerium für Gesundheit als „in der Regel gut bis auf eine im Einzelfall mögliche Suizidtendenz bei schwer Depressiven" angesehen. Letztere stellen aber definitionsgemäß ein Ausschlusskriterium für das CFS dar. Zum Verlauf der Erkrankung bestehen unterschiedliche Studienergebnisse (Fock und Krüger 1994): Das reine CFS wird als eine sich selbst limitierende Krankheit mit günstiger Prognose angesehen. Eine Komorbidität mit begleitenden somatischen oder psychischen Erkrankungen, unter anderem auch mit Alkoholismus, verschlechtert naturgemäß die Prognose.

## 9.6 Gutachtliche Beurteilung

Die zunehmende Häufigkeit und die Vehemenz einerseits, mit der Betroffene sowie deren Interessenverbände und Selbsthilfegruppen ihre Vorstellungen insbesondere hinsichtlich einer rentenrelevanten Leistungsminderung vertreten, und die wenig validen diagnostischen Kriterien, die kaum nachweisbaren und zudem auch in sich widersprüchlichen Befunde andererseits erschweren die sozialmedizinische Begutachtung des CFS ganz erheblich.

### Leistungsvermögen

Im Allgemeinen ist das Leistungsvermögen sehr unterschiedlich. Zwischen den Erschöpfungszuständen liegen immer wieder Phasen, in denen die Leistungsfähigkeit der Betroffenen kaum eingeschränkt ist und sie normal leben können. Diese Zeiträume sind von unterschiedlicher Dauer. Nur in wenigen Fällen wird von Dauermüdigkeit berichtet, extrem selten von ständiger Bettlägerigkeit. Andere Untersuchungen gehen von einer sehr viel günstigeren Langzeitprognose bei eher problematischer Kurzzeitprognose aus.

### Leidensdruck

Übereinstimmung besteht darin, dass die Patienten unter ihrer Erkrankung leiden und eine Fülle ärztlicher wie paramedizinischer Untersuchungen und Behandlungsmaßnahmen über sich ergehen lassen.

### Praktisches Vorgehen bei der Begutachtung

Das Vorgehen bei der Begutachtung im Rentenverfahren und nach dem Schwerbehindertenrecht muss sich an der Tatsache orientieren, dass beim CFS kein eindeutig objektivierbares organisches Korrelat vorliegt und die im Grunde rein subjektiven Beschwerden das Krankheitsbild prägen. Grundsätzlich ist die Begutachtung des Einzelfalles entscheidend und man wird sich an die sozialmedizinischen Empfehlungen für psychosomatische Erkrankungen bzw. das Krankheitsmodell der „funktionellen Störungen" halten.

Der Ausschluss einer schwer wiegenden körperlichen wie auch einer gravierenden psychischen Erkrankung ist selbstverständlich auch für die Begutachtung vorrangig. Im Allgemeinen bringen die Versicherten meist eine Fülle von Vorbefunden – insbesondere Laborergebnisse – mit. Dürftiger sind nicht selten die körperlichen Voruntersuchungen sowie auch der psychische Befund, was oft ergänzende diagnostische Maßnahmen erfordert. Trotz vieler vorgelegter Untersuchungsergebnisse wird man mitunter gezwungen sein, noch gezielte Ausschlussdiagnostik in der einen oder anderen Richtung zu betreiben.

Natürlich muss eine vordergründige Aggravation oder gar Simulation ausgeschlossen werden. Dies ist gerade in der Begutachtungssituation zu berücksichtigen

Mittenberg et al. führten 2002 eine Expertenbefragung und eine Literaturanalyse dazu durch und fanden Basisraten der geschätzten Häufigkeit von Aggravation und Simulation u. a. bei leichten Kopfverletzungen von 41,2 % und bei Fibromyalgie oder Chronic-Fatigue-Syndrom von 38,6 %.

Im rechtlichen Rahmen bei zivilrechtlichen Fragestellungen ergaben sich Häufigkeiten von 29,1 %, bei strafrechtlichen Fragestellungen 17,3 % und bei klinischer Untersuchung ohne zivil- oder strafrechtlichen Bezug nur 8,6 %. Auch die Erlernbarkeit symptomatischen Verhaltens sollte berücksichtigt werden.

### 9.6.1 Rentenversicherung

Liegt zusätzlich zum CFS eine ausgeprägte generalisierte Angststörung, eine depressive Neurose, eine relevante Konversionsstörung, eine hypochondrische Entwicklung oder gar eine paranoide Störung erheblichen Ausmaßes vor, so kann dies selbstverständlich eine zeitliche **Leistungsminderung** begründen. Besteht ein mehrjähriger Verlauf, vor allem bei kontinuierlicher Chronizität trotz regelmäßiger ambulanter und auch geeigneter stationärer Behandlungs- bzw. Rehabilitationsmaßnahmen, so ist nach den Kriterien von Foerster mit der Wiederherstellung der vollen **Erwerbsfähigkeit** kaum zu rechnen. Diese Empfehlungen haben sich in der Begutachtungspraxis ausgezeichnet bewährt.

Grundsätzlich sollten jedoch nach dem Prinzip „Rehabilitation vor Rente" geeignete stationäre medizinische Rehabilitationsmaßnahmen durchgeführt werden, zumal die CFS-Patienten weit überwiegend jüngeren oder mittleren Lebensalters sind. Mit dem Instrument der Zeitrente sollte man sehr zurückhaltend umgehen.

Allerdings ist auch hier zu berücksichtigen, dass die Patienten mit CFS – ähnlich wie bei anderen funktionellen Störungen im Sinne der somatoformen autonomen Funktionsstörung nach ICD-10 – vorrangig ein organisches Krankheitskonzept aufweisen und sehr häufig für psychosomatisch orientierte Behandlungsmaßnahmen wenig Motivation zeigen.

Janssen und Schneider stellen in ihrem Beitrag für das Handbuch der „Sozialmedizinischen Begutachtung in der gesetzlichen Rentenversicherung", herausgegeben 1995 vom VDR, für die Beurteilung psychosomatischer Erkrankungen allgemein fest: „Grundsätzlich ist bei der sozialmedizinischen Beurteilung von dem Grundsatz auszugehen, dass die **Berentung** so weit als möglich vermieden werden sollte. Die Berentung bedeutet nicht nur eine Entlastung, sondern sie stellt unter Umständen eine Grundlage für die weitere Chronifizierung der Erkrankung dar". Auch eine Zeitberentung sei nicht zu empfehlen. Dies gelte ganz besonders für das CFS.

Wesentliche Bedeutung kommt im Einzelfall der Beschreibung des Arbeitsplatzes und der zumutbaren Tätigkeit zu. Im Allgemeinen ist davon auszugehen, dass bei Ausschluss der oben angeführten schwer wiegenden seelischen und körperlichen Erkrankungen durchaus von **vollschichtigem Leistungsvermögen** für leichte bis mittelschwere Tätigkeiten auf dem allgemeinen Arbeitsmarkt auszugehen ist.

Dabei sind allerdings zu vermeiden:
- Zeitdruckarbeit,
- Einzel- und Gruppenakkord,
- Fließband- und Taktmodellarbeiten,
- Nachtarbeiten sowie
- Arbeiten, die besondere Anforderungen an die nervliche Belastbarkeit, das Konzentrations- und Reaktionsvermögen sowie die Umstellungs- und Anpassungsfähigkeit stellen.

> ! Sozialmedizinisch können bei gering bis mittelgradig ausgeprägten Verlaufsformen leichte Arbeiten mit gewissen Einschränkungen als vollschichtig zumutbar erachtet werden. Schwere Formen rechtfertigen wohl ein aufgehobenes Leistungsvermögen.

### 9.6.2 Schwerbehindertenrecht

Als Behinderung nach den „Versorgungsmedizinischen Grundsätzen" (VG) bzw. nach § 2 SGB IX gilt eine „Abweichung der körperlichen Funktion, geistigen Fähigkeit oder seelischen Gesundheit eines Menschen von dem für das Lebensalter typischen Zustand, welcher länger als sechs Monate andauert und seine Teilhabe am Leben in der Gesellschaft beeinträchtigt"

In den VG wurde ursprünglich formuliert: „Die Fibromyalgie u. ä. Somatisierungs-Syndrome (z. B. CFS/MCS) sind jeweils im Einzelfall entsprechend der funktionellen Auswirkungen analog zu beurteilen". Bereits in der 1. Verordnung zur Änderung der Versorgungsmedizin-Verordnung vom 1.3.2010 wurde – auf Druck der Selbsthilfegruppen – die Formulierung durchgesetzt „Die Fibromyalgie, das Chronische Fatigue Syndrom (CFS), die Multiple Chemical Sensitivity (MCS) u. ä. Syndrome ..."

Nach den VG kann das CFS je nach Schweregrad wie
- leichtere psychovegetative oder psychische Störungen mit einem GdB von 0–20 oder
- „stärker behindernde Störungen mit wesentlicher Einschränkung der Erlebnis- und Gestaltungsfähigkeit (z. B. ausgeprägtere depressive, hypochondrische, asthenische oder phobische Störungen, Entwicklungen mit Krankheitswert, somatoforme Störungen)" mit einem GdB von 30–40

bewertet werden.

---

**Kasuistik**

Eine 46-jährige Beamtin, an einer internationalen Behörde tätig, entwickelte in den letzten drei Jahren das klassische Krankheitsbild eines CFS mit plötzlichem Beginn, Lymphknotenschwellungen, anhaltender Erschöpfung und den sonstigen Haupt- und Nebenkriterien. Das Krankheitsbild erwies sich als schwer wiegend. Sie wurde von der Hausärztin langfristig dienstunfähig geschrieben und stellte Antrag auf vorzeitige Pensionierung.

Vielfältige Therapiemaßnahmen blieben ohne Erfolg. Da die Betroffene in einem neu renovierten Bürogebäude arbeitete, wurde von Kollegen – verstärkt durch Pressemitteilungen – frühzeitig auf mögliche Umweltfaktoren verwiesen. Dieses Krankheitskonzept wurde von der Hausärztin kritiklos unterstützt, obwohl entsprechende Messungen keinen relevanten Schadstoffnachweis ergaben. Eine gleichzeitig bestehende Autoimmunthyreoiditis wurde in diesem Zusammenhang völlig vernachlässigt.

Bei der Untersuchung zur Begutachtung war die Antragstellerin, bestärkt durch die Hausärztin, völlig auf Umweltfaktoren fixiert und ließ keine Fragen zu einer möglichen psychischen Komponente zu. Sie strebte die Frühpensionierung an, die tatsächlich auf Grund des schwer wiegenden Erschöpfungssyndroms zu empfehlen war. Gleichzeitig versuchte sie aber auch, ihre Erkrankung als „Berufskrankheit" anerkennen zu lassen und damit Schadensersatz bei der Behörde geltend zu machen aufgrund der bei der Arbeit vermeintlich erlittenen „Schädigung durch Umweltfaktoren", was sich hier in keiner Weise begründen ließ.

## Literatur

Beard G (1869): Neurasthenia, or nervous exhaustion. Boston Med Surg J III/13: 217–221.
Bell DS (1994): Chronic fatigue syndrome update. Postgrad Med 96: 73–81.
Curschmann H, Kramer F (1925): Lehrbuch der Nervenkrankheiten. 2. Aufl. Julius Springer, Berlin.
Csef H (2004): Was sind CFS, MCS und FM? Stellenwert und Gemeinsamkeiten dreier „Modekrankheiten". In Vollmoeller W (Hrsg.): Grenzwertige psychische Störungen. Thieme, Stuttgart.
Dohrenbusch R (2007): Begutachtung somatoformer Störungen und chronifizierter Schmerzen. Kohlhammer, Stuttgart
Egle UT, Hardt J, Nickel R et al. (2002): Early stress and ist long-term effects on health – State of the art and implications for future research. Z Psychosom Med Psychother 48: 411–434
Engel C, Greim B, Zettl UK (2003): Fatigue bei Multipler Sklerose. Neurol Rehabil 9(6): 263–271.
Fock RRE, Krüger GRF (1994): Chronisches Erschöpfungssyndrom. Dt Ärztebl 91: A 2.946–2.953.
Foerster K (1992): Psychiatrische Begutachtung im Sozialrecht. Nervenarzt 63: 129–136.
Foerster K, Weig W (2003): Psychische und Verhaltensstörungen. In: VDR (Hrsg.): Sozialmedizinische Begutachtung für die gesetzliche Rentenversicherung. 6. Aufl. Springer, Berlin. .
Fukuda K, Straus SE, Hickie I et al. (1994): The chronic fatigue syndrome: A comprehensive approach to its definition and study. Ann Intern Med 121: 953–959.
Greenberg DB (1990): Neurasthenia in the 1980 s: chronic mononucleosis, chronic fatigue syndrome, and anxiety and depressive disorders. Psychosomatics 31: 129–137.
Hausotter W (1996): Begutachtung des Chronic-Fatigue-Syndroms. Versicherungsmedizin 48: 57–59.
Hausotter W (1997): Die sozialmedizinische Begutachtung des Chronic-Fatigue-Syndroms. Schriftenreihe zur Sozialversicherung der LVA Württemberg, Band 17.
Hausotter W (2009): Chronic-Fatigue-Syndrom und Neurasthenie. Psychiatrie und Psychotherapie up2date 3: 348–362
Helmchen H (2001): Unterschwellige psychische Störungen. Nervenarzt 72: 181–189.
Janssen PL, Schneider W (1995): Psychosomatische Krankheiten. In: Sozialmedizinische Begutachtung in der gesetzlichen Rentenversicherung. Hrsg. vom VDR, 5. Aufl. G. Fischer, Stuttgart.
Kottmann C, Heimpel H (2000): Diagnostik und Therapie des chronischen Müdigkeitssyndroms (CFS) und verwandter Erkrankungen. Ein Positionspapier der Ärztekammer Nordrhein.
Kütemeyer M (1991): Das Chronic-Fatigue-Syndrom: Eine Form der Angstneurose. Akt Neurol 18: 188–191.
Lewandowsky M, Hirschfeld R (1923): Praktische Neurologie für Ärzte. 4. Aufl. Julius Springer, Berlin.
Lieb K, Dammann G, Berger M et al. (1996): Das chronische Müdigkeitssyndrom („chronic fatigue syndrome", CFS). Nervenarzt 67: 711–720.
McBride SJ, McCluskey DR (1991): Treatment of chronic fatigue syndrome. BMJ 47: 895–907
Mittenberg W, Patton C, Canyock EM et al. (2002): Base rates of malingering and symptom exaggeration. J Clin Exper Neuropsychol 24:1.094–1.102
Möbius PJ (1894): Neurologische Beiträge. Zur Lehre von der Nervosität. Ambr. Abel (Arthur Meiner), Leipzig.
Nix WA (1990): Das Chronic-Fatigue-Syndrom – Ein neues Krankheitsbild? Nervenarzt 61: 390–396.
Oppenheim H (1908): Lehrbuch der Nervenkrankheiten. 5. Aufl. S. Karger, Berlin.
Randolph JJ, Arnett PA, Higginson CI et al. (2000): Neurovegetative symptoms in multiple sclerosis: relationship to depressive mood, fatigue and physical disability. Arch Clin Neuropsychol 15(5): 387–398.
Sharpe MC, Archard LC, Banatvala JE et al. (1991): A report – chronic fatigue syndrome: guidelines for research. J Roy Soc Med 84: 118–121.
Suchenwirth RMA, Ritter G (1997): Befund und Befinden als Kriterien der neurologischen Begutachtung. Med Sach 93: 184–188.
Tedsen-Ufer F (1998): Umweltmedizinische Aspekte des CFS. Psycho 24: 482.
Wessely S (1994): The history of chronic fatigue syndrome. In: Strauss S (Hrsg.): The chronic fatigue syndrome. Mark Dekker, New York.
Wessely S (2000): Neurasthenie. In: Helmchen H, Henn F, Lauter H et al. (Hrsg.): Psychiatrie der Gegenwart. Bd. 6. Springer, Berlin.
Wilson A, Hickie I, Lloyd A et al. (1994): Longitudinal study of the outcome of chronic fatigue syndrome. BMJ 308: 756–760.

# 10 Umweltassoziierte Erkrankungen

**10.1 Allgemeine Grundlagen** 146
        *Was ist „modern" am Konzept der Umwelterkrankungen?* *147*
        *Welche Gemeinsamkeiten existieren?* *148*
        *Vergiftungsangst* *149*
    10.1.1 Problemstellung 150
        *Paradigma der Umweltmedizin* *150*
        *Umweltassoziierte Erkrankungen aus toxikologischer Sicht* *151*
    10.1.2 Abgrenzung von psychoreaktiven Faktoren 151
    10.1.3 Postulierte Organschäden 153
        *Enzephalopathie und Polyneuropathie* *153*

**10.2 Intoxikation durch organische Lösungsmittel** 155
        *Pathophysiologische Überlegungen* *155*
        *Klinik* *156*
        *Probleme bei der Begutachtung* *156*

**10.3 Multiple Chemical Sensitivity** 157
        *Klinik* *157*
        *Theorien zur Krankheitsentstehung* *158*
        *Probleme bei der Begutachtung* *159*

**10.4 Sick-Building-Syndrom** 160
        *Klinik* *160*
        *Theorien zur Krankheitsentstehung* *161*

**10.5 Amalgam-Syndrom** 161
        *Pathophysiologische Überlegungen* *162*
        *Klinik* *162*
        *Sozialmedizinische Beurteilung* *163*

**10.6 Elektrosensibilität** 163
        *Klinik* *163*
        *Fehlender Nachweis einer Schädigung im Niedrigdosisbereich* *164*

**10.7 Ozon** 165
        *Pathophysiologische Überlegungen* *165*
        *Klinik* *165*
        *Grenzwerte* *166*

**10.8 Gutachtliche Beurteilung** 166
    10.8.1 Gesetzliche Krankenversicherung 167
    10.8.2 Rentenversicherung 167
        *Beurteilung des Schweregrades* *167*
        *Auswirkungen auf das Familien- und Sozialleben* *168*
        *Zumutbare Willensanspannung* *168*
        *Fehlende Kausalität* *168*
    10.8.3 Schwerbehindertenrecht 169
        *Empfehlungen des Sachverständigenbeirats* *169*

**10.9 Schlussfolgerung** 169

Die Umweltmedizin ist in den letzten Jahren zunehmend in das Bewusstsein der Öffentlichkeit und der Medien getreten und hat auch in der praktischen ärztlichen Tätigkeit an Bedeutung gewonnen. Damit ist die Zahl der Menschen stark angestiegen, die vielfältige Beschwerden mit Umwelteinflüssen in Verbindung bringt und als Konsequenz eine daraus abzuleitende Leistungsminderung geltend macht.

Dabei wird häufig nicht nur auf die Anerkennung einer vorzeitigen Erwerbsminderung, sondern auch auf eine Kausalität hinsichtlich der Entstehung durch Umweltfaktoren abgestellt. Gutachtliche Fragestellungen betreffen daher den Bereich der Rentenversicherung, des Beamtenrechts sowie des Zivilrechts. Die resultierenden Begutachtungsprobleme sind ganz erheblich und es besteht bei den meisten Gutachtern eine beträchtliche Unsicherheit in der Beurteilung der vorgebrachten Befindlichkeitsstörungen.

Die behandelnden Ärzte – vor allem umweltmedizinisch tätige – haben oft ganz andere Vorstellungen als sozialmedizinische Gutachter, was die Ursache der vorliegenden Beschwerden angeht oder deren Auswirkungen in Hinblick auf Berufsunfähigkeit oder Schwerbehinderung. Daraus resultieren langwierige Rechtsstreitigkeiten über mehrere Instanzen hinweg.

Es soll aber betont werden, dass exakt zu Intensität und Dauer der Exposition passende, nachgewiesene Intoxikationen, wie sie nicht nur im Bereich der Arbeitsmedizin, sondern auch akzidentell vorkommen können, von diesen Überlegungen ausdrücklich ausgenommen sind.

> ! Die Zahl der Menschen, die Umwelteinflüsse als Ursache von Befindlichkeitsstörungen geltend macht und daraus eine rentenrelevante Leistungsminderung ableitet, ist in den letzten Jahren sprunghaft angestiegen. Die Diskrepanz zwischen der subjektiven Bewertung der Beschwerden und den objektiven Befunden ist erheblich, ebenso die unterschiedliche Einschätzung von umweltmedizinisch-somatisch orientierten und sozialmedizinisch tätigen Ärzten.

## 10.1 Allgemeine Grundlagen

> ! „Die Umweltmedizin umfasst die medizinische Betreuung von Einzelpersonen mit gesundheitlichen Beschwerden oder auffälligen Untersuchungsbefunden, die von ihnen selbst oder ärztlicherseits mit Umweltfaktoren in Zusammenhang gebracht werden" (Auszug aus der Weiterbildungsordnung in der Fassung vom 13.10.1996).

Bemerkenswert ist, dass hier *die von den Einzelpersonen* selbst mit Umweltfaktoren in Verbindung gebrachten Beschwerden in den Vordergrund gestellt wurden. Mittlerweile ist die Weiterbildungsordnung überholt. Die frühere Zusatzbezeichnung „Umweltmedizin" wurde wieder aufgegeben.

Auf Umwelteinflüsse bezogene Beschwerden werden oft als „neue Krankheiten" oder „moderne Leiden" bezeichnet. Tatsächlich sind diese vielfältigen Befindlichkeitsstörungen keinesfalls neu.

Sie werden schon seit Jahrhunderten unter immer wieder neuen Bezeichnungen als Symptomenkomplexe beschrieben. Im Grunde sind es auch keine „Krankheiten", wenn man unter diesem Begriff eindeutig definierte und naturwissenschaftlich nachprüfbare Krankheitsentitäten versteht. Es besteht aber kein Zweifel, dass die Betroffenen subjektiv darunter leiden.

> **!** Zu den modernen Leiden zählen:
> - Intoxikation durch organische Lösungsmittel außerhalb des beruflichen Rahmens,
> - Multiple Chemical Sensitivity,
> - Sick-Building-Syndrom,
> - Amalgamintoxikation,
> - Elektrosensibilität,
> - Ozon
>
> Thematisch gehören auch das Chronic-Fatigue-Syndrom und die Fibromyalgie hierher.

In der Umweltmedizin stehen sich zwei durchaus konträre Konzepte gegenüber. Im universitären Bereich der Hygieneinstitute und auch der großen klinischen Umweltambulanzen sind die damit befassten Ärzte der wissenschaftlichen Medizin verpflichtet und von sachlich-kritischer Einstellung zu diesen Phänomenen geprägt. Im Bereich der Individualmedizin in den vielen Einzelpraxen umweltmedizinisch orientierter Ärzte in Stadt und Land wird häufig eine „alternative Medizin" in Diagnostik und Therapie betrieben, die einer wissenschaftlichen Überprüfung nicht standhält.

Die Beziehung zu Menschen, die an umweltbedingten Gesundheitsstörungen zu leiden glauben, ist bereits durch ein kommunikatives Problem geprägt. Sie kommen meist bereits mit festgefügten Krankheitsvorstellungen zum Arzt und sind einer sachlichen Diskussion nicht zugänglich. Es bestehen dann sehr unterschiedliche Auffassungen von Diagnostik, Ätiologie und Therapie. Die Vorstellungen von Krankheit und Behandlung divergieren meist sehr stark und Gegenargumente werden im Allgemeinen nicht akzeptiert.

Nach Dott et al. (2002) gilt: „Im Laufe der Zeit wurde deutlich, dass nur bei weniger als 10 % der Patienten mit umweltmedizinischen Fragestellungen plausible Zusammenhänge zwischen Umweltfaktoren und Beschwerden der Patienten ermittelt werden können, während sich bei dem größeren Anteil dieser Patienten körperliche, psychosoziale, psychosomatische bzw. psychiatrische Ursachen ihrer geklagten Beschwerden diagnostizieren lassen." Es wurde auch festgestellt: „Nach wie vor kann nur ein verschwindend geringer Teil der Umweltfaktoren generell oder zuverlässig gemessen werden." Und: „Darüber hinaus fehlen für die meisten Umweltfaktoren zuverlässige Daten über mögliche Wirkungen im menschlichen Organismus."

## Was ist „modern" am Konzept der Umwelterkrankungen?

Manches an diesen Leiden ist tatsächlich als modern zu bezeichnen. Modern sind die Diagnosen, die – unserem Zeitgeist entsprechend – oft griffige Anglizismen beinhalten. Modern ist auch die für unsere Zeit charakteristische Aufmerksamkeit – ja förmliche Vermarktung – in den Medien mit ihrem massensuggestiven Potenzial und zuweilen recht reißerischer Aufmachung.

Modern ist ebenfalls die Organisation der Betroffenen in Selbsthilfegruppen und Interessenverbänden mit vehement vorgetragenen, recht eigenwilligen Vorstellungen über Ursache und sozialmedizinische Relevanz des Beschwerdekomplexes. Modern ist schließlich auch, dass sich die Betroffenen keinesfalls psychisch krank fühlen, sondern als Opfer äußerer Einwirkungen, vor allem von Umwelteinflüssen. Auch dies kommt dem ökologischen Modetrend entgegen.

> **!** Was ist daran „modern"?
> - Modern sind die populären Diagnosen mit griffigen Anglizismen.
> - Modern ist die besondere Aufmerksamkeit in den Medien.

- Modern ist die Organisation in Selbsthilfegruppen und Interessenverbänden.
- Modern ist – bei Ablehnung jeglicher psychischer Komponenten – die Opferrolle der Betroffenen in Bezug auf Umwelteinflüsse.

## Welche Gemeinsamkeiten existieren?

Diese „neuen Krankheiten" weisen auch sehr viele Gemeinsamkeiten auf. Gemeinsam ist ihnen die **Vielfältigkeit der Befindlichkeitsstörungen,** die sich in ähnlicher Form bei all diesen Krankheitsbildern wiederholt.

Vorzeitige Erschöpfbarkeit und Müdigkeit sind essenziell.

Fast immer wird auch über
- Gedächtnis- und Konzentrationsstörungen,
- Kopfschmerzen,
- Muskel- und Gelenkschmerzen,
- allgemeine Schwäche,
- sensible Missempfindungen,
- Schlafstörungen,
- Angstgefühle,
- Verschwommensehen,
- Darmstörungen,
- Atembeschwerden und vieles andere mehr

geklagt.

Die einzelnen Umweltsyndrome stellen letztlich nur Varianten mit einer unterschiedlichen Gewichtung der oben genannten Kernsymptome dar.

Gemeinsam ist diesen Krankheitsbildern auch, dass stets eine sehr intensive Ausschlussdiagnostik betrieben werden muss, um organische Erkrankungen differenzialdiagnostisch nicht zu übersehen, da die modernen Leiden im Grunde nicht durch verlässliche Untersuchungsbefunde nachweisbar sind.

Gemeinsam ist ihnen auch, dass sehr viele organische Ursachen diskutiert und enorme Mengen von **Labordaten** mitgeteilt werden. Letztere sind meist widersprüchlich und werden – je nach Untersucher – unterschiedlich interpretiert. Zu allem Überfluss stimmen die Laborwerte nicht einmal in den akzeptierten Grenzwerten und Toleranzbereichen überein, ganz abgesehen von den recht unterschiedlichen Ergebnissen, die bei der Bestimmung extrem niedriger Substratmengen in biologischen Materialien und in der Umgebung bekanntermaßen sehr von der Qualität des Labors abhängen. Es gibt verschiedene Richtwerte, aber keine verbindlichen Grenzwerte. Spekulationen und Hypothesen beherrschen diesen Teil der Medizin.

Gemeinsam ist ihnen schließlich auch, dass die Betroffenen seelische Faktoren als Auslöser ihrer Befindlichkeitsstörungen strikt ablehnen, wohingegen „aufgeklärte" Patienten zunehmend bei anderen Krankheitsbildern durchaus auch psychosomatische Faktoren akzeptieren. Im onkologischen Bereich wird dies sehr wohl vertreten und auch nach Herzinfarkt und Schlaganfall treten derartige Erwägungen zunehmend in das Bewusstsein der Patienten. Bei umweltassoziierten Erkrankungen dagegen herrscht eine vehemente Ablehnung vor mit polemischen Äußerungen bis hin zu persönlichen Angriffen auf den Gutachter, tatkräftig unterstützt durch die Selbsthilfegruppen.

! Gemeinsamkeiten der modernen Krankheiten:
- Es handelt sich um Befindlichkeitsstörungen vielfältiger Art, wobei chronische Müdigkeit und Erschöpfbarkeit im Vordergrund stehen.

- Bei fehlendem positivem Nachweis ist eine intensive Ausschlussdiagnostik objektivierbarer organischer Erkrankungen erforderlich.
- Es werden viele organische Ursachen diskutiert und große Mengen von Labordaten erhoben, ohne dass ein Konsens über deren Wertigkeit besteht. Die Laborparameter lassen sich nicht einmal mit validen Referenzwerten vergleichen, umso mehr, als die toxikologischen Grenzwerte selbst auch nicht unumstritten sind.
- Seelische Faktoren, auch im Sinne einer psychosomatischen Teilkomponente, werden von den Betroffenen strikt abgelehnt.

## Vergiftungsangst

Bei den mit Umwelteinflüssen in Verbindung gebrachten Befindlichkeitsstörungen sind außerdem einige weitere Besonderheiten zu berücksichtigen. Die Angst vor Vergiftungen ist in allen Menschen als tiefe Urangst seit Beginn der Menschheitsgeschichte verwurzelt. Sie wächst, wenn sich der Einzelne von Substanzen beeinflusst fühlt, die er mit seinen Sinnesorganen nicht wahrnehmen kann, denen er hilflos ausgeliefert zu sein scheint und die er auch kaum selbst bekämpfen kann. Tatsächlich langfristig bedrohlichen, gesicherten Alltagsgiften wie Nikotin und Alkohol stehen die meisten Menschen eher gleichgültig gegenüber, da sie vermeintlich als beherrschbar gewertet werden.

Erscheinen dann in den Massenmedien immer neue Meldungen über Giftnachweise in der sonst vertrauten, alltäglichen Umgebung, so wächst die irreale Angst und die Verunsicherung bei vielen Menschen ins Uferlose (➤ Abb. 10.1, Abb. 10.2). Echte Vergiftungen, wie man sie als Unfälle im Alltagsleben gelegentlich erleben kann, kommen ja in diesem Zusammenhang kaum je vor. Umso

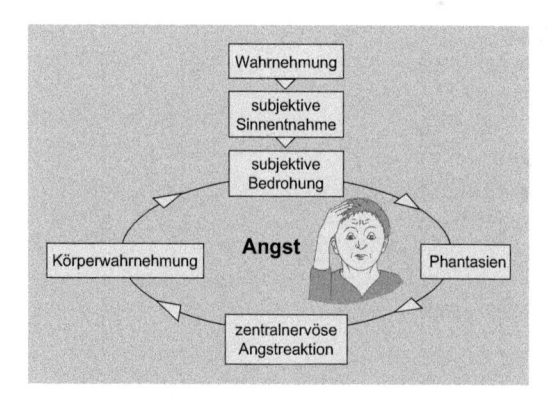

**Abb. 10.1** Circulus vitiosus der Vergiftungsangst. (Aus: Leitfaden Umweltmedizin, Urban & Fischer Verlag 2001)

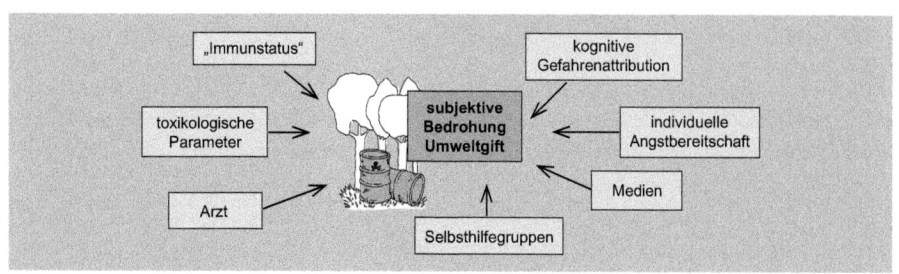

**Abb. 10.2** Faktoren der Entstehung einer subjektiven Bedrohung durch Umweltgifte. (Aus: Leitfaden Umweltmedizin, Urban & Fischer Verlag 2001)

mehr wächst die Neigung, unspezifische Befindlichkeitsstörungen, wie sie im Alltag häufig sind, auf die wenig fassbare Bedrohung von außen zu beziehen.

Handelt es sich bei den Betroffenen um eine Gruppe von Menschen, so kann sich die Angstreaktion übertragen und gegenseitig verstärken und schließlich in einer psychogenen Massenreaktion mit akuten Krankheitssymptomen als „mass psychogenic illness" oder einer **„Massenhysterie"** ausdrücken. Eng verknüpft damit ist der Begriff der **„Toxikopie"**. Darunter wird das Auftreten manifester Symptome verstanden, die denen einer Vergiftung gleichen, ohne dass jedoch eine relevante Gifteinwirkung nachgewiesen werden konnte. Die Toxikopie drückt sich in der Angst aus, chronisch vergiftet zu werden, z. B. durch Amalgam.

> ! Die subjektive Bewertung von Umwelteinflüssen unterliegt verschiedenen Faktoren. Dem Einfluss der Medien kommt eine ganz erhebliche primäre Bedeutung zu. Die Persönlichkeitsstruktur und die persönlichen Bewältigungsstrategien spielen dann bei der Beurteilung der Informationen, denen sich heute niemand mehr entziehen kann, und den Schlussfolgerungen des Einzelnen für sich selbst die entscheidende Rolle.

### 10.1.1 Problemstellung

Die Umweltmedizin versteht sich als interdisziplinäres und ganzheitlich orientiertes Gebiet der Medizin, wobei allerdings ein Spannungsfeld zwischen den hoch gesteckten Erwartungen der Öffentlichkeit und der subjektiv Betroffenen und einer nur schmalen Basis tatsächlich gesicherter Erkenntnisse besteht.

#### Paradigma der Umweltmedizin

Postuliert wird, dass kleinste Stoffmengen – weit unterhalb der maximalen Arbeitsplatz-Konzentrationen (MAK), wie sie in der Arbeitsmedizin definiert sind – bei bestimmten Personen Krankheitserscheinungen hervorrufen sollen, die insgesamt unspezifisch und wenig fassbar sind (z. B. Lösungsmittel-Enzephalopathie, MCS bzw. „idiopathic environmental intolerances", Sick-Building-Syndrom). Der Pathomechanismus solcher Reaktionen ist jedoch unklar und entspricht weder einer echten Vergiftung mit relevantem Giftnachweis noch den herkömmlichen Allergievorstellungen.

> ! Heute gilt noch immer, dass in diesem Rahmen postulierte Gesundheitsrisiken größtenteils nicht bewiesen, allerdings möglicherweise auch nicht ausgeschlossen sind.

Neben der Inneren Medizin, der Allergologie und Dermatologie hat auch die Neurologie und Psychiatrie vielfache Berührungspunkte mit umweltmedizinisch relevanten Themen. Die Umweltmedizin befasst sich mit den vielfältigen Interaktionen zwischen Mensch und Umwelt, wobei Umweltschäden als Folge menschlichen Handelns umfassend erkannt, rückwirkend analysiert und zukünftig durch Präventionsmaßnahmen verhindert werden sollen. Es stehen somit individualmedizinische Aspekte im Vordergrund. Die allgemeinen hygienisch-präventivmedizinischen Aufgaben mit dem Ziel der Reinhaltung von Luft, Wasser, Nahrungsmitteln, Lärmbekämpfung und anderen können in ihrer Wertigkeit nicht hoch genug eingeschätzt werden.

Die Verfechter der Umweltmedizin zeigen sich allerdings in praxi keineswegs ganzheitlich orientiert, sondern meist sehr einseitig einem somatischen Krankheitskonzept verpflichtet. Diese Einstellung gipfelt in der Formulierung, dass derartige Krankheitsbilder „kein Fall für den Psychiater" seien. Entsprechend stehen die Patienten dem in diesen Fällen optimal anwendbaren, bio-psycho-sozialen Krankheitsmodell fast immer ablehnend gegenüber und sehen sich meist als Opfer überwiegend chemischer Einwirkungen, auch wenn allgemein gesicherte Erkenntnisse fehlen und Zusammenhänge – im jeweiligen Einzelfall – oft noch viel weniger nachweisbar sind.

### Umweltassoziierte Erkrankungen aus toxikologischer Sicht

Nachdem von Intoxikationen im weitesten Sinne ausgegangen wird, kann es nicht ausbleiben, dass Toxikologen zu Wort kommen. Diese vertreten nun – verglichen mit den Ansichten der Umweltmediziner – in Bezug auf die Ätiologie dieser Erkrankungen eine sehr konträre Auffassung.

> ! Es gilt als klare Erkenntnis der wissenschaftlichen Toxikologie, dass nicht allein das Vorhandensein einer Chemikalie zu einem Schaden führt, sondern dass es entscheidend von der Substratkonzentration und der Expositionsdauer abhängt, ob ein Schaden eintritt.

Es sind auch keine erkennbaren Wirkungen zu erwarten, wenn eine Person gegenüber mehreren Substanzen exponiert ist, deren Konzentrationen jeweils weit unter der Wirkschwelle liegen. Damit sind Kombinationswirkungen, wie sie die Umweltmedizin als Erklärung postuliert, toxikologischerseits nicht begründbar.

Der Gießener Pharmakologe und Toxikologe Habermann (1999) verweist in diesem Zusammenhang sehr pointiert auf den **„Nocebo-Effekt"** analog dem Placebo-Effekt. Er versteht darunter die „glaubensbedingte Wahrnehmung einer der Gesundheit abträglichen Wirkung" (S. 23). Er sieht die umweltassoziierten Erkrankungen als nocebobedingte Syndrome mit Krankheitswert und geht von „psychosozialen Konstrukten, die sich an Chemikalien festgemacht haben" (S. 34) aus. Der Toxikologe urteilt kritisch: „Viele Betroffene haben sich eine Burg aus dem Steinbruch der Wissenschaft errichtet und dabei ihre tiefsten Überzeugungen als Mörtel eingetragen. Sie empfinden es als Kränkung, wenn die harten Wissenschaftler nach getaner Arbeit das Problem als psychosozial an die Psychologen und Soziologen weiterreichen" (S. 41).

## 10.1.2 Abgrenzung von psychoreaktiven Faktoren

Gerade dies ist die schwierigste Aufgabe bei der Beurteilung umweltassoziierter Krankheitsbilder. Die meisten Betroffenen lassen seelische Einflüsse nicht gelten und werden darin von ihren behandelnden, umweltmedizinisch orientierten Ärzten unterstützt, die zudem oft umfangreiche Laborergebnisse vorweisen, deren praktische Wertigkeit unbewiesen oder zumindest schwer einzuschätzen ist. Den Erkrankten dienen Laborwerte aber als Beweismittel, dass sie körperlich krank sind, auch wenn sie selbst am wenigsten in der Lage sind, deren tatsächliche Bedeutung zu erfassen.

Entsprechend schwer – bis unmöglich – ist daher auch im Allgemeinen der Zugang zu aktuellen oder zurückliegenden psychischen Konflikten, die entweder strikt verneint werden oder deren

Exploration von Anfang an als unzumutbar empfunden wird. Häufig wird die Frage gestellt: „Was hat denn meine Kindheit mit meiner jetzigen Umwelterkrankung zu tun?" Nicht selten erfolgten schon im Vorfeld der Begutachtung polemische Äußerungen seitens der Selbsthilfegruppen oder der beteiligten Rechtsanwälte (z. B. „Die Untersuchung durch einen Nervenarzt ist eine Zumutung für meinen Klienten.") und der Versuch, die nervenärztliche Gutachtenserstellung zu Gunsten eines „Umweltexperten" zu verhindern.

All dies lässt oft eine adäquate **Exploration unter psychodynamischen Gesichtspunkten** nicht zu. Es macht sich offenbar niemand klar, dass damit durch die behandelnden Ärzte und die Rechtsvertreter ein wichtiger – und oft alleinig sinnvoller! – therapeutischer Zugang langfristig verbaut und dem Patienten Schaden zugefügt wird.

Wenn schließlich psychische Auffälligkeiten nicht mehr zu übersehen sind, werden oft **Ursache und Wirkung verwechselt**. Die seelische Störung wird dann den toxischen Umwelteinflüssen zugeschrieben, obgleich sie sich eben doch oft schon langfristig zurückverfolgen lässt. Nicht selten machen sich präexistente seelische Störungen an Umwelteinflüssen fest, besonders, wenn diese in den Medien sehr eindrucksvoll präsentiert werden. Die Betroffenen finden damit für die ihnen unerklärlichen Beschwerden eine außerpsychische Erklärung, die zudem noch körperlich und nicht mit dem Makel einer psychischen Erkrankung behaftet ist.

---

**Kasuistik**

Ein Ehepaar, der Mann 71, die Frau 65 Jahre alt, suchte erstmals nervenärztlichen Rat wegen Kopfschmerzen, nicht näher definierbarem Schwindel, allgemeiner Leistungsminderung, depressiver Verstimmungszustände und Konzentrationsschwäche. Beide litten an einem nicht behandelten Bluthochdruck.

Anamnestisch ergab sich, dass sie vor eineinhalb Jahren ihre Wohnung in Frankfurt aufgegeben hatten, da diese – gemäß einer umweltmedizinischen Untersuchung – „wegen Schimmel und Chemikalien unbewohnbar" geworden sei. Damals hätten auch ihre Beschwerden begonnen. Die neue Wohnung in einer mittelhessischen Kleinstadt „mit viel Holz" habe ihnen zunächst sehr zugesagt, ihre Beschwerden hätten sich aber nicht gebessert und ein „Experte" habe jetzt ein „Holzschutzmittelsyndrom" festgestellt.

Teure Sanierungsmaßnahmen seien fehlgeschlagen, Kopfdruck und Depressionen hätten zugenommen und sie fühlten sich als Opfer einer „Vergiftung". Niemand habe Verständnis für sie gezeigt. Erstmals wurden auch Nachbarn beschuldigt, mit dem Besitzer unter einer Decke zu stecken. Sie entschlossen sich dann, ins Allgäu zu ziehen, um „möglichst weit weg zu sein".

Nach einem halben Jahr erschien das Ehepaar erneut in der nervenärztlichen Praxis, um ein Attest zu erhalten, dass sie „psychisch gesund" seien. Mittlerweile hatten beide das Gefühl „von fremden Mächten bestrahlt zu werden, vielleicht auch nur von den Nachbarn". Sie hatten bereits die Polizei eingeschaltet, die aber erst tätig werden wollte, wenn sie das Attest eines Nervenarztes vorlegten, dass sie psychisch gesund seien.

Das Ehepaar war tief enttäuscht, dass das gewünschte Attest nicht ausgestellt werden konnte. Diagnostisch ergab sich die Symptomatik einer ausgeprägten paranoid-halluzinatorischen Psychose der Ehefrau, die der Ehemann nach Art einer „folie à deux" unterstützte.

---

Nicht selten werden auch klar definierte Krankheitsbilder wie die Multiple Sklerose, für die es in der Bevölkerung noch keine schlüssige Erklärung gibt, auf Umweltfaktoren zurückgeführt, wobei dann die vordergründige Ursachenzuordnung bei vielen Patienten zu einer Entlastung führt – „Endlich weiß ich woher meine Krankheit kommt!"

# 10 Umweltassoziierte Erkrankungen

Es fällt auf, dass sich das ausgesprochen vielfältige und unspezifische Beschwerdebild der Betroffenen weitgehend mit Beschwerdelisten deckt, die aus der Psychiatrie für depressive oder somatoforme Störungen bekannt sind.

> ! Den umweltassoziierten Erkrankungen nahezu identische seelische Störungen nach ICD-10:
> - Neurasthenie (F 48.0)
> - Somatisierungsstörung (F 45.0)
> - somatoforme autonome Funktionsstörung (F 45.3)
> - anhaltende somatoforme Schmerzstörung (F 45.4)
> - hypochondrische Störung (F 45.2)
> - Angststörungen (F 41)
> - wahnhafte Störungen (F 22), z. B. Vergiftungswahn
> - Persönlichkeitsstörungen (F 60–63)
> - Depressionen mit Vitalstörungen.

Diagnostisch finden sich nur selten tatsächlich objektivierbare organische Psychosyndrome, auch leichten Grades, sehr viel häufiger dagegen depressive Störungen und ganz besonders somatoforme Störungen, aber auch Angststörungen (F 41). Deren Bedingungsgefüge ist vielfältig und wird neben der Persönlichkeitsstruktur ganz entscheidend von den Medien geprägt.

Bei der Begutachtung sind diese seelischen Faktoren nicht hoch genug einzuschätzen und sollten grundsätzlich nervenärztlich evaluiert werden. Obgleich immer wieder von ganzheitlichen Konzepten auch in der Behandlung gesprochen wird, stößt die Gesamtschau organischer und seelischer Faktoren bei vielen umweltorientierten Ärzten und vor allem bei den Betroffenen auf vehemente Ablehnung. Von ganzheitlicher Betrachtung oder Behandlung kann dann nicht die Rede sein.

> ! Das einseitig somatisch ausgerichtete Krankheitskonzept vieler umweltorientierter Ärzte und Selbsthilfegruppen verhindert einen oft einzig sinnvollen psychotherapeutischen Zugang und fügt dem Betroffenen Schaden zu.

Allerdings muss einschränkend darauf verwiesen werden, dass renommierte Umweltambulanzen, die meist an große Kliniken angeschlossen sind, sehr wohl die psychische Dimension wahrnehmen und Psychiater und Psychologen in ihre Erhebungen einbeziehen. Die vielen umweltmedizinisch orientierten Einzelpraxen vertreten dagegen ganz überwiegend eine sehr einseitige somatische Ausrichtung, ohne wenigstens konsiliarisch psychiatrisch-psychotherapeutischen Rat einzuholen. Gerade hier erfolgt die Prägung der Patienten in Richtung einer ausschließlich auf eine Intoxikation abzielenden Krankheitserklärung.

## 10.1.3 Postulierte Organschäden

### Enzephalopathie und Polyneuropathie

Es ist seit Jahrhunderten bekannt, dass toxische Substanzen zu eindeutig organisch bedingten Schäden des zentralen und peripheren Nervensystems führen können. Klassisches, häufigstes und am besten untersuchtes Beispiel ist der chronische Alkoholkonsum.

Die Arbeitsmedizin hat einen breiten und fundierten Erkenntnisstand über die Wirkungen verschiedener toxischer Stoffe am Arbeitsplatz, wobei auch eine Reihe gut validierter toxikologischer Grenzwerte bekannt ist.
- MAK-Werte (maximale Arbeitsplatz-Konzentration),
- BAT-Werte (biologische Arbeitsplatz-Toleranzwerte) sowie
- eine größere Zahl weiterer erprobter, per definitionem festgelegter Grenzwerte.

Im Bereich der Umweltmedizin können diese Erkenntnisse keine Anwendung finden, da sie sich definitionsgemäß
- auf den Arbeitsplatz beziehen,
- für primär gesunde Personen gelten, die sich auch nur für einen begrenzten Zeitraum exponieren,

**nicht jedoch**
- eine Langzeitexposition, etwa im Wohnbereich, und
- besonders empfindliche Personengruppen wie Kinder und alte Menschen berücksichtigen.

Das Paradigma der Umweltmedizin ist die Vorstellung, dass auch Schadstoffkonzentrationen, die weit unterhalb der Werte in der Arbeitsmedizin liegen, zu klinisch relevanten Krankheitsbildern führen können. Dies ist nicht unwidersprochen geblieben und im Grunde bis heute nicht bewiesen.

Nimmt man die Einwirkung toxischer Substanzen, z. B. von Lösungsmitteln auch in niedriger Dosierung, als gegeben an, so ist eine zerebrale Symptomatik, wie sie bei höheren Lösungsmittelkonzentrationen bekannt ist, in entsprechend leichterer Form naheliegend.

Tatsächlich ist der **Beginn einer toxisch-zerebralen Symptomatik** unspezifisch und unabhängig vom schädigenden Agens. Es **dominieren Befindlichkeitsstörungen** mit Kopfschmerzen, Schlafstörungen, rascher Ermüdbarkeit, allgemeiner Leistungsschwäche, Stimmungsschwankungen, verbunden mit innerer Unruhe, Ängsten, auch subjektiv empfundenen Merk- und Konzentrationsstörungen. Gerade diese diffusen Beschwerden werden in erster Linie im Zusammenhang mit Umweltschadstoffen vorgebracht und entziehen sich häufig dem objektiven Nachweis.

Diese leichteste Form einer grenzwertigen organisch-psychischen Störung – im Sinne eines pseudoneurasthenischen Syndroms auf organischer Grundlage – abzugrenzen von Befindlichkeitsstörungen anderer Ursache, einem „psychovegetativen Syndrom", einer „Neurasthenie", einer „Somatisierungsstörung" und anderen seelischen Störungen, erweist sich als ausgesprochen schwierig.

> **!** Die Listen der Einzelsymptome bei umweltassoziierten neurotoxischen Syndromen decken sich fast völlig mit den psychiatrischen Beschwerdelisten.

Der Nachweis einer Enzephalopathie durch Hirnszintigraphie mit 99 mTc-HMPAO-SPECT wird sehr unterschiedlich beurteilt, ist aber ohne klinisches Korrelat nicht relevant. Die dazu vorliegenden Studien und Erfahrungsberichte erbrachten bisher sehr uneinheitliche und nicht reproduzierbare Ergebnisse. Die beobachteten Auffälligkeiten lassen in der Regel keine spezifische Diagnosestellung zu (Herholz).

Auch das Krankheitsbild der **Polyneuropathie** ist ätiologisch vieldeutig, wenngleich besser zu objektivieren. Socken- oder handschuhförmige Gefühlsstörungen, Areflexie, motorische Schwäche und neurophysiologische Normabweichungen lassen eine Diagnosestellung zu, sagen aber über die Ursache nichts aus. Es gilt hier vorrangig, andere, häufigere Ursachen auszuschließen.

Grundsätzlich muss auch bedacht werden, dass **nach Expositionsende kein weiteres Fortschreiten der Symptomatik** zu erwarten ist. Dies gilt für alle Intoxikationen und damit natürlich auch für die postulierten toxischen Wirkungen aus dem Bereich der Umwelt. Nach Beendigung einer Exposition ist mit einer Besserung oder allenfalls mit einer gleich bleibenden Symptomatik zu rechnen. Wird eine Progredienz des Beschwerdebildes geltend gemacht, so spricht dies ganz eindeutig gegen eine mögliche toxische Verursachung, sofern die auslösende Substanz gemieden wurde. Allerdings werden verschiedene Umweltschadstoffe als ubiquitär angesehen und können somit nicht gemieden werden, sodass dieses Kriterium im Einzelfall hinfällig sein kann.

Die Theorie, dass Umweltnoxen zu organisch bedingten psychischen Störungen führen sollen, ist bisher nicht bewiesen. Trotzdem beanspruchen viele subjektiv „umweltvergiftete" Patienten dieses Erklärungsmodell für ihre oft psychogenen Störungen.

> **Kasuistik**
> Eine 52-jährige Fabrikarbeiterin sah sich am Arbeitsplatz als Löterin bei der Herstellung elektronischer Geräte zunehmend überfordert. Sie entwickelte in der Folge die typische Symptomatik eines endomorphen depressiven Syndroms. Ein Umweltmediziner (und Nicht-Psychiater) ging von einer „Enzephalopathie" aus und nahm einen Zusammenhang mit Schadstoffen am Arbeitsplatz an. Langwierige Untersuchungen schlossen sich an, wobei weder eine im toxischen Bereich liegende Schadstoffexposition noch eine organisch-psychische Störung nachgewiesen werden konnte. Erst die psychiatrische Untersuchung im Sozialgerichtsverfahren ergab die Diagnose einer endogenen Depression. Damit ging wertvolle Zeit bis zu einer adäquaten Therapie verloren und es entstanden nicht unerhebliche Kosten für die Allgemeinheit.

## 10.2 Intoxikation durch organische Lösungsmittel

Am häufigsten werden in der Umweltmedizin Einwirkungen organischer Lösungsmittel als Ursache von Befindlichkeitsstörungen geltend gemacht.

### Pathophysiologische Überlegungen

Aus den langjährigen arbeitsmedizinischen Erfahrungen mit diesen Substanzen ist bekannt, dass sie teils eingeatmet, teils über die Haut resorbiert werden. Sie verteilen sich im Organismus und können aufgrund ihrer lipophilen Eigenschaften auch die Blut-Hirn-Schranke durchdringen. Schließlich werden sie über die Lunge und z. T. nach Metabolisierung über die Nieren ausgeschieden.

Die Wirkung kann als neuro-, hämato-, hepato- und nephrotoxisch beschrieben werden, sie sind aber auch kanzerogen, teratogen und z. T. suchterzeugend. Akute oder chronische Intoxikationen verursachen neurologische Störungen und manifestieren sich besonders als **toxische Enzephalopathie oder Polyneuropathie.**

Dabei wird in der Arbeitsmedizin und in der Toxikologie ein gesicherter Zusammenhang mit der Exposition in ausreichend hoher Dosis und adäquater Zeitdauer unter Ausschluss anderer möglicher Ursachen ebenso wie der tierexperimentelle Nachweis einer toxischen Wirkung gefordert.

Es existiert eine nahezu unübersehbare Fülle von **aromatischen, auch halogenierten Kohlenwasserstoffen** und **organischen Phosphorverbindungen** mit einer sehr breiten Verwendung als

- organische Lösungsmittel,
- Pestizide,
- Fungizide,
- Holzschutzmittel und
- Desinfektionsmittel.

Aber auch PCP, Dioxin und einige Schwermetalle werden immer wieder – unter Umweltbedingungen – als ursächlich für vielfältige Befindlichkeitsstörungen angesehen.

Klinisch steht dem ein meist eher uniformes Bild im Sinne einer Enzephalopathie oder Polyneuropathie nach Exposition in ausreichend hoher Dosierung gegenüber.

Ein „Holzschutzmittelsyndrom" ist in den letzten Jahren in der Öffentlichkeit intensiv diskutiert worden und hat zahlreiche tatsächlich oder vermeintlich Betroffene veranlasst, entsprechende rechtliche Schritte zu unternehmen.

## Klinik

Die anfangs sehr uncharakteristischen Symptome einer chronischen Intoxikation machen sich erst nach einer Expositionsdauer von 5–7 Jahren bemerkbar. Es werden unter anderem beobachtet:
- Kopfschmerzen,
- Schwindelgefühle,
- Gang- und Sprachstörungen,
- Kältemissempfindungen,
- Kribbelparästhesien,
- Neigung zu depressiven Verstimmungszuständen mit Antriebsstörungen.

## Probleme bei der Begutachtung

Gerade diese wenig fassbaren Befindlichkeitsstörungen sind Anlass zur umweltmedizinischen Beratung und sehr oft zur Begutachtung im Rentenverfahren, wenn der Betroffene sich dadurch nicht mehr in der Lage fühlt, beruflich tätig zu sein. Ein Zusammenhang ist im Einzelfall unter Umweltaspekten selten beweisbar. Ebenso werden Polyneuropathien in diesem Rahmen geltend gemacht, wobei diese oft nur aufgrund der vorgebrachten Beschwerden und nicht nach fachneurologischer Untersuchung diagnostiziert wurden.

Das Problem in der Begutachtungssituation liegt darin, das Ausmaß der tatsächlichen Exposition festzustellen und – bei fehlendem Konsens – die Höhe der im Rahmen des Biomonitorings gemessenen Schadstoffwerte im Blut und in der Raumluft zu bewerten. Die Schwierigkeit, die Konzentration sehr kleiner Substratmengen labortechnisch zuverlässig zu erfassen, beeinträchtigt die Einschätzung ebenso wie fehlende Sicherheit und Akzeptanz der entsprechenden Grenzwerte.

Für die individualmedizinische Gutachtertätigkeit hat dies erhebliche Konsequenzen, gilt es doch, an sich uncharakteristische Beschwerden entweder organisch zu erklären oder eine somatische Ursache auszuschließen. Polyneuropathien und ein pseudoneurasthenisches Syndrom können viele Ursachen haben. Sie lassen sich oft nicht ohne weiteres kausal zuordnen. Wenn dann noch die Laborwerte vieldeutig sind und keine definierten Grenzwerte existieren, so bleibt die Zuordnung zu umweltmedizinischen Faktoren reine Spekulation.

Die Begutachtung muss sich am Einzelfall orientieren. Eine zeitliche Leistungsminderung im Erwerbsleben wird kaum je begründbar sein, ebenso wenig ein Kausalzusammenhang mit niedriger Schadstoffexposition.

> **Kasuistik**
> Der zum Zeitpunkt der Begutachtung 47-jährige Arbeiter einer Maschinenfabrik leidet seit Jahren unter einer Fülle von Befindlichkeitsstörungen, unter anderem auch Missempfindungen an den Füßen. Der behandelnde Umweltmediziner – ein Dermatologe – diagnostizierte eine toxische Hinterstrangschädigung sowie eine Polyneuropathie und machte dafür eine Lösungsmittelintoxikation verantwortlich. Es schloss sich ein langwieriger Rechtsstreit an.
> Fachneurologisch konnte kein pathologischer Befund erhoben werden, Schadstoffmessungen am Arbeitsplatz ergaben keine toxischen Werte. Immer neue vermeintliche Noxen wurden geltend gemacht und auch wieder ausgeschlossen. Die hautärztlich(!)-umweltmedizinische Stellungnahme betonte eine „Enzephalopathie, Polyneuropathie, zentral-vestibuläre und senso-neurale Schwerhörigkeit, Begleitmyalgie, Perfusionsstörung des Gehirns", was den Patienten zur Fortsetzung des Rechtsstreites animierte.
> Die während eines früheren psychosomatischen Heilverfahrens und später vom psychiatrischen Rentengutachter festgestellten Diagnosen wie „ausgeprägte Persönlichkeitsstörung mit psychoreaktiver Fehlentwicklung und funktionellen Organbeschwerden psychischen Ursprungs" wurden ignoriert. Der Rechtsstreit eskalierte weiter und dauert an.

## 10.3 Multiple Chemical Sensitivity

Das Krankheitsbild der „Vielfachen Chemikalienunverträglichkeit" (VCU) bzw. der „Multiple Chemical Sensitivity" (MCS), neuerdings als „Idiopathic Environmental Intolerances" (IEI) bezeichnet, wird in den USA wie folgt definiert:

> ! Multiple Chemical Sensitivity: „Eine erworbene Störung, die charakterisiert ist durch multiple rezidivierende Symptome, vorzugsweise an mehreren Organsystemen, die als Antwort auf nachweisbare Expositionen gegenüber vielen chemisch miteinander nicht verwandten Stoffen bei Dosen auftreten, die weit unter denen liegen, die in der allgemeinen Bevölkerung für schädigend gehalten werden. Kein einziger allgemein akzeptierter Test von physiologischen Funktionen kann nachgewiesen werden, der mit diesen Symptomen korreliert". (Runow 1994, S. 207).

Andere Bezeichnungen sind Toxikophobie und Chemophobie. Der Terminus „20th Century Disease" weist das Leiden als zeittypische Erkrankung aus (Csef).
Eine andere Krankheitsbeschreibung geht von einer erworbenen Störung mit multiplen rezidivierenden Symptomen aus, die in Zusammenhang mit Umwelteinflüssen gesehen werden, von der Mehrheit der Bevölkerung problemlos vertragen werden und die durch keine bekannte medizinische oder psychische Störung erklärbar sind (Workshop der WHO 1997).
Von den Vertretern einer organischen Genese wird MCS nach der ICD-10 als „T 78 unerwünschte Nebenwirkungen, andernorts nicht klassifiziert" oder „T 78.4 Allergie, nicht näher bezeichnet" klassifiziert, d. h. einer Restkategorie zugeordnet. Eine Definition findet sich in der ICD-10 nicht und auch keine operationalisierte Diagnosestellung.

### Klinik

Die Überempfindlichkeit erstreckt sich auf **geringste Konzentrationen unterschiedlichster Chemikalien,** die in Nahrungsmitteln, Konservierungsmitteln, Insektiziden, Lösungsmitteln, Farben,

Duftstoffen, Kosmetika, Textilien, Möbeln, Tapeten, Fußbodenbelägen und vielen anderen alltäglichen Dingen enthalten sind. Bei minimalen Schwellenwerten dieser Substanzen sollen sich z. T. dramatische Symptome zeigen, ohne dass irgendein fassbarer Untersuchungsbefund vorliegt. Frauen sollen 2–3mal häufiger erkranken als Männer.

Subjektiv stehen **ausgesprochen vielfältige und unspezifische Befindlichkeitsstörungen** im Vordergrund:
- Kopfschmerzen,
- Schwindel,
- Augenbrennen,
- Konzentrationsstörungen,
- Benommenheit,
- Depressionen,
- Geruchsüberempfindlichkeit,
- Schlafstörungen,
- Gelenkschmerzen,
- Reizbarkeit,
- Müdigkeit,
- Reizblase,
- Verdauungsbeschwerden mit Völlegefühl und Blähungen

sind nur ein Teil der geklagten Beschwerden. Objektive Diagnosekriterien existieren nicht.

Es besteht eine **ausgeprägte Komorbidität mit psychiatrischen Erkrankungen.** Bei der überwiegenden Mehrzahl der Betroffenen liegen psychische Störungen ganz unterschiedlicher Art vor. Neben psychotischen Erkrankungen mit umweltbezogenen Wahnsystemen werden Dysthymien, Persönlichkeitsstörungen, Angststörungen, somatoforme Störungen, aber auch eine Vielzahl anderer psychischer Krankheitsbilder gesehen.

Gemeinsam ist den MCS-Kranken die enorme Abnei**gung gegen Psychiater und Psychotherapeuten,** worin sie meist durch umweltmedizinisch orientierte Ärzte und Selbsthilfegruppen unterstützt werden. Ein rein somatisches Krankheitsmodell im Sinne einer „Vergiftung und Immunschwäche" wird nachdrücklich propagiert, verbaut aber meist den Zugang zu einer wie auch immer gearteten adäquaten Behandlung. Im somatischen Bereich ist eine solche jedenfalls in sinnvoller Form nicht möglich.

## Theorien zur Krankheitsentstehung

Es gibt weder allgemein anerkannte Theorien zu den Krankheitsmechanismen noch valide Kriterien für die klinische Diagnostik. Auf die Unsicherheit der Diagnosestellung verwies auch eine Antwort der Bundesregierung auf eine „Kleine Anfrage" verschiedener Abgeordneter zu diesem Thema.

Nach Vorstellung der **Klinischen Ökologie** (Reichl 2000) manifestiert sich die MCS als Ausdruck der Überladung des Organismus mit Umweltnoxen. Körpereigene Abwehr- und Regulationsmechanismen sollen dabei überfordert sein. Der Nachweis einer organischen Genese steht jedoch bislang aus. Andere Hypothesen gehen von zugrunde liegenden psychiatrischen Erkrankungen aus oder von einem Glaubenssystem im Sinne einer netzwerkartigen „medizinischen Subkultur" mit gegenseitiger Verstärkung der gleichgesinnten Anhänger.

Eine rechtlich oder medizinisch gesicherte Kausalität hinsichtlich der Entstehung des Beschwerdebildes mit daraus ableitbaren finanziellen Forderungen existiert nicht. Als eigenständige Krankheit wird die MCS in den USA und von der WHO nicht gewertet.

## Probleme bei der Begutachtung

Schon aus den oben angeführten Definitionen ergibt sich das Problem bei der Begutachtung. Das Paradigma ist hier die Annahme, dass MCS-Kranke schon auf Spuren zahlloser Umweltgifte mit entsprechenden Symptomen reagieren, ohne dass ein entsprechender Nachweis gelingt. Die klassischen Gesetze der Toxikologie werden von dem MCS-Phänomen nach Altenkirch (1995, 1997, 1998) außer Kraft gesetzt.

Zudem erfolgt die „Diagnosestellung" nicht selten mit Methoden wie der Elektroakupunktur nach Voll, Bioresonanz oder ähnlichen Verfahren. Außerdem muss darauf hingewiesen werden, dass zur **Diagnostik** immunologische Parameter von geringem Wert sind, da sich der Funktionszustand des Immunsystems ständig ändert. Sie sind damit für die Gesamtfunktion dieses Systems wenig aussagekräftig.

Nebenbei erwähnt hat das Oberlandesgericht Frankfurt am Main mit Urteil vom 25.9.2002 (Az. 7 U 120/97) die Leistungspflicht der privaten Krankenversicherung für Elektroakupunktur nach Voll verneint. Für die Eignung und Wirksamkeit dieser Methode lägen weder ausreichende medizinische Erkenntnisse vor noch beruhe diese Therapie auf einem nachvollziehbaren medizinischen Ansatz. Eine darauf gestützte Diagnostik und Therapie sei daher nicht erforderlich.

Gelegentlich wird der Begriff des „Binnenkonsens" oder der „Binnentheorie" angeführt, wonach nur Anwender unkonventioneller Verfahren oder Theorien die Kompetenz haben sollen, über Zweckmäßigkeit, Qualität oder Wirksamkeit der jeweiligen Methode urteilen zu können. Diese Vorstellungen wurden aber in den letzten Jahren von der Rechtsprechung zurückgewiesen. Das Kammergericht Berlin führte mit Urteil vom 25.8.1998 (Az. 6 U 7063/97) aus, dass die medizinische Notwendigkeit einer Behandlungsmethode voraussetzt, dass diese auf einem nach medizinischen Erkenntnissen nachvollziehbaren Ansatz beruht. In einem Urteil des Oberlandesgerichts Karlsruhe vom 31.8.2000 (Az. 19 U 243/99) wird festgestellt, dass auch im Bereich der alternativen Medizin die Frage der medizinischen Notwendigkeit durch einen unvoreingenommen Sachverständigen zu beurteilen sei, während die so genannte „Binnentheorie" abzulehnen sei. Nach einem Urteil des Oberlandesgerichts Frankfurt vom 18.4.2001 (Az. 7 U 154/99) muss ein Sachverständiger nicht selbst Anwender der streitigen Methode sein (Ostendorf).

Falls keine Komorbidität der MCS mit einer relevanten seelischen Störung vorliegt, lässt sich eine **Leistungsminderung** im Erwerbsleben nicht ableiten. Bei ausgeprägten subjektiven Beschwerden kann aber ein deutlicher sozialer Rückzug erfolgen, der sich auch auf das Arbeitsleben auswirkt, welches häufig ohnehin für das Beschwerdebild (mit-)verantwortlich gemacht wird. Diese ungünstige Entwicklung kann solche Ausmaße annehmen, dass tatsächlich gelegentlich Invalidisierungsforderungen positiv beschieden werden müssen.

Die Möglichkeiten von **Rehabilitationsmaßnahmen** sollten unbedingt voll ausgeschöpft werden. Allerdings existieren auch Privatkliniken, die – umweltorientiert – nicht selten die Vorstellungen der Patienten hinsichtlich einer organischen Genese, eben einer chronischen Intoxikation und einer postulierten „Immunschwäche", noch unterstützen und seelische Faktoren ablehnen, sich wenig valider, naturheilkundlicher und homöopathischer Therapien bedienen und damit das Beschwerdebild nur noch weiter perpetuieren. Es kommt meist nicht zu einer echten beruflichen oder sozialen Rehabilitation durch solche „Fachkliniken", die gerne von den als „Umweltexperten" geltenden Ärzten empfohlen werden, sondern zu einer weiteren Fixierung und letztlich zu einem endgültigen Rückzug aus dem Berufsleben.

> **Kasuistik**
> Eine 63-jährige Frau klagte vor dem Sozialgericht ausdrücklich auf Anerkennung von „MCS" als Behinderung nach dem SchwbG.
> Sie hatte zwischen dem 25. und 44. Lebensjahr an therapieresistenten Ängsten gelitten, an Syphilis erkrankt zu sein. Damals ließ sie unzählige Untersuchungen über sich ergehen und wurde in mehreren Kliniken stationär behandelt, ohne dass eine Lues bestätigt werden konnte. Schließlich wurde sie nach einem Rechtsstreit vor dem Sozialgericht mit 39 Jahren wegen eines hypochondrischen Wahns berentet.
> Später verlagerten sich ihre Ängste auf das Passivrauchen und sie bezog eine Fülle von Befindlichkeitsstörungen darauf. Sie wurde eine militante Gegnerin des Rauchens, gründete einen Verein, wurde dessen langjährige Vorsitzende und veröffentlichte eine Reihe von Streitschriften gegen das Passivrauchen.
> Mit dem Aufkommen des Begriffs „MCS" in den Medien bezog sie diese umweltbedingte Gesundheitsstörung sofort auf sich. Darin wurde sie von ihrem Hausarzt unterstützt, der die Diagnose mittels Elektroakupunktur stellte und damit auch gleichzeitig „behandelte". Sie bezahlte klaglos dafür einige tausend Mark.
> Ihr ging es jetzt um die amtliche Anerkennung von „MCS" als Behinderung und nicht um die Formulierung „seelische Störung" durch das Versorgungsamt. Einen sonstigen Vorteil strebte sie nicht an. Einen Zusammenhang mit der früh beginnenden neurotischen Entwicklung, den sie als kränkend empfand, lehnte sie ab. An eine nervenärztliche Behandlung war nicht zu denken.

> **Kasuistik**
> Ein 55-jähriger Versicherungsvertreter litt an einem Tinnitus, der sich im Anschluss an eine Grippeotitis entwickelt hatte. Er fühlte sich beruflich zunehmend belastet, dem Druck des Arbeitgebers, den erhöhten Leistungsanforderungen und den nachstrebenden jüngeren Arbeitskollegen nicht gewachsen und damit allgemein überfordert.
> Ein wegen eines benignen Pigmentnaevus aufgesuchter Dermatologe und Umweltmediziner diagnostizierte die „Parkinson'sche Krankheit" aufgrund einer MCS mit „kaputtem Immunsystem". Dies beeindruckte den Patienten tief, da die Diagnose sehr überzeugt vorgetragen worden sei.
> Mehrere Neurologen und auch eine deshalb konsultierte Parkinson-Spezialklinik schlossen ein Parkinson-Syndrom strikt aus. Der Betroffene vertraute jedoch dem Hautarzt – obgleich er die verordneten Parkinson-Medikamente nicht vertrug – und stellte einen Rentenantrag. Eine nervenärztliche Behandlung lehnte er ab.

## 10.4 Sick-Building-Syndrom

### Klinik

Laut Definition der WHO 1983 (nach Brede-Weisflog 1996) klagt ein mehr oder minder großer Personenkreis über unspezifische Beschwerden bzw. Befindlichkeitsstörungen – besonders Schleimhautreizungen von Augen, Nase und Rachen –, die vorzugsweise beim beruflichen Aufenthalt in Innenräumen von Gebäuden auftreten und sich beim Verlassen der Räume bessern oder verschwinden. Auch Kopfschmerzen, rasche Ermüdbarkeit, Benommenheit, Konzentrationsstörungen, Schwindel, Übelkeit und Nasenbluten werden angegeben.

Bemerkenswert ist, dass vor allem der Aufenthalt in Verwaltungs- und Büroräumen und paradoxerweise so gut wie nie in Fabrikhallen mit gewöhnlich weitaus höheren Expositionen mit toxischen Substanzen verantwortlich gemacht wird. Es ist somit ganz überwiegend eine Erkrankung von Angestellten, sehr viel weniger von handwerklich Tätigen (Berz).

### Theorien zur Krankheitsentstehung

Ein klares ätiologisches Konzept existiert nicht. Angeschuldigt werden
- physikalische und chemische Faktoren, die mit den Baumaterialien zusammenhängen,
- besonders Klimaanlagen und Teppichböden,
- biologische Einwirkungen wie Bakterien oder Pilze,
- nicht zuletzt auch psychische Faktoren.

Es bleibt im Grunde ein kaum zu entwirrendes Knäuel von möglichen Einzelfaktoren, die sich nur selten als kausal gesichert für die geklagten Beschwerden erweisen. Ursprünglich wurden verkeimte, schlecht gewartete Klimaanlagen als Auslöser angenommen und tatsächlich waren die Beschwerden bei einem Teil der Betroffenen nach entsprechender Sanierung rückläufig. Später wurde dann eine Fülle von anderen Faktoren als auslösend angesehen, die weit über die Einwirkung von Klimaanlagen hinausgingen.

Als charakteristisch wird angesehen, dass bei **chemisch-toxikologischen Schadstoffmessungen** weder in der Raumluft noch im Human-Biomonitoring Werte gefunden werden, die eine gesundheitliche Schädigung belegen könnten oder über die durchschnittliche innere Schadstoffbelastung der Allgemeinbevölkerung hinausgehen.

Es handelt sich definitionsgemäß um **reversible Befindlichkeitsstörungen** ohne Nachweis einer dadurch ausgelösten anhaltenden Erkrankung des zentralen oder peripheren Nervensystems. Auch wurde schon früh die Frage gestellt, ob sich das Sick-Building-Syndrom „vielleicht nur im Kopf abspiele".

> ! Als neue Erkenntnis gilt, dass nicht so sehr das Raumklima, als vielmehr das Betriebsklima die zentrale Rolle spielt.

Eine zeitliche oder gravierende funktionelle **Leistungsminderung** im Erwerbsleben lässt sich hier nicht ableiten, es sei denn, es käme zu einer derart schweren seelischen Fehlentwicklung, die ihrerseits eigenständigen Krankheitswert erlangte und die Annahme einer Leistungsminderung rechtfertigte.

## 10.5 Amalgam-Syndrom

Das Amalgam-Syndrom, das eine Zeit lang das heftigst umstrittene umweltmedizinische Krankheitsbild war, ist heute im Bewusstsein der Bevölkerung etwas zurückgetreten. Hier zeigte sich deutlich, welche Bedeutung einzelnen Persönlichkeiten zukam, die es verstanden, ihre Vorstellungen medienwirksam zu propagieren. Mit deren Abtreten von der öffentlichen Bühne sank auch die Bereitschaft in der Bevölkerung, Beschwerden auf eine „Amalgam-Vergiftung" zurückzuführen. Für Patienten ebenso wie für deren behandelnde Ärzte und Zahnärzte hatte das Amalgam-Syndrom jedoch lange Zeit größte praktische Bedeutung – bis hin zu weit reichenden gutachtlichen und finanziellen Konsequenzen.

## Pathophysiologische Überlegungen

Amalgam als Legierung aus Quecksilber (Hg) mit Anteilen von Silber, Zinn und Kupfer wird in Europa seit 150 Jahren in großem Umfang für Zahnfüllungen verwendet und wegen seiner Haltbarkeit geschätzt. In unseren Breiten gibt es nur wenige Menschen, die keine Amalgamfüllungen haben oder zumindest hatten.

Die seit Jahren daran geübte Kritik stützt sich auf die Abgabe von Hg in den Organismus und die dadurch bedingte Schwermetallbelastung. Diskutiert wird, inwieweit die aus der Amalgamfüllung resultierende **Quecksilberbelastung** klinisch relevant ist. Zweifellos liegt sie weit unter derjenigen aus beruflicher Exposition, weshalb die Hg-typischen Krankheitszeichen fehlen.

Hg wird auch durch die Nahrung, durch Milch, Fleisch und vor allem Fisch aufgenommen. Die Hg-Abgabe einer mit Amalgam versorgten Mundhöhle soll etwa zwei Zehnerpotenzen unter der täglichen Hg-Aufnahme über die Nahrung liegen.

Eine neue Studie von Aschoff und Gmeiner, die ein größeres Kollektiv subjektiv „amalgamgeschädigter", zu begutachtender Patienten und freiwilliger, subjektiv beschwerdefreier Probanden mit Amalgamfüllungen untersuchten, erbrachte in beiden Gruppen übereinstimmende Messwerte, wobei keine toxischen Hg-Spiegel, die den von der WHO definierten Referenzbereich überschritten, gefunden wurden. Als Fazit ergab sich, dass in der Normalverteilung der Hg-Belastung der Bevölkerung **kein Zusammenhang zwischen Hg-Konzentration und Befinden** besteht. Daher wurde eine auch nur marginal gesundheitsschädliche Wirkung von Amalgam-Quecksilber verneint.

Epidemiologische Studien konnten keine Korrelation zwischen der Anzahl der Amalgamfüllungen und der Zahl und Häufigkeit geklagter Einzelsymptome belegen. Dies wurde auch in der Anfang 2008 veröffentlichten Münchner Amalgam-Studie bestätigt. Im Gegenteil, Frauen mit 20 und mehr Amalgamfüllungen gaben sogar weniger Beschwerden und Symptome an als Frauen mit 0–4 Amalgamfüllungen.

Interessant ist trotzdem, wie hartnäckig in manchen Ärzte-, Zahnärzte- und Bevölkerungskreisen an entsprechenden Zusammenhängen festgehalten wird, wobei sich allerdings manchmal **psychoreaktive Störungen** bis hin zu ernst zu nehmenden Angststörungen entwickeln, die von Häfner treffend als „iatrogene Amalgam-Phobie" bezeichnet werden.

## Klinik

Ein unspezifischer Beschwerdekomplex mit
- Bein-, Rücken- und Gelenkbeschwerden,
- Bauchschmerzen,
- Kälteüberempfindlichkeit,
- Schweißausbrüchen,
- Seh- und Hörstörungen,
- Atembeschwerden,
- Schwindel,
- Übelkeit,
- Haarausfall,
- Depressionen,
- Schlafstörungen,
- Reizbarkeit,
- innere Unruhe,
- Konzentrationsstörungen,

- allgemeiner Erschöpfung,
- Diarrhö und Obstipation

wird mit Amalgamfüllungen in Zusammenhang gebracht.

### Sozialmedizinische Beurteilung

> ! Eine Leistungsminderung im Erwerbsleben kann aus einer Amalgambelastung grundsätzlich nicht abgeleitet werden.

Vom Bundessozialgericht wurde mit Urteil vom 6.10.1999 (Az.: B 1 KR 13/97 R) festgestellt, dass es zwar nicht ausgeschlossen sei, dass aus Amalgamfüllungen freigesetztes Quecksilber Beschwerden verursachen könne. Dies sei aber nach dem derzeitigen Stand der medizinischen Erkenntnisse nicht mehr als eine ungesicherte Annahme und die allein auf allgemeine Erwägungen gestützte hypothetische Möglichkeit eines Heilerfolges nach Entfernung der Amalgamfüllungen könne nicht grundsätzlich die Leistungspflicht der gesetzlichen Krankenversicherungen begründen. Dies gelte auch dann, wenn nachträglich geltend gemacht werde, die Behandlung sei erfolgreich gewesen. Eine bloße Verdachtsdiagnose reiche zur Begründung der Leistungspflicht der Krankenkasse nicht aus. Dem Interesse der Versichertengemeinschaft an einer Begrenzung auf die nachweisbar medizinisch notwendigen Leistungen gebühre der Vorrang vor dem Interesse des Einzelnen an einem kostenfreien Heilversuch. Die Klage auf Ersatz der Kosten wegen der Entfernung der Amalgamfüllungen durch die gesetzliche Krankenkasse wurde abgewiesen.

> ! Es ist wissenschaftlich nicht belegt, dass die Entfernung von Amalgamfüllungen zu einer Linderung oder Beseitigung der damit in Zusammenhang gebrachten unspezifischen Beschwerden führt.

## 10.6 Elektrosensibilität

Der Einfluss elektromagnetischer Wellen bzw. Felder auf den Menschen wird seit Jahren unter dem Schlagwort „Elektrosmog" diskutiert. Ihre ständige und selbstverständliche Gegenwart durch Funk und Fernsehen, Telefon, Notrufnetze, elektrische Leitungen, Satelliten u. a., aber auch nicht zuletzt im Haushalt in Form des Mikrowellenherdes ist uns heute kaum mehr bewusst. Sie gehören zu unserem normalen Alltag und werden normalerweise von den meisten Menschen auch nicht als krank machend empfunden, sondern als Selbstverständlichkeit von früh bis spät benutzt. Ihr Fehlen, etwa durch eine technische Panne macht sich meist in allen Lebensbereichen schwer wiegend bemerkbar. Umso merkwürdiger erscheint es, wenn einzelne Menschen geltend machen, genau auf diese Strahlen mit Krankheitserscheinungen zu reagieren.

### Klinik

Auch auf diese Art von Umwelteinflüssen – besonders den Mobilfunk – bezogen, werden von Umweltmedizinern oder Selbsthilfegruppen **neurologische Symptome** wie
- Kopfschmerzen,
- Schwindel,

- Schläfrigkeit,
- Unkonzentriertheit,
- aber auch Schmerzen,
- Taubheitsgefühl,
- Krämpfe und Muskelfibrillationen

beschrieben.

Ansonsten reicht das Spektrum von postulierten Kausalbezügen von Alltagsbeschwerden und vegetativen Störungen über eine Vielzahl von Erkrankungen bis hin zu Krebs. Nichts davon hielt bisher einer wissenschaftlichen Überprüfung stand, obwohl eine kaum mehr zu überblickende Zahl von – meist widersprüchlichen – Publikationen dazu vorliegt. Für die subjektiv empfundene Bedrohung ist das Gefühl des Ausgeliefertseins an allgegenwärtige äußere Einflüsse, denen man nicht entkommen kann, und die damit verbundene Angst von entscheidender Bedeutung.

Die Umwandlung hochfrequenter elektromagnetischer Wechselfelder in Wärme ist bekannt und wird unter anderem in der Mikrowelle genützt. Beim Menschen besteht die Gefahr der Schädigung der Linsen durch Kataraktbildung und der Keimdrüsen beim Mann. Darüber hinausgehende objektivierbare Schäden sind im Alltagsbereich bisher nicht nachgewiesen worden. Insbesondere konnten mutagene, teratogene oder kanzerogene Wirkungen bisher nicht bewiesen, allerdings auch noch nicht mit letzter Sicherheit ausgeschlossen werden.

## Fehlender Nachweis einer Schädigung im Niedrigdosisbereich

Die Grenzwertempfehlungen in der „Verordnung über elektromagnetische Felder" (1997) liegen für die Allgemeinbevölkerung bei 5 kV/m für die elektrische Feldstärke und bei 100 µT für die magnetische Feldstärke (jeweils bei 50 Hz).

In letzter Zeit wird die Diskussion über die Bedeutung der **Mobilfunkstrahlung** durch immer neue und widersprüchliche Veröffentlichungen angeheizt. Es besteht eine eigenartige Diskrepanz zwischen der immensen Nutzung der „Handys" in der Bevölkerung und der Ablehnung der Mobilfunkantennen durch die Öffentlichkeit bzw. die Medien. Bisher jedenfalls konnte kein Hinweis auf objektivierbare Schädigungen – im Sinne eines organischen Korrelates – gefunden werden, obgleich besorgte Bürgerinitiativen und selbst ernannte „Experten" Starkstromleitungen, Funkantennen und neuerdings eben den Mobilfunk für Befindlichkeitsstörungen verantwortlich machten und weiter machen.

Das „Handy" wird ständig und ohne Bedenken als Selbstverständlichkeit in einem immensen Umfang genutzt, die Mobilfunkantenne auf dem Dach des Nachbarn dagegen ruft Bürgerinitiativen auf den Plan. Dabei ist zu berücksichtigen, dass durch das eng geknüpfte, nahezu flächendeckende Netz von Mobilfunkantennen vergleichsweise geringe Feldintensitäten erforderlich sind, vergleicht man sie mit Rundfunk- und Fernsehsendern, die durch ihre sehr viel größeren Reichweiten mit sehr viel höheren Leistungen arbeiten müssen. Hinzu kommt auch, dass die Hersteller der Mobilfunkgeräte bemüht sind, die Sendeleistung von Basisstation und Handy herabzuregeln, um die Akkureserven des Handys zu schonen, was längere Laufzeiten ermöglicht, gleichzeitig aber auch die Feldintensitäten am Kopf reduziert.

Bisher konnte in vielen, auch von staatlicher Seite durchgeführten Feldversuchen keine Überschreitung der zulässigen Grenzwerte festgestellt werden (Berz).

Immer wieder werden mögliche Schädigungen auch im Niedrigdosisbereich diskutiert, ohne dass bisher stichhaltige Beweise vorlägen. Auch die **Induktion von Hirntumoren** durch Benutzung von Mobilfunkgeräten konnte bisher nicht bewiesen werden. Immer neue Veröffentlichungen in der Laienpresse über das „riskante Strahlenbad" führen zu einer Verunsicherung und irrationalen

Ängstigung der Bevölkerung, obwohl dazu bisher keine fundierten und gesicherten Erkenntnisse vorgelegt werden konnten.

Bemerkenswerterweise ist in den vergangenen Jahren die Angst vor „Erdstrahlen" und „Wasseradern", die noch vor wenigen Jahrzehnten sehr häufig war, deutlich zurückgegangen. Das **Bedrohungsgefühl** durch diese unsichtbare und wenig fassbare Schädigungsmöglichkeit hat sich ein anderes, „moderneres" Erklärungsmodell gesucht.

Wie in vielen anderen Bereichen der Medizin auch sind Menschen betroffen, die unter Alltagsbeschwerden leiden, für die sich keine organische Erklärung findet, und die sich nicht eingestehen wollen, dass eine seelische Genese vorliegen könnte. Sie sind dann, ihrem Kausalitätsbedürfnis folgend, rasch geneigt, irgendeine organisch imponierende Erklärung ihrer Befindlichkeitsstörungen zu akzeptieren und werden darin auch von bestimmten Ärzten und Bürgerinitiativen unterstützt. Eine leistungsmindernde gutachtensrelevante Bedeutung liegt hier sicher nicht vor.

## 10.7 Ozon

Ozon (O3) ist ein natürlicher Bestandteil der Atmosphäre, unterliegt jedoch starken Konzentrationsschwankungen durch anthropogene Einflüsse. Es ist zwischen dem Schutz durch Ozon in der Stratosphäre (11–50 km Höhe) und den Gefahren des Ozons in der Troposphäre (bis 11 km Höhe) zu unterscheiden.

Ozon entsteht unter dem Einfluss von Sonnenstrahlung durch photochemische Reaktionen aus Stickstoffoxiden und flüchtigen organischen Kohlenwasserstoffverbindungen. An der grundsätzlichen Bedeutung des Anstiegs von bodennahem Ozon in den letzten Jahrzehnten und der globalen Belastung der Umwelt durch troposphärisches Ozon als **Treibhausgas** besteht kein Zweifel.

### Pathophysiologische Überlegungen

Ozon ist ein **starkes Oxidationsmittel** und reagiert rasch mit biologischem Material. Die Toxizität besonders in der Lunge ist abhängig von der Konzentration, der Expositionsdauer, der individuellen Reagibilität und der körperlichen Aktivität. Aufgrund der geringen Wasserlöslichkeit wird Ozon in den oberen Atemwegen kaum zurückgehalten und gelangt daher größtenteils in die Lunge.

Als Bestandteil des „Sommersmogs" übt Ozon eine ungünstige Wirkung auf den Menschen aus. Das hochsommerliche Wetter bedingt oft einen extremen Anstieg der Ozonbelastung. Bei Ozonkonzentrationen von mehr als 160 µg/m3 sollen nicht nur ozonsensible Menschen Gesundheitsbeeinträchtigungen empfinden.

### Klinik

Neben **subjektiven Befindlichkeitsstörungen** wie
- Kopfschmerzen,
- rasche Erschöpfbarkeit und
- Übelkeit

kommt es vor allem zu **Schleimhautreizungen** mit
- Atembeschwerden,
- Husten und
- Bindehautreizung mit Tränenfluss.

Gesichert scheint eine durchaus relevante Reaktion bei **bronchialer Hyperreagibilität** und Asthma bronchiale. Eindeutige neurologische Ausfälle sind nicht beschrieben worden.

Unter Alltagsbedingungen kann davon ausgegangen werden, dass an einzelnen Tagen bei hoher Ozonkonzentration entsprechend gefährdete Menschen Gesundheitsbeeinträchtigungen erfahren. Für die **Begutachtung des allgemeinen Leistungsvermögens** im Erwerbsleben hat dies keine Bedeutung.

## Grenzwerte

Über die Höhe der Grenzwerte im Hinblick auf eine Gesundheitsgefährdung besteht kein allgemeiner Konsens. In den letzten Jahren erfolgten immer wieder neue Festlegungen von Seiten der Behörden mit entsprechender Verunsicherung der Bevölkerung.

> ! Derzeit gilt als Schwellenwert für die Unterrichtung der Bevölkerung ein Ein-Stunden-Mittelwert von 180 µg/m3. Durchschnittlich wird dieser an 10–30 Tagen im Jahr überschritten.

Die Überschreitungshäufigkeit von Schwellenwerten ist eine häufig diskutierte Kenngröße der Ozondatenkollektive.

Tränenreiz und Reizungen der Atemwege sollen bei 10 % der Bevölkerung schon ab Konzentrationen von 120 µg/m$^3$ vorkommen, ab 240 µg/m$^3$ soll die Häufigkeit von Asthmaanfällen zunehmen. Es wird in den Medien hierfür aber auch ein Grenzwert von 180 µg/m$^3$ genannt.

Allerdings darf die Frage erlaubt sein, ob wirklich alle Beschwerden eines kreislauflabilen Menschen an einem heißen Sommertag, der vielleicht wenig Flüssigkeit zu sich nahm und dann in den Medien über die Gefährdung durch Ozonwerte an diesem Tag erfahren hat, auch tatsächlich auf Ozon zurückzuführen sind.

## 10.8 Gutachtliche Beurteilung

Umweltassoziierte Krankheitsbilder kommen in den letzten Jahren immer häufiger zur Begutachtung, ohne dass sich klare Beurteilungsempfehlungen geben lassen. Die Tatsache, dass eine entsprechende Diagnose gestellt wurde, sagt überhaupt nichts aus, meist ebenso wenig auch die von den Probanden mitgebrachten Laborbefunde. Entscheidend ist, welche Funktionsstörungen daraus resultieren.

> ! Im Gutachten sind nur objektive Funktionseinschränkungen darzulegen, diagnostische Diskussionen mit dem Betroffenen und seinen Selbsthilfegruppen sind unbedingt zu vermeiden. Sie sind nutzlos und verhärten die Fronten nur immer weiter.

Fassbare Befunde und Vorstellungen der Antragsteller klaffen meist weit auseinander. Heftig geführte Kontroversen zwischen „Umweltmedizinern" und der übrigen wissenschaftlichen Medizin werden nicht selten auch vor Sozialgerichten ausgefochten. Man sollte sich hier als Gutachter keinesfalls hineinziehen lassen. Nicht selten liegen eindeutige Fehldiagnosen neurologischer und psychiatrischer Krankheitsbilder vor.

> ! Es ist angebracht, die vielfältigen, mit Umweltfaktoren in Zusammenhang gebrachten Krankheitsbilder, denen zumeist ein objektivierbares organisches Korrelat fehlt, nach den Kriterien für die funktionellen bzw. somatoformen Störungen zu beurteilen.

### 10.8.1 Gesetzliche Krankenversicherung

Arbeitsunfähigkeit wird von den behandelnden Ärzten, vor allem wenn sie umweltmedizinisch orientiert sind, nicht selten großzügig attestiert. Dem Medizinischen Dienst der Krankenversicherung (MDK) kommt dann die oft schwierige Aufgabe zu, das Leistungsvermögen zu überprüfen. Es gibt bislang keine allgemein anerkannten Theorien zu Ursachen umweltbedingter Unverträglichkeiten, ebenso wenig Kriterien für die klinische Diagnostik und Therapie. Zudem werden in diesem Bereich der Medizin nicht nur wissenschaftlich anerkannte Methoden angeboten, sondern auch zahlreiche unkonventionelle Verfahren, deren Validität nicht ausreichend geprüft ist. Dabei ist der Gutachter an die rechtlichen Grundsätze der Sozialgesetzgebung gebunden und seine Wertung muss fachkundig, objektiv und unabhängig sein. Die von den Patienten und ihren Ärzten geforderten Maßnahmen sind dabei keineswegs, wie oft fälschlich behauptet wird, kostengünstig. Eine Reihe von Privatkliniken bietet stationäre Behandlungsmaßnahmen meist polypragmatischer Art an, die von den Betroffenen auch nachgefragt werden und die dann zu Lasten der Krankenkasse durchgeführt werden sollen. Es bleibt in der Begutachtung nur die strikte Anwendung der in der Sozialgesetzgebung festgelegten und durch die Sozialrechtsprechung gefestigten Normen. Die von manchen Krankenkassen im Sinne von Wettbewerbsmaßnahmen nicht selten akzeptierten außervertraglichen Leistungen sind kontraproduktiv, festigen sie doch in den allermeisten Fällen das somatische Krankheitskonzept und verhindern eine adäquate Therapie auf psychotherapeutischer Basis. Wünschenswert wäre eine mehr wissenschaftlich begründete Umweltmedizin mit klar definierten Versorgungsangeboten (Antonin et al. 2003).

### 10.8.2 Rentenversicherung

Beurteilung des Schweregrades

Für das Rentenverfahren sind die Empfehlungen von Foerster (1992) hilfreich: Beurteilung des Schweregrades im Hinblick auf
- Alltagsverrichtungen,
- erfolgte ambulante und stationäre Behandlungsmaßnahmen,
- durchgeführte Rehabilitationsmaßnahmen,
- eingetretene Chronifizierung,
- Ausmaß einer krankheitswertigen seelischen Fehlentwicklung.

Handelt es sich um eine im rechtlichen Sinn „erhebliche Störung", einen langjährigen Verlauf, um eine kontinuierliche Chronizität trotz adäquater ambulanter und stationärer Behandlung und sind die Rehabilitationsmaßnahmen gescheitert, so ist mit der Wiederherstellung der vollen Erwerbsfähigkeit wohl nicht mehr zu rechnen. Dabei sind die durchgeführten Therapiemaßnahmen besonders zu berücksichtigen.

Die Prognose kann – wenn die Betroffenen zum Gutachter kommen – bereits meist als ungünstig angesehen werden, da die somatische Fixierung fast stets unkorrigierbar und die Chronifizierungsrate sehr hoch ist.

## Auswirkungen auf das Familien- und Sozialleben

Bei diesen ganz überwiegend subjektiv bleibenden Beschwerden kommt der kritischen Bewertung der Auswirkungen auf das Familien- und Sozialleben besondere Bedeutung zu. Das Erfassen des beruflichen Umfeldes dieser meist ohnehin schon längere Zeit krankgeschriebenen Probanden hilft oft nicht viel weiter und auch tiefenpsychologische Deutungen der Beschwerden lassen hinsichtlich der aktuellen Leistungsbeurteilung im Stich.

Sehr wertvoll ist dagegen, sich minutiös den **Tagesablauf** schildern zu lassen, um sich ein plastisches Bild über die tatsächlich vorhandene Leistungsminderung zu verschaffen. Die Erhebung der **Fremdanamnese** durch Familienangehörige ist – mit Zustimmung des Probanden – außerordentlich wertvoll, vor allem, wenn sie spontan ohne besondere häusliche Vorbereitung erfolgen kann. Allerdings sind dem Probanden schon vor der Begutachtung zugesandte Fragebögen ausgesprochen kontraproduktiv.

> **!** Grundsätzlich ist es für den Gutachter erforderlich, eine kritische Haltung zu bewahren und zu einem unvoreingenommenen Umgang mit dem Probanden zu finden, ohne emotional zu werden oder selbst in ein einseitig dogmatisches Denken zu verfallen.

## Zumutbare Willensanspannung

Eine iatrogen gebahnte Fehlentwicklung durch frühzeitige und anhaltende Krankschreibung ist nicht selten. Dadurch wird das somatische Krankheitskonzept zusätzlich verstärkt und fixiert. „Wenn mich mein Arzt so lange krankschreibt, dann muss ich ja schwer krank sein". Zu berücksichtigen ist bei der Begutachtung auch, inwieweit bereits die unbewusste Fixierung einer derartigen Fehlentwicklung eingetreten ist, sodass der Betroffene diese nicht mehr mit zumutbarer Willensanspannung, ggf. mit ärztlicher oder psychotherapeutischer Hilfe, überwinden kann. Die juristische Frage, ob der Proband „bei Anlegen eines strengen Maßstabes in der Lage ist, bei zumutbarer Willensanspannung eine Tätigkeit ohne Gefährdung der Restgesundheit auszuüben", kann allerdings medizinisch meist sehr schwer schlüssig beantwortet werden. Anhaltspunkte ergeben sich unter anderem aus der bisher durchgeführten Behandlung und dem Freizeitverhalten.

## Fehlende Kausalität

Ein kausaler Zusammenhang zwischen angeschuldigten Umweltfaktoren und den geklagten Befindlichkeitsstörungen ist in den meisten Fällen nicht mit der juristisch erforderlichen Sicherheit herzustellen. Dafür fehlen zumeist klare, allgemein anerkannte Laborkriterien, vor allem hinsichtlich der tolerablen Grenzwerte, und auch sonstige objektivierbare Befunde, sodass es im Gegensatz zu den Vorstellungen der Antragsteller und ihrer Rechtsvertreter häufig aus medizinischer Sicht zur Empfehlung der Ablehnung eines Kausalzusammenhanges kommen wird.

## 10.8.3 Schwerbehindertenrecht

In der Beurteilung nach dem Schwerbehindertenrecht wird man sich gemäß den „Versorgungsmedizinischen Grundsätzen" an den Vorgaben für psychische Störungen mit unterschiedlichen Auswirkungen auf die Erlebnis- und Gestaltungsfähigkeit im Alltag orientieren.
In dieser finalen Betrachtungsweise ist es unerheblich, welche Ursache den Beschwerden zugrunde liegt. Ausschlaggebend ist nur die Auswirkung einer nicht nur vorübergehenden, das altersgemäße Maß überschreitenden Funktionsbeeinträchtigung und damit das Vorliegen einer Behinderung.
Als **Empfehlung** kann gelten:
- leichte Störungen mit geringer Einschränkung im Alltag: GdB 0–20
- stärker behindernde Störungen im Alltag: GdB 30–40
- hochgradige Einschränkungen im täglichen Leben: GdB 50–100.

Liegen tatsächlich schwere Störungen mit wenigstens „mittelgradigen sozialen Anpassungsschwierigkeiten" vor, so kann ein GdB von 50 empfohlen werden. Solche mittelgradigen sozialen Anpassungsschwierigkeiten sind dann anzunehmen, wenn sich psychische Veränderungen in den meisten Berufen auswirken, eine weitere Tätigkeit zwar noch erlauben, jedoch eine verminderte Einsatzfähigkeit bedingen oder auch zu erheblichen familiären Problemen durch Kontaktverlust und affektive Nivellierung führen (Raddatz).
Die hochgradigen Einschränkungen der Erlebnis- und Gestaltungsfähigkeit im täglichen Leben setzen eine schwere, krankheitswertige seelische Störung voraus, die entsprechend fach-psychiatrisch abgeklärt und evaluiert werden muss. Eine Überschneidung mit anderen psychischen Erkrankungen liegt dann oft vor.

### Empfehlungen des Sachverständigenbeirats

Nach den Empfehlungen des Sachverständigenbeirats des Bundesministeriums für Arbeit und Sozialordnung (BMA) sind Umwelterkrankungen und sonstige Krankheitsbilder mit vegetativen Symptomen, gestörter Schmerzverarbeitung, Leistungseinbußen und Körperfunktionsstörungen, denen kein oder primär kein organischer Befund zugrunde liegt, wie psychovegetative oder psychische Störungen mit Einschränkung der Erlebnis- und Gestaltungsfähigkeit und eventuellen sozialen Anpassungsschwierigkeiten zu bewerten.
Der erforderliche therapeutische und rehabilitative Aufwand kann als zusätzlicher Hinweis auf das Ausmaß der Beeinträchtigung angesehen werden. Der Sachverständigenbeirat des BMA hat in seiner Sitzung vom November 1998 nochmals bestätigt, dass nicht beabsichtigt werde, die Umwelterkrankungen mit speziellen GdB-Sätzen in die damaligen „Anhaltspunkte" aufzunehmen.

## 10.9 Schlussfolgerung

Die Begutachtung umweltassoziierter Krankheitsbilder gewinnt immer mehr an Bedeutung und erweist sich als ausgesprochen problematisch, da nicht nur die geltend gemachten Befindlichkeitsstörungen schwer objektivierbar sind und meist nur wenig valide Befunde vorliegen, sondern auch das Verhalten der Betroffenen und ihrer Rechtsvertreter und Interessenverbände eine sachliche Beurteilung oft sehr erschwert.

Das gerade hier zutreffende bio-psycho-soziale Krankheitsmodell wird meist weder von den Antragstellern noch von ihren umweltmedizinisch orientierten Ärzten akzeptiert. Dafür wird ein sehr einseitiges somatisches Krankheitskonzept favorisiert und oft sehr nachdrücklich geltend gemacht. Am Beispiel einzelner Krankheitsbilder und typischer Kasuistiken konnte aufgezeigt werden, wie problematisch die sozialmedizinische Beurteilung häufig ist und wie sehr die Vorstellungen der Betroffenen und ihrer Rechtsvertreter und die allgemein anerkannten Begutachtungskriterien oft auseinander klaffen.

Daher ist es von großer Wichtigkeit, dem Gutachter Anhaltspunkte für die Begutachtung dieser schwierigen und immer häufiger anstehenden Krankheitsbilder zu geben, um einerseits dem einzelnen Antragsteller gerecht zu werden und andererseits die Gleichbehandlung im Rahmen der gesamten Solidargemeinschaft der Versicherten zu gewährleisten.

Das grundsätzliche Problem ist dabei.
1. die Beschwerden sind nicht objektivierbar,
2. es gibt keinen Konsens über Ätiologie und Pathogenese,
3. es liegen keine kontrollierten Therapiestudien über mögliche Therapien vor (Csef).

## Literatur

Altenkirch H (1995): Multiple Chemical Sensitivity (MCS)-Syndrom. Gesundheitswesen 57: 661–666.
Altenkirch H (1997): Multiple Chemical Sensitivity-Syndrom – ein neues Krankheitsbild? Med Sach 93: 63–67.
Altenkirch H (1998): Klinisches Spektrum der Neurotoxizität von organischen Lösungsmitteln. Nervenheilkunde 17: 362–368.
Antonin KH, Burkhard B (2003): Die Bedeutung der Umweltmedizin aus der Sicht des Medizinischen Dienstes der Krankenversicherung (MDK). Versicherungsmedizin 55: 13–18.
Aschoff JC, Gmeiner M (1997): Das Quecksilber im menschlichen Körper und sein Einfluss auf Allgemeinbeschwerden und Befindlichkeitsstörungen – Zur Problematik der nervenärztlichen Begutachtung von „Amalgam-Geschädigten". In: Suchenwirth RMA, Ritter G, Widder B (Hrsg): Neurologische Begutachtung bei inadäquaten Befunden. Gustav Fischer, Ulm.
Berg G, Breckenkamp J, Blettner M (2003): Gesundheitliche Auswirkungen hochfrequenter Strahlenexposition. Dt Ärztebl 100: A 2.738–2.740.
Berz R (2003): Krank durch Mobilfunk? Hans Huber, Bern.
Bornschein S, Hausteiner C, Zilker Th et. al. (2000): Psychiatrische und somatische Morbidität bei Patienten mit vermuteter Multiple Chemical Sensitivity (MCS). Nervenarzt 71: 737–744.
Böse-O'Reilly S, Kammerer S, Mersch-Sundermann V et al. (2001, Hrsg.): Leitfaden Umweltmedizin, 2. Aufl. Urban & Fischer, München, Jena.
Brede-Weisflog (1996): Das Sick-Building-Syndrom. Versicherungsmedizin 48: 170–174.
Csef H (2004): Was sind CFS, MCS und FM? Stellenwert und Gemeinsamkeiten dreier „Modekrankheiten". In: Vollmoeller W (Hrsg.): Grenzwertige psychische Störungen. Thieme, Stuttgart.
Cullen MR (1987): Multiple chemical sensitivities: summary and directions for future investigators. Occup Med 2: 801–804.
Dott W, Merk HF, Neuser J, Osieka R (2002): Lehrbuch der Umweltmedizin. Wiss Verlagsges, Stuttgart.
Foerster K (1992): Psychiatrische Begutachtung im Sozialrecht. Nervenarzt 63: 129–136.
Foerster K, Breyer-Pfaff U (1996): Amalgam – „Ursache" psychischer Störungen? Versicherungsmedizin 48: 62–64.
Habermann E (1999): Gift und Nocebo: Zwei Aspekte der Toxikologie. In: Mücke W (Hrsg.): Chemikalien-Syndrome – Fiktion oder Wirklichkeit? Gräbner, Altendorf.
Häfner H (1994): Iatrogene Amalgam-Phobie. Dt Ärztebl 91: A 507–512.
Hausotter W (1998a): Neurologische Probleme in der Umweltmedizin. Wiener Med Wschr 148: 46–51.

Hausotter W (1998b): Umweltmedizin und Neurologie. Med Welt 49: 526–530.
Hausotter W (2000): Begutachtungsprobleme einzelner umweltassoziierter Krankheitsbilder. Med Sach 96: 70–74.
Hausotter W (2000): Umweltmedizin in der Praxis des Nervenarztes. In: Beyer A, Eis D: Praktische Umweltmedizin. Springer, Berlin.
Hausotter W (2001): Moderne Leiden aus kritischer Sicht. Versicherungsmedizin 53: 177–181
Hausotter W (2011): Symptomkomplexe und ausgewählte Fragestellungen. In: Deutsche Rentenversicherung: Sozialmedizinische Begutachtung für die gesetzliche Rentenversicherung. 7. Aufl. Springer, Berlin, Heidelberg
Henningsen P (2011): Das Multiple Chemikalien Sensitivitäts-Syndrom – aus psychosomatischer Sicht. Med Sach 107: 81–83
Herholz K (2001): Die Wertigkeit funktionell bildgebender Verfahren (PET und SPECT) in der Begutachtung neurotoxischer zerebraler Schädigungen. Med Sach 97: 181–184.
Hoffmann SO, Hochapfel G (1999): Neurosenlehre, Psychotherapeutische und Psychosomatische Medizin. 6. Aufl. Schattauer, Stuttgart.
Huhn B (1997): Quo vadis Umweltmedizin? Spektrum Psychiat Psychotherapeut Nervenheilk 26: 107–109.
Leonhardt M, Foerster K (2001): Diagnose, Differenzialdiagnose und psychiatrische Begutachtung von umweltbezogenen Körperbeschwerden. Med Sach 97: 214–219.
Melchar D, Vogt S, Köhler W et al. (2008): Treatment of health complaints attributed to amalgam. J Dent Res 87: 349–353
Miller CS (1996): Chemical sensitivity: symptom, syndrome or mechanism for disease? Toxicology 111: 69–86.
Müller HE (1999): Atopie und Angst. Med Welt 50: 375–383.
Nasterlack M, Kraus T, Wrbitzky R (2002): Multiple Chemical Sensitivity. Dt Ärztebl 99: A 2.474–2.483.
Ostendorf GM (2004): Nach welchen Kriterien wird ein Gutachter ausgewählt? – aus Sicht der privaten Versicherungen. Med Sach 100: 53–57.
Popp W (1998): Diagnoselexikon Arbeits- und Umweltmedizin. Thieme, Stuttgart.
Raddatz G (2001): Umweltbezogene Krankheiten – Begutachtung nach dem Schwerbehindertenrecht (SGB IX). Med Sach 97: 230–231.
Reichl FX (2000): Taschenatlas der Umweltmedizin. Thieme, Stuttgart.
Report of Multiple Chemical Sensitivities (MCS) Workshop (1997): International Programme on Chemical Safety (IPCS)/German Workshop on Multiple Chemical Sensitivities. Int Arch Occup Environ Health 69: 224–226.
Runow KD (1994): Klinische Ökologie. 2. Aufl. Hippokrates, Stuttgart.
Widder B (2011): Befindlichkeitsstörungen. In: Widder B, Gaidzik PW (Hrsg.): Begutachtung in der Neurologie. 2. Aufl. Thieme, Stuttgart.
Wolf Ch (1996): Multiple Chemical Sensitivity (MCS) – Die so genannte chemische Vielempfindlichkeit. Versicherungsmedizin 48: 175–178.
Wrbitzky R, Drexler H, Letzel St et al. (1996): Umweltmedizin – eine Standortbestimmung. Dt Ärztebl 93: A 2.456–2.464.

# 11 Unsystematischer Schwindel und Phobien

**11.1 Schwindel** 173
    11.1.1 Pathophysiologische Grundlagen 174
        *Zentrale Verarbeitung* 174
    11.1.2 Ätiologische Zuordnung des Schwindels 175
**11.2 Organisch bedingter Schwindel** 175
    *Differenzialdiagnostische Überlegungen* 175
    *Systematischer Schwindel* 176
    *Unsystematischer Schwindel* 176
**11.3 Psychogener Schwindel** 176
    *Psychische Störungen, die mit Schwindel einhergehen können* 177
    11.3.1 Phobischer Schwankschwindel 178
        *Klinik* 178
        *Theorie zur Krankheitsentstehung* 178
        *Therapie* 179
    11.3.2 Posttraumatischer Schwindel 179
    11.3.3 Höhenschwindel 179
    11.3.4 Schwindel als neurotisches Symptom 180
**11.4 Phobien** 180
    *Psychodynamik* 180
    11.4.1 Agoraphobie (F 40.0) 181
    11.4.2 Soziale Phobien (F 40.1) 181
    11.4.3 Spezifische Phobien (F 40.2) 182
        *Höhenangst (Akrophobie)* 182
**11.5 Gutachtliche Beurteilung** 182
    11.5.1 Rentenversicherung 183
    11.5.2 Gesetzliche Unfallversicherung 183
    11.5.3 Schwerbehindertenrecht und soziales Entschädigungsrecht 184
    11.5.4 Beamtenrecht 185

## 11.1 Schwindel

Schwindel als medizinisches Symptom ist ein außerordentlich häufiges, vieldeutiges und unspezifisches Phänomen. Es ist nach Kopfschmerzen das zweithäufigste neurologische Symptom. Etwa 60 % der Patienten einer Allgemeinpraxis sollen über Schwindelsymptome klagen. Dabei wird in der Bevölkerung darunter oft nur ein „irgendwie komisches Gefühl" verstanden, welches sich meist sehr schwer präziser zuordnen lässt.

Mit dem Schwindel befassen sich Ärzte in Klinik und Praxis ebenso wie auch Gutachter. Gefordert sind insbesondere Vertreter folgender Fachgebiete: Neurologen und HNO-Ärzte, aber auch Internisten, Orthopäden und Psychiater.

Schwindel ist überwiegend ein **wenig fassbares Symptom,** hinter dem sich eine Fülle sehr unterschiedlicher Krankheitsbilder verbergen kann und welches in vielen Fällen trotz intensiver somatischer Diagnostik ungeklärt bleibt. Der Anteil des psychogenen Schwindels wird mit etwa 25 % angegeben.

> ! Definition: Schwindel ist „eine unangenehme Verzerrung der Raum- und Bewegungswahrnehmung mit Gleichgewichtsstörungen". (Brandt 1999b, S. 360).

Schwindel wird aber auch allgemein als eine unangenehme Störung der räumlichen Orientierung oder als die fälschliche Wahrnehmung einer Bewegung des Körpers oder der Umgebung beschrieben. Im anglo-amerikanischen Sprachgebrauch bezeichnet
- „**vertigo**" länger dauernde illusionäre Scheinbewegungen,
- „**dizziness**" kurzzeitige Störungen in der Raumbeziehung mit subjektiv irrtümlich wahrgenommener Körperschwankung oder Schwankung der Umgebung und
- „**lightheadedness**" diffuse Gefühle mit „komischem Schwebegefühl" im Kopf.

### 11.1.1 Pathophysiologische Grundlagen

Zur Erhaltung einer normalen **Raumorientierung** und eines stabilen **Gleichgewichts** bedient sich der Körper dreier verschiedener Informationsquellen:
- des visuellen Systems,
- des Vestibularapparates und
- der propriozeptiven Sensibilität über die peripheren Nerven und das Rückenmark.

Fällt eine dieser Informationsquellen aus, so gelingt meist relativ rasch eine befriedigende zentrale Kompensation und die Gleichgewichtsfunktion ist im Allgemeinen nur gering beeinträchtigt. Sind aber weitere Informationszuflüsse gestört, so ergibt sich der Eindruck von Gleichgewichtsstörungen, die der Betroffene ganz allgemein als „Schwindel" bezeichnet.

### Zentrale Verarbeitung

Die zentrale Verarbeitung der eingehenden Afferenzen aus den drei unterschiedlichen Informationskanälen erfolgt im Bereich des Kleinhirns und des parieto-temporalen Kortex. Dort werden die eingehenden Informationen ständig miteinander und mit früheren Bewegungserfahrungen verglichen und verrechnet. Sofern erforderlich, erfolgen entsprechende motorische Antworten zur Beeinflussung des Muskeltonus und der Körperhaltung, um das Gleichgewicht aufrechtzuerhalten. Widersprechen die eingehenden Informationen aber den früheren persönlichen Erfahrungen oder sind sie in sich inkongruent, so kommt es nach dem „mismatch-Konzept" auf der kortikalen Ebene zu der Empfindung „Schwindel". **Verknüpfungen mit dem limbischen System** führen gleichzeitig zu den Empfindungen Angst, Depression und „Unlust". Die sehr häufig zusätzlich vorhandenen vegetativen Begleiterscheinungen sind ebenfalls davon abhängig. Übelkeit und Erbrechen werden durch die gleichzeitige Aktivierung des medullären Brechzentrums ausgelöst.

## 11.1.2 Ätiologische Zuordnung des Schwindels

Schwindel wird von den Betroffenen in sehr unterschiedlicher Form geschildert.
Drehschwindel, Karussell- und Liftgefühl sowie Lateropulsion sind als **systematischer Schwindel** meist durch eine vestibuläre Läsion bedingt. Ungerichtetes Schwanken, Betrunkenheitsgefühl, Leeregefühl im Kopf, ein Gefühl der Benommenheit oder ein Schwarzwerden vor den Augen lassen eher an einen unsystematischen Schwindel unterschiedlicher Genese denken.
Die **Dauer des Schwindels** ermöglicht eine weitere ätiologische Zuordnung. Nur Sekunden bestehende Attacken sprechen für einen Lagerungsschwindel, eine Dauer von mehreren Minuten lässt an eine vertebrobasiläre Insuffizienz denken, ein stundenlanger Schwindel an einen Morbus Menière und ein Schwindel, der über Tage anhält, an eine Neuritis vestibularis.

> ! Lageschwindel wird nur in bestimmten Körperpositionen geklagt, ein Lagerungsschwindel bei raschen Lageänderungen des Kopfes.

Eine allgemeine Gangunsicherheit spricht für eine periphere Polyneuropathie oder eine Hinterstrangaffektion. Sie nimmt bei Augenschluss oder in Dunkelheit bei Wegfall der optischen Kontrolle zu. Die Kombination mit Angst und Phobien oder auch ein sehr situationsgebundener Schwindel, etwa auf Treppen und Brücken, legt einen Schwindel aus dem psychogenen Formenkreis nahe.

## 11.2 Organisch bedingter Schwindel

Eine eingehende neurologische und HNO-ärztliche Untersuchung ist beim erstmaligen Auftreten von Schwindel obligat. Es besteht eine Fülle von körperlichen Erkrankungen, die mit dem Symptom Schwindel einhergehen und die grundsätzlich zunächst zu bedenken und diagnostisch auszuschließen sind.

### Differenzialdiagnostische Überlegungen

Die Differenzialdiagnose umfasst folgende häufige Krankheitsbilder:
- in erster Linie den benignen paroxysmalen Lagerungsschwindel,
- die vielleicht zu oft diagnostizierte vertebrobasiläre Insuffizienz,
- den Hirnstamm- oder Kleinhirninsult,
- die Neuritis vestibularis,
- die akute Labyrinthitis,
- den Morbus Menière,
- sowie auch den akuten Hörsturz, der mit Schwindel einhergehen kann.

Seltener kommen in Betracht:
- Kleinhirnbrückenwinkeltumor,
- Zoster oticus,
- Multiple Sklerose,
- Schädel-Hirn-Trauma mit Felsenbeinfraktur,
- Migräne.

**Internistische Krankheitsbilder** mit Störungen des kardio-vaskulären Systems sind nicht selten Ursache eines unsystematischen Schwindels. Nicht zu vergessen ist die **Gangunsicherheit** bei Polyneuropathie und Ataxie. Auch eine allgemeine Erschöpfung nach schweren Allgemeinerkrankungen wird vom Betroffenen nicht selten als „Schwindel" beschrieben.

### Systematischer Schwindel

Der vestibulär bedingte Schwindel manifestiert sich als Dreh- oder Liftschwindel, auch als Lateropulsion und gilt als der klassische „systematische Schwindel". Als Dauerschwindel hat er seine Ursache meist in einem Labyrinthausfall, einer Neuritis vestibularis oder zentralvestibulär in einer Durchblutungsstörung im Hirnstamm (Wallenberg-Syndrom). Ein Attackenschwindel ist für den Morbus Menière charakteristisch. Ein kurz dauernder Schwindel wird oft einer flüchtigen Perfusionsstörung im vertebrobasilären Stromgebiet zugeordnet.

### Unsystematischer Schwindel

Ein „unsystematischer Schwindel" ist als nicht vestibulär bedingt zu werten. Er wird eher diffus und wenig präzise und oft auch kaum fassbar geschildert. Ein Benommenheits-Schwankschwindel im höheren Lebensalter ist meist Ausdruck einer allgemeinen zerebralen Insuffizienz, nicht ganz selten auch Folge medikamentöser Einflüsse. Eine enge Verknüpfung von vaskulärer Beeinträchtigung, Angst, Regression und Verlust von Sicherheitsgefühlen ist für den „Altersschwindel" oder die „Alterstaumeligkeit" charakteristisch.

Als „unsystematisch" werden auch die oben angeführten vielfältigen weiteren Schwindelformen klassifiziert. Benommenheit, Sehstörungen mit Schwarzwerden vor den Augen, Augenflimmern, Sternchensehen, Leeregefühl im Kopf, Torkeln, verknüpft mit Angstgefühlen und einer allgemeinen Unsicherheit, stehen dabei im Vordergrund.

Anhaltswerte für die Begutachtung organisch bedingten Schwindels finden sich in Tabelle 11.1.

## 11.3 Psychogener Schwindel

Ergibt sich bei der eingehenden körperlichen Untersuchung einschließlich gezielter Zusatzdiagnostik kein pathologischer Befund und sprechen auch psychopathologischer Befund, Persönlichkeitsstruktur, die biografische Anamnese sowie die auslösenden Begleitumstände und psychosoziale Konfliktsituationen dafür, so ist an einen psychogenen bzw. psychosomatisch determinierten Schwindel zu denken. Eine weitergehende Exploration ist dann das entscheidende diagnostische Instrument.

Immer muss auch bedacht werden, dass ein ursprünglich somatisch bedingter Schwindel im weiteren Verlauf nicht zuletzt durch die Beeinträchtigung der Lebensqualität zur Entwicklung oder zur Dekompensation psychischer Störungen unterschiedlicher Art führen kann.

> ! Psychosomatisch im engeren Sinne bedeutet, dass eine organische Ursache vorhanden ist, Krankheitsmanifestation, Ausprägung und Verlauf aber stark von psychischen oder psychosozialen Faktoren geprägt sind.
> Als psychogen werden Krankheiten bezeichnet, bei denen sich die Empfindung ausschließlich im subjektiven Bereich und damit in der psychischen Sphäre abspielt.

**Tab. 11.1** Anhaltswerte für die Begutachtung von organisch bedingtem Schwindel (modifiziert nach Tegenthoff)

|  | GdS BVG; GdB SchwbR | MdE% Gesetzl. UV | Invalidität% Private UV |
|---|---|---|---|
| Hirnschäden mit zentral-vegetativen Störungen: leicht | 30 | 10–30 | 10–30 |
| mittelgradig (auch einzelne Synkopen) | 40 | 20–50 | 20–50 |
| schwer (häufige Attacken) | 50 | 30–80 | 30–80 |
| Zerebelläre Koordinations- und Gleichgewichtsstörungen (je nach funkt. Einschränkung) | 30–100 | 20–100 | 20–100 |
| Migräne (falls Kausalzusammenhang) | 0–60 | 0–50 | 0–50 |

Die Exploration **psychopathologischer Begleitsymptome** wie Angststörungen, Agoraphobie, Vermeidungsverhalten, depressive Symptome und vorangegangene Belastungs- und Konfliktsituationen und deren zeitlicher Zusammenhang ist zur Diagnosestellung essenziell, ebenso auch die **Schilderung vegetativer Erscheinungen** wie Herzrasen, Mundtrockenheit, Schweißausbrüche, Hyperventilation und Leeregefühl im Kopf.

## Psychische Störungen, die mit Schwindel einhergehen können

Der psychogene Schwindel kann ein **wesentliches Symptom** einer
- depressiven Störung,
- Angst- und phobischen Störung,
- dissoziativen oder Konversionsstörung,
- Anpassungsstörung,
- Reaktion auf schwere Belastungen,
- somatoformen Störung und
- allgemeinen neurotischen Entwicklung sein.

Im Sinne einer bizarren Leibgefühlsstörung kann er auch für eine schizophrene Psychose sprechen. Sehr oft sind organische Auslöser des Schwindels vorausgegangen und die psychoreaktiven Störungen überschneiden sich damit in vielfacher Weise

> ! Die häufigste seelisch determinierte Schwindelform ist der phobische Schwankschwindel.

Ein Gefühl des Ausgeliefertseins und der Hilflosigkeit ist mit der Schwindelsensation eng verbunden und fördert seinerseits wieder Ängste und Depressionen. Die Zuordnung von psychogenem Schwindel zu **einer „somatoformen autonomen Funktionsstörung"** (F 45.3) bereitet häufig Probleme, da die Betroffenen hartnäckig auf einer organischen Genese beharren, obwohl keine körperliche Ursache gefunden wurde. Sie verleugnen meist auslösende Belastungs- und Konfliktsituationen, die bei einem Teil der Betroffenen im Sinne einer „leeren" Anamnese auch nicht zu eruieren sind. Die Abwehrhaltung wird oft durch die behandelnden Ärzte verstärkt, die das Beschwerdebild auf leichte körperliche Veränderungen, z.B. degenerative Wirbelsäulenschäden oder Blutdruckschwankungen, zurückführen.

## 11.3.1 Phobischer Schwankschwindel

Nach Brandt (1999a) lässt sich der phobische Attacken-Schwankschwindel eindeutig von der Agoraphobie, der Akrophobie und den Panikerkrankungen abgrenzen. Der phobische Schwankschwindel wird als **zweithäufigste Schwindelursache im neurologischen Krankengut** gesehen und zwar hinter dem benignen paroxysmalen Lagerungsschwindel und noch vor der Neuritis vestibularis oder dem Morbus Menière.

### Klinik

Charakteristisch ist die Kombination eines Schwankschwindels mit einer subjektiven – nicht objektiven (!) – Stand- und Gangunsicherheit, vor allem bei Patienten mit einer zwanghaften Persönlichkeitsstruktur. Nicht selten wird der Schwindel auch als ein Benommenheitsgefühl empfunden. Attackenartige Verschlechterungen sind möglich. Sie können beim selben Patienten mit oder ohne erkennbare Auslöser auftreten und – jedoch nicht obligat – mit begleitender Angst kombiniert sein.

Die **Erstmanifestation** fällt häufig mit besonderen psychischen Belastungen oder Krankheitserlebnissen zusammen, kann aber auch als eine phobische Entwicklung nach abgeklungenem organischen vestibulären Schwindel auftreten. Daher kann am Beginn der Erkrankung gelegentlich eine abgelaufene organische Erkrankung mit Schwindel stehen, weshalb die seelische Komponente manchmal übersehen wird. Die **Altersverteilung** wird von der Adoleszenz bis zum Senium mit einem Häufigkeitsgipfel in der vierten und fünften Dekade ohne Geschlechtspräferenz angenommen. Eine hohe Komorbidität mit Angst oder Panikerkrankungen sowie einer zwanghaften Persönlichkeitsstörung wird beschrieben. In etwa 50 % manifestiert sich der Schwindel jedoch ohne Panikattacken oder deutliche Begleitangst.

Nach Brandt (1999b) sind **fünf Kriterien für die Diagnose** des phobischen Schwankschwindels von Bedeutung:
- Die Patienten klagen über Schwankschwindel und subjektive Stand- und Gangunsicherheit bei normalem neurologischem Befund und unauffälligem Gleichgewichtstest.
- Der Schwindel wird als eine fluktuierende Unsicherheit von Stand und Gang mit attackenartiger Fallangst ohne Sturz beschrieben, wobei Angst und vegetative Missempfindungen angegeben werden können. Die Angst ist dabei aber nicht obligat.
- Die Attacken treten oft in typischen Situationen auf, die auch als Auslöser anderer phobischer Syndrome bekannt sind wie Aufenthalt auf Brücken, Auto fahren, besonders auf Autobahnen, große leere Räume oder Menschenansammlungen in Kaufhäusern. Im Verlauf kommt es nicht selten zu einer Generalisierung mit zunehmendem Vermeidungsverhalten auslösender Reize.
- Die Persönlichkeitsstruktur der Betroffenen wird meist als zwanghaft beschrieben, oft verbunden mit einer reaktiven depressiven Symptomatik.
- Der Beginn der Erkrankung kann auf eine organische vestibuläre Funktionsstörung wie eine Neuritis vestibularis zurückgehen, aber ebenso gut auf besondere psychische Belastungssituationen.

### Theorie zur Krankheitsentstehung

Eine hypothetische Erklärung aus neurologischer Sicht für den phobischen Schwankschwindel ist die, dass es durch die Unsicherheit des Gleichgewichtsgefühls und eine ängstliche Introspektion zu einer Fehlabstimmung zwischen Efferenz und Efferenzkopie kommt, d. h. zwischen erwarteter und aktueller Sinnesreizung, sodass aktive Kopf- und Körperbewegungen als passive Reize mit

Körperbeschleunigungen oder Scheinbewegungen erlebt werden. Letztlich wird eine ängstlich besetzte Kontrolle der Gleichgewichtsreaktionen angenommen.

### Therapie

Als wichtigster therapeutischer Schritt wird empfohlen, den Patienten durch sorgfältige Untersuchung und Erklärung dieses psychogenen Mechanismus von seiner Angst, organisch krank zu sein, zu entlasten. Eine lang dauernde Psychotherapie ist im Allgemeinen nicht erforderlich, entscheidend sind Möglichkeiten einer selbst kontrollierten Desensibilisierung im Rahmen einer Verhaltenstherapie. Meist kommt es im weiteren Verlauf über Jahre hinweg zu einer deutlichen Besserung bis zur Beschwerdefreiheit. Eine konsequente Führung des Patienten durch den Arzt ist dabei von entscheidender Bedeutung.

### 11.3.2 Posttraumatischer Schwindel

Schwindel nach einem Schädel-Hirn-Trauma kann natürlich organisch bedingt sein. Dies ist zunächst sorgfältig diagnostisch abzuklären. Häufig entstehen aber Probleme in der Begutachtung von Probanden, bei denen sich nach nur leichten Verletzungen des Kopfes oder der Halswirbelsäule keinerlei somatisches Korrelat für die geklagten Beschwerden findet, diese aber hartnäckig und mit Tendenz zur Verschlimmerung vorgetragen werden.
Eine Schwindelsymptomatik nach einer Commotio cerebri kann grundsätzlich nicht zu einem Dauerschaden werden.
Nicht selten liegt eine Komplikation in der **psychischen Verarbeitung des Unfalls** zugrunde. Wie beim „Schleudertrauma" entstehen auch hier neurotische Entwicklungen sehr viel häufiger nach leichten als nach schweren Verletzungen. Der Arzt-Patienten-Beziehung in der Zeit unmittelbar nach dem Unfall kommt dabei besondere Bedeutung zu, legt sie doch oft die Grundlage für spätere Ängste und Unsicherheiten ebenso wie für Entschädigungsvorstellungen.
Polypragmatische Behandlungsmaßnahmen und ein einfaches Erklärungsmodell für den Schwindel seitens des behandelnden Arztes fördern eine iatro**gen bedingte somatische Fixierung.** Eine besonders vulnerable Lebenssituation zum Zeitpunkt des Unfalls kann ausschlaggebend sein, sodass – bewusst oder unbewusst – eine ausgesprochen ungünstige weitere Entwicklung angestoßen wird, die sich später kaum noch korrigieren lässt. Kommen dann bei langwierigem Verlauf mit unterschiedlichen gutachtlichen Einschätzungen Enttäuschungen über die materielle Entschädigung hinzu, so wird die posttraumatische Symptomatik weiter fixiert. Sie chronifiziert und wird im Sinne einer narzisstischen Kränkung erlebt.

### 11.3.3 Höhenschwindel

Der Höhenschwindel gilt als Beispiel eines psychogenen Reizschwindels. Oft werden auch die Begriffe „Höhenangst" oder „Akrophobie" als Synonyme verwendet.
Im Vordergrund steht ein an entsprechend exponierten Orten auftretendes **Gefühl der Unsicherheit,** verbunden mit der Angst zu fallen, sowie **vegetative Begleiterscheinungen.** Bei schon vorbestehender ängstlicher Erwartungshaltung kommt es zu kognitiven Verschiebungen in der Wahrnehmung von Größendifferenzen, woraus Angstgefühle bis hin zur Panik resultieren können.

Ein zu großer Abstand zwischen Auge und nächstem visuellem Fixpunkt scheint neurophysiologisch auslösend zu sein. Psychodynamisch wird der Verlust einer stabilen Außenorientierung durch ungewohnte Stimuli der Umgebung bei entsprechender Disposition als Auslöser der Angst gewertet, den „Grund unter den Füßen zu verlieren".

### 11.3.4 Schwindel als neurotisches Symptom

Als **Angstäquivalent** kann Schwindel signalisieren, dass das seelische Gleichgewicht bedroht oder bereits dekompensiert ist. Auf den „Schwindel der Angstneurose" hatte Freud bereits 1895 hingewiesen.

Schwindel kann sowohl als **Affekt-,** als auch als **Depressionsäquivalent** gewertet werden. Bei allen Formen der Depression ist Schwindel als Symptom häufig. Die Klagen sind dabei stets diffus, unbestimmt und wenig präzise, oft auch eigenartig blass und wechselnd.

Als **Konversionsphänomen** ist Schwindel als „Übersetzung" früherer unbearbeiteter Konflikte in die Körpersprache ebenfalls nicht selten.

## 11.4 Phobien

> ! Unter phobischen Störungen (F 40) wird nach ICD-10 eine Gruppe von Krankheitsbildern verstanden, bei denen Angst ausschließlich oder überwiegend durch eindeutig definierte, im Allgemeinen ungefährliche Situationen oder Objekte – außerhalb der betreffenden Person – hervorgerufen wird. Diese Situationen oder Objekte werden charakteristischerweise gemieden oder voller Angst ertragen.

Phobische Angst ist subjektiv und reicht von leichtem Unbehagen bis hin zu panischer Angst. Befürchtungen der Betroffenen können sich auf Einzelsymptome wie Herzklopfen oder Schwächegefühl beziehen und treten häufig mit sekundären Ängsten vor dem Sterben, Kontrollverlust oder dem Gefühl, wahnsinnig zu werden, auf. Die Angst wird nicht durch die Erkenntnis gemildert, dass andere Menschen die fragliche Situation nicht als gefährlich oder bedrohlich erachten. Allein die Vorstellung, dass die phobische Situation eintreten könnte, erzeugt gewöhnlich schon **Erwartungsangst.**

**Differenzialdiagnostisch** sind andere Angststörungen, Panikstörungen, die generalisierte Angststörung, Zwangsstörungen und auch Anpassungsstörungen und posttraumatische Belastungsstörungen abzugrenzen. In der ICD-10 werden Agoraphobie (F 40.0) mit und ohne Panikstörung, soziale Phobien (F 40.1) und spezifische isolierte Phobien (F 40.2) unterschieden.

In der Begutachtung ist die Agoraphobie gelegentlich ein Problem, seltener die sozialen Phobien, und durchaus häufig die Höhenangst oder Akrophobie nach Unfällen.

### Psychodynamik

Psychodynamisch wird als Ursache der Phobien eine neurotische Entwicklung angenommen, deren Beginn in der Kindheit – meist im vierten Lebensjahr, also in der frühen phallischen und ödipalen Phase – liegt. Es wird postuliert, dass ein Triebkonflikt in Angst vor äußeren Wahrnehmungen verwandelt wird. Zuerst kommt es nach dem Erleben von Furcht zur Angstentwicklung und

Verdrängung, dann erfolgt die Projektion der Triebgefahr nach außen. Danach setzt ein zunehmendes Vermeiden der scheinbar äußeren Gefahren ein.

Die Art der Phobie ist durch die zugrunde liegenden Phantasien und durch die Qualitäten der Objekte und Situationen bestimmt. Die **Persönlichkeitsstruktur** zeigt oft hysterische und zwanghafte Züge. Bei der Akrophobie werden starke Ambivalenzkonflikte zwischen verdrängten Wünschen nach Macht und Besitz einerseits und Anlehnung und Hilfe andererseits angenommen.

### 11.4.1 Agoraphobie (F 40.0)

Ursprünglich waren damit **Ängste auf großen Plätzen** gemeint. Nach ICD-10 wird die Agoraphobie sehr viel weiter gefasst und beinhaltet auch die Angst in Menschenmengen, ohne die Möglichkeit, sich sofort an einen sicheren Platz – im Allgemeinen nach Hause – zurückziehen zu können. Typisch sind die Ängste,
- das eigene Haus zu verlassen,
- Geschäfte zu betreten,
- sich in eine größere Menschenansammlung oder auf öffentliche Plätze zu begeben,
- auch alleine in Zügen, Bussen oder Flugzeugen zu reisen.

Die Betroffenen äußern Panik bei dem Gedanken, zu kollabieren und hilflos in der Öffentlichkeit liegen zu bleiben.

> ! Als Schlüsselsymptom gilt das Fehlen eines „Fluchtweges".

**Vegetative Symptome** wie Herzklopfen, Schweißausbrüche, Tremor und Mundtrockenheit sind häufig, ebenso Atembeschwerden und Beklemmungsgefühle. Andere Phobien sowie Zwänge oder Depressionen können zusätzlich vorhanden sein.

Als **diagnostische Leitlinie** gilt, dass die psychischen und vegetativen Symptome primäre Manifestation der Angst sein müssen und nicht auf anderen Störungen wie Wahn- oder Zwangsgedanken beruhen. Die Angst muss in den beschriebenen Situationen auftreten und die Vermeidung der phobischen Situation gilt als entscheidendes Symptom.

### 11.4.2 Soziale Phobien (F 40.1)

Sie beginnen oft in der Jugend, zentrieren sich auf die **Furcht vor prüfender Betrachtung durch andere Menschen** und führen zu einem entsprechenden Vermeidungsverhalten. Essen oder Sprechen in der Öffentlichkeit oder Treffen mit dem anderen Geschlecht sind typische Auslöser.

Soziale Phobien sind in der Regel mit einem niedrigen Selbstwertgefühl und Furcht vor Kritik verbunden. Vegetative Begleiterscheinungen sind auch hier häufig.

Patienten mit sozialen Phobien kommen eher selten zur Begutachtung.

## 11.4.3 Spezifische Phobien (F 40.2)

Eine Vielzahl von spezifischen oder isolierten Phobien ist bekannt, meist mit allen möglichen Termini versehen und bezogen auf eine Fülle von angsterregenden Situationen oder Ängsten vor Tieren.

### Höhenangst (Akrophobie)

Bei der Begutachtung spielt die Höhenangst oder Akrophobie eine besondere Rolle bei **Arbeitsunfällen bestimmter Berufsgruppen,** z. B. bei
- Bauarbeitern,
- Dachdeckern oder
- Kaminkehrern.

Als auslösende Situationen gelten der gefürchtete **Sog des Abgrunds** oder der Tiefe mit starken Ambivalenzkonflikten zwischen verdrängten Wünschen nach Macht und Besitz einerseits und Anlehnung und Hingabe andererseits.

Auch hier kommen die diagnostischen Leitlinien, wie sie bei der Agoraphobie beschrieben werden, zur Anwendung. Die geschilderten vegetativen Begleitsymptome sind ebenfalls nahezu obligat.

## 11.5 Gutachtliche Beurteilung

Die Begutachtung wird sich auch hier am Einzelfall orientieren müssen. Die Bandbreite der psychischen Störungen ist sehr groß und reicht von belanglosen leichten Befindlichkeitsstörungen bis hin zu schwerst behindernden Beeinträchtigungen in allen Lebensbereichen.

Entscheidend ist die **kritische Abwägung**
- der naiv hinterfragten Behinderungen im Alltag und natürlich auch im Berufsleben,
- der tatsächlich durchgeführten ärztlichen oder psychologisch-psychotherapeutischen Behandlung einschließlich medikamentöser Therapiemaßnahmen,
- durchgeführter stationärer Rehabilitationsmaßnahmen,
- letztlich aller Fakten, die den Leidensdruck und die tatsächliche Behinderung transparent machen.

Daraus wird man dann die Folgerungen für die sozialmedizinische Beurteilung ziehen. Eine schematische Beurteilung ist nicht möglich.

Grundsätzlich sollte versucht werden, die Angaben des Betroffenen – so weit möglich – zu überprüfen, durch fremdanamnestische Aussagen zu ergänzen, mit den durchgeführten Therapiemaßnahmen in Einklang zu bringen und hinsichtlich der Einschränkung der gesamten, auch außerberuflichen Gestaltungs- und Erlebnisfähigkeit zu bewerten.

> ! Ziel der sozialmedizinischen Beurteilung ist es, dem Auftraggeber des Gutachtens ein möglich plastisches Bild des Antragstellers oder Klägers zu vermitteln, um eine sachgerechte Entscheidung zu ermöglichen.

## 11.5.1 Rentenversicherung

Im Rahmen der Begutachtung für die Rentenversicherung gilt es, zusätzlich den **Arbeitsplatz** zu **berücksichtigen**. Eine detaillierte Anamnese des beruflichen Werdegangs und der beruflichen Tätigkeit ist dringend erforderlich. Nicht nur die Berufsbezeichnung, sondern die tatsächlich ausgeübte Art der Tätigkeit ist ausschlaggebend.

> ! Arbeiten auf Leitern und Gerüsten und in größeren Höhen sind auch bei Schwindel ohne objektivierbare Funktionsstörungen dann nicht zumutbar, wenn die seelische Störung einen ausreichenden Krankheitswert besitzt.

Es ist auch sorgfältig zwischen **akutem Schwindel** und einer chronischen Form zu unterscheiden. Im akuten Stadium ist Arbeitsunfähigkeit für die genannten Beschäftigungen gerechtfertigt. Man wird aber den Erfolg entsprechender Behandlungsmaßnahmen abwarten.
**Chronifizierte Störungen** lassen eine entscheidende Änderung wohl meist nicht mehr erwarten. Nicht fehlen sollte auch die Exploration der Teilnahme am Straßenverkehr. Fährt der Proband noch Auto und kam er selbst allein zur Untersuchung, wird man einer Leistungsminderung eher skeptisch gegenüberstehen. Andererseits ist die Fahrt zum Arbeitsplatz manchmal ein entscheidender Punkt für eine berufliche Eingliederung.
Bei den **Phobien** hängt es von der Art und der Ausprägung ab, inwieweit eine Leistungsminderung für bestimmte Tätigkeiten des allgemeinen Arbeitsmarktes anzunehmen ist. Nach dem in § 9 Abs. 1 SGB VI geforderten Grundsatz „Rehabilitation vor Rente" wird man zur Rehabilitationsbedürftigkeit stets Stellung nehmen müssen und die Empfehlung aussprechen, die therapeutischen Möglichkeiten im ambulanten und stationären Bereich voll auszuschöpfen. Die Kombination einer medikamentösen mit einer verhaltenstherapeutischen Behandlung hat sich als am aussichtsreichsten erwiesen.

## 11.5.2 Gesetzliche Unfallversicherung

Für die Berufsgenossenschaften ist das Vorliegen eines psychogenen Schwindels und nicht ganz selten einer Akrophobie nach Unfällen zu beurteilen. Liegen keine entsprechenden Vorerkrankungen vor, scheidet damit eine überwiegend in der vor dem Ereignis bestehenden Persönlichkeitsstruktur begründete Reaktionsweise aus und sind die schädigenden Einflüsse wesentliche Bedingung für den Schwindel, so ist er als Schädigungsfolge zu bewerten. Ist auch die auslösende Situation eindeutig, wird man einen Zusammenhang mit einem adäquaten Unfallereignis annehmen müssen. Nach aktuellen Empfehlungen einer Arbeitsgruppe des Hauptverbandes der gewerblichen Berufsgenossenschaften kann die MdE-Bewertung eines psychogenen Schwindels bzw. eines phobischen Schwankschwindels, der differenzialdiagnostisch als somatoforme Störung oder eher als Angststörung anzusehen ist, in einem Bereich von etwa 10 bis 30 % angesetzt werden. In schweren Fällen mit ausgeprägter vegetativer und/oder psychischer Begleitsymptomatik kann eine MdE bis zu 50 % in Betracht kommen. Einer eingehenden Begründung kommt dabei besondere Bedeutung zu (Tegenthoff).
Eine Verwendbarkeit in Tätigkeitsbereichen, die auslösend für die Phobie waren, ist nicht zumutbar und **Maßnahmen zur beruflichen Rehabilitation** und Neuorientierung sind dann zu Lasten

des Unfallversicherungsträgers erforderlich. Aber auch hier kommt der Einzelfallbeurteilung und der individuellen Vorgeschichte die entscheidende Bedeutung zu.

> **Kasuistik**
> Die zum Zeitpunkt der Begutachtung 21-jährige Kaminkehrerin sei früher nie psychisch auffällig gewesen, das Leistungsverzeichnis der Krankenkasse war ohne Eintrag. Der Beruf als Kaminkehrerin war von Anfang an ihr „Traumberuf" gewesen.
> Sie war vor zwei Jahren als Auszubildende kurz vor Ende der Lehre bei der Arbeit auf einem Dach ausgerutscht und 3 m tief abgestürzt. Dabei zog sie sich eine Oberarmschaftfraktur und Armplexusparese li. zu, woraus eine längere Krankschreibung resultierte.
> Schon im Krankenhaus hatte sie im obersten Stockwerk Angst, hinunterzusehen, doch wollte sie ihre Lehre beenden und fing wieder an zu arbeiten. Dabei traten massive Höhenängste auf. Zwar konnte sie noch mit Mühe aufs Dach klettern, war aber nicht mehr in der Lage, allein den Weg zurückzugehen. Wegen massiver Ängste mit Zittern und Schweißausbrüchen musste sie mehrmals von Arbeitskollegen vom Dach geholt werden. Tatsächlich kam es nach sechs Wochen erneut zu einem Arbeitsunfall: sie fiel aus 2,5 m Höhe erneut von einem Dach und zog sich eine Commotio cerebri zu. Seither besteht extreme Höhenangst auch in Alltagssituationen, auf Treppen, Brücken oder am Dachboden, ansonsten keine weiteren psychischen Auffälligkeiten.
> Die Fragestellung, ob ein kausaler Zusammenhang mit den Arbeitsunfällen bestünde, war zu bejahen. Ein weiteres Verbleiben im Beruf war nicht mehr möglich.

### 11.5.3 Schwerbehindertenrecht und soziales Entschädigungsrecht

Nach dem Schwerbehinderten- und sozialen Entschädigungsrecht werden die **phobischen Störungen** unter dem Überbegriff „Neurosen, Persönlichkeitsstörungen, Folgen psychischer Traumen" beurteilt:
- Leichteren psychovegetativen oder psychischen Störungen kommt ein GdS/GdB von 0–20 zu.
- Stärker behindernde Störungen, auch ausgeprägte phobische Störungen mit wesentlicher Einschränkung der Erlebnis- und Gestaltungsfähigkeit, werden mit einem GdS/GdB von 30–40 bewertet.
- Liegen mittelgradige oder schwere Anpassungsstörungen vor, kann sich ein GdS/GdB bis zu 100 ergeben.

Die Problematik der anzuerkennenden Nachteilsausgleiche („Merkzeichen") für den Schwerbehindertenausweis wurde oft diskutiert. Es muss dabei ebenfalls individuell entschieden werden.
In der Beurteilung eines **Schwindels** wird wie folgt verfahren:
- Gleichgewichtsstörungen ohne nennenswerte Abweichungen bei den Geh- und Stehversuchen werden mit einem GdS/GdB von 0–10 bewertet.
- Leichte Unsicherheiten bei alltäglichen Belastungen und stärkere bei höheren Belastungen rechtfertigen einen GdS/GdB von 20.
- Stärkere Unsicherheit mit Schwindelerscheinungen bereits bei alltäglichen Belastungen und heftiger Schwindel bei höheren Belastungen ergeben einen GdS/GdB von 30–40.
- Heftiger Schwindel und Gangunsicherheit schon bei alltäglichen Belastungen bis zur Unfähigkeit, ohne Unterstützung zu stehen und zu gehen, kann einen GdS/GdB bis zu 80 bedingen.

> **Kasuistik**
> Ein 56-jähriger Mann, an Agoraphobie leidend, machte geltend, dass er Ängste bis hin zu Panikattacken in größeren Menschenansammlungen entwickle, was ihm die Teilnahme an öffentlichen Veranstaltungen unmöglich mache. Es war ihm bereits ein GdB von 90 zuerkannt worden, wobei auch organisch bedingte Gesundheitsstörungen berücksichtigt wurden, die jedoch für die vorliegende Fragestellung nicht relevant waren.
> Der Kläger wies mittlerweile vor dem Landessozialgericht darauf hin, nur am Nachmittag ins Kino gehen zu können, da dann nur wenige Zuschauer im Saal seien. Er fahre zwar allein Bahn, versuche aber möglichst in ein leeres oder nur mit einer Person besetztes Abteil zu gelangen, da sonst Platzangst auftrete. In Kaufhäusern komme es zu ähnlichen Problemen, Einkaufen könne er nur, wenn wenige Menschen unterwegs seien. Theater besuche er wegen seiner Ängste nicht. Er habe ein zunehmendes Vermeidungsverhalten entwickelt, dabei gebe es tageszeitliche Schwankungen seines Befindens. Sein Fahrrad betrachte er als Fluchtinstrument, um Menschenansammlungen zu entgehen.
> Bei kritischer Abwägung ergab sich, dass die durchaus eng gefassten rechtlichen Vorgaben nicht erfüllt waren. Der Kläger war zwar in verschiedenen Bereichen des öffentlichen Lebens benachteiligt. Öffentliche Veranstaltungen sind aber nicht per se als Großveranstaltungen definiert. Es gibt eine Fülle kleinerer öffentlicher Veranstaltungen, die durchaus auch von Behinderten mit einer Agoraphobie besucht werden können. Die enge Auslegung der Kriterien für diesen Nachteilsausgleich ließ es gerechtfertigt erscheinen, die Frage, ob der Kläger ständig an der Teilnahme an öffentlichen Veranstaltungen gehindert sei, zu verneinen.

### 11.5.4 Beamtenrecht

Eine Begutachtung der Dienstunfähigkeit wird nach § 42 Bundesbeamtengesetz dann erforderlich, wenn ein Beamter innerhalb von sechs Monaten mehr als drei Monate keinen Dienst verrichtet hat. Beim Schwindel stellt sich wieder die Frage, ob eine akute Symptomatik vorliegt, die erwarten lässt, dass sich die Störungen innerhalb der nächsten sechs Monate zurückbilden werden und dann die volle **Dienstfähigkeit** wiederhergestellt werden kann.

Liegt eine schwere und chronifizierte Symptomatik vor, so ist bei entsprechender Tätigkeit Dienstfähigkeit nicht mehr zu erwarten. Die übrigen Aspekte der Beurteilung entsprechen weitgehend denen im Bereich der Rentenversicherung.

## Literatur

Baloh RW, Hahnagyi GM (1996): Disorders of the vestibular system. Oxford University Press, New York-Oxford.
Brandt T (1999a): Vertigo: Its multisensory syndromes. 2. ed. Springer, London.
Brandt T (1999b): Schwindel. In: Kunze K (Hrsg.): Praxis der Neurologie, 2. Aufl. Thieme, Stuttgart.
Diener HC, O'Brien CF (1994): Posturography in the assessment of movement and balance disorders. In: Kaufmann Arenberg I (ed.): Dizziness and balance disorders. Kugler, Amsterdam, New York.
Dilling H, Mombour W, Schmidt MH (2000, Hrsg.): Internationale Klassifikation psychischer Störungen ICD-10; Kapitel V (F). 4. Aufl. Huber, Bern.
Eckhardt-Henn A (1999): Die psychosomatische Begutachtung psychogen bedingter Schwindelzustände. Med Sach 95: 187–191.

Freud S (1895): Über die Berechtigung, von der Neurasthenie einen bestimmen Symptomkomplex als Angstneurose abzutrennen. In: Freud S. Hysterie und Angst (Studienausgabe Bd. 6). Fischer, Frankfurt/M. 1971.

Hausotter W (1998): Agoraphobie – Befreiung von der Rundfunkgebührenpflicht? Med Sach 94: 192–194.

Hausotter W (2011): Schwindel. In: Deutsche Rentenversicherung: Sozialmedizinische Begutachtung für die gesetzliche Rentenversicherung. 7. Aufl. Springer, Berlin, Heidelberg

Lamparter U (1995): Schwindel. In: Ahrens S, Hasenbring M, Schultz-Venrath U et al. (Hrsg.): Psychosomatik in der Neurologie. Schattauer, Stuttgart.

Studt HH (1995): Psychosomatische Medizin und Neurosenlehre. In: Faust V (Hrsg.): Psychiatrie. Gustav Fischer, Stuttgart.

Tegenthoff M (2002): Die Begutachtung neurologisch bedingter Schwindelbeschwerden. In: Stoll W (Hrsg.): Das neurootologische Gutachten. Thieme, Stuttgart.

# 12 Tinnitus

12.1 Definition  188
12.2 Epidemiologie  188
12.3 Einteilung  189
12.4 Symptomatik  189
    *Erforderliche Diagnostik*  *190*
12.5 Befund und somatische Grundlagen  191
    12.5.1 Objektive Ohrgeräusche – eine Rarität  191
    12.5.2 Subjektive Ohrgeräusche  191
    *Akuter Tinnitus*  *191*
    *Chronischer Tinnitus*  *192*
12.6 Psychische Faktoren  192
    *Beeinflussung durch psychische Reize*  *193*
    *Persönlichkeitsmerkmale*  *194*
    *Psychische Begleitsymptome*  *194*
    *Komorbidität mit anderen Störungen*  *194*
12.7 Therapeutischer Exkurs  195
    *Pharmakologische, physikalische und operative Maßnahmen*  *196*
    *Psychotherapeutische Maßnahmen*  *196*
12.8 Gutachtliche Beurteilung  197
    12.8.1 Gesetzliche Krankenversicherung  197
    12.8.2 Gesetzliche Rentenversicherung  197
    12.8.3 Unfallversicherung  198
    12.8.4 Private Berufsunfähigkeits(-zusatz)versicherung  199
    12.8.5 Schwerbehindertenrecht und soziales Entschädigungsrecht  200
    12.8.6 Dienstfähigkeit bei Beamten  200

Ein Tinnitus aurium wird – ebenso wie der Hörsturz – von den Betroffenen und ihren behandelnden Ärzten meist primär mit Ohrerkrankungen und damit dem HNO-Fachgebiet assoziiert. Dies ist in der Tat häufig der Fall. Er ist z. B. in 70–80 % der Fälle Begleitsymptom eines Hörsturzes. Häufig tritt er aber auch ohne organisches Substrat auf oder kann sich – im Anschluss an eine körperliche Erkrankung – verselbstständigen und ist dann ganz eindeutig im Sinne einer funktionellen oder psychosomatischen Störung zu werten. Daher ist es gerechtfertigt, die Ohrgeräusche im Rahmen der somatoformen Störungen zu besprechen. Schließlich kann sich eine ausgeprägte krankheitswertige psychoreaktive Störung, meist depressiver Prägung, entwickeln. Die Beschwerdesymptomatik ist häufig sehr quälend, sodass auch Suizidversuche und Suizide in Zusammenhang damit beschrieben worden sind.
Der Otologe Hazell aus London formuliert in seinem Vorwort zum Buch von Goebel (2001): „Der Misserfolg ist z. T. den HNO-Ärzten zuzuschreiben, die das Symptom den Psychologen und Psy-

chiatern Anfang des 20. Jahrhunderts, abgenommen haben. Ein hauptsächlich ohrenzentrierter Ansatz führte zu zahlreichen Behandlungen und Heilungsversprechungen, von denen sich alle im Laufe der Zeit als ineffektiv herausgestellt haben". Allerdings ist kritisch anzumerken, dass gerade in der ersten Hälfte des 20. Jahrhunderts sich niemand näher mit diesem Thema beschäftigte, weder die HNO-Ärzte noch die Psychiater. Auch gutachtlich spielte der Tinnitus keine große Rolle. Erst in den letzten Jahren hat sich dies durch die Aufmerksamkeit der Medien und der Selbsthilfegruppen geändert. Die grundsätzlichen Erkenntnisse, auch über die psychischen Auswirkungen des Tinnitus sind dagegen schon lange bekannt (Losch).

## 12.1 Definition

Tinnitus ist eine vorübergehende oder dauerhafte, ein- oder doppelseitige Hörempfindung von Geräuschen oder Tönen verschiedener Frequenzen und Intensitäten, die – ohne Vorhandensein einer äußeren Schallquelle – aus dem Ohr oder dem Kopf zu kommen scheinen.
Man unterscheidet einen objektiven und einen subjektiven Tinnitus, der mit oder ohne begleitende Schwerhörigkeit auftreten kann. Der seltene objektive Tinnitus kann im Gegensatz zum subjektiven auch von Außenstehenden wahrgenommen werden.

> ! Tinnitus ist ein subjektiver Höreindruck, der nicht auf der Stimulation durch einen äußeren Schallreiz beruht, aber als ein solcher empfunden wird. Tinnitus ahmt ein akustisches Signal nach. Die fehlende Objektivierbarkeit schließt weder sein Vorhandensein noch eine erhebliche Beeinträchtigung des Betroffenen aus.

## 12.2 Epidemiologie

Ein vorübergehender Tinnitus tritt in den westlichen Industriegesellschaften bei etwa 35–45 % der Bevölkerung zu irgendeinem Zeitpunkt im Leben auf. Die Inzidenz, aber auch die Wahrnehmung des Problems durch die Öffentlichkeit hat in den letzten Jahren progredient zugenommen. In Deutschland leiden 8–10 % der Bevölkerung an chronischen Ohrgeräuschen, was immerhin der Häufigkeit von arterieller Hypertonie und Diabetes mellitus entspricht. 17 % der Bevölkerung berichten über Tinnituserfahrung von mehr als fünf Minuten Dauer ohne vorheriges Lärmtrauma. Etwa 85 % der Betroffenen empfinden ihr Ohrgeräusch nicht als störend (kompensierter Tinnitus). Nur bei 0,5–1 % wird eine schwere und chronische Beeinträchtigung der Lebensqualität und damit der Stellenwert einer eigenständigen Erkrankung angenommen.
Man geht von schätzungsweise 600.000 bis 800.000 Tinnituskranken in Deutschland aus. In der amerikanischen Bevölkerung sollen 32 % von Tinnitus betroffen sein, aber nur 7,2 % konsultieren den Hausarzt.
In epidemiologischen Studien wird meist ein **Überwiegen des weiblichen Geschlechts** gefunden. Mit zunehmendem Lebensalter steigt der Anteil betroffener Männer, wie auch insgesamt die Tinnitushäufigkeit jenseits des 45. Lebensjahres – mit Häufung um das 50. Lebensjahr – zunimmt. Jedoch ist gerade für den Tinnitus jüngerer Altersgruppen auch der Freizeitlärm mit lauter Musik in Diskotheken und aus dem Walkman verantwortlich zu machen.

Die **Prävalenz** ist in der Gruppe der Arbeitslosen am höchsten und bei den Selbstständigen am niedrigsten. Allerdings suchen Angehörige höherer sozialer Schichten deshalb eher therapeutische Hilfe.

## 12.3 Einteilung

Die Einteilung kann unter verschiedenen Gesichtspunkten erfolgen.
Von der Zeitdauer her:
- akuter, d. h. weniger als drei Monate dauernder Tinnitus,
- subakuter, d. h. drei bis zwölf Monate bestehender Tinnitus,
- chronischer, d. h. mehr als zwölf Monate anhaltender Tinnitus.

Nach seinen Auswirkungen:
kompensierter oder dekompensierter Tinnitus.
Als kompensiert gilt ein Tinnitus, wenn keine relevanten Folgeerscheinungen körperlicher oder seelischer Art bestehen. Bei erheblicher psychischer Problematik spricht man von komplexem oder dekompensiertem Tinnitus.
Einteilung des chronischen Tinnitus nach der *subjektiv* empfundenen Beeinträchtigung:
- Grad I = Ohrgeräusche zeitweise hörbar, aber nicht störend und im Alltag nicht belastend (kompensiert),
- Grad II = Tinnitus wird permanent in Ruhe gehört, führt aber zu keiner weiteren Belastung,
- Grad III = Ohrgeräusche werden permanent wahrgenommen und können von Umgebungsgeräuschen nicht mehr maskiert werden, Schlaf- und Konzentrationsstörungen sind die Folge (dekompensiert),
- Grad IV = zusätzliche depressive Verstimmung von Krankheitswert, erhebliche Einschränkung der akustischen Wahrnehmung und der persönlichen Gestaltungsmöglichkeiten.

Man kann auch zwischen *Tinnitusträgern* und *Tinnituskranken* unterscheiden. Krankheitswert erlangt das Ohrgeräusch erst, wenn die bisherigen Verarbeitungs- und Bewältigungsmöglichkeiten nicht mehr ausreichen.

## 12.4 Symptomatik

Der **Geräuschcharakter** wird ganz unterschiedlich angegeben und reicht von Pfeifen, Sausen, Klingeln, Zischen, Wasserrauschen, hellen oder dunklen Tönen bis hin zu Motorenlärm. Es dominieren aber hochfrequente Geräusche, was mit dem Überwiegen hochfrequenter Hörverluste im Einklang steht.
Als charakteristisch gelten Schwankungen in der Lautheit des Tinnitus. Regelhaft sind die Geräusche in Ruhe, abends oder nachts, deutlich stärker und störender als bei Ablenkung tagsüber unter dem Einfluss anderer äußerer Lärmeinwirkungen. Es wird dabei von einer Maskierung durch Umgebungsgeräusche ausgegangen.

> ! Als Faustregel gilt, dass tiefe geräuschartige Frequenzen eher bei Erkrankungen des Mittelohrs angegeben werden, hohe Töne eher bei solchen des Innenohrs und unbestimmte Frequenzen überwiegend bei zentralnervösen Erkrankungen.

Meist werden die Geräusche kontinuierlich gehört, eine Minderheit berichtet von freien Intervallen. Am häufigsten werden sie in beiden Ohren gleichzeitig angegeben, in etwa einem Drittel einseitig, dann bevorzugt links, weniger rechts oder diffus im Kopfbereich. Gelegentlich kommt der Tinnitus auch attackenweise mit längeren freien Intervallen vor.

## Erforderliche Diagnostik

Die Diagnostik des Tinnitus umfasst selbstverständlich primär eine eingehende **fachärztlich-otologische Untersuchung,** deren Bedeutung nicht nur im Ausschluss oder Nachweis einer entsprechenden organischen Grunderkrankung liegt, sondern auch in der Bestätigung des Patienten, vom Arzt auf symptombezogener Ebene an- und mit dem Krankheitsbild ernst genommen zu werden.

> ! Das aufklärende diagnostische Gespräch ist bereits Teil der Therapie.

Darüber hinaus ist eine **internistische Untersuchung** unerlässlich. Eine Anämie kommt als Ursache eines Tinnitus ebenso in Frage wie ein Bluthochdruck bei generalisierter Arteriosklerose.
Beim chronischen Tinnitus – vor allem, wenn ein gravierender Organbefund nicht erhoben werden konnte – kommt der **psychiatrisch-psychologischen Exploration** besondere Bedeutung zu, wobei häufig Widerstände des Betroffenen hinsichtlich einer vorschnellen Einschätzung als „nicht glaubhaft, weil psychisch" zu bearbeiten sind.
Auch ist die Diskussion der vielfältigen Ängste vor schwer wiegenden körperlichen Erkrankungen – z. B. Tinnitus als mögliches Symptom eines Tumors oder als Vorbote eines Schlaganfalles – und letztlich der subjektiven Krankheitstheorie dringend indiziert und kann oft einer psychoreaktiven Störung vorbeugen. Eine hypochondrische Fehlhaltung lässt sich in diesem Rahmen ebenso zur Sprache bringen wie eine eventuelle Psychose mit Stimmenhören oder Akoasmen (elementare akustische Sinnestäuschungen wie Knallen, Zischen oder Heulen, z. B. bei Schizophrenie).
Angststörungen können über vermehrte Anspannung mit Schlafstörungen zu einem Gefühl von Ausgeliefertsein und Hilflosigkeit und damit zu einer weiteren Verstärkung der Tinnituslautheit führen und damit einen Circulus vitiosus (➤ Abb. 12.1) auslösen.
Schließlich ist auch eine **neurologische Diagnostik** erforderlich. Immerhin präsentieren sich 4 % aller Akustikusneurinome initial mit einem einseitigen Tinnitus rauschenden oder pfeifenden Charakters. In der Mehrzahl der Fälle stellt dies neben dem einseitigem Hörverlust das einzige Initialsymptom dar. Auch eine Basilarismigräne, eine Hirndrucksteigerung, Multiple Sklerose

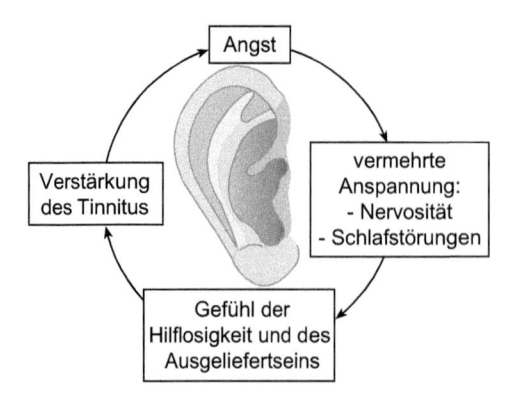

**Abb. 12.1** Circulus vitiosus der Tinnitusverstärkung

und eine Schläfenlappenepilepsie können ursächlich sein, ebenso Schädelhirntraumen mit Schädelbasisfrakturen. Eine genaue klinisch-neurologische Untersuchung ist daher neben eventueller Zuatzdiagnostik mit akustisch evozierten Potenzialen (AEP) bzw. bildgebenden Verfahren erforderlich.

## 12.5 Befund und somatische Grundlagen

### 12.5.1 Objektive Ohrgeräusche – eine Rarität

Selten kann ein pulsierendes Geräusch auch vom Untersucher wahrgenommen und mittels Stethoskop auskultiert werden („body sounds"). Es handelt sich meist um ein Aneurysma der Arteria carotis, eine Gefäßdissektion, eine Karotis-Kavernosus-Fistel, eine arteriovenöse Fistel oder einen Glomustumor der Schädelbasis. Möglich sind auch Geräusche, die im Kiefergelenk entstehen, oder ein Myoklonus im Gaumenbereich oder der Binnenohrmuskeln („ear-click-syndrome").

### 12.5.2 Subjektive Ohrgeräusche

Der fast immer nur subjektiv wahrnehmbare Tinnitus lässt sich nicht objektivieren. Er kann nur näherungsweise im Vergleich zu dargebotenen Tönen und Geräuschen verschiedener Frequenzen und Intensitäten bestimmt werden, durch die die subjektiven Ohrgeräusche verdeckt oder maskiert werden. Diese Bestimmung stützt sich allein auf die Angaben des Untersuchten.
Bei Schädigung des Hörorgans im Rahmen der Lärmschwerhörigkeit können die geschädigten Haarzellen als Geräuschgenerator in Erscheinung treten und Tinnitus verursachen. Der Tinnitus ist aber nicht an eine solche gestörte Haarzellfunktion gebunden. Es wird angenommen, dass er **in allen anatomischen Strukturen der Hörbahn,** auch in den aufsteigenden Bahnen, im Thalamus und im Kortex, **entstehen kann.** Hier werden Stoffwechselveränderungen, Membrandefekte und Störungen von Neurotransmittern diskutiert. Die Wirkung des Membranstabilisators Lidocain weist in diese Richtung.

> ! Je höher die Läsion liegt, desto undifferenzierter wird im Allgemeinen das Geräusch empfunden.

Natriumsalizylat löst ebenso wie Azetylsalizylsäure in hoher Dosis beim Menschen zuverlässig einen reversiblen Tinnitus aus, der meist mit einer Hörminderung verbunden ist.

### Akuter Tinnitus

Ein akuter Tinnitus kann durch jede Ohrerkrankung hervorgerufen werden. Selbst Zerumen oder eine Otitis externa sind als Auslöser möglich, ebenso **Mittelohrerkrankungen** wie Entzündungen oder Otosklerose und schließlich auch **Innenohrerkrankungen** wie ein akutes akustisches Trauma durch Knall oder extreme Lärmeinwirkung, Hörsturz und Morbus Menière, Letzterer charakterisiert durch zusätzliche Hörminderung und Drehschwindelattacken. Hier dominieren eher tiefere Frequenzen analog der zumindest zu Beginn der Erkrankung anzutreffenden Schwellenabsenkung. Auch an eine Commotio und Contusio labyrinthi ist zu denken.

### Chronischer Tinnitus

Dem chronischen Tinnitus liegt häufig eine lang anhaltende Innenohr- bzw. Lärmschwerhörigkeit zugrunde. Die Cochlea ist wahrscheinlich am häufigsten der Sitz von Tinnitus verursachenden Störungen. Die genaue Pathophysiologie ist jedoch nicht einmal in Ansätzen bekannt. Diskutiert werden Stoffwechselveränderungen, eine gestörte Haarzellfunktion, Membrandefekte und Störungen von Neurotransmittern in den aufsteigenden Bahnen, im Thalamus und im Kortex. Je höher die Läsion liegt, desto undifferenzierter wird im Allgemeinen das Geräusch empfunden. Der chronische Tinnitus wird somit nicht mehr im geschädigten Innenohr produziert, sondern hat sich als Ausdruck einer zentralen Störung verselbstständigt.

Eine signifikante Korrelation zwischen erhöhter **Plasmaviskosität** und Innenohrschwerhörigkeit bzw. daraus resultierendem Tinnitus ist beschrieben worden. Tiefton-Tinnitus und Tiefton-Verluste werden mit **endolymphatischen Schwankungen** in Verbindung gebracht.

HNO-ärztlicherseits wird ein Zusammenhang mit einem erlittenen **Halswirbelsäulen-Beschleunigungstrauma** („Schleudertrauma") angenommen. Die subjektiven Angaben und Einzelfallbeobachtungen sind aber bisher weder statistisch abgesichert noch pathophysiologisch geklärt. Postuliert werden Nervenverbindungen zwischen Halswirbelsäule und Innenohr, dies blieb von Seiten der Neurologen allerdings nicht unwidersprochen. Ein zeitlicher Zusammenhang zwischen Trauma und Tinnitus von einigen Stunden bis zu wenigen Tagen ist auf jeden Fall zu fordern. Eine Hörminderung liegt in der Regel nicht vor.

Es werden aber auch **funktionelle Halswirbelsäulenbeschwerden** als Tinnitusursache diskutiert. Lage- und Bewegungsabhängigkeit, Einseitigkeit und Normalhörigkeit sollen dafür sprechen und letztlich der empirische Beweis durch eine erfolgreiche chiropraktische Maßnahme oder krankengymnastische Behandlung. Betroffen sei vor allem das Segment C 3/4. Man wird hier wohl von Einzelbeobachtungen ausgehen können. Ein allgemeiner Konsens dazu besteht nicht. Ebenso wird ein Zusammenhang mit funktionellen Störungen des Kieferbewegungsapparates im Sinne der Myoarthropathie mit Zähneknirschen (Bruxismus) diskutiert – auch dies ohne überzeugende pathophysiologische Erklärung.

In der Presse wird immer wieder über das **Phänomen eines tiefen Brummtons** berichtet, an dem einzelne Personen leiden und der stark ortsbezogen wahrgenommen wird. Ob sich dafür eine naturwissenschaftliche oder eher eine psychische Erklärung ergibt, wird die Zukunft zeigen. In Großbritannien jedenfalls haben sich Betroffene zu einer „Low Frequency Noise Sufferers Association" zusammengeschlossen.

Eine entscheidende Bedeutung für den weiteren Verlauf kommt der **Habituation** zu. Dadurch wird – im Sinne der Gewöhnung – das Geräusch nach einiger Zeit nicht mehr oder nur in seltenen Situationen als belastend wahrgenommen. Für äußere Geräuschquellen ist dies eine Alltagserfahrung eines jeden Menschen, Ähnliches gilt wohl für den kompensierten Tinnitus. Gerade hier kommt der Persönlichkeit des Betroffenen die entscheidende Rolle zu.

## 12.6 Psychische Faktoren

> ! Der Tinnitus gewinnt psychosomatische Bedeutung unter folgenden Aspekten:
> - Er tritt ohne organische Ohrerkrankung als eigenständiges psychogenes Phänomen auf.
> - Er überdauert eine inzwischen abgeklungene Erkrankung des Hörorgans und chronifiziert.
> - Als Folge des Ohrgeräusches entwickeln sich psychoreaktive Störungen von Krankheitswert.

## Beeinflussung durch psychische Reize

Die enge Verbindung der Hörbahn mit dem Thalamus weist auf die Möglichkeit der Beeinflussung durch psychische Reize hin. Tinnitus wird daher auch als Antwort auf eine **psychophysische und soziale Überforderung** angesehen. Entsprechend gilt dies auch für den Hörsturz. HNO-ärztlicherseits wird die entscheidende Rolle der psychischen Gegebenheiten gewürdigt und anerkannt. Ein Zusammenhang zwischen Stress, psychosozialer Belastung, konkreter Angst und Tinnitus findet sich schon im Alten Testament:
„Seht, ich bringe solches Unheil über diesen Ort, dass jedem, der davon hört, die Ohren klirren" (Jeremia 19,3).
Inwieweit das Geräusch subjektiv als störend empfunden wird, hängt entscheidend von
- der Persönlichkeitsstruktur,
- der individuellen Konfliktbewältigungsstrategie,
- konstitutionellen oder erworbenen zentralnervösen Faktoren ab.

Tinnitus kann als Modell für psychosomatische Zusammenhänge gelten:
1. Stufe: Wahrnehmung des Tinnitus „Merken".
2. Stufe: Zuordnung zu einer Bedeutung – „Interpretation" – häufig als Beunruhigung empfunden.
3. Stufe: Bewertung der Bedeutung – „Wirken" – dies bestimmt die psychischen Folgen des Tinnitus.

Daraus ergeben sich sowohl psychosomatische als auch somatopsychische Aspekte.
Neben den vielfältigen somatischen Ursachen spielen externe Belastungen mit akuter oder anhaltender Überforderungssituation sowie Persönlichkeitsfaktoren eine entscheidende Rolle für die subjektive Wahrnehmung der Intensität des Tinnitus und für die Krankheitsverarbeitung. Eine Zunahme der Lautheit des Ohrgeräusches bei akuten familiären und beruflichen Belastungssituationen wird immer wieder angegeben.

> ! Krankheitswert erlangt das Ohrgeräusch erst, wenn die bisherigen Verarbeitungs- und Bewältigungsmöglichkeiten nicht mehr ausreichen. Es ist daher zwischen Tinnitusträgern und Tinnituskranken zu differenzieren.

Typischerweise suchen die Patienten dann den Arzt auf, wenn sie sich in einer besonderen Stresssituation befinden und psychischen Belastungsfaktoren ausgesetzt sind. Manchmal entsteht der Tinnitus überhaupt erst dann, häufig wird er dadurch erheblich akzentuiert. Nach der HNO-ärztlichen Abklärung müssen anamnestisch vertieft emotionale Gegebenheiten und Belastungssituationen, einschließlich früherer psychisch traumatisierender Erlebnisse, eruiert werden.
Man geht davon aus, dass der Tinnitus keine „Organsprache" im Sinne der Konversion darstellt, sondern zu den **Symptomen der inneren Spannung** gehört, die durch eine Störung und Erregung des vegetativen Nervensystems ausgelöst werden.
Sekundär können die Ohrgeräusche erhebliche psychische Belastungen darstellen. Die Konfrontation mit dem Tinnitus kann zu einer Lebenskrise führen mit dem Gefühl der Angst und Hilflosigkeit, des Ausgeliefertseins, der Ohnmacht und der Resignation. Der Teufelskreis zwischen Ohrgeräusch, Spannungszustand, Angst und vermehrter Organzuwendung verstärkt den Tinnitus.
Eine besondere Rolle spielt die **hohe Aufmerksamkeitsbesetzung** des Ohrgeräusches, aber auch ein chronischer emotionaler Spannungszustand. Durch die Subjektivität des Phänomens fühlen

sich die Betroffenen oft von der Umgebung nicht ausreichend ernst genommen und unverstanden, was wiederum die negativen Emotionen verstärkt.

Eine erfolgreiche **Krankheitsbewältigung** liegt darin, das Symptom als solches zu akzeptieren und damit letztlich zu leben, was nicht allen Patienten gelingt. Bei etwa 0,5–1 % der Tinnitusbetroffenen resultieren daraus erhebliche psychische Probleme mit Rückwirkung auf die gesamte Lebensführung und Lebensqualität bis hin zu sozialem Rückzug.

## Persönlichkeitsmerkmale

Eine spezielle „Tinnitus-Persönlichkeit" konnte nicht nachgewiesen werden, jedoch durchaus **bestimmte Grundhaltungen** wie

- großes Kontrollbedürfnis,
- Perfektionismus,
- hohe Verantwortungsbereitschaft,
- mangelnde Frustrationstoleranz mit der Schwierigkeit, Kränkungen emotional zu verarbeiten,
- das Gefühl, „durchhalten zu müssen",
- ein Leben in Zeitdruck und Hektik.

Letztlich ist ein primär organischer Schwachpunkt, eine psychosoziale Überforderung und eine dazu disponierende Persönlichkeitsstruktur mit ungünstiger individueller Konfliktbewältigung im Rahmen einer mehrdimensionalen Betrachtung zu berücksichtigen. Der Tinnitus scheint als somatisch empfundene Störung mit hoher gesellschaftlicher Akzeptanz eine Stellvertreterfunktion für psychische Leiden mit geringerem gesellschaftlichem Ansehen übernommen zu haben. Ein Krankheitsgewinn besteht in der Verschiebung der Krankheitserklärung vom psychischen in den weniger stigmatisierten körperlichen Bereich.

## Psychische Begleitsymptome

Hörgeschädigte *mit* Tinnitus weisen signifikant mehr psychosomatische Beschwerden auf als solche *ohne* Tinnitus. Symptome wie depressive Verstimmungen, innere Unruhe, Schlafstörungen, Reizbarkeit, Konzentrationsschwäche, Gedächtnisminderung, Angstzustände, allgemeine vegetative Labilität und sozialer Rückzug stehen im Vordergrund, auch das Gefühl, in der Beeinträchtigung nicht verstanden zu werden. Hyperakusis und erhöhte Lärmempfindlichkeit finden sich bei vielen Tinnituspatienten.

## Komorbidität mit anderen Störungen

Zahlreiche Parallelen zwischen chronischen Schmerzsyndromen und dem chronischen komplexen Tinnitus wurden immer wieder gefunden, wobei sich die Interaktion peripherer und zentralnervöser Stellen in ähnlicher Weise darstellt. Die Vorstellung, dass – analog dem „Schmerzgedächtnis" – subjektive Empfindungen auch nach Wegfall der ursprünglichen Reizung peripherer Rezeptoren persistieren, besticht allemal. Bemerkenswert sind auch die Parallelen zwischen Hyperpathie und Hyperakusis und in der Therapie in der Anwendung von TENS-Geräten und Tinnitus-Maskern oder Hörgeräten. Ähnlich wie Schmerz als Phantomschmerz nach Nervendurchtrennung bestehen bleibt, wird Tinnitus auch nach Durchtrennung des Hörnervs weiter empfunden. Chronischer Schmerz und Tinnitus werden daher gleichermaßen mit spezifischen funktionellen Änderungen innerhalb des Zentralnervensystems, d. h. im Rahmen der neuronalen Plastizität der zentralen Hörbahn analog zu zentralen schmerzverarbeitenden Strukturen in Verbindung gebracht. An der wechselseitigen Beeinflussung körperlicher und seelischer Phänomene und der

Bedeutung einer adäquaten Krankheitsbewältigung besteht bei beiden Krankheitsbildern kein Zweifel.

Eine **Komorbidität** mit depressiven Störungen, auch schwerer Ausprägung, ist außerordentlich häufig, wobei es zu Suizidgedanken bis hin zu vollendeten Suiziden kommen kann. Angststörungen und chronische Schmerzsyndrome sind ebenfalls öfters damit verknüpft, was als Hinweis auf eine vorbestehende beträchtliche psychische Vulnerabilität gewertet wird. Vor diesem Hintergrund ist die gelegentliche Auslösung einer schweren reaktiven seelischen Störung durch den Tinnitus zu verstehen.

Hiller und Goebel konnten in einer Untersuchung bei 96 % ihrer Patienten mit komplexem chronischen Tinnitus eine vorbestehende oder aktuelle psychiatrische Diagnose stellen. 85 % davon zeigten eine affektive Störung im Sinne einer Major Depression, einer Dysthymia oder einer Anpassungsstörung, 31 % eine Angststörung und 23 % Störungen durch Einnahme psychotroper Substanzen wie Alkohol oder Tranquilizer. Die Betroffenen selbst suchen die Ursache ihrer seelischen Störung – ihrem Kausalitätsbedürfnis folgend – meist unmittelbar im Tinnitus. Tatsächlich ist das ständige Ohrgeräusch und das erlebte Gefühl der Hilflosigkeit und Ohnmacht geeignet, im Sinne der „gelernten Hilflosigkeit" nach Seligman eine depressive Störung zu fördern. Verstärkend wirkt oft ein katastrophisierendes Verhalten. Die psychischen Beeinträchtigungen werden vom Patienten meist als zermürbender und schlimmer erlebt als das Ohrgeräusch selbst. Es bleibt somit die Frage, ob eine primäre psychische Störung schon vor Beginn des Ohrgeräusches bestand oder sich eine solche sekundär erst im Anschluss an den Tinnitus entwickelte oder ob schließlich eine Komorbidität mit anderen seelischen Erkrankungen, z. B. einer somatoformen Störung vorliegt. Immerhin klagten 58 % der Tinnituspatienten zusätzlich über ein klinisch relevantes chronisches Schmerzsyndrom. Die genannten Autoren fanden in ihrer Studie nahezu identische Proportionen für die Differenzierung primär versus sekundär. Danach können psychische Störungen etwa gleichermaßen als vorangehend und somit prädisponierend wie auch als nachfolgende Komplikation eines Tinnitus betrachtet werden. Dabei sind die komplexen Zusammenhänge zwischen Tinnitus und psychischen Symptomen weitgehend ungeklärt. Da Tinnitus nicht zwangsläufig zu schwer wiegenden Beeinträchtigungen führt, werden eine individuell variable psychische Vulnerabilität sowie missglückte Bewältigungsstrategien postuliert. Neben einer mangelnden Bewältigungskonstitution sind konkurrierende Belastungen, ein unzureichender Bewältigungsstil, ein sekundärer Krankheitsgewinn und durch den Tinnitus legitimierte Verhaltensänderungen wie ein Rückzug aus unerwünschten sozialen Aktivitäten zu berücksichtigen.

Zeitweilig wurde die Ansicht vertreten, das Tinnitussymptom sei nosologisch der endogenen Depression zuzuordnen. Andere Meinungen sahen dagegen eher eine Nähe zur Angststörung oder – wie ausgeführt – zu chronischen Schmerzsyndromen.

> ! Übereinstimmung besteht, dass der Tinnitus – ebenso wie der Hörsturz – besonders häufig bei anhaltender subjektiver Überlastung im Beruf oder im familiären Umfeld auftritt bzw. dekompensiert.

## 12.7 Therapeutischer Exkurs

Natürlich steht zunächst die ohrenärztliche Untersuchung und Behandlung akuter organischer Erkrankungen im Vordergrund. Der akute Tinnitus ist die Domäne des HNO-Arztes. Bei länger als drei Monaten bestehendem Tinnitus sind keine speziellen medikamentösen oder anderweitigen medizinischen Therapien bekannt, die bewiesenermaßen wirksam wären und die Frage, ob einzelne dieser Maßnahmen im Frühstadium überhaupt wirken, ist ungeklärt.

Ansonsten gibt es nach heutigem Wissen für den chronischen Tinnitus keine spezifische Behandlungsform, da auch keine klare pathophysiologische Modellvorstellung existiert. Es wurde im Laufe der Jahre eine Vielzahl von therapeutischen Vorschlägen gemacht, die im Einzelfall Erleichterung gebracht haben sollen, ein allgemeiner Konsens dazu existiert nicht.

## Pharmakologische, physikalische und operative Maßnahmen

Lange Zeit standen Versuche mit **durchblutungsfördernden Substanzen** im Vordergrund, einige Autoren empfahlen Akupunktur sowie Physiotherapie. Auf die Rolle von Lidocain wurde bereits hingewiesen.

Rein symptomatisch, aber gelegentlich mit gutem Erfolg, wird ein **Tinnitus-Noiser** oder -Masker angewandt. Durch ein vom Noiser erzeugtes, überschwelliges weißes Rauschen unterhalb der Tinnitusverdeckungskurve wird eine Habituation angestrebt, außerdem sollen zentrale Mustererkennungsprozesse dadurch beeinflusst werden. Ein Walkman wird nur selten als hilfreich angesehen. Begleitende Depressionen und Angststörungen bedürfen einer **gezielten Pharmakotherapie** mit Antidepressiva, wobei besonders Amitriptylin empfohlen wird. Benzodiazepine sollten bei diesem chronisch verlaufenden Krankheitsbild wegen der Gewöhnungsgefahr dringend vermieden werden. Die Wirkung der Medikation beruht auf der Reduktion tinnitusverstärkender Faktoren, die im Bereich des zentralen auditorischen Systems wirksam sind. Einzelne Veröffentlichungen beschrieben einen günstigen Effekt von Carbamazepin und Phenytoin, aber auch von Kalziumantagonisten. Die Spontanschwankungen der Ohrgeräusche sind natürlich besonders geeignet, Plazeboeffekte zu bahnen.

Die früher gelegentlich empfohlene operative Ausschaltung des Labyrinths oder die Durchtrennung des Hörnervs hat sich nicht bewährt, was auf die zentrale Entstehung bzw. „Zentralisierung" hinweist. Daher wird diese Operation heute nicht mehr durchgeführt. **Hyperbare Sauerstofftherapie** in einer Druckkammer wird beim chronischen Tinnitus nicht mehr als wirksam angesehen. Bei postulierten Zusammenhängen mit der HWS bietet sich eine krankengymnastische Therapie zumindest als Versuch an.

## Psychotherapeutische Maßnahmen

Beim chronischen Tinnitus kommt der psychiatrisch-psychologischen Exploration besondere Bedeutung zu, wobei häufig Widerstände der Betroffenen hinsichtlich einer vorschnellen Abwertung als „nicht glaubhaft, weil psychisch" zu bearbeiten sind. Es bedarf im weiteren Krankheitsverlauf oft intensiver Überzeugungsarbeit, um Einsicht in psychosomatische Zusammenhänge und eine ausreichende Motivation zur Psychotherapie zu wecken. Ein strukturiertes Tinnitus-Interview (STI) kann dabei hilfreich sein.

Entscheidendes Ziel ist das **Akzeptieren der Störung** und die Herabsetzung der Empfindlichkeitsschwelle, wozu sich besonders psychologische Behandlungsmaßnahmen wie Verhaltenstherapie und psychodynamische Kurztherapie, aber auch autogenes Training, Biofeedback, Suggestion und Hypnose eignen.

Bei Menschen mit geringen psychophysischen Ressourcen und einer geringen Bewältigungskapazität – und das sind rund 1 % der Tinnitus-Betroffenen – kann es zu einer massiven seelischen Fehlentwicklung mit vollständigem Rückzug und Einengung auf das Tinnituserleben kommen, wobei die Betroffenen dann nicht mehr mit, sondern im Tinnitus leben.

Die Diskussion der subjektiven Krankheitstheorie und der meist vielfältigen Ängste der Patienten vor schwer wiegenden Erkrankungen wie einem Tumor oder Vorboten eines Schlaganfalles oder auch taub oder verrückt zu werden ist dringend indiziert und kann der Entwicklung einer psychoreaktiven Störung vorbeugen. Bei dieser Exploration kann gelegentlich auch eine Psychose mit Stimmenhören oder Akoasmen oder auch eine vorbestehende anderweitige seelische Krankheit zur Sprache kommen.

Eine **multimodale psychotherapeutische Behandlung** ist besonders beim chronischen Tinnitus angezeigt und gelegentlich erfolgreich, zumindest unter dem Aspekt einer besseren Krankheitsverarbeitung und Akzeptanz. Eine kognitiv-emotionale Umstrukturierung durch Entspannungsübungen wie autogenes Training oder Biofeedback ist neben einer angepassten Verhaltenstherapie oft hilfreich.

Das Konzept der **„Tinnitus-Retraining-Therapie"** (TRT) nach Jastreboff und Hazell umfasst „counseling" und „sound therapy", um im Sinne einer Desensibilisierung durch Gewöhnung die emotionale Reaktion auf den Tinnitus zu vermindern. Die Akzeptanz des Geräuschphänomens und die Angstbekämpfung sind vorrangig. Ziel ist, zu vermitteln, dass nicht das Geräusch, sondern seine Bewertung entscheidend ist, und zu trainieren, den Tinnitus mit innerer Distanz als natürliches irrelevantes Phänomen oder als ein gelegentlich störendes Randsymptom zu werten. Aufklärung über sinnvolle Therapieansätze, Verhinderung von kostenintensiven Alternativtherapien und Vermeidung von überzogenen Erwartungen an die Therapie stehen im Vordergrund, um zu einer rationalen Bewältigung zu gelangen. Einige darauf spezialisierte Kliniken können z. T. gute Erfolge aufweisen.

## 12.8 Gutachtliche Beurteilung

### 12.8.1 Gesetzliche Krankenversicherung

Arbeitsunfähigkeit liegt vor, wenn der Versicherte wegen Krankheit seiner zuletzt ausgeübten oder einer ähnlichen Erwerbstätigkeit überhaupt nicht mehr oder nur unter Gefahr der Verschlimmerung seines Gesundheitszustands nachgehen kann. Es gilt, abgesehen von einer Belastungserprobung mit stufenweiser Wiedereingliederung, das „Alles-oder-Nichts-Prinzip". Bei der Beurteilung sind die konkreten Arbeitsplatzanforderungen zu berücksichtigen.

Arbeitsunfähigkeit für einen begrenzten Zeitraum ist bei Tinnitus nur in psychischen Ausnahmesituationen oder bei akuter Dekompensation gerechtfertigt.

Problematisch ist nicht selten die Beurteilung, ob eine stationäre Psychotherapie in einer entsprechenden Fachklinik als stationäre Rehabilitationsmaßnahme (§ 9 SGB VI) oder als stationäre Krankenhausbehandlung (§ 40 SGB V) erfolgen soll. Sehr konfliktträchtig ist die Genehmigung einer Vielzahl von propagierten Außenseitermethoden, die gelegentlich Gegenstand der Begutachtung sind. Hier ist eine sehr kritische Einstellung geboten.

### 12.8.2 Gesetzliche Rentenversicherung

Nach den Vorgaben der WHO steht die Konkretisierung der Begriffe „impairment, disability, handicap" im Vordergrund. Der eigentliche Organschaden, das „impairment", ist beim Tinnitus häufig schwer oder überhaupt nicht nachzuweisen. Die funktionelle Einschränkung – „disability" – ist besonders unter emotionalen und kognitiven Aspekten zu berücksichtigen, was nicht immer leicht ist. Schließlich obliegt dem Gutachter auch die Evaluierung der sozialen Beeinträchtigung, des „handicap", im Sinne der Beurteilung des quantitativen und qualitativen Leistungsvermögens.

Im Einzelfall wird man auf die Vorgaben der ICF eingehen, um das individuelle Leistungsvermögen adäquat einschätzen zu können.

In der gesetzlichen Rentenversicherung wird der Tinnitus allein im Allgemeinen **keine zeitliche Leistungsminderung** begründen können. Körperliche Arbeit wirkt ablenkend und wird meist als günstig gewertet, geistige Arbeit in Ruhe ist sehr viel problematischer. Daran werden sich die zu treffenden qualitativen Leistungseinschränkungen zu orientieren haben.

Zu berücksichtigen sind Ohrerkrankungen, die je nach beruflicher Tätigkeit eine **qualitative Leistungseinschränkung** bedingen können. Von besonderer Bedeutung ist jedoch meist die psychoreaktive Störung, die unterschiedlich ausgeprägt sein kann und bei entsprechender Schwere gelegentlich auch zu einer zeitlichen Leistungsminderung führen wird. Es gelten dann die Kriterien der Beurteilung funktioneller Störungen mit Fragen nach der Dauer, der Alltagsbeeinträchtigung, der durchgeführten Behandlungsverfahren einschließlich stationärer Rehabilitationsmaßnahmen sowie deren Erfolg und der Motivation dazu.

Liegt eine manifeste und behandlungsbedürftige reaktive Depression vor, so kann diese durchaus ebenfalls zu einer relevanten Leistungsminderung führen. Es ist jeder Einzelfall hinsichtlich des positiven und negativen Leistungsvermögens individuell und kritisch zu prüfen. Die Angabe „Tinnitus" allein reicht sicher nicht zur Berentung aus. Die sorgfältige Einzelfallbeurteilung kann aber sehr wohl zur Empfehlung einer Rentengewährung führen.

---

**Kasuistik**

Zur Begutachtung kommt ein 58-jähriger Leitender Angestellter, der ursprünglich sehr leistungsorientiert und erfolgreich war. Vor acht Jahren zeigte sich nach einer Stressbelastung ein beginnendes leises Ohrgeräusch beidseits, nur in Ruhe und zunächst wenig störend. Vor drei Jahren nahm dieses – nach einer beruflichen Zurücksetzung durch Umstrukturierung seiner Abteilung und einen jüngeren Vorgesetzten mit Infragestellung seiner bisherigen Leistungen – stark zu und war jetzt auch tagsüber belastend. Die Konzentration war gemindert, es entwickelte sich eine ausgeprägte depressive Verstimmung mit Schlafstörungen und allgemeinem Leistungsabfall.

Wegen des Tinnitus war der Proband seit einem Jahr krankgeschrieben. Es war keinerlei Besserung durch verschiedenste Medikamente zu verzeichnen, auch ein Tinnitus-Masker erwies sich nicht als erfolgreich.

HNO-ärztlich zeigte sich eine altersgemäße geringe Hörminderung. Allgemeinärztlich ergab sich – außer einer geringen Hypercholesterinämie – kein pathologischer Befund. Eine nervenärztliche Behandlung wurde abgelehnt, da der Betroffene auf eine somatische Genese des Tinnitus fixiert war. Bei der Begutachtung stellte sich eine mittelgradige depressive Störung heraus, vermutlich reaktiv, ausgelöst durch die narzisstische Kränkung vor dem Hintergrund des Rückbildungsalters.

---

## 12.8.3 Unfallversicherung

In der **gesetzlichen Unfallversicherung** stellt sich das Problem Tinnitus meist nach Schädel-Hirn-Traumen. Auch als Berufskrankheit, z. B. bei Lärmschwerhörigkeit, kann dies eine Rolle spielen. Liegt eine adäquate Schädigung des Innenohrs oder der Schädelbasis mit Hörminderung vor, so ist der Tinnitus zusätzlich anzuerkennen und zu bewerten.

Äußerst problematisch ist dagegen die Anerkennung eines Tinnitus als Unfallfolge ohne entsprechende objektivierbare Traumafolgen. Es stellt sich dabei ja stets die Frage: Liegt überhaupt ein Tinnitus vor? Als Nächstes: Ist er tatsächlich Folge der angeschuldigten Einwirkung? Lediglich eine Commotio cerebri oder nur eine Schädelprellung, ja selbst eine unkomplizierte Kalottenfraktur ohne Beteiligung der Schädelbasis als auslösende Ursache anzunehmen, ist im Allgemeinen nicht nachvollziehbar.

Ähnliches gilt für die Folgen einer **HWS-Distorsion,** obgleich einzelne Autoren diesbezüglich zur Annahme eines Zusammenhanges neigen. Entscheidend ist auch hier die kritische Würdigung des Einzelfalles mit sorgfältiger Anamnese hinsichtlich Vorerkrankungen, Beginn der Beschwerden, eventueller Brückensymptome und natürlich zusätzlicher Organbefunde.

Eine Simulation ist hier sicher eher selten, die **Aggravation** vorbestehender Ohrgeräusche in Bezug auf den Unfall dagegen durchaus häufig. Nach Feldmann liegt bei Tinnitus nach Schädelhirntraumen praktisch immer eine messbare Hörstörung vor. Nachweisbar unfallbedingte psychoreaktive Störungen werden nach entsprechender Begründung in der gesetzlichen Unfallversicherung grundsätzlich als Unfallfolgen anerkannt.

Die MdE für einen isolierten Tinnitus wird üblicherweise mit 10 v. H. angesetzt, es ist oft gerechtfertigt, sie zu einer MdE für eine Hörminderung zu addieren.

In der **privaten Unfallversicherung** gelten ähnliche Überlegungen, hier allerdings sind psychische Reaktionsbildungen ausdrücklich von der Leistungspflicht ausgenommen.

Nach einem Urteil des OLG Köln vom 12.1.2000 (5 U 194/98) ist Tinnitus eine subjektiv „von innen empfundene Störung" und als psychische Reaktion nach § 2 IV AUB 88 von der Entschädigung ausgeschlossen. Ein Vergleich mit Regelungen der gesetzlichen Unfallversicherung sei systemwidrig. Dagegen wurden jedoch in der Literatur Einwände erhoben und das Urteil aus medizinischer Sicht als „missglückt" bezeichnet. Es wurde argumentiert, ein Ohrgeräusch stelle ein eigenständiges Krankheitsbild dar, welches genauso wie eine Hörminderung oder Schwindel als Innenohrerkrankung zu sehen sei. Deshalb begründe der Tinnitus die Anerkennung eines gesonderten Invaliditätsgrades. Es sei auch nicht einsehbar, warum die Wahrnehmung eines Ohrgeräusches, welches in etwa mit der Empfindung eines Schmerzes gleichzusetzen sei, keine psychische Beeinträchtigung darstellen solle und entschädigungslos hinzunehmen sei. Vielmehr sei davon auszugehen, dass hier medizinische Tatbestände vom Gericht einfach nicht verstanden worden seien. Über den Einzelfall hinaus dürfte dem Urteil keine Bedeutung zukommen. Ein Urteil des BGH vom 29.9.2004 (IV ZR 233/03) geht davon aus, dass krankhafte Störungen, die eine organische Ursache haben, nicht gemäß § 2 IV AUB 88 vom Versicherungsschutz ausgeschlossen sind, auch wenn im Einzelfall das Ausmaß, in dem sich die organische Ursache auswirkt, von der psychischen Verarbeitung durch den Versicherungsnehmer abhängt. Es ging um die Beurteilung eines Tinnitus: „Vielmehr hat die Beklagte bislang ... den Nachweis nicht erbracht, dass der krankhafte Zustand des Klägers in einer psychischen Reaktion und nicht in einer organischen – wenngleich psychische Folgen auslösenden – Schädigung seine Ursache hat". Auch dieses Urteil wurde in medizinischen Fachkreisen kritisch diskutiert.

### 12.8.4 Private Berufsunfähigkeits(-zusatz)versicherung

Die Berufsunfähigkeit ist in diesem Rahmen ein eigenständiger Begriff, der nicht mit dem der gesetzlichen Rentenversicherung gleichgesetzt werden darf. Maßgeblich ist der Beruf, mit dem der Versicherte zuletzt bei Eintritt des Versicherungsfalles sein Einkommen erzielt hat. Die Frage der Verweisung auf eine andere Tätigkeit ist hier besonders sorgfältig zu prüfen. Es ist dabei nur von Interesse, ob die vorhandenen Funktionseinschränkungen Auswirkungen auf die Berufsausübung haben. Die exakte Beurteilung des individuellen beruflichen Anforderungsspektrums muss den körperlichen, kognitiven und emotionalen Beeinträchtigungen des Tinnitus-Patienten gerecht werden. Die prognostische Bewertung für eine Zeitdauer von mehr als sechs Monaten ist entscheidend. Für die prozentuale Graduierung der beruflichen Einsatzfähigkeit kann es aufgrund der individuellen Besonderheiten keine allgemein gültigen tabellarischen Empfehlungen geben. Auch die Übertragung der Einschätzung psychischer Störungen wird – als alleinige Beurteilungsgrundlage – dem Gesamtkomplex des Beschwerdebildes der Tinnitus-Betroffenen nicht ausreichend gerecht.

### 12.8.5 Schwerbehindertenrecht und soziales Entschädigungsrecht

Für die Begutachtung nach dem Schwerbehindertenrecht sind die „Versorgungsmedizinischen Grundsätze" der Versorgungsmedizin-Verordnung verbindlich. Hier gelten für Hörstörungen je nach Ausprägung (gering-, mittel-, hochgradig, an Taubheit grenzend) feste GdS/GdB-Werte. Sind damit andere Erscheinungen wie Ohrgeräusche verbunden, ist eine höhere Einschätzung gerechtfertigt. Abgestellt wird hier auf psychische Begleiterscheinungen und auf die Beeinträchtigung der Lebensqualität.

Ansonsten gilt für **Ohrgeräusche** (Tinnitus) allein oder zusätzlich zur Hörminderung ohne nennenswerte psychische Begleiterscheinungen ein GdS/GdB von 0–10,

- mit erheblichen psychovegetativen Begleiterscheinungen ein GdS/GdB von 20,
- mit wesentlicher Einschränkung der Erlebnis- und Gestaltungsfähigkeit (z. B. ausgeprägte depressive Störungen) ein GdS/GdB von 30–40,
- mit schweren psychischen Störungen und sozialen Anpassungsschwierigkeiten ein GdS/GdB von mindestens 50.

Dabei ergeben sich breite Überschneidungen mit der **Anerkennung psychoreaktiver Störungen:**
- leichtere psychovegetative oder psychische Störungen werden mit 0–20 GdS/GdB,
- stärker behindernde Störungen mit wesentlicher Einschränkung der Erlebnis- und Gestaltungsfähigkeit (z. B. auch ausgeprägtere depressive Entwicklungen mit Krankheitswert und somatoforme Störungen) mit 30–40 GdS/GdB und
- schwere Störungen je nach sozialen Anpassungsschwierigkeiten mit 50–100 GdS/GdB bewertet.

Es gilt, individuell eigenständige seelische Erkrankungen von reaktiven oder Begleiterscheinungen des Tinnitus abzugrenzen. Im Einzelfall kann dies sehr schwierig sein, vor allem, wenn sich der Tinnitus als längst chronifiziert und völlig therapieresistent erwiesen hat und belangvolle psychoreaktive Störungen hinzugekommen sind. Meist sind dann auch soziale Probleme am Arbeitsplatz und im familiären Bereich von Bedeutung, die sich in vielfältiger Form überschneiden und gegenseitig verstärken. Der Schwerbehindertenstatus ist dann häufig zu bejahen.

### 12.8.6 Dienstfähigkeit bei Beamten

Auffallend häufig finden sich Klagen über Tinnitus bei **Lehrern und Lehrerinnen,** Bezug nehmend auf die Lärmbelastung durch die Kinder. Dies ist oft Anlass zum Antrag auf Reduzierung der Stundenzahl im Unterricht und auf vorzeitige Pensionierung. Gerade im mittleren Lebensalter, nicht selten verbunden mit einer ansonsten altersgemäßen Hörminderung, ist die Angabe von lästigen Ohrgeräuschen mit daraus resultierender Beeinträchtigung der Konzentrationsfähigkeit und einer depressiven Entwicklung eine Möglichkeit, zunächst die Stundenzahl zu verringern und später letztlich doch Dienstunfähigkeit anzunehmen.

Dabei ist sicher einerseits die tatsächliche Lärmbelastung zu würdigen, der der Lehrer – anders als in anderen Berufen – nicht entgehen kann und die auch gleichzeitig mit angespannter Aufmerksamkeit verbunden ist, etwa in der Pausenbeaufsichtigung. Andererseits fällt der Tinnitus meist in eine Lebensphase, die ohnehin mit nachlassender Spannkraft und allgemeiner Leistungsminderung verbunden ist und in der vorher mögliche Kompensationsmechanismen nicht mehr verfügbar sind.

Eine nicht mehr ausreichende Kompensationsfähigkeit ist dann anzunehmen, wenn sich eine krankheitswertige depressive Störung mit Freudlosigkeit, Interessenverlust, Konzentrationsstörungen, Schlaflosigkeit, Antriebsminderung und allgemeinem sozialen Rückzug eruieren lässt. Nicht selten finden sich eine Einengung des Denkens und Fühlens auf das Ohrgeräusch, vielfältige Ängste und der Verlust der Fähigkeit, sich auf andere Lebensbereiche adäquat umzustellen.

Vielfach verstärken sich bereits zuvor vorhandene disziplinarische Schwierigkeiten mit den Kindern durch eine möglicherweise vorbestehende Hörminderung und die zusätzliche tinnitusbedingte Beeinträchtigung des Konzentrationsvermögens. Verbunden mit vermehrter Reizbarkeit und Affektlabilität führt dies zu einem Teufelskreis der allgemeinen Erschöpfung und letztlich zu einer manifesten Lebenskrise. Die Versetzung in den vorzeitigen Ruhestand scheint dann die einzige Möglichkeit zu sein, diese Situation zu durchbrechen.

**Kasuistik**
Ein 57-jähriger Grundschullehrer litt seit vier Jahren an einem zunächst leisen beidseitigen Tinnitus bei anfangs altersgemäßem Hörvermögen. Subjektiv stand eine zunehmende berufliche Überforderung durch disziplinarische Probleme im Vordergrund.
Seit etwa einem Jahr kam es zusätzlich zu einer deutlicheren Hörminderung, die sich im Schulalltag bei lärmender Klasse und gleichzeitigem Tinnitus äußerst störend auswirkte. Er musste sich immer mehr zu seinen Grundschulkindern hinunterbücken, um sie zu verstehen. Seine buschigen schwarzen Augenbrauen und sein ernstes, angespanntes Gesicht flößten den Kindern Angst ein, was die disziplinarischen Schwierigkeiten verstärkte.
Es entwickelte sich daraus eine Erschöpfungsdepression, der eindeutiger Krankheitswert zugebilligt werden musste. Daher erfolgte die vorzeitige Versetzung in den Ruhestand.

In anderen Berufen sind diese Probleme vergleichsweise seltener. Überall dort, wo im Rahmen eines vorbestehendem Tinnitus angespannte Konzentration bei gleichzeitiger Lärmeinwirkung unvermeidbar ist, ist wohl von einer ähnlichen Situation auszugehen, die zu entsprechenden sozialmedizinischen Konsequenzen führen wird. Dies trifft z. B. auf Kindergärtnerinnen zu.

! Die sozialmedizinische Bedeutung des Tinnitus liegt vor allem in der beruflichen Auswirkung der damit verknüpften psychoreaktiven Störungen.

## Literatur

Bartnik G, Fabijanska A, Rogowski M (2001): Effects of tinnitus retraining therapy (TRT) for patients with tinnitus and subjective hearing loss versus tinnitus only. Scand Audiol Suppl 52: 206–208.
Feldmann H (1992, Hrsg.): Tinnitus. Thieme, Stuttgart.

Frommer J, Langenbach M (2011): Tinnitus. In: v Uexküll Th (Hrsg.) : Psychosomatische Medizin. 7. Aufl. Elsevier Urban & Fischer, München, Jena.

Goebel G (2001, Hrsg.): Ohrgeräusche: Psychosomatische Aspekte des komplexen chronischen Tinnitus. 2. Aufl. Urban und Vogel, München.

Goebel G (2003): Tinnitus und Hyperakusis. Hogrefe, Göttingen.

Hausotter W (2004): Neurologische und psychosomatische Aspekte bei der Begutachtung des Tinnitus. Med Sach 100: 5–10.

Hesse G (2008): Tinnitus. Thieme, Stuttgart

Hiller W, Janca A, Burke KC (1997): Association between tinnitus and somatoform disorders. J Psychosom Res 43: 613–624.

Hoffmann SO, Hochapfel G (2004): Neurosenlehre, Psychotherapeutische und Psychosomatische Medizin. 7. Aufl. Schattauer, Stuttgart.

Jäger B, Hesse G, Nelting M et al. (1998): Die psychosomatische Begutachtung des dekompensierten, chronisch-komplexen Tinnitus. Med Sach 94: 187–191.

Jastreboff PJ, Hazell JWP, Graham RL (1994): Neurophysiological model of tinnitus: Dependence of the minimal masking level on treatment outcome. Hearing Res 80: 216.

Kellerhals B, Hemmeler W (2003): Tinnitus. In: v Uexküll Th (Hrsg.): Psychosomatische Medizin – Modelle ärztlichen Denkens und Handelns. 6. Aufl. Urban & Fischer, München.

Losch E (1998): Gutachtliche Beurteilung des Tinnitus nach dem Schwerbehindertengesetz, im sozialen Entschädigungsrecht und in der gesetzlichen Unfallversicherung aus HNO-ärztlicher Sicht. Med Sach 94: 183–186.

Michel O, Wienke A (2003): Zur Minderung der Erwerbsfähigkeit bei Tinnitus nach Schädelverletzung. Laryngo-Rhino-Otol 82: 199–201.

Nieschalk M, Stoll W (2002): Parallelen zwischen chronischem Schmerz und Tinnitus. In: Gralow I, Husstedt IW, Bothe HW et al. (Hrsg.): Schmerztherapie interdisziplinär. Schattauer, Stuttgart.

Rosanowski F, Hoppe U, Köllner V et al. (2001): Interdisziplinäres Management des chronischen Tinnitus (I). Versicherungsmedizin 53: 29–35.

Rosanowski F, Hoppe U, Köllner V et al. (2001): Interdisziplinäres Management des chronischen Tinnitus (II). Versicherungsmedizin 53: 60–66.

Schaaf H, Dölberg D, Seling B et al. (2003): Komorbidität von Tinnituserkrankungen und psychiatrischen Störungen. Nervenarzt 74: 72–75.

Stoll W (2002, Hrsg.): Das neurootologische Gutachten. Thieme, Stuttgart.

# 13 Psychoreaktive Unfallfolgen

**13.1 Grundsätzliche rechtliche Bewertung** 204
 Voraussetzungen für die Anerkennung psychoreaktiver Störungen 204
 Beweislast des Versicherten 205
 Rechtliche Grundlagen 205
**13.2 Organisch-psychische Traumafolgen** 205
 13.2.1 Postkontusionelles Syndrom 205
 13.2.2 Posttraumatischer Kopfschmerz 206
**13.3 Allgemeine Aspekte psychoreaktiver Störungen** 207
 13.3.1 Akute Belastungsreaktion (F 43.0) 207
 13.3.2 Posttraumatische Belastungsstörung (F 43.1) 208
 Posttraumatische Verbitterungsstörung 210
 13.3.3 Anpassungsstörungen (F 43.2) 211
 13.3.4 Andauernde Persönlichkeitsänderung nach Extrembelastung (F 62.0) 212
 13.3.5 Entwicklung körperlicher Symptome aus psychischen Gründen (F 68.0) 212
**13.4 Spezielle Aspekte psychischer Reaktionen nach Unfällen** 213
 Schmerzen 213
 Depressive Entwicklung 213
 Angststörungen 213
 Konversionssymptome 214
 Entschädigungsbegehren 214
 13.4.1 Risikogruppen für psychoreaktive Störungen 215
**13.5 Gutachtliche Beurteilung** 216
 13.5.1 Gesetzliche Unfallversicherung 216
 13.5.2 Haftpflichtversicherung 219
 13.5.3 Private Unfallversicherung 219

Im Zusammenhang mit Personenschäden im Eisenbahnverkehr wurde zunächst 1838 in Preußen und 1871 im Deutschen Reich eine gesetzlich geregelte Haftpflichtversicherung eingeführt. Damit begannen auch die Forderungen nach Ausgleich tatsächlich oder vermeintlich erlittener Unfallschäden. Das gesamte Spektrum psychischer Folgezustände, das mit Unfällen in Zusammenhang gebracht wurde, konnte schon damals beobachtet werden. Neben Hirn- und Rückenmarkschäden wurden sehr früh manchmal grotesk anmutende, subjektive Beeinträchtigungen und Verhaltensweisen als entschädigungspflichtige Unfallfolge geltend gemacht.

Auch heute gilt, dass sich psychische Folgen von Unfällen in einer großen Varianz subjektiver Beschwerden und beobachtbarer Verhaltensstörungen äußern können. Die Evaluation obliegt im Einzelfall dem Gutachter, dem sowohl organische als auch seelische Aspekte von Unfallfolgen vertraut sein müssen. Dies ist gerade bei den psychologischen Stellungnahmen, die gelegentlich von Versicherungen oder Gerichten eingeholt werden, nicht immer selbstverständlich.

Die sachverständige **Beurteilung psychogener Störungen** nach Unfällen ist meist schwierig und häufig umstritten, wobei die Einschätzungen von einer grundsätzlichen Ablehnung bis hin zu Überlegungen, in jedem Fall einen kausalen Zusammenhang anzunehmen, reichen. Dem Gutachter sind aber durch die neueste Rechtsprechung deutlich engere Grenzen gesetzt und die grundsätzliche Tendenz zur Anerkennung, abgesehen von einigen Ausnahmen, nimmt zu. Trotzdem muss vom Sachverständigen gefordert werden, seine Darstellung kriterienorientiert, nachvollziehbar und belegbar zu gestalten.

Jeder Unfall bedeutet für den Betroffenen – neben der körperlichen Verletzung – ein seelisches Erleben und damit ein psychisches Trauma, das verarbeitet werden muss. Im günstigsten Fall verblasst die affektive Bedeutung allmählich und es bleibt eine mehr oder weniger affektgetönte Erinnerung zurück.

Entscheidend für die **Verarbeitung des Traumas** ist eine Reihe von Faktoren, die es im Einzelfall zu eruieren und abzuwägen gilt. Folgende Faktoren prägen die Verarbeitung des Unfallgeschehens:
- Persönlichkeitsstruktur,
- Art und Schwere des Traumas,
- aktuelle persönliche Situation des Verletzten zum Zeitpunkt des Unfalls,
- Copingmechanismen,
- verschiedene weitere Faktoren, die nach dem Trauma im positiven wie im negativen Sinne einwirken.

Alle diese Aspekte sind bei der Begutachtung von Unfallfolgen psychischer Art eingehend zu würdigen und darzulegen. Damit wird den juristischerseits geforderten Kriterien einer Bewertung der besonderen Umstände des Einzelfalls und der Persönlichkeit Rechnung getragen.

> ! Allgemein gilt: Je geringfügiger die auslösende Situation war, die zu einer psychogenen Symptomatik führte, umso schwer wiegender muss die primäre Störung der davon betroffenen Persönlichkeit eingeschätzt werden und umgekehrt.

## 13.1 Grundsätzliche rechtliche Bewertung

### Voraussetzungen für die Anerkennung psychoreaktiver Störungen

Schon vor Jahren sind die psychischen Leiden durch Grundsatzurteile des Bundessozialgerichts den körperlichen Leiden gleichgestellt worden. Psychoreaktive Störungen nach Unfällen sind nach der ständigen Rechtsprechung unter bestimmten Voraussetzungen als Folge von Unfallereignissen in der gesetzlichen Unfallversicherung anzuerkennen. Nach dem Bundessozialgericht schließen vorbestehende neurotische Störungen die Anerkennung einer psychoreaktiven Störung als Unfallfolge nicht aus. Es ist jedoch jeder Fall individuell zu prüfen.

Diese psychogenen oder neurotischen Verhaltens- und Empfindungsweisen sind auch nicht einfach im Blick auf normale Reaktionsweisen zu bewerten, vielmehr ist es geboten, die Betrachtung auf die besonderen Umstände des Einzelfalls und die Persönlichkeit des Verletzten und seine individuelle Reaktion abzustellen (BSG-Urteil vom 28.7.1959). Der Sachverständige hat die Frage zu beantworten, ob das vorliegende psychogene Krankheitsbild ohne die äußere Belastung nicht entstanden wäre oder ob Kausalfaktoren, die von diesem äußeren Ereignis unabhängig sind, derart dominieren, dass sie als die allein wesentliche Ursache angesehen werden müssen.

### Beweislast des Versicherten

Vom Versicherten, der die Beweislast trägt, sind die Gründe für die Nichtbewältigung eines Unfallerlebnisses oder von psychischen Reaktionen auf Unfallfolgen aufzuzeigen. Diese Gründe müssen im Unfall oder den Unfallfolgen selbst liegen und nicht vorrangig in der Persönlichkeit des Verletzten. Vom Gutachter wird verlangt, dass er im jeweiligen Einzelfall darlegt, ob der Betroffene aufgrund der Art und Schwere des Unfallerlebnisses oder der Besonderheiten der Unfallfolgen gehindert ist, gemäß den Anforderungen in der jeweiligen Situation seinen Willen zu steuern und auch Begehrensvorstellungen Widerstand zu leisten (BSG-Urteil vom 20.8.1963).

Wenn dieser Beleg nicht geführt werden kann oder aufgezeigt wird, dass die wesentliche Ursache für das Fortbestehen psychischer Reaktionen in der Persönlichkeit des Antragstellers gründet, ist nicht von einer unfallbedingten psychoreaktiven Störung auszugehen. Bei längerem Fortbestehen psychischer Gesundheitsstörungen ist auch zu prüfen, ob der weitere Verlauf noch rechtlich wesentlich auf diese ursprünglichen Reaktionen zurückzuführen ist und nicht vielmehr Begehrensvorstellungen oder sonstige aus der Psyche herauswirkende Kräfte so sehr in den Vordergrund getreten sind, dass sie für den weiteren Verlauf die rechtlich allein wesentliche Ursache sind (BSG-Urteil vom 18.12.1962).

### Rechtliche Grundlagen

Die Kausalitätsbegriffe sind in der gesetzlichen – mit der Theorie der wesentlichen Bedingung – und in der privaten Unfallversicherung – mit der Adäquanztheorie – unterschiedlich. Jede Bedingung ist kausal, die nicht hinweggedacht werden kann, ohne dass der Erfolg in seiner konkreten Gestalt entfiele. Diese „Conditio sine qua non" wird auch als Kausalität im philosophisch-naturwissenschaftlichen Sinn bezeichnet. Als „Vollbeweis" wird nach § 286 ZPO definiert „der für das praktische Leben brauchbare Grad an Gewissheit erforderlich ist, der Zweifeln Schweigen gebietet, ohne dies gänzlich auszuschließen". Schädigungsereignis und Gesundheitsschädigung müssen im Vollbeweis gesichert sein. Im Sozialrecht genügt für die „haftungsbegründende" und die „haftungsausfüllende" Kausalität die bloße Wahrscheinlichkeit, im Zivilrecht unterliegt auch die haftungsbegründende Kausalität dem Vollbeweis.

> ! Traumata können sich einmalig als Singulartrauma oder wiederholt als Kumulationstrauma ereignen. Bei einer Retraumatisierung wird eine frühere traumatisch bedingte Störung durch ein erneutes Trauma reaktiviert oder verstärkt.

Die Begutachtung psychischer Symptome nach traumatischen äußeren Ereignissen muss Bezug nehmen auf folgende Aspekte:
- die prätraumatische Persönlichkeit des Betroffenen,
- das traumatische äußere Ereignis,
- die Beziehung zu den behandelnden Ärzten und den bisherigen Behandlungsverlauf,
- die Möglichkeit einer Entschädigung

## 13.2 Organisch-psychische Traumafolgen

### 13.2.1 Postkontusionelles Syndrom

Zunächst müssen selbstverständlich vorrangig organisch-psychische Schäden als Folgezustand einer Contusio cerebri ausgeschlossen werden. Im Rahmen dieses Buches kann nur kurz auf die psychopathologischen Residualsymptome nach Hirntraumen eingegangen werden. Die Auswirkungen einer substanziellen Hirnschädigung sind grundsätzlich unspezifisch und von hirnorganischen Syndromen anderer Genese nicht zu unterscheiden.

Als **Folgen einer schweren Hirnverletzung** finden sich
- kognitive Leistungsstörungen,
- Minderungen der intellektuellen Leistungsfähigkeit,
- affektive Störungen mit Änderungen der Verhaltensweisen und der Persönlichkeit,
- unspezifische Allgemeinstörungen vegetativer Art.

Zu den **kognitiven Beeinträchtigungen** gehören neuropsychologische Ausfälle wie z. B. Aphasie und Apraxie, die in ihren partiellen Ausprägungen oft der orientierenden klinischen Untersuchung entgehen können. Die **intellektuellen Beeinträchtigungen** betreffen Störungen der Aufmerksamkeit, des Gedächtnisses, der Urteils- und Einsichtsfähigkeit, der Umstellungsfähigkeit und des abstrakten Denkens. Als Symptome einer **hirnorganischen Wesensänderung** werden eine erhöhte Reizbarkeit ebenso wie Abgestumpftheit, Schwerfälligkeit, Affektinkontinenz und rasche Ermüdbarkeit angesehen. Dies kann meist schon bei der Exploration erkannt und ggf. durch fremdanamnestische Angaben der Angehörigen erhärtet werden.

Diese Veränderungen lassen sich allerdings manchmal schwer von reaktiven Komponenten abgrenzen, sind aber doch durch ihre sozialen und beruflichen Auswirkungen oft besonders bedeutsam. Schließlich finden sich sehr häufig **unspezifische Allgemeinstörungen** wie Kopfschmerzen, Schwindel, allgemeine Leistungsminderung, erhöhte emotionale Reagibilität und vorzeitige Ermüdbarkeit. Alkohol wird ebenso wie Sonneneinstrahlung meist nicht vertragen. Dieses „allgemeine vegetative Syndrom" beeinträchtigt subjektiv das Leistungsvermögen, lässt sich jedoch wiederum schwer von psychoreaktiven Störungen abgrenzen.

### 13.2.2 Posttraumatischer Kopfschmerz

Der posttraumatische Kopfschmerz korreliert weder mit der Schwere des Traumas noch mit eventuellen neurologischen Ausfällen, jedoch sehr deutlich mit prätraumatischen Persönlichkeitszügen und situativen Faktoren. Der allgemeinen Erfahrung nach kommt er viel häufiger nach leichtesten Schädeltraumen als nach objektivierbaren Hirnverletzungen vor. Dies entspricht der ständigen ärztlichen Erfahrung im Umgang mit Schädelhirnverletzten unterschiedlicher Ausprägung. Gerade bei schweren Hirnverletzungen bestehen sehr viel seltener posttraumatische Kopfschmerzen als nach Bagatelltraumen.

Nach einem Schädel-Hirn-Trauma kann im Allgemeinen nur für einen Zeitraum von 6 bis maximal 12 Monaten für Kopfschmerzen von einer monokausalen Verursachung durch das Trauma ausgegangen werden. Diese Einschätzung hat sich auch in der Rechtsprechung durchgesetzt (NversZ 2001, Heft 06; OLG Koblenz 10 U 604/99). In diesem Rahmen kann für den begrenzten Zeitraum eine MdE von 10–20 % angenommen werden. Darüber hinausgehende Kopfschmerzen werden überwiegend durch andere, vor allem psychiatrische (z. B. Depression) oder psychosomatische (z. B. somatoforme Schmerzstörung, posttraumatische Belastungsstörung) Faktoren aufrechterhalten.

Werden bei schweren offenen oder substanziellen Hirnverletzungen nozizeptive Strukturen in den Meningen oder schmerzverarbeitende zentrale Strukturen geschädigt, so kann auch dadurch ein chronischer Kopfschmerz bedingt sein – was eher selten ist.

Schließlich ist stets an einen chronischen Schmerzmittelabusus zu denken. Definitionsgemäß setzt die Diagnose eines analgetikainduzierten Kopfschmerzes voraus, dass nach Absetzen der im

Übermaß eingenommenen Medikamente der Kopfschmerz innerhalb von 2 Monaten sistiert (ICHD-II).
**Beurteilung und Abgrenzung von anderen seelischen Störungen** müssen sich auf Anamnese, eingehende klinische Untersuchung, technische Zusatzdiagnostik und auch auf testpsychologische Untersuchungen stützen, wobei Letztere in ihrer Aussagekraft allerdings durchaus begrenzt und sehr von der korrekten Mitarbeit und Motivation des Probanden abhängig sind. In der Begutachtungssituation sind sie – im Gegensatz zur Leistungsüberprüfung im Rahmen von Rehabilitationsmaßnahmen – oft wenig hilfreich. Einen sehr viel besseren Einblick in die Leistungsfähigkeit und die Motivation geben Arbeitserprobungsmaßnahmen, vor allem, wenn sie über einen längeren Zeitraum hinweg durchgeführt werden können.

> ! Die Abgrenzung reaktiver von organisch bedingten Unfallfolgen erfordert ein hohes Maß an Erfahrung und kritischer Distanz von Seiten des Untersuchers, zumal es hier vom klinischen Bild her viele Ähnlichkeiten und auch vielfache Überschneidungen gibt.

## 13.3 Allgemeine Aspekte psychoreaktiver Störungen

In diesem Zusammenhang sind nach der ICD-10 die Reaktionen auf schwere Belastungen (F 43) – dazu gehören natürlich auch Unfälle – zu berücksichtigen. Dazu gehören die akute Belastungsreaktion (F 43.0), die posttraumatische Belastungsstörung (F 43.1) und die Anpassungsstörungen (F 43.2).

### 13.3.1 Akute Belastungsreaktion (F 43.0)

Darunter wird eine vorübergehende Störung von beträchtlichem Schweregrad verstanden, die sich bei einem psychisch nicht manifest gestörten Menschen als Reaktion auf eine außergewöhnliche körperliche und/oder seelische Belastung entwickelt und im Allgemeinen innerhalb von Stunden oder Tagen abklingt.
Das **auslösende Ereignis** kann ein überwältigendes traumatisches Erlebnis mit einer ernsthaften Bedrohung für die Sicherheit oder körperliche Unversehrtheit des Betroffenen oder einer nahe stehenden Person sein. Beispielhaft werden Naturkatastrophen, Unfälle, Kriegseinwirkungen, Verbrechen, Vergewaltigung angegeben oder eine ungewöhnlich plötzliche und bedrohliche Veränderung der sozialen Stellung und/oder des Beziehungsnetzes des Individuums wie etwa Verluste durch mehrere Todesfälle, ein Hausbrand oder vergleichbare Belastungen.
Das **Risiko,** diese Störung zu entwickeln, ist bei gleichzeitiger körperlicher Erschöpfung oder bei vorhandenen organischen Beeinträchtigungen, z. B. bei älteren Personen, erhöht. Die individuelle Vulnerabilität und die zur Verfügung stehenden Bewältigungsmechanismen (Coping-Strategien) spielen beim Auftreten und für den Schweregrad der akuten Belastungsreaktion eine Rolle. Deshalb entwickeln nicht alle Personen, die eine außergewöhnliche Belastung erleben, auch eine Störung dieser Art.
Die **Symptome** sind sehr unterschiedlich. Sie beginnen typischerweise mit einer Art von „Betäubung" („numbness"), einer gewissen Bewusstseinseinengung und eingeschränkter Aufmerksam-

keit, einer Unfähigkeit, Reize zu verarbeiten und mit Desorientiertheit. Diesem Zustand kann ein weiteres Sichzurückziehen aus der Umgebung folgen oder aber ein Unruhezustand wie Überaktivität und Fluchtreaktionen. Meist treten vegetative Zeichen der panischen Angst wie Tachykardie, Schweißausbrüche und Erröten auf. Die Symptome erscheinen im Allgemeinen innerhalb von Minuten nach dem belastenden Ereignis und gehen nach zwei oder drei Tagen, oft innerhalb von Stunden zurück (nach DSM-IV-TR maximal 3 Wochen). Eine Amnesie für diese Episode kann vorliegen.

Als **diagnostische Leitlinie** wird ein unmittelbarer und klarer zeitlicher Zusammenhang zwischen Belastungssituation und Beginn der Symptomatik gefordert. Der zeitliche Abstand soll im Allgemeinen nicht weniger als einige Minuten betragen.

## 13.3.2 Posttraumatische Belastungsstörung (F 43.1)

Seelische Störungen, die im Rahmen des Vietnamkrieges an traumatisierten US-Soldaten beobachtet wurden, gaben Anlass dazu, die Symptome zu einem „neuen" Krankheitsbild, der „posttraumatischen Belastungsstörung", zusammenzufassen, welches von Anfang an erhebliche Bedeutung für die Begutachtung erlangte. Die Bezeichnung wurde erstmals 1980 in das DSM III (Diagnostic and Statistical Manual of Mental Disorders) und zwölf Jahre später 1992 in die ICD-10 (International Classification of Diseases, Injuries and Causes of Death) aufgenommen.

Die posttraumatische Belastungsstörung (PTBS) oder „posttraumatic stress disorder" (PTSD) entsteht als eine verzögerte oder protrahierte Reaktion auf ein **belastendes Ereignis** oder eine Situation außergewöhnlicher Bedrohung oder katastrophenartigen Ausmaßes, die bei fast jedem eine tiefe Verstörung hervorrufen würde. Hierzu gehören eine durch Naturereignisse oder von Menschen verursachte Katastrophe, eine Kampfhandlung, ein schwerer Unfall oder die Tatsache, Zeuge des gewaltsamen Todes anderer oder selbst Opfer von Folterung, Terrorismus, Vergewaltigung oder anderer Verbrechen zu sein.

**Prämorbide Persönlichkeitsfaktoren** wie bestimmte Persönlichkeitszüge (z. B. zwanghafte oder asthenische) oder neurotische Erkrankungen in der Vorgeschichte können die Schwelle für die Entwicklung dieses Syndroms senken und verstärkend auf seinen Verlauf wirken. Sie sind aber weder nötig noch ausreichend, um das Auftreten der Störung zu erklären.

Neben der Schwere des Traumas kommt der initialen Reaktion mit intensiver Furcht, Hilflosigkeit oder Entsetzen besondere Bedeutung zu (A 2-Kriterium nach DSM-IV-TR).

**Typische Merkmale** sind das wiederholte Erleben des Traumas in sich aufdrängenden Erinnerungen (intrusive Nachhallerinnerungen, flash backs), konkrete und themenbezogene Angstsymptomatik, Träume oder Albträume vor dem Hintergrund eines andauernden Gefühls von Betäubtsein mit emotionaler Stumpfheit, Gleichgültigkeit gegenüber anderen Menschen, Teilnahmslosigkeit gegenüber der Umgebung, Anhedonie, besonders auch die Vermeidung von Aktivitäten und Situationen, die Erinnerungen an das Trauma wachrufen könnten.

Üblicherweise findet sich Furcht vor und Vermeidung von Stichworten, die den Leidenden an das ursprüngliche Trauma erinnern könnten. Selten kommt es zu dramatischen akuten Ausbrüchen von Angst, Panik oder Aggression, ausgelöst durch eine plötzliche Erinnerung oder Wiederholung des Traumas oder der ursprünglich darauf erfolgten Reaktion. Gewöhnlich tritt ein Zustand vegetativer Übererregbarkeit mit Vigilanzsteigerung und eine übermäßige Schreckhaftigkeit und Schlaflosigkeit („hyperarousal") auf.

> **!** Die posttraumatische Belastungsstörung wird unter der Voraussetzung eines adäquaten Traumas durch die Hauptsymptome
> - Intrusionen
> - Hyperarousal
> - Vermeidung
>
> charakterisiert.

Angst und Depression sind häufig assoziiert und Suizidgedanken sind nicht selten. Die Störungen verursachen wesentliche Beeinträchtigungen sozialer, beruflicher und anderer Funktionen.

Die Symptomatik folgt dem Trauma mit einer Latenz, die Wochen bis Monate dauern kann, jedoch selten mehr als sechs Monate nach dem Trauma beträgt. Der **Verlauf** ist wechselhaft. In der Mehrzahl der Fälle kann jedoch eine Heilung erwartet werden. Bei wenigen Betroffenen nimmt die Störung über viele Jahre einen chronischen Verlauf und geht dann in eine andauernde Persönlichkeitsänderung über.

Als **diagnostische Leitlinie** gilt, dass dieses Krankheitsbild dann diagnostiziert werden kann, wenn es innerhalb von sechs Monaten nach einem traumatisierenden Ereignis von außergewöhnlicher Schwere aufgetreten ist. Eine wahrscheinliche Diagnose kann auch dann gestellt werden, wenn der Abstand mehr als sechs Monate beträgt – vorausgesetzt, die klinischen Merkmale sind typisch und es ist keine andere Diagnose wie Angst, Zwangsstörung oder depressive Episode zu stellen.

**Dazugehörige Begriffe** sind traumatische Neurose und Randneurose.

> **!** Die korrekt gestellte Diagnose PTBS eröffnet die grundsätzliche Möglichkeit langjähriger – womöglich lebenslanger – seelischer Erkrankung als Unfallfolge.

Die Tendenz, nach Bagatellunfällen und mittelschweren Unfallereignissen eine PTBS geltend zu machen, widerspricht der Intention der WHO. Es sollte in der Medizin und auch in der Öffentlichkeit stärker zwischen tatsächlich schweren Traumen und Bagatellereignissen unterschieden werden. Die inflationsartige Ausweitung dieses Begriffs auf alle möglichen, auch gering traumatisierenden Ereignisse, denen das ursprüngliche Kriterium der selbst erlebten realen Todesgefahr fehlt, birgt Nachteile für diejenigen, die wirklich schwersten seelischen Belastungen ausgesetzt waren. Hat ein solches Trauma nicht vorgelegen, so kann diese Diagnose nicht gestellt werden und einer Tendenz zur kritiklosen Anwendung schon auf einfache Heckauffahrunfälle, wie sie immer mehr zu beobachten ist, sollte entgegengetreten werden (Foerster).

Gerade weil für die PTBS keine objektivierbaren Parameter bestehen und die Diagnose ausschließlich auf den eigenen Angaben des Probanden beruht, sollte bei der Begutachtung eine kritische Evaluierung der Diagnose erfolgen. Dreßing und Meyer-Lindenberg (2008) haben dazu hilfreiche Vorschläge publiziert: Für eine echte PTBS sprechen, dass der Bericht über die Symptomatik eher vermieden wird und zögernd erfolgt, Flashbacks in unterschiedlichen Wahrnehmungsqualitäten, dabei direkt beobachtbare Zeichen vegetativer Anspannung und Erregung, Erinnerungsinseln verbleiben, Alpträume wechselnd und unterschiedlich, Selbstvorwürfe, auch Hinweis auf frühere Konflikte, fluktuierende Symptomatik, frühzeitige Therapiebemühungen. Für die Simulation einer PTBS sprechen, dass die Symptome spontan, übertrieben und sehr früh und ausführlich berichtet werden, Flashbacks wenig plastisch ohne Zeichen vegetativer Erregung oder emotionaler Anspannung, komplette Amnesie für die traumatische Situation, immer gleiche Alpträume, andere Personen oder Umstände werden vorrangig beschuldigt, angeblich völlig konfliktfreies Leben vor dem Trauma, Behandlung erst im Zusammenhang mit der juristischen Auseinandersetzung, die Symptome unveränderlich im Zeitverlauf.

## Posttraumatische Verbitterungsstörung

Ein neues, gutachtlich interessantes Konzept wurde von Linden (2003, 2004) vorgestellt.

Die **„posttraumatische Verbitterungsstörung" („posttraumatic embitterment disorder" PTED)** ist durch die folgenden diagnostischen Kriterien charakterisiert:

**A Kernkriterien:**
- Einmaliges schwer wiegendes negatives Lebensereignis, in dessen Folge sich die psychische Störung entwickelt hat.
- Dem Patienten ist dieses Lebensereignis durchaus bewusst.
- Der Patient erlebt das kritische Lebensereignis als „ungerecht".
- Beim Ansprechen des kritischen Ereignisses reagiert der Pat. mit Verbitterung und emotionaler Erregung.
- Es werden wiederholt intrusive Erinnerungen berichtet.
- Die emotionale Schwingungsfähigkeit ist nicht beeinträchtigt, bei Ablenkung normale Affekte.
- Keine manifeste psychische Störung im Jahr vor dem kritischen Lebensereignis, gegenwärtig kein Rezidiv einer vorbestehenden psychischen Erkrankung.

**B Zusatzsymptome:**
- Der Patient nimmt sich als Opfer und hilflos wahr und nicht in der Lage, das Ereignis zu bewältigen.
- Der Patient macht sich selbst Vorwürfe, das Ereignis nicht verhindert zu haben.
- Der Patient meint, es sei ihm „egal", wie es ihm gehe.
- Der Patient kann Suizidgedanken äußern.
- Die emotionale Grundstimmung ist dysphorisch-aggressiv-depressiv getönt.
- Eine Reihe unspezifischer Symptome sind möglich.
- Es wird eine phobische Symptomatik berichtet, die eng mit dem Ort und dem Urheber des kritischen Ereignisses verbunden ist.
- Der Antrieb ist reduziert und wirkt blockiert, subjektiv weniger antriebsgehemmt als antriebsunwillig.

Auslöser ist ein außergewöhnliches, wenn auch lebensübliches negatives Lebensereignis, wie z. B. eine Kündigung, das einschneidende negative Konsequenzen für den Betroffenen hat und regelhaft mit einer persönlichen Kränkung und einer Verletzung zentraler Lebenswerte einhergeht. In der Folge entwickeln die Betroffenen einen ausgeprägten und lang anhaltenden Verbitterungsaffekt. Parallelen zur posttraumatischen Belastungsstörung bestehen insofern als auch hier Intrusionen, Vermeidungshaltungen und emotionale Entgleisungen bei Erinnerung an das kritische Ereignis auftreten können. Im Gegensatz zur Depression ist die affektive Modulation erhalten.

Das Krankheitskonzept ist erstmals nach dem Zusammenbruch der DDR und den sozialen Umwälzungen in Ostdeutschland entstanden, als viele Menschen nach Verlust ihrer beruflichen und sozialen Identität in einen Zustand der Verbitterung gerieten. Es kann aber auch bei lang dauernden beruflichen Konflikten im Sinne des „Mobbing" beobachtet werden. Letztlich liegen subjektiv kränkende, gleichwohl lebensübliche Ereignisse zugrunde. Dadurch unterscheidet sich die posttraumatische Belastungs- von der Verbitterungsstörung. Ähnlichkeiten bestehen mit der Anpassungsstörung (F 43.2). Die meisten Autoren sehen hier eine spezifische Form der Anpassungsstörung.

Von Bedeutung für die Begutachtung ist, dass die Betroffenen die Tendenz haben, sich zu verkriechen und Hilfe abzulehnen. Sie lassen sich meist vom Hausarzt krankschreiben, ohne jedoch gezielte Hilfestellung zu akzeptieren. Die Prognose ist schlecht. Krankheitswertigkeit ist gegeben, wenn eine Mindestschwere vorliegt, bedeutsame Zusatzsymptome hinzutreten und wenn die Erfüllung von Alltagsaufgaben nicht mehr möglich ist. Die sozialmedizinischen Konsequenzen resultieren aus der Art, der Schwere und dem Verlauf der Psychopathologie. Geprägt wird dies naturgemäß auch über die zugrunde liegende Persönlichkeitsstruktur. Ausgeprägte aggressive und Wiedergutmachungsphantasien spielen in der sozialgerichtlichen Auseinandersetzung oft eine große Rolle.

### 13.3.3 Anpassungsstörungen (F 43.2)

Es handelt sich um Zustände von subjektivem Leiden und emotionaler Beeinträchtigung, die soziale Funktionen und Leistungen behindern und während des Anpassungsprozesses nach einer entscheidenden Lebensveränderung oder nach belastenden Lebensereignissen wie auch nach schwerer körperlicher Erkrankung auftreten. Die Belastung kann die Unversehrtheit des sozialen Netzes betroffen haben wie bei einem Trauerfall oder Trennungserlebnissen, aber auch das weitere Umfeld sozialer Unterstützung oder sozialer Werte wie bei Immigration oder Flucht. Die **Belastung** kann dabei nur den Einzelnen oder auch seine Gruppe oder Gemeinde betreffen.

Die **individuelle Disposition** oder Vulnerabilität spielt bei dem möglichen Auftreten und bei der Form der Anpassungsstörung eine erhebliche Rolle. Es ist aber dennoch davon auszugehen, dass das Krankheitsbild ohne die Belastung nicht entstanden wäre.

Die **Anzeichen** sind unterschiedlich und umfassen depressive Stimmung, Angst, Besorgnis, ein Gefühl, unmöglich zurechtzukommen, vorauszuplanen oder in der gegenwärtigen Situation fortzufahren. Auch eine gewisse Einschränkung bei der Bewältigung der alltäglichen Routine ist charakteristisch. Die Störung beginnt im Allgemeinen innerhalb eines Monats nach dem belastenden Ereignis oder der Lebensveränderung. Die Symptome halten meist nicht länger als sechs Monate an, außer bei Entwicklung einer längeren depressiven Reaktion (F 43.21).

Als **diagnostische Leitlinie** gilt die sorgfältige Bewertung der Beziehung zwischen Art, Inhalt und Schwere der Symptome, die Berücksichtigung der Anamnese, der Persönlichkeit und des belastenden Ereignisses, auch der aktuellen Situation zum Zeitpunkt des Unfalls und einer eventuellen zeitgleichen Lebenskrise. Die auslösende Situation soll eindeutig nachgewiesen sein und es müssen auch überzeugende, wenn auch vielleicht nur vermutete Gründe dafür sprechen, dass die Störung ohne Belastung nicht aufgetreten wäre.

Von gutachtlicher Bedeutung ist die **Entwicklung einer längeren depressiven Reaktion** (F 43.21), worunter ein leichter depressiver Zustand als Reaktion auf eine länger anhaltende Belastungssituation verstanden wird, der aber nicht länger als zwei Jahre andauert. Bei anhaltendem Stressor (z. B. einer entstellenden Verletzung o. ä.) kann die Diagnose einer chronischen Anpassungsstörung ohne zeitliche Begrenzung gestellt werden.

Als **Differenzialdiagnose zur PTBS** gilt die Anpassungsstörung, wenn entweder kein extremer Belastungsfaktor vorliegt oder in den Fällen, in denen das Vollbild einer PTBS nicht erfüllt ist.

## 13.3.4 Andauernde Persönlichkeitsänderung nach Extrembelastung (F 62.0)

Diese kann einer Erfahrung von **außergewöhnlicher Belastung** folgen, die aber so extrem sein muss, dass die **Vulnerabilität** der betreffenden Person als Erklärung für die tief greifende Auswirkung auf die Persönlichkeit nicht ausreicht. Beispiele hierfür sind Erlebnisse in einem Konzentrationslager, Folter, Katastrophen, andauernde lebensbedrohliche Situationen, etwa als Opfer von Terrorismus, als Geisel oder lang dauernde Gefangenschaft mit drohender Todesgefahr.

Eine posttraumatische Belastungsstörung kann dieser Form der Persönlichkeitsänderung vorangehen. Sie wird dann als eine chronische irreversible Auswirkung einer derartigen Störung angesehen. Eine andauernde Persönlichkeitsänderung kann sich aber auch ohne vorangegangene posttraumatische Belastungsstörung entwickeln. Lang anhaltende Änderungen der Persönlichkeit nach einer kurzzeitigen Lebensbedrohung wie bei einem Autounfall sind nicht unter diese Kategorie einzuordnen, da neuere Forschungsergebnisse bei solchen Entwicklungen auf eine vorbestehende psychische Vulnerabilität hinweisen.

Als **diagnostische Leitlinie** gilt, dass die Persönlichkeitsänderung andauernd sein muss und sich in unflexiblem und unangepasstem Verhalten äußert, das zu Beeinträchtigungen in den zwischenmenschlichen sowie sozialen und beruflichen Beziehungen führt. Die Persönlichkeitsänderung sollte fremdanamnestisch bestätigt werden.

Zur Diagnosestellung ist eine feindliche oder misstrauische Haltung der Welt gegenüber zu fordern, ein sozialer Rückzug, ein Gefühl der Leere oder Hoffnungslosigkeit, ein chronisches Gefühl von Nervosität wie bei ständigem Bedrohtsein und eine Entfremdung. Die Persönlichkeitsstörung muss über mindestens zwei Jahre bestehen und darf nicht auf eine vorher bestehende andere Persönlichkeitsstörung oder auf eine sonstige psychische Störung, außer einer posttraumatischen Belastungsstörung zurückzuführen sein. Eine schwere organische Schädigung oder Erkrankung des Gehirns, die durchaus gleiche klinische Bilder verursachen kann, muss ausgeschlossen werden.

## 13.3.5 Entwicklung körperlicher Symptome aus psychischen Gründen (F 68.0)

Körperliche Symptome, vereinbart mit und ursprünglich verursacht durch eine gesicherte körperliche Störung, Erkrankung oder Behinderung werden wegen des psychischen Zustands des Betroffenen aggraviert oder halten länger an. Es entwickelt sich ein Aufmerksamkeit suchendes histrionisches Verhalten mit zusätzlichen und gewöhnlich **unspezifischen Beschwerden** nicht körperlichen Ursprungs.

Der Patient ist meist durch seine körperlich verursachten Schmerzen oder die Behinderung beeinträchtigt und von möglicherweise berechtigten Sorgen über eine länger dauernde oder zunehmende Behinderung oder bezüglich Schmerzen beherrscht. Unzufriedenheit mit dem Ergebnis der ärztlichen Untersuchungen und Behandlungen oder Enttäuschung über mangelnde soziale und persönliche Zuwendung im medizinischen Bereich können ebenfalls motivierende Faktoren für die Störung sein.

Bei einigen betroffenen Personen scheint in der Möglichkeit, eine finanzielle Entschädigung nach Unfällen oder Verletzungen zu erhalten, eine Ursache zu liegen, aber das Syndrom muss nicht notwendigerweise verschwinden, wenn ein Rechtsstreit erfolgreich beendet ist. Als **dazugehöriger Begriff** gilt „Rentenneurose".

## 13.4 Spezielle Aspekte psychischer Reaktionen nach Unfällen

Psychische Beschwerden nach Unfällen unterscheiden sich nicht grundsätzlich von den sehr häufigen spontanen seelischen Störungen in der Gesamtbevölkerung. Immerhin finden sich psychogene Störungen von Krankheitswert in einer Häufigkeit von bis zu 25 % in der Allgemeinbevölkerung.
In Anlehnung an Foerster (1997) entstehen psychische Unfallfolgen im Spannungsfeld
- der seelischen Beeindruckung durch den Unfall,
- der persönlichkeitsgebundenen Bewältigungsstrategien und
- subjektiv unfallassoziierter seelischer Belastungen wie finanzielle Probleme, Kündigung des Arbeitsplatzes, partnerschaftliche Krisen, Gewährung einer Entschädigung bzw. entsprechendem Rechtsstreit und andere.

Für die sozialmedizinische Beurteilung ist neben dem zeitlichen Ablauf der Symptomatik die **in Anspruch genommene Behandlung** von erheblicher Relevanz. Wird erst relativ spät eine anhaltende seelische Störung nach einem Unfall geltend gemacht und erfolgte keinerlei Therapie in dieser Zeit, so spricht dies gegen eine Störung von Krankheitswert. Äußert sich die als Unfallfolge geltend gemachte seelische Erkrankung ausschließlich in inhaltlich nicht mit dem Unfall verknüpften Symptomen, wie sie auch bei einem erheblichen Anteil der Gesamtbevölkerung vorliegen, so ist ein Unfallzusammenhang besonders kritisch zu prüfen.

### Schmerzen

Besonders häufig werden im Zusammenhang mit Unfällen Schmerzen angegeben, wobei überdurchschnittlich häufig eine nur leichte HWS-Zerrung oder ein leichtes Schädeltraumen, oft nur vom Grad einer Schädelprellung oder einer Commotio cerebri geltend gemacht wird, gelegentlich auch leichte Extremitätenverletzungen mit lang anhaltenden Schmerzzuständen. Steht ein Leistungsverzeichnis der Krankenkasse zur Verfügung, so findet man dort nicht selten in den Jahren vor dem Unfall häufige und prolongierte Zeiten der Arbeitsunfähigkeit aufgrund banaler Gesundheitsstörungen oder früherer „psychovegetativer Störungen".
Neben den bereits erwähnten, nach ICD-10 zu klassifizierenden, unmittelbaren seelischen Reaktionen finden sich aber auch weitere psychoreaktive Störungen.

### Depressive Entwicklung

Depressive Entwicklungen bis hin zu Versagenszuständen sind nach Unfällen außerordentlich häufig. Die Antragsteller argumentieren fast stets, sie seien vor dem Unfall gesund und voll leistungsfähig gewesen, durch den Unfall aber in ein Stadium des Leistungsversagens geraten.
Gelingt ein guter und vertrauensvoller Zugang zum Probanden in der Begutachtungssituation, so werden nicht selten frühere depressive Phasen und Leistungsabfälle in Zusammenhang mit besonderen Lebensereignissen, etwa in „Schwellensituationen" berichtet. Es muss daher versucht werden, die prämorbide Persönlichkeitsstruktur aufzuhellen – soweit dies im Rahmen der Begutachtung möglich ist.

### Angststörungen

Auch persistierende Angststörungen kommen nach Unfällen nicht selten vor. Erfüllen die Beschwerden die übrigen Kriterien einer posttraumatischen Belastungsstörung, so ist die Diagnose klar und in aller Regel unfallabhängig. Häufig werden aber nur unspezifische und vage Angststörungen geklagt, die nicht diese Vorgaben erfüllen. Gerade nach leichten Unfällen, die nicht lebensbedrohlich zu werten sind, werden erhebliche psychische Probleme angegeben, die eine deutliche Diskrepanz zwischen Unfallgeschehen, körperlichem Schaden und nachfolgenden subjektiven Beschwerden erkennen lassen. Hier ist der Gutachter am meisten gefordert und hier kommt es auch am ehesten zu divergenten Beurteilungen.

## Konversionssymptome

Eindeutige Konversionssymptome sind eher selten, werden aber durchaus im Rahmen der Begutachtung nach Unfällen gesehen. Es ist von einer unbewussten Symptombildung auszugehen, wobei Konflikte nicht adäquat verarbeitet wurden und schon auf minderschwere Unfallereignisse mit körperlich anmutenden Störungen reagiert wird.
Organisch nicht begründbare Lähmungen, Sensibilitätsstörungen, die sich nicht an anatomische Grenzen halten, Sprachstörungen ohne organisches Korrelat, das ganze weite Gebiet des „Schwindels" und lang anhaltender therapieresistenter Schmerzen gehört in diesen Kontext. Typisch ist das somatische Krankheitskonzept dieser Patienten, die sich von Organfachärzten verschiedener Fachrichtungen auch ohne jegliche Besserung langfristig behandeln lassen und jede psychische Beteiligung vehement ablehnen. Entsprechend schwierig ist meist die Begutachtung, da Fragen nach früheren „life events" oder frühkindlichen Störungen im weitesten Sinne abgeblockt und nicht beantwortet werden.

> ! Der Gutachter steht vor dem Dilemma, keine organische Schädigung nachweisen zu können und doch mit massiven Beschwerden und vermeintlichen Funktionsstörungen einzelner Organe konfrontiert zu sein.

Fehlen dann anamnestische Angaben, die eine Psychogenese bestätigen, so fällt es oft schwer, den Beweis einer solchen anzutreten.

## Entschädigungsbegehren

Schließlich steht bei vielen Probanden ausgesprochen oder – überwiegend – unausgesprochen die Frage nach einem Entschädigungsbegehren im Vordergrund. Der erfahrene Gutachter kennt die Situation sehr wohl und kann sich oft schon nach dem Aktenstudium ein Bild machen. Allerdings darf er nicht in den Fehler verfallen, zu einseitig – quasi mit Scheuklappen – nur diesen Aspekt zu berücksichtigen. Ein stetiges selbstkritisches Reflektieren der Gegenübertragungssituation ist hier dringend erforderlich.
Ausschließlich als Gutachter tätige Ärzte haben hier möglicherweise mehr Probleme als solche, die auch gleichzeitig als behandelnde Ärzte in Klinik oder eigener Praxis tätig sind. Entsprechende selbstkritische Äußerungen mancher Kollegen, die in der Gefahr stehen, nur noch „Rentenjäger" zu sehen, sind nicht selten. Andererseits muss ein offensichtliches Rentenbegehren und eine eindeutige Aggravation im Gutachten auch vermerkt und in der Beurteilung berücksichtigt werden.

## 13.4.1 Risikogruppen für psychoreaktive Störungen

Es ist Allgemeingut, dass Art und Schwere eines Unfalls nicht mit den seelischen Komplikationen korrelieren. Ausgesprochen schwere Unfälle mit erheblichen körperlichen Schäden werden oft erstaunlich gut psychisch bewältigt.

> ! Man staunt als behandelnder Arzt oder Gutachter immer wieder, wie gut oft schwere Unfallfolgen bis hin zur Querschnittslähmung bewältigt werden und wie problematisch sich banale Unfälle mit endlos geklagten Beschwerden erweisen können.

Bagatellunfälle werden dann ausgedehnte Entschädigungsansprüche nach sich ziehen, wenn eine entsprechende Persönlichkeitsstruktur vorliegt. Als **Risikogruppen** gelten nach Rehfeldt et al. Personen,
- die schon vor dem Unfall unter manifesten psychischen Vorerkrankungen wie Depressionen oder Angststörungen gelitten haben,
- welche am Unfall schuldlos waren,
- welche sich in biografischen Umbruchsituationen befunden haben, z. B. in beruflichen und privaten Krisen oder in „Schwellensituationen",
- die gleichzeitig das Unfallereignis besonders dramatisch erlebten und schon in der frühen Phase nach dem Unfall psychische Begleitreaktionen aufwiesen,
- welche sekundär durch unangemessene und überzogene ärztliche Behandlungsmaßnahmen in ihrer Fehlhaltung fixiert wurden und
- welche das Unfallereignis in gezielter Absicht zur Erlangung einer ausreichenden sozialen Absicherung instrumentalisieren.

> ! Als Frühindikatoren gelten prolongierte Arbeitsunfähigkeitszeiten sowie ein sich ausweitendes Beschwerdebild mit einer Chronifizierung ohne hierfür erkennbare organische Ursachen.

Als **prognostisch günstig** wird dagegen gewertet,
- wenn die psychische Problematik frühzeitig erkannt und akzeptiert wird,
- wenn eine zügige nervenärztliche Mitbehandlung erfolgt und
- wenn ein sekundärer Krankheitsgewinn durch Fixierung auf Entschädigung oder Rentenansprüche noch nicht eingetreten ist und der Betroffene einer Wiederaufnahme seiner beruflichen Tätigkeit noch positiv gegenübersteht.

Auch eine Gesamtabfindung ist als ausgesprochen günstig zu werten.

Grundsätzlich sollte eine **psychotherapeutische Mitbehandlung** parallel zu den sonstigen unfallärztlichen Behandlungsmaßnahmen am besten sofort nach der Diagnosestellung einer psychischen Begleitreaktion erfolgen. Sie wird sich an den geklagten Leitsymptomen und dem speziellen Störungsbild orientieren.

> **Kasuistik**
> Eine 51-jährige Fabrikarbeiterin setzt sich im Urlaub in der Türkei im Rahmen eines Freizeitangebots erstmals in ihrem Leben auf ein Pferd, dieses scheut und wirft sie ab. Sie prallt heftig auf die Gesäßregion und zieht sich eine instabile Kompressionsfraktur des 1. LWK zu, zusätzlich kam es zu einer Milzruptur.

Sie wird in der Türkei vorbildlich versorgt. Im MRT ist der 1. LWK völlig zerstört, Höhenminderung auf ein Drittel. Die Milz wurde sofort entfernt, drei Tage später osteosynthetische Versorgung der LWK-Fraktur mittels Fixateur interne.

Anfangs bestanden Gefühlsstörungen im Dermatom L 2/3 re. mit leichter Schwäche der Hüftbeuger re., außerdem Schmerzen im Bereich der LWS. Es kam zu einer raschen Rückbildung der Symptomatik und sie wurde 10 Tage später nach Deutschland zurückgeflogen. Im Heimatkrankenhaus gelang die rasche Mobilisierung. Zuletzt bestanden noch minimale Gefühlsstörungen am Bein, ansonsten keine weiteren Beschwerden.

Eine AHB-Maßnahme lehnte sie ab, da sie sich nicht wesentlich beeinträchtigt fühlte. Sie nahm die Arbeit nach zwei Monaten wieder auf. Ein Versicherungsanspruch bestand nicht, da es sich um einen unversicherten Freizeitunfall handelte.

**Kasuistik**

Die 23-jährige, in Ausbildung befindliche Kinderpflegerin machte gerade ihr Praktikum in einem Kindergarten, als ein kleiner Junge mit einem Spielzeugauto nach ihr warf und sie am Scheitel traf. Es bestand keine Bewusstlosigkeit und keine Erinnerungslücke, sie sei aber „sehr erschrocken, bekam weiche Knie und wäre fast zusammengesunken".

Als am folgenden Tag immer noch ein leichter Schmerz an der Aufprallstelle bestand und sie sich „allgemein nicht wohl fühlte", ging sie zum Hausarzt, der sie zum niedergelassenen Chirurgen und D-Arzt überwies, da es sich um einen Arbeitsunfall handelte. Dieser machte ein bedenkliches Gesicht, sprach von „Gehirnerschütterung und HWS-Schleudertrauma", legte eine Schanz-Krawatte an und schrieb sie 14 Tage krank.

Als das Unwohlsein fortbestand und sie über „Schwindel" klagte, den sie auf genaueres Nachfragen als „Kribbeln am Scheitel" präzisierte, erfolgte weitere Krankschreibung durch den Chirurgen. Eine nervenärztliche Untersuchung wurde nicht für erforderlich gehalten. Der Praktikumsvertrag wurde wegen längerer Arbeitsunfähigkeit in beiderseitigem Einvernehmen gekündigt. Wenig später wurde sie schwanger, seither ist sie im Erziehungsurlaub.

Bei der Begutachtung für die BG besteht ein völlig unauffälliger neurologischer Befund. Psychisch ist die Probandin laut eigener Aussage immer schon vermehrt selbstbeobachtend und ängstlich sowie psychovegetativ labil. Ein psychopathologischer Befund von Krankheitswert besteht nicht, eine unfallbedingte MdE konnte nicht empfohlen werden.

# 13.5 Gutachtliche Beurteilung

## 13.5.1 Gesetzliche Unfallversicherung

In der gesetzlichen Unfallversicherung wird in der **Bewertung einer Unfallfolge** nicht zwischen körperlichen Schäden und psychischen Beeinträchtigungen unterschieden. Nach § 8 Abs. 1, Satz 2 Sozialgesetzbuch (SGB VII) gilt: „Unfälle sind zeitlich begrenzte, von außen auf den Körper einwirkende Ereignisse, die zu einem Gesundheitsschaden oder zum Tod führen". Körperliche und seelische Folgen werden dabei in den Gesundheitsschäden nicht unterschieden.

Auf den „psychisch Normalen" ist nicht abzustellen, sondern auf den spezifisch veranlagten Versicherten mit seinen ihm eigenen Anlagen zum Zeitpunkt des Unfalls. An den Grundsatz, dass der Versicherte in dem körperlichen und psychischen Zustand geschützt ist, in dem er sich zum Zeitpunkt des Unfalls befand, darf erneut erinnert werden.

Begehrens- oder Wunschvorstellungen als rechtlich allein wesentliche Ursachen bedingen keine Anerkennung als Unfallfolge, allerdings sind die oft vorhandenen Faktoren einer – wenngleich inadäquaten – psychischen Bewältigung des Unfallereignisse sorgfältig gegeneinander abzuwägen. Ähnliches gilt für die Frage, ob eine noch willensbeeinflusste psychische Reaktion oder schon eine aus eigener Willenskraft des Verletzten nicht mehr überwindbare psychoreaktive Störung vorliegt.

Ein **Missverhältnis zwischen psychischer Reaktion und Unfallereignis** erfordert die genaue Würdigung der Primärpersönlichkeit, der Lebensumstände und der individuellen Bedeutung des Unfalls für den Betroffenen. Auch mittelbare Unfallfolgen sind zu berücksichtigen. Sowohl die unmittelbare Reaktion auf affektiv geprägte Begleitumstände des Unfalls als auch seelische Folgen einer inadäquaten Therapie können zur Anerkennung als Unfallfolge führen.

Grundsätzlich sollte bei allen psychoreaktiven Störungen nach Unfällen geprüft werden, ob überhaupt, wann und welche **therapeutischen Maßnahmen** über welchen Zeitraum durchgeführt wurden. Allein dies ist ein Hinweis auf den Leidensdruck und die subjektiv empfundene Schwere des Krankheitsbildes. Auch spiegelt dies die Einschätzung des Schweregrades der Unfallfolgen durch die behandelnden Ärzte wider und ergibt oft ein besseres Bild als später erstellte und vorgelegte Atteste.

Es gilt hier die **Theorie der wesentlichen Bedingung**, daher sind nur diejenigen Bedingungen rechtserheblich, die wegen ihrer besonderen Beziehung zum Erfolg, d. h. zum Schadenseintritt, wesentlich mitgewirkt haben. Gleichzeitig gilt der Grundsatz, dass die Versicherten in dem Zustand geschützt sind, in dem sie sich zum Unfallzeitpunkt befunden haben.

Aufgabe des Gutachters ist es daher zu prüfen, ob das angeschuldigte Unfallereignis überhaupt geeignet war, ein psychisches Leiden im Ursachensinne zu bedingen, bzw. ob es für den Fall vorbestehender psychischer Störungen geeignet war, im Sinne der wesentlichen Teilursache eine Verschlimmerung des anlagebedingten Leidens zu bewirken. Es muss somit in der Praxis mehr für als gegen einen Kausalzusammenhang sprechen, ohne dass ein definitiver Vollbeweis erforderlich ist.

Nach einem Urteil des Bundessozialgerichts vom 26.1.1994 sei „ein belastendes Erlebnis bei vorbelasteten Personen nur dann als wahrscheinliche Ursache für eine länger dauernde psychische Krankheit anzuerkennen, wenn ein solches Erlebnis auch bei Gesunden zu einer außergewöhnlichen Reaktion geführt hätte". Allerdings ist der Versicherte eben grundsätzlich mit seiner jeweiligen Persönlichkeitsstruktur und seiner individuellen Veranlagung geschützt, weshalb die Kausalitätsbeurteilung sorgfältig für jeden Einzelfall unter Abwägung aller Gesichtspunkte erfolgen muss. Es ist auch zu prüfen, ob das Unfallereignis und seine Auswirkungen auf die Psyche seiner Eigenart und Stärke nach unersetzlich, d. h. nicht mit anderen alltäglich vorkommenden Ereignissen austauschbar war oder ob die Veranlagung so leicht ansprechbar gewesen war, dass sie gegenüber den psychischen Auswirkungen des Unfallereignisses die rechtlich allein wesentliche Ursache darstellte.

Hinsichtlich des weiteren **Verlaufs** ist zu prüfen, ob er noch auf den Unfall zurückzuführen ist oder ob im Sinne einer Verschiebung der Wesensgrundlage andere unfallfremde Ursachen in den Vordergrund getreten sind. Besondere Bedeutung kommt auch dem weiteren Fortgang des Verfahrens mit Therapiemaßnahmen, Rehabilitation und Begutachtung zu. Eine sich lang hinziehende Entscheidungsfindung mit mehreren Begutachtungen und unterschiedlichen Meinungen bis hin zum Sozialgericht wird die Rehabilitation grundsätzlich erschweren oder unmöglich machen.

**Abwägung eines Kausalzusammenhangs zwischen schädigendem Ereignis und psychosomatischer Störung** (nach der Leitlinie der DGPM 2001):

**Tab. 13.1** Vorschläge zur MdE-Einschätzung bei psychoreaktiven Störungen in der gesetzlichen Unfallversicherung nach Foerster et al. 2007:

| Störungsbilder | MdE |
|---|---|
| akute Belastungsreaktion F 43.0 | keine MdE |
| Anpassungsstörung F 43.2: | |
| mit stärkergradiger sozial-kommunikativer Beeinträchtigung | bis 20 v. H. |
| stark ausgeprägtes Störungsbild | bis 30 v. H. |
| Depressive Episode F 32 und F 33: | |
| Verstimmung, die nicht den Schweregrad einer leichten depressiven Episode erreicht | bis 10 v. H. |
| leichte depressive Episode | bis 20 v. H. |
| mittelgradige depressive Episode | bis 40 v. H. |
| schwere depressive Episode | bis 80–100 v. H. |
| Posttraumatische Belastungsstörung F 43.1: | |
| unvollständig ausgeprägtes Störungsbild | bis 20 v. H. |
| üblicherweise zu beobachtendes Störungsbild | bis 30 v. H. |
| schwerer Fall | bis 50 v. H. |
| Somatoforme Störung F 45: | |
| leicht bis mittelgradig | bis 20 v. H. |
| stärkergradig | bis 30 v. H. |
| Anhaltende somatoforme Schmerzstörung F 45.4: | |
| leicht- bis mäßiggradig | bis 10 v. H. |
| chronifizierter Schmerzzustand mit stärkergradiger Einschränkung | bis 30 v. H. |
| chronifizierter Schmerzzustand mit schwerwiegender Einschränkung | bis 40 v. H. |
| Panikstörung F 41.0: | |
| zeitlich begrenzte Angstattacken mit mäßiggradiger Auswirkung | bis 20 v. H. |
| häufige Angstattacken mit stärkergradiger Auswirkung | bis 30 v. H. |
| Generalisierter Angststörung F 41.1: | |
| leicht- bis mäßiggradig | bis 20 v. H. |
| stärkergradige Ausprägung | bis 30 v. H. |
| schwerwiegende Ausprägung | bis 50 v. H. |
| Angst und depressive Störung gemischt F 41.2 | bis 20 v. H. |
| Agoraphobie und soziale Phobie F 40.0 und F 40.1: | |
| leichtgradig | bis 10 v. H. |
| stärkergradig | bis 30 v. H. |
| Spezifische Phobie F 40.2: | |
| bei eng begrenzten und für die Arbeitswelt wenig bestimmenden Situationen (z. B. Flugangst) | bis 10 v. H. |
| bei zentralen Situationen der Arbeitswelt | bis 30 v. H. |
| Dissoziative Störungen F 44: | |
| leicht- bis mittelgradige Einschränkungen | bis 10 v. H. |
| stärkergradige Einschränkungen | bis 30 v. H. |

- Objektiver Schweregrad des schädigenden Ereignisses – tatsächlich lebensbedrohlich, dramatisch, Verlauf der körperlichen Behandlung.
- Überindividueller Schweregrad des subjektiven Erlebens – Todesangst, Ohnmachtserleben, Verletzung von subjektiv besonders bedeutungsvollen Körperteilen (Gesicht, Genitale).
- Individuell bedingter Schweregrad des subjektiven Erlebens – biografische Hinweise auf unspezifische oder spezifische Vulnerabilität in der Bewältigung von Lebensereignissen (unspezifisch – eher nicht kausal, spezifisch – eher kausal).

- Mögliche sekundäre Motive mit Begehrenshaltung – bewusst, unbewusst, Verlangen nach Gerechtigkeit oder Entschädigung – i. d. R. unfallfremd.

Testpsychologische Untersuchungen sind gegenüber dem klinischen Bild und dem kritischen Beurteilungsvermögen des Gutachters zweitrangig.

## 13.5.2 Haftpflichtversicherung

Hier kommen die **Prinzipien des Zivilrechts** zur Anwendung. Dabei gilt grundsätzlich, dass der Schädiger für seelisch bedingte Folgeschäden einer Verletzungshandlung haftungsrechtlich einzustehen hat, auch wenn sie auf einer psychischen Anfälligkeit des Verletzten oder einer neurotischen Fehlverarbeitung beruhen. Eine Zuordnung kommt nur dann nicht in Betracht, wenn das Schadensereignis so gering ist, dass von einer Bagatelle auszugehen ist und nicht gerade spezifisch auf die Schadensanlage des Verletzten trifft. Eine psychische Vorerkrankung schließt die Haftung nicht aus, außer es handelt sich um eine eindeutige Simulations- oder Begehrenstendenz oder die schädigende Handlung ist tatsächlich als Bagatelle zu bewerten. Psychische Unfallfolgen sind also hier umfassend geschützt.

Dem nervenärztlichen Sachverständigen kommt die Aufgabe zu, zu prüfen, ob
- der Geschädigte zum Zeitpunkt des Unfalls arbeits- und leistungsfähig war,
- als Folge des Unfalls eine bewusstseinsferne Fehlverarbeitung oder eine bewusstseinsnahe Begehrenstendenz eingetreten ist,
- die psychischen Reaktionen des Geschädigten in krassem Gegensatz zu Art und Umfang der erlittenen Verletzungen stehen und
- bei Vorliegen eines psychischen Vorschadens gerade diese Schadensanlage direkt durch das Unfallgeschehen betroffen und nachteilig beeinflusst wurde (Rehfeldt et al.).

## 13.5.3 Private Unfallversicherung

In der privaten Unfallversicherung sind psychische Reaktionen jeder Art vom Versicherungsschutz ausgeschlossen. Die obigen Ausführungen sind daher für diesen Versicherungsbereich nicht relevant.

## Literatur

AWMF-Leitlinie „Posttraumatische Belastungsstörung" AWMF-Leitlinien-Register Nr. 051/010 Januar 2011

Leitlinie der Deutschen Gesellschaft für Psychotherapeutische Medizin (DGPM) (2001) Ärztliche Begutachtung in der Psychosomatik und Psychotherapeutischen Medizin – Sozialrechtsfragen. AWMF-Leitlinien-Register Nr. 051/022, Entwicklungsstufe: 2.

Dilling H, Mombour W, Schmidt MH (2000, Hrsg.): Internationale Klassifikation psychischer Störungen – ICD-10 Kapitel V (F), 4. Aufl. Huber, Bern.

Dreßing H, Meyer-Lindenberg A (2008): Simulation bei posttraumatischer Belastungsstörung. Versicherungsmedizin 60:8–13

Dreßing H, Foerster K (2010): Begutachtung der posttraumatischen Belastungsstörung. Fortschr Neurol Psychiat 78: 475–479

Fabra M (2001): Kausalität psychogener Störungen in der Kfz-Haftpflichtversicherung. Med Sach 97: 153–160.
Fabra M, Stevens A, Merten Th (2009): Empfehlungen für die Begutachtung von PTBS-Opfern. Versicherungsmedizin 61: 111–117
Foerster K (1990): Die Begutachtung neurotischer Störungen im sozialen Entschädigungsrecht. Med Sach 86: 155–158.
Foerster K (1997): Psychogene Störungen nach physischen Traumen – Kausalitätsfragen aus Sachverständigensicht. Med Sach 93: 44–46.
Foerster K et al. (2003): Diagnose und Differenzialdiagnose der posttraumatischen Belastungsstörungen. Med Sach 99: 146–149.
Foerster K, Bork S, Kaiser V et al. (2007) Vorschläge zur MdE-Einschätzung bei psychoreaktiven Störungen in der gesetzlichen Unfallversicherung. Med Sach 103: 52–56.
Foerster K (2010): Die psychoreaktiven Störungen – auch außerhalb der Begutachtung ein häufig schwieriges Thema. Med Sach 106: 16–22
Freytag H, Krahl G, Krahl C, Thomann KD (Hrsg.) (2012): Psychotraumatologische Begutachtung. Referenz Verlag, Frankfurt
Linden M (2003): The Posttraumatic Embitterment Disorder. Psychother Psychosom 72: 195–202.
Linden M, Schippan B, Baumann K et al. (2004): Die posttraumatische Verbitterungsstörung (PTED). Nervenarzt 75: 51–57.
Mayer K, Stevens A (2000): Psychische Beeinträchtigungen als Unfallfolgen aus ärztlicher Sicht. Trauma Berufskrankh 2 (Suppl 4): S 456–460.
Nedopil N (2012): Psychische Krankheiten im Erwachsenenalter. In: Fritze J, Mehrhoff F (Hrsg.): Die ärztliche Begutachtung. 8. Aufl. Springer, Berlin, Heidelberg
Rehfeldt M, Sittaro NA, Wehking E (2001): Psychische Folgeschäden nach Unfällen. Versicherungsmedizin 53: 22–27.
Suchenwirth RMA (2000): Begutachtung der posttraumatischen Belastungsstörung nach Verkehrsunfall – Kasuistik. Med Sach 96. 107–110.
Thomann KD, Schröter F, Grosser V (Hrsg.) (2012): Orthopädisch-unfallchirurgische Begutachtung – Praxis der klinischen Begutachtung. 2. Aufl. Elsevier Urban & Fischer, München, Jena
Widder B, Gaidzik PW (2011): Begutachtung in der Neurologie. 2. Aufl. Thieme, Stuttgart
Wölk W (2001): Trauma, psychische Krankheit und Kausalität. Med Sach 97: 143–147.

# 14 Mobbing und Burn-out-Syndrom

**14.1 Mobbing** 222
    *Begriffsbestimmung* 222
    *Mobbing-Praxis* 223
    *Mobbing-Folgen* 223
  14.1.1 Beschwerdebild 224
    *Auftretende Symptome* 224
    *„Modediagnose" Mobbing* 224
  14.1.2 Gutachtliche Beurteilung 225
    *Gesetzliche Krankenversicherung* 226
    *Rentenversicherung* 226
    *Private Berufsunfähigkeitsversicherung* 227
    *Arbeitsgerichtliche Auseinandersetzungen* 227

**14.2 Burn-out-Syndrom** 229
    *Innere und äußere Ursachen* 230
  14.2.1 Beschwerdebild 230
  14.2.2 Präventions- und Copingstrategien 232
  14.2.3 Gutachtliche Beurteilung 232
    *Arbeitsunfähigkeit* 233
    *Gesetzliche Rentenversicherung* 233

Die markanten Anglizismen „Mobbing" und „Burn-out-Syndrom" sind in den letzten Jahren in kürzester Zeit allgemein akzeptierte Begriffe der Umgangssprache geworden. Sie werden auch sehr häufig von Probanden bei der Begutachtung als Ursache ihrer Befindlichkeitsstörungen geltend gemacht.

Obwohl sich dahinter keine allgemein anerkannte Krankheitsentität verbirgt und sich mehr die Laienpresse als die wissenschaftliche Literatur damit befasst, lohnt es sich, diese Krankheitsvorstellungen etwas näher zu beleuchten, denn die subjektiv Betroffenen und ihre Rechtsvertreter sind – ebenso wie die behandelnden Ärzte – oft sehr großzügig in der Anwendung dieser plakativen Formulierungen. Allerdings bezeichnete der 100. Deutsche Ärztetag 1997 die Folgen des Mobbing als ein „zentrales und zunehmend brisantes Gesundheitsproblem" und forderte gezielte Maßnahmen sowie eine Berücksichtigung in der ärztlichen Fort- und Weiterbildung (Dt Ärzteblatt 94: A 1663).

> **!** Die Begriffe „Mobbing" und „Burn-out-Syndrom" sowie die Vorstellungen zu ihrer Krankheitswertigkeit sind eng miteinander verknüpft und überschneiden sich vielfältig.

## 14.1 Mobbing

Mobbing ist als ein besonderes Konfliktmodell in der sozialen Arbeitswelt anzusehen – aber nicht als Krankheit. Vorgesetzte und/oder Kollegen versuchen mit – nach Ansicht der Betroffenen – kränkenden und zurücksetzenden, auf jeden Fall ungerechtfertigten Maßnahmen, einen Arbeitnehmer zur Aufgabe seines derzeitigen Arbeitsplatzes zu bewegen. Mobbing wird als wertendes Konzept angesehen, das die Rolle von Tätern und Opfern definiert (Peters).

Im Arbeitsleben scheinen sich Mobbingpraktiken wie eine Seuche ausgebreitet zu haben (Wickler). Der von Mobbing Betroffene wird in eine Opferrolle gedrängt und ständigen Angriffen ausgesetzt. Er wird dadurch zunehmend verletzlicher, seine psychische und physische Verfassung verschlechtert sich und seine Widerstandskraft erlahmt allmählich. Wenn er dann Fehler macht, wird ihm dies als Bestätigung für seine Insuffizienz ausgelegt. Er gerät zunehmend in die Defensive, verliert zunächst sein Selbstvertrauen, später auch das Vertrauen der in seinem Umfeld Tätigen.

> ! Mobbing ist als Konfliktmodell in der sozialen Arbeitswelt anzusehen, wobei von den Betroffenen die Rolle von Opfern und Tätern wertend definiert wird.

### Begriffsbestimmung

Der Begriff leitet sich aus dem englischen „to mob = anpöbeln, angreifen, attackieren, über jemanden herfallen" ab. Meist wird Mobbing unter Arbeitskollegen ausgeübt. Es gibt aber auch ähnliche Verhaltensweisen von Vorgesetzten „nach unten = Bossing" oder von Mitarbeitern gegen Vorgesetzte „nach oben = Staffing".

In der Alltagssprache versteht man unter Mobbing das ständige Schikanieren von Arbeitskolleginnen und -kollegen, mit der Absicht, sie vom Arbeitsplatz zu vertreiben. Dabei geht es um systematische Angriffe auf die psychische Stabilität und die soziale Geltung der betroffenen Personen.

Die **Mobbing-Definition des Bundesarbeitsgerichts** (Bundesarbeitsgerichtsbeschluss vom 15.1.1997, Az.: 7 ABR 14/96) lautet wie folgt, ohne allerdings die gesundheitsschädigenden Auswirkungen zu berücksichtigen:

„Mobbing ist das systematische Anfeinden, Schikanieren oder Diskriminieren von Arbeitnehmern untereinander oder durch Vorgesetzte. Es wird durch Stresssituationen am Arbeitsplatz begünstigt, deren Ursachen unter anderem in einer Über- oder Unterforderung einzelner Arbeitnehmer oder Arbeitnehmergruppen, in der Arbeitsorganisation oder im Verhalten von Vorgesetzten liegen können. Schwierigkeiten bereiten vor allem das Erkennen von Mobbing, die Beurteilung von Glaubwürdigkeit der Betroffenen sowie die Abgrenzung gegenüber sozial anerkannten Verhaltensweisen am Arbeitsplatz."

Der Verhaltensforscher Konrad Lorenz hatte den Ausdruck „Mobbing" geprägt, um den Angriff einer Gruppe von Tieren auf einen Eindringling zu kennzeichnen. Der aktuelle Begriff geht auf Heinz Leymann zurück, einen Deutschen, der in Schweden lebt und arbeitet. Er verwies 1993 darauf, dass schon im 18. Jahrhundert in England von „Mobbing" gesprochen wurde, wenn sich der Mob mit böser Absicht auf eine Einzelperson stürzte. In Analogie dazu beschrieb er, auf welche Weise sich Schulkinder wie ein Mob gemeinsam über ein Opfer hermachen können. Schließlich beobachtete er dasselbe Phänomen bei Erwachsenen in der Arbeitswelt und der Terminus fand sehr rasch seine jetzige, weit verbreitete Popularität.

Nach Peters hat sich das Mobbing-Konzept von Schweden und Deutschland aus innerhalb Europas verbreitet, während es in den USA, in Lateinamerika und in Asien selbst in den industrialisierten Ländern praktisch unbekannt ist. Die größte Popularität hat es in Deutschland erreicht, wobei bestimmte soziokulturelle Bedingungen als Voraussetzung für die Akzeptanz und die weite Verbreitung angenommen werden.

Nicht außer Acht gelassen werden darf der Zusammenhang zwischen Persönlichkeitsstruktur des Betroffenen und Mobbing. Erscheint das Verhalten des Mitarbeiters der Umgebung in irgendeiner Form auffällig, zumindest von der aktuellen gesellschaftlichen Norm abweichend, wird er am ehesten Opfer von Anfeindungen der Umgebung. Umgekehrt wird natürlich auch das „Mobbing" bei dem Betroffenen zu Veränderungen seiner Verhaltensweisen den Kollegen gegenüber führen, sodass zuletzt Ursache und Wirkung schwer zu trennen sind.

Als **das Mobbing begünstigende Faktoren** gelten:
- schlechtes Arbeitsklima,
- Angst vor Arbeitsplatzverlust,
- unklare Arbeitsorganisation,
- Führungsschwäche der Vorgesetzten,
- Stress und Arbeitsdruck,
- Intransparenz von Entscheidungen.

Im Idealfall kommt dem Betriebsarzt eine wichtige präventive Funktion zu.

## Mobbing-Praxis

Mobbing wird vordergründig als gezieltes Quälen von Mitarbeitern oder Untergebenen angesehen, meist aber eher subtil betrieben, sodass nicht selten bei Beschwerden oder vor dem Arbeitsgericht nur wenig beweiskräftiges Material zur Verfügung steht. Gerade die kleinen Gemeinheiten und Schikanen, die vielen unterschwelligen Sticheleien und Intrigen können den Betroffenen das Leben schwer machen. Das Ausstreuen von Gerüchten, gegen die man sich kaum wehren kann, das Schlechtmachen hinter dem Rücken, das bewusste kränkende Ignorieren und die Behandlung „wie Luft", das Vorenthalten von Informationen, die vielen kleinen Fallen, die im Alltag den Arbeitsablauf stören, sind typische Techniken des Mobbing. Betroffen sind etwas mehr Frauen als Männer. Einerseits sind mehr junge, andererseits auch häufig ältere Arbeitnehmer Opfer von Mobbing, Letztere mehr von Seiten der Vorgesetzten, da in unserer Gesellschaft im Arbeitsleben zunehmend das Prinzip „zu teuer, weil zu alt" gilt und viele Firmen versuchen, ältere Mitarbeiter auf diese Weise zum Ausscheiden zu zwingen.

## Mobbing-Folgen

Die aus den Folgen des als Mobbing bezeichneten Arbeitsplatzkonfliktes entstehenden Kosten für die Wirtschaft, das Sozialversicherungssystem und letztlich die Gesellschaft sind immens. Sie erstrecken sich auf die unmittelbaren Krankheitskosten, das Krankengeld, bei Kündigung auf das Arbeitslosengeld, eventuelle Kosten für stationäre Behandlungen, auch medizinische Rehabilitationsmaßnahmen, vorzeitige Berentung oder Sozialhilfe.

Laut Mobbing-Studie der Bundesanstalt für Arbeitsschutz und Arbeitsmedizin (BAuA) aus dem Jahr 2002 sind derzeit 2,7 Prozent der Arbeitnehmer von Mobbing betroffen.

Die Allgemeinen Ortskrankenkassen schätzen, dass etwa 1,4 Millionen Menschen in Deutschland von Mobbing betroffen sind. Nach einer Studie des TÜV Rheinland werden dadurch jährlich Kosten in Höhe von etwa 15 Milliarden Euro verursacht.

### 14.1.1 Beschwerdebild

Es handelt sich nicht um eine Krankheit, sondern um das Modell einer Konfliktsituation am Arbeitsplatz, das aber sehr wohl zu subjektiven, im psychosomatischen Bereich liegenden Beschwerden führen kann, denen z. T. durchaus Krankheitswert zukommt. Die psychischen Folgen dieser ausgesprochen belastenden sozialen Problematik sind häufig Anlass zur vorzeitigen Rentenantragstellung und damit zur Begutachtung.

Die ungeheure Verbreitung des Begriffs „Mobbing" in Laienkreisen hat dazu geführt, dass er kritiklos bei oft banalen sozialen Konflikten im alltäglichen Umgang der Menschen untereinander – selbst im privaten und familiären Bereich – angewandt wird und damit das gesamte, ursprünglich wissenschaftlich ernsthafte Konzept fragwürdig erscheinen lässt.

In letzter Zeit hat das Mobbing besonders im Bereich des Krankenhauswesens im Hinblick auf die angestellten Ärzte und das Pflegepersonal sehr an Bedeutung gewonnen, jedenfalls häufen sich die Publikationen und Berichte über entsprechende Vorfälle in der Fachpresse.

#### Auftretende Symptome

Als Folgen des Konflikts am Arbeitsplatz finden sich **seelische Störungen,** die sich in Schlaflosigkeit, bedrückter Stimmung, Ängsten, Selbstzweifeln und Minderung der Konzentrationsfähigkeit äußern. Suizidgedanken bis hin zu Suizidversuchen kommen dabei vor, wobei dies nicht selten als Appell und Hilfeschrei an die Umgebung zu werten ist. Immerhin sollen 42 % befragter Mobbingopfer Selbstmordgedanken angegeben haben.

Auch **körperliche Beschwerden** werden vielfach vorgebracht, insbesondere
- Herzklopfen,
- Magendruck,
- das Gefühl, nicht durchatmen zu können,
- Appetitmangel,
- Gewichtsabnahme,
- Durchfälle,
- diverse Muskelverspannungen, besonders der Nacken-Halsmuskulatur und des Rückens.

Bei vielen Patienten werden hinter einer ganzen Reihe von Syndromdiagnosen wie generalisierte Angststörung, Insomnie, Depression, Anpassungsstörung, psychovegetatives Syndrom, paranoide Reaktion, Persönlichkeitsstörung und anderen Krankheitsbezeichnungen Folgen von Mobbing vermutet. Gerade diese verdeckten, durch andere Diagnosen umschriebenen Folgen der besonderen Arbeitsplatzproblematik werden oft hinsichtlich ihrer wahren Ursache verkannt.

Letztlich wird eine breite Palette funktioneller oder somatoformer Beschwerden mit einer Mobbingsituation am Arbeitsplatz in Verbindung gebracht. Diese Konstellation seelisch bedingter Störungen ist aber keineswegs spezifisch, sondern tritt ebenso bei anderen Konflikten im menschlichen Leben auf, etwa im Bereich der Partnerschaft oder bei anderweitigen beruflichen Belastungen.

#### „Modediagnose" Mobbing

Überlegt man, welche Bezeichnung für diese im Grunde nicht neue Arbeitsplatzbelastung früher gewählt wurde, so wird man am ehesten die der abnormen Erlebnisreaktion oder der reaktiven Depression mit den Folgen einer reizbaren Schwäche oder „Neurasthenie" anführen können. Schließlich bleibt zu bedenken, dass menschliche Konflikte auch am Arbeitsplatz keinesfalls erst in den letzten Jahren aufgetreten sind, sondern schon lange vor Einführung des griffigen Terminus „Mobbing" bestanden haben.

Weiterhin muss kritisch angemerkt werden, dass nicht wenige Menschen, die – aus welchen Gründen auch immer – von Mobbing sprechen, ihrer Situation am Arbeitsplatz objektiv nicht gewachsen sind. Damit rufen sie die durchaus berechtigte Kritik ihrer Vorgesetzten wegen ungenügender Arbeitsleistung hervor, ebenso den Unmut ihrer Arbeitskollegen, die dadurch Mehrarbeit zu leisten haben. Selbstverständlich gibt es unberechtigte und gezielt von der Umgebung eingesetzte Benachteiligungen, Herabsetzungen und Kränkungen, die mit diesem Begriff umschrieben werden können. Aber es gibt auch nicht wenige Menschen, die weniger leistungsbereit und motiviert sind als andere und daher die Kritik ihrer Umgebung zu Recht auslösen, jedoch nicht in der Lage sind, die Fehler bei sich zu suchen, sondern schnell bereit sind, die Schuld mit einem modischen Schlagwort auf andere abzuwälzen.

Es werden in diesem Rahmen recht **kontroverse Standpunkte** vertreten. Wenn sich Konflikte am Arbeitsplatz ergeben, ist eine einseitige, generelle Schuldzuweisung an die „Täter" mit der vorschnellen Attribution Mobbing unberechtigt. Dies gilt aber ebenso für pauschale Fehleinschätzungen der Mobbingopfer, wenn sie grundsätzlich als „selbst schuld" angesehen werden, z. B. aufgrund einer asthenischen Persönlichkeitsstruktur und mangelnder Belastbarkeit, in manchen Fällen bis hin zum Vorwurf paranoider Verhaltensweisen.

Als einseitiges **Erklärungsmodell** wird immer wieder die aus der Verhaltenspsychologie schon seit 100 Jahren durch Beobachtungen im Hühnerhof bekannte „Hackordnung" mit dem „Alpha-", „Beta-" und „Omega-Tier" vorgebracht, wonach diese Verhaltensmuster als naturgegeben angesehen werden. Sie rechtfertigen aber keineswegs die entwürdigenden und sozialschädlichen Mobbingaktivitäten unter zivilisierten Menschen.

## 14.1.2 Gutachtliche Beurteilung

Nachdem Mobbing keine Krankheit darstellt, sondern nur als mögliche Ursache krankheitswertiger Störungen angesehen wird, kann auch keine allgemein verbindliche Empfehlung zur gutachtlichen Bewertung gegeben werden. Entscheidend ist, zu welchen gesundheitlichen Konsequenzen die anhaltende Konfliktsituation geführt hat. Eine sehr einfühlsame und zugleich kritische Grundeinstellung des Gutachters ist hier erforderlich, um zu einer ausgewogenen und nicht einseitig die Täter- oder Opferrolle betonenden oder bevorzugenden Beurteilung zu kommen.

Dem medizinischen Sachverständigen kommt die Aufgabe zu, eine Klärung des Kausalzusammenhanges zwischen nachgewiesenen Mobbinghandlungen und damit in Verbindung gebrachten Gesundheitsschädigungen herbeizuführen. Es ist zu prüfen, ob der ihm vorgelegte Mobbingsachverhalt nach Intensität und Dauer für den festgestellten Erkrankungsbefund nach dem jeweiligen, vom Gericht vorzugebenden Kausalitätsmaßstab ursächlich geworden ist. Es ist seine Aufgabe, sich vor opferstigmatisierenden Fehleinschätzungen ebenso zu hüten wie vor der Gefahr, Begehrensneurosen zu fördern (Wickler).

Gelegentlich wird auch die Behandlung instrumentalisiert mit dem Argument, weil „alles nichts geholfen hat, auch die Psychotherapie nicht", muss von erwiesener Arbeits- oder Erwerbsunfähigkeit ausgegangen werden. Dieser so einfach erscheinenden Schlussfolgerung wird man sich als Gutachter nicht ohne weiteres anschließen können.

Es ist eine sorgfältige **Überprüfung der tatsächlich durchgeführten Behandlungsmaßnahmen** erforderlich, um zu einer sachgerechten Einschätzung zu kommen. Sind dann wirklich alle möglichen therapeutischen Aspekte ausgeschöpft, kann begründet von einem aufgehobenen Leistungsvermögen ausgegangen werden, jedoch erst nach vorangegangener eingehender kritischer Würdigung.

Als wertvoll erweist sich das Führen eines „Mobbing-Tagebuches", um die Vielzahl der Kränkungen und Zurücksetzungen zu belegen, denn diese werden meist, wenn es zu einer Auseinandersetzung kommt, angezweifelt. Auch für den Gutachter im Rentenverfahren kann dies sehr aufschlussreich sein.

## Gesetzliche Krankenversicherung

Von Seiten der behandelnden Ärzte wird schon zu Beginn der subjektiven Beschwerden häufig großzügig Arbeitsunfähigkeit attestiert, wodurch zwar eine kurzfristige Entlastung erzielt, eine adäquate Bewältigung der Konfliktsituation jedoch verhindert wird. Der vorübergehende Rückzug aus dem aktuellen Arbeitsbereich führt oft zu noch größeren Vorbehalten von Seiten der Vorgesetzten und zwingt Arbeitskollegen dazu, die Aufgaben des fehlenden Mitarbeiters zu übernehmen, wodurch auch an sich neutrale oder eher wohlmeinende Mitmenschen verärgert und negativ gestimmt werden. Dies wiederum wird vom Betroffenen als Indiz gewertet, dass eben „alle gegen mich sind", wodurch das Mobbing-Gefühl weiter verstärkt wird. Die Möglichkeit einer vernünftigen Aussprache, um Missverständnisse auszuräumen und damit den Konflikt sinnvoll zu bewältigen, wird damit versäumt.

Im Grunde ist die **Krankschreibung absolut kontraproduktiv** und trägt nicht zur Lösung der Problematik bei. Je länger die Arbeitsunfähigkeit anhält, umso mehr droht die Konfliktsituation zu chronifizieren und umso unwahrscheinlicher erscheint die Rückkehr an den Arbeitsplatz. Oft trägt die Umgebung im privaten Bereich – die „Unterstützerszene" nach Peters – dazu bei, die Arbeitsunfähigkeit anzustreben. Man gewinnt manchmal den Eindruck einer Tendenz, die Firma damit „bestrafen" zu wollen.

Die Wiederaufnahme der beruflichen Tätigkeit rückt in immer weitere Ferne, je länger die Abwesenheit besteht. Oft kommt später die Angst hinzu, was die anderen bei der Rückkehr an den Arbeitsplatz wohl sagen werden, und die Forderung nach weiterer Krankschreibung wird immer lauter. Der Circulus vitiosus, weil man sich krank fühlt, erfolgt keine Lösung des Konfliktes und deshalb wiederum fühlt man sich krank, muss durchbrochen werden. Gelingt es dem jüngeren Arbeitnehmer noch am ehesten, eine andere Anstellung zu finden, so erscheint dem etwas älteren Beschäftigten die vorzeitige Rentenantragstellung als nächste logische Konsequenz.

## Rentenversicherung

Für die Begutachtung in der Rentenversicherung gelten die schon mehrfach angeführten Kriterien der Beurteilung anderer funktioneller Störungen. Sind die vorgebrachten seelischen und körperlichen Beschwerden langfristig chronifiziert, wirken sie sich in erheblichem Maße auf das gesamte Alltagsleben aus und sind Therapiemaßnahmen gescheitert, so kann durchaus eine **Leistungsminderung** resultieren.

Im Rahmen der Begutachtung sollte jedoch versucht werden, zu eruieren, ob der Wunsch nach einer adäquaten Konfliktbewältigung durch ein klärendes Gespräch mit Vorgesetzten und Mitarbeitern, ggf. unter Einschaltung des Betriebsrates oder eines Rechtsbeistandes, überhaupt bestand oder ob gleich der Weg des kleinsten Widerstandes mit Rückzug aus dem Berufsleben beschritten wurde. Auch ist zu klären, ob wenigstens der Ansatz einer **ambulanten psychotherapeutischen Behandlung** unternommen wurde. Sehr viel häufiger ist allerdings die Verschreibung von Beruhigungs- und Schlafmitteln durch den Hausarzt und damit die Gefahr einer zusätzlichen iatrogenen Schädigung durch Gewöhnung und Nebenwirkungen dieser Medikamente. Solange der Konflikt nicht gelöst ist, ist indes auch von den therapeutischen Bemühungen keine anhaltende Wirkung zu erwarten.

Wird bei Klagen über körperliche Beschwerden der psychische Hintergrund nicht erkannt, so werden meist umfangreiche organbezogene Untersuchungen durchgeführt. Diese ergeben in der Regel keinen oder allenfalls einen belanglosen Zufallsbefund, können das Problem aber ebenfalls nicht lösen, sondern verschärfen es durch weitere Fixierung auf der somatischen Ebene.

Nicht selten gilt dann die Veranlassung einer „Kur", d.h. einer stationären medizinischen **Rehabilitationsmaßnahme,** als letzte Möglichkeit. Dort, im geschützten Milieu, bessern sich die Beschwerden meist auch tatsächlich, treten zu Hause jedoch oft schon in den ersten Tagen nach der Entlassung erneut auf, da Forderungen laut werden nach einer Wiederaufnahme der Arbeit, die aufgrund des guten Kurerfolges nun zumutbar erscheint. Der soziale Konflikt konnte naturgemäß während des stationären Aufenthaltes oft nicht bearbeitet, geschweige denn gelöst werden.

## Private Berufsunfähigkeitsversicherung

Hier gilt es zu berücksichtigen, dass der Versicherungsfall dann eintritt, wenn der Versicherte „voraussichtlich dauernd außer Stande ist, seinen Beruf … auszuüben". Die seelischen und körperlichen Reaktionen auf die Konfliktsituation am Arbeitsplatz sind aber ihrer Natur nach reversibel und klingen im Allgemeinen ab, wenn die belastende Situation beseitigt und der Konflikt gelöst ist. Daher kann Berufsunfähigkeit daraus nicht abgeleitet werden.

Allerdings muss bedacht werden, dass der Begriff „Krankheit" stark den jeweiligen Konventionen der Gesellschaft und der zeitgebundenen Auffassung der Allgemeinheit unterliegt. Dem Betroffenen bietet die Anerkennung von Berufsunfähigkeit die Möglichkeit, die Opferrolle beizubehalten, den sozialen Konflikt auf einfache und angenehme Weise zu lösen, sein Gesicht zu bewahren, die Schuld anderen zuzuschieben und letztlich noch einen finanziellen Ausgleich zu erlangen. Die Motivation, dies durch Behandlung aufzugeben, ist nachvollziehbar als gering einzuschätzen.

## Arbeitsgerichtliche Auseinandersetzungen

Im Rahmen von arbeitsrechtlichen Auseinandersetzungen ist es sehr schwierig, Mobbing nachzuweisen. Meist werden die Vorwürfe von der Gegenseite angezweifelt und auf andere Belastungen zurückgeführt. Auch wird oft argumentiert, dass Fehlverhalten vorgelegen habe und entsprechende berufliche Konsequenzen innerhalb der Firma erforderlich waren.

Mobbing ist in Deutschland kein durch Gesetz festgelegter Tatbestand. Es wird immer wieder argumentiert, dass es sich um Verhaltensweisen handele, die zwar menschlich missbilligenswert seien, letztlich aber innerhalb der Bandbreite straf- oder zivilrechtlich irrelevanten sozialen Verhaltens lägen und die soziale Konfliktaustragung gelte als allgemeines Lebensrisiko.

Ärztliche oder auch psychologische Psychotherapeuten werden nicht selten als Sachverständige vor dem Arbeitsgericht zu diesem Thema gehört. Die sorgfältige Abwägung der unterschiedlichen Meinungen zeichnet den neutralen Gutachter aus, der sich nicht a priori auf eine Auffassung in diesem Streit um die Täter- und Opferrolle festlegen darf.

Um zu einer ausgewogenen Beurteilung zu kommen, müssen folgende Punkte sorgfältig geprüft und kritisch gewürdigt werden:

- vorhandene Aussagen,
- Tagebucheinträge,
- fremdanamnestische Angaben,
- plötzliche Verschlechterungen von Arbeitszeugnissen ohne sonstige Ursache,

- ausgesprochene Abmahnungen und Kündigungen,
- eingehende Krankheitsanamnese,
- biografische Fakten.

Das Mobbingopfer kann aus der gesetzlichen Unfallversicherung keine Ansprüche geltend machen, da Mobbing keine Berufskrankheit ist, und auch nicht nach dem Opferentschädigungsgesetz, da dies nur bei tätlichen Angriffen greift.

> **Kasuistik**
> Zur Begutachtung für das Sozialgericht kommt eine 56-jährige Frau. Ihre Kindheit war überschattet von der Schizophrenie der Mutter, mit 20 Jahren flüchtete sie in die erste Ehe, die sehr bald scheiterte. Im Jahr der Heirat wurde der einzige Sohn geboren, danach Ehetrennung, an die sich ein langjähriger, als sehr belastend empfundener Rechtsstreit um Unterhalt anschloss. Beruflich arbeitete sie ursprünglich als Einzelhandelskauffrau, war nach der Heirat lange Jahre Hausfrau und nahm später verschiedene Jobs an. Nach der endgültigen Scheidung und dem Scheitern der Unterhaltsforderungen bei Zahlungsunfähigkeit des Ex-Ehemannes war die berufliche Wiedereingliederung mühsam, darunter verschiedene ABM-Maßnahmen, unter anderem im Bürobereich. Durch Vermittlung des örtlichen Bürgermeisters erhielt sie eine Anstellung bei der Sparkasse, wobei der Direktor schon eine andere Person für diese Stelle vorgesehen hatte und sich bevormundet fühlte. Er habe sie dies von Anfang an spüren lassen und sie bei jeder Gelegenheit herabgesetzt und schikaniert. Die Mitarbeiter standen auf der Seite des Direktors und nahmen jede Gelegenheit wahr, ihr ihre Abneigung zu zeigen.
> Die Probandin sprach von „Mobbing". Mehrfache Versuche, eine Aussprache herbeizuführen, seien gescheitert. Sie habe diese Situation neun Jahre durchgehalten, um ihrem Sohn ein Studium zu ermöglichen. Zuletzt sei sie zunehmend depressiv geworden und habe sich ausgebrannt, überfordert und erschöpft gefühlt. Vom Hausarzt wurde das als „Burn-out-Syndrom" bezeichnet. Nach dem Studienabschluss des Sohns ließ sie sich krankschreiben und es erfolgte die Auflösung des Arbeitsverhältnisses. Ihr Rentenantrag wurde zunächst abgelehnt. Bei der Untersuchung bot sich das Bild einer mittlerweile chronifizierten Erschöpfungsdepression von eindeutigem Krankheitswert. Jahrelanges „Mobbing" hatte zu einem „Burn-out-Syndrom" geführt. Sozialmedizinisch war von einem aufgehobenen Leistungsvermögen auszugehen.

> **Kasuistik**
> Die 51-jährige Bankangestellte war viele Jahre hindurch als Filialleiterin recht eigenständig tätig und konnte durch zusätzliche, von ihren Vorgesetzten ursprünglich geförderte, später noch geduldete Nebentätigkeiten wie die Vermittlung von Versicherungen und Bausparverträgen auch finanziell sehr erfolgreich sein. Es erwuchsen ihr dadurch jedoch Neid und Missgunst von Seiten der Mitarbeiter, die es darauf anlegten, ihr immer mehr Schwierigkeiten zu bereiten. Die Bankfiliale wurde schließlich aus Gründen der Rationalisierung geschlossen und sie musste in der Zentrale unmittelbar mit den Kollegen zusammenarbeiten. Es kam in der Folge zu offenen und versteckten Aktivitäten, die darauf ausgerichtet waren, ihr auf allen Ebenen zu schaden. Auch die Vorgesetzten nahmen zunehmend Partei gegen sie, wodurch sie sich zusätzlich enttäuscht sah. Sie entwickelte ein depressives Syndrom mit Selbstunsicherheit und einer Vielzahl körperlicher Beschwerden, weshalb sie sich in nervenärztliche Behandlung begab. Stützende Psychotherapie und medikamentöse Maßnahmen blieben bei Fortbestand der Mobbingsituation erfolglos. Sie geriet immer tiefer in die Depression, wobei sich auch eine stationäre medizinische Rehabilitationsmaßnahme nicht als erfolgreich erwies. Von dort wurde sie als arbeitsunfähig entlassen und ein Rentenantrag empfohlen, der mittlerweile positiv beschieden wurde.

## 14.2 Burn-out-Syndrom

Der Begriff „Burn-out" hat in den letzten Jahren eine ungeheure Popularität erlangt. Man kann mit Recht von einer Modediagnose sprechen, die die Patienten bereitwillig übernehmen und die auch in Ärztekreisen heute allgegenwärtig ist, wenn es um Erschöpfung und Überforderung geht. Burn-out ist mittlerweile eine der häufigsten Ursachen für Krankschreibungen. Der Begriff impliziert, dass man vorher „gebrannt" haben muss, d. h. sich für seinen Beruf oder für andere aufgeopfert hat, gleichzeitig auch, dass man dafür eigentlich Lob und Anerkennung erwarten kann, was nur allzu oft verwehrt wurde. Dementsprechend häufig wird auch der Gutachter für die gesetzliche Rentenversicherung, die private Berufsunfähigkeitsversicherung und der MDK-Gutachter zur Frage weiterer Arbeitsunfähigkeit oder einer stationären oder ambulanten Rehabilitationsmaßnahme u. a. mit diesem Begriff konfrontiert. Nachdem Burn-out nirgends genau definiert ist, in den Klassifikationssystemen nicht oder nur am Rande auftaucht und in keinem der gängigen Lehrbücher verzeichnet ist, herrscht unter den Sachverständigen meist erhebliche Unsicherheit, wie damit umzugehen ist, zumal die Probanden von dieser diagnostischen Etikette meist völlig überzeugt sind, die ihnen in den Medien nahe gebracht und häufig von ihren behandelnden Ärzten bestätigt wird.

Historische Entwicklung

Das Verb „to burn out" d. h. ausbrennen oder durchbrennen wurde schon von Shakespeare Ende des 16. Jahrhunderts in diesem Sinne gebraucht. 1960 betitelte Graham Greene eine Erzählung mit „A Burnt-out Case", worin ein überforderter Architekt zum „Aussteiger" im afrikanischen Dschungel wurde. In den medizinischen Sprachgebrauch gelangte „Burn-out" 1974 durch den deutschstämmigen Psychoanalytiker Herbert J. Freudenberger (1926–1999), der seine eigene Überforderung und Erschöpfung mit dem Titel „Staff Burn-out" sehr detailliert beschrieb. Er schilderte recht anschaulich den seelischen Zustand, den er mit einem eben noch von pulsierendem Leben geprägten Haus verglich, welches jetzt ausgebrannt und nur noch von verkohlten Überresten von Kraft und Leben erfüllt sei. Der Terminus war griffig und einprägsam und machte seinen Siegeszug durch die ganze Welt. Freudenberger und Mitarbeiter stellten dabei wesentlich auf Stressoren der helfenden Berufe ab, wobei er von „compassion fatigue" d. h. Erschöpfung durch zu viel Mitgefühl ausging. Später wurden andere Berufe und zuletzt nahezu alle Lebensbereiche, auch pflegende Angehörige einbezogen. Neu sind diese Erkenntnisse nicht. Überforderung im beruflichen Bereich mit vorzeitigem Versagen wurde schon vor Jahrhunderten vor allem in der Belletristik beschrieben. Wiesenhütter hatte bereits 1959 über „Betriebsneurosen" publiziert und die Begriffe „hilflose Helfer" und „Midlife crisis" waren eine Zeit lang durchaus populär. Das viel zitierte Buch von Sheehy 1974 ging in diesem Zusammenhang noch von „Passages" d. h. „Übergängen" (in der deutschen Ausgabe: „In der Mitte des Lebens") aus. Ab 1974 nahm die Zahl der Bücher und Veröffentlichungen zu diesem Thema sprunghaft zu. Als Problem der Begutachtung wurde „Burn-out" bisher jedoch eher marginal wahrgenommen.

Definition

Es existiert bisher keine einheitliche oder gar international konsentierte Definition von „Burn-out". Im DSM-IV-TR wird Burn-out nicht erwähnt und in der ICD-10 taucht der Begriff nur als Restkategorie „Z 73 Probleme mit Bezug auf Schwierigkeiten bei der Lebensbewältigung inkl.: Ausgebranntsein (Burn-out-Syndrom)" neben anderen Kategorien wie Mangel an Entspannung oder Freizeit, sozialer Rollenkonflikt, Stress, unzulänglichen sozialen Fähigkeiten, Zustand der totalen Erschöpfung, „jeweils andernorts nicht klassifiziert" auf. Als eigenständiges Krankheitsbild ist Burn-out also weder definiert noch operationalisiert. Es gilt somit nicht als Krankheit, sondern als Problem der Lebensbewältigung, daher auch nicht als Behandlungsdiagnose, die eine Einweisung in ein Krankenhaus ermöglichen könnte.

Epidemiologie

Auf Grund der unscharfen bzw. fehlenden Definition fehlen eindeutige Daten. Es wird geschätzt, dass ca. 10 % der Arbeitnehmer in helfenden Berufen (z. B. Krankenschwestern, Ärzte, Altenpfleger, Sozialarbeiter, Lehrer) betroffen und 20–30 % aller Arbeitnehmer gefährdet sind.

Die Anzahl der Menschen, die sich überfordert fühlt und schon mit der Diagnose „Burn-out-Syndrom" den Arzt aufsucht, wird immer größer. Es wird heute nicht nur von einem individuellen seelischen oder psychosozialen, sondern von einem gesellschaftlichen Problem gesprochen.

> ! Burn-out bezeichnet ein subjektives Gefühl des Ausgebranntseins und der inneren Leere bei anhaltender Überforderungssituation.

### Innere und äußere Ursachen

Die Ursachen werden sowohl in einer zunehmenden äußeren Überforderung als auch in einer begrenzten innerseelischen Belastbarkeit gesehen. Es sind immer mehrere Faktoren verantwortlich zu machen. Dabei ist stets der intensive berufliche Kontakt zu anderen Menschen mit Konflikten, Stress und Frustrationen ausschlaggebend. Auch kleine an sich unbedeutende zwischenmenschliche Konflikte können, wenn sie nicht gelöst werden, langsam, aber stetig zu einer Verringerung der Lebensfreude führen und in ein Erschöpfungssyndrom ausmünden. Hohe **Arbeitsanforderungen** bei verstärkter Wettbewerbssituation, ständiger Zeitdruck, Nacht- und Schichtarbeit, wachsende Verantwortung, schlechte Kommunikation unter allen Beteiligten im Arbeitsprozess und zunehmend unpersönliches, intrigenbelastetes und bedrückendes Arbeitsklima spielen eine große Rolle. Zusätzlich sind in der **Persönlichkeit** liegende Faktoren von Bedeutung wie – zumindest anfangs – hohes Engagement und großer Ehrgeiz bei begrenzten Leistungsreserven mit der Neigung zur eigenen Überforderung, nicht zuletzt auch die häufige Ernüchterung in der harten und grauen Wirklichkeit des Berufslebens nach einem idealistischen und hoffnungsvollen beruflichen Start.

Von der allgemeinen Erschöpfung, dem subjektiven „Ausgebranntsein", werden vor allem die Fleißigen und Ehrgeizigen betroffen, diejenigen, die es allen recht machen wollen, die nicht „nein" sagen können und sich dabei verausgaben. Auch besonders leistungsbereite Menschen, die ihre Erfüllung im Beruf oder in sozialen Aufgaben finden und sich dabei außergewöhnlich engagieren, laufen Gefahr, davon betroffen zu werden. Gerade diese primär eher starken Persönlichkeiten gestehen sich die Problematik lange Zeit nicht ein und suchen erst ärztliche Hilfe, wenn ein Spätstadium erreicht ist.

Die einschlägige Literatur bezieht einen weiten **Kreis von Gefährdeten** ein, der sich von Führungskräften, Selbstständigen, in Helferberufen Tätigen bis hin zu allein erziehenden Müttern erstreckt. Frauen sind insgesamt deutlich überrepräsentiert, wobei die Doppelbelastung durch Beruf und Familie besonders bei den allein stehenden Müttern als entscheidend angesehen wird.

## 14.2.1 Beschwerdebild

Als Kernsymptome gelten eine emotionale Erschöpfung, reduzierte Leistungsfähigkeit bzw. -bereitschaft und evtl. Depersonalisation infolge Diskrepanz zwischen Erwartung und Realität als Endzustand eines Prozesses von idealistischer Begeisterung über Desillusionierung, Frustration und Apathie mit dem Gefühl, den Aufgaben nicht mehr gewachsen zu sein.

Subjektiv steht das Gefühl einer chronischen Müdigkeit, „schon beim Gedanken an die Arbeit" im Vordergrund, dazu kommen diffuse körperliche Beschwerden, auch eine vom Betroffenen wahrgenommene Infektneigung oder allgemeine Krankheitsanfälligkeit, wobei oft vorschnell von Ärzten und Patienten eine „Schwäche des Immunsystems" ohne adäquate Laborbefunde postuliert wird. Als **Frühsymptome** gelten eine verminderte Belastbarkeit, wachsende Stimmungslabilität und zunehmende Unfähigkeit, sich in angemessener Zeit zu erholen. Eine **chronische bedrückte Verstimmung** ist häufig. Schlafstörungen, ein gesellschaftliches Rückzugsverhalten, besonders eine Sinnentleerung des Lebens, das Gefühl, morgens am liebsten nicht aufstehen zu wollen, nicht mehr zur Arbeit zu gehen, „alles sich selbst zu überlassen", Verlust der Lebensfreude, Nachlassen von Libido und Interessenverlust an außerberuflichen Aktivitäten sind Symptome, die in dieser Form einer Depression entsprechen.

Es wird immer wieder auf eine gewisse gesetzmäßige Abfolge des „Burn-out-Syndroms" hingewiesen, welche aber nicht obligat ist: Im Anfang soll ein zwanghaftes Bestreben stehen, sich selbst zu beweisen, **überhöhte Anforderungen** an sich selbst mit Leistungszwang und Verkennung der eigenen Grenzen, das Gefühl alles selbst machen zu müssen, ohne etwas zu delegieren, um sich und der Umgebung zu beweisen, dass man unentbehrlich ist, dann Überarbeitung, Rückzugsverhalten und innere Leere. Später soll die **Vernachlässigung eigener Bedürfnisse** hinzukommen, nicht selten dann auch vermehrter Alkohol-, Kaffee- und Nikotinkonsum, auch Einnahme von Schlaf- und Beruhigungsmitteln, um den Alltagsstress durchhalten zu können. Im weiteren Verlauf wird dann oft eine zunehmende **Einengung auf bestimmte berufliche Bereiche** beobachtet, unter Vernachlässigung normaler zwischenmenschlicher Beziehungen. Partnerschaftliche Probleme mit vermehrter Reizbarkeit, mangelnder Frustrationstoleranz und leichter Kränkbarkeit werden jetzt zunehmend offenbar. Subjektiv wird dies als enttäuschend und kränkend empfunden, die eigentliche zugrunde liegende Situation nicht erkannt oder verdrängt. Es resultiert ein verstärktes Rückzugsverhalten. Allmählich treten dann **körperliche Probleme** in Erscheinung, wie Kopf- und Rückenschmerzen, auch Magen-Darm- und Herzbeschwerden, die wiederum als zusätzliche Bedrohung angsterfüllt erlebt werden. Versagens- und Minderwertigkeitsgefühle mit der Vorstellung, das Leben nicht gemeistert zu haben, können hinzutreten, auch zunehmend Depressionen. Schließlich bleibt nur noch die innere Leere, das tatsächliche Ausgebranntsein, die geistige, körperliche und emotionale Erschöpfung, was letztlich als „burn out" bezeichnet wird.

Überblickt man die beschriebene Symptomatik so drängen sich förmlich die Parallelen zu einer Depression auf. Im Grunde sind die geklagten Beschwerden identisch mit der Symptomenliste eines depressiven Syndroms.

An Diagnoseinstrumenten liegt das Maslach Burnout Inventory (MBI) mit 25 Items vor, auch das Copenhagen Burnout Inventory, letztlich Selbstbeurteilungsinstrumente, die naturgemäß in der Begutachtungssituation nicht unbedingt hilfreich sind.

Die **Symptomatik** ist vielfältig und im Einzelfall oft wenig aussagekräftig. Im Vordergrund stehen
- Schlafstörungen,
- dauernde Müdigkeit,
- gesellschaftliches Rückzugsverhalten,
- Sinnentleerung des Lebens,
- das Gefühl, morgens am liebsten nicht aufstehen zu wollen, nicht mehr zur Arbeit zu gehen, „alles sich selbst zu überlassen",
- Verlust der Lebensfreude,
- Nachlassen von Libido und
- Verlust des Interesses an außerberuflichen Aktivitäten,
- verminderte Belastbarkeit.

Letztlich sind dies alles Symptome, die einer Depression entsprechen.

Ätiologische Überlegungen

Es existieren verschiedene psychologische Theorien zum Burn-out-Syndrom. Am meisten verbreitet ist das Konzept des Ungleichgewichts von Anforderung und persönlichen Ressourcen (effort-reward imbalance model) von Siegrist, auch das Konzept der „erlernten Hilflosigkeit" wird damit in Zusammenhang gebracht. Die Stressforschung hat dazu wichtige Beiträge geliefert. Breit diskutiert wird, inwieweit Burn-out die frühere „Neurasthenie" abgelöst hat, die als Reaktion auf die zunehmende Industrialisierung und vermehrte, vor allem veränderte Arbeitsbelastung vor 100 Jahren ähnlich populär war. Geht man von der Symptomatik und der Krankheitsentwicklung aus, so überzeugt immer noch am meisten die Einschätzung als eine Form der „Erschöpfungsdepression", wobei dieser Terminus der klassifikatorischen Neuordnung zum Opfer gefallen ist, was nicht bedeutet, dass ein solches Krankheitsbild nicht mehr existiert.

### 14.2.2 Präventions- und Copingstrategien

Präventions- und Copingstrategien können hier nur am Rande erwähnt werden. Vorrangig ist zunächst, sich die Situation im Sinne einer Bestandsaufnahme überhaupt erst klar zu machen und zu einer adäquaten Selbsteinschätzung zu kommen, um in einem zweiten Schritt zu überlegen, welche Möglichkeiten für eine Änderung der überfordernden Faktoren bestehen. Ein oft schmerzliches Eingeständnis eigener begrenzter Ressourcen ist manchmal unumgänglich.

Ein angemessenes Mittelmaß zwischen Stress und Entspannung ist im menschlichen Leben von entscheidender Bedeutung. Anhaltender Zeitdruck, hohe Verantwortung, Unsicherheit in den beruflichen Vorgaben, Arbeitsüberlastung und Autoritätskonflikte sind im Berufsleben oft Anlass zu einer dauernden subjektiven Überforderung, ebenso auch zwischenmenschliche Konflikte, wie sie mit dem Begriff des „Mobbing" umschrieben werden.

Die **Prävention** muss daher an diesen Punkten ansetzen. Strategien zur Krankheitsbewältigung umfassen neben der Bewusstmachung und Bearbeitung dieser Faktoren Maßnahmen der Stressbewältigung. Dazu gehören geeignete Freizeitaktivitäten sportlicher Prägung wie Fahrradfahren, Schwimmen, Laufen oder Gymnastik und das Erlernen von Entspannungstechniken wie autogenes Training, progressive Muskelrelaxation nach Jacobson, Yoga oder Biofeedback. Für ausreichenden Schlaf muss gesorgt werden. Hobbys und das Pflegen von Freundschaften sind entscheidende Hilfen bei der Bewältigung eines Überforderungssyndroms. Gesunde Ernährung und die Vermeidung von Genussgiften sollten selbstverständlich sein. Die alten Empfehlungen für eine gesunde Lebensführung, wie sie schon vor Jahrhunderten immer wieder formuliert wurden, haben hier immer noch ihre Gültigkeit.

Die medikamentöse Behandlung hat hier nur marginale Bedeutung und sollte sich allenfalls zu Beginn auf niedrig dosierte Antidepressiva der neueren Generation erstrecken. Oft genügen pflanzliche Mittel wie Johanniskrautpräparate. Tranquilizer und Schlafmittel sollten strikt vermieden werden. Die Therapie liegt entscheidend im psychagogisch-psychotherapeutischen Bereich.

### 14.2.3 Gutachtliche Beurteilung

Der Gutachter steht hier vor der schwierigen Situation, einen Endzustand nach einer subjektiven oder auch tatsächlichen langdauernden Überforderungssituation beurteilen zu sollen. Eine organische Erkrankung muss stets sicher ausgeschlossen werden. Grundsätzlich gelten die Kriterien der Begutachtung nach dem bio-psycho-sozialen Krankheitsmodell, wobei der Gutachter stets auf den Einzelfall eingehen und versuchen muss, sich mosaiksteinartig ein Bild von der tatsächlich bestehenden Leistungsminderung in allen – nicht nur den beruflichen, sondern auch den privaten Lebensbereichen – zu machen. Die Resultate testpsychologischer Diagnostik können hilfreich als Ergänzung des klinischen Befundes sein, sie sind jedoch keinesfalls unkritisch zur „Objektivierung" von Beschwerden einzusetzen, da sie maßgeblich an die Motivation und Leistungsbereitschaft der Probanden gebunden sind, die in der Begutachtung nicht als Selbstverständlichkeit vorausgesetzt werden kann. Sie sollten daher grundsätzlich mit Beschwerdenvalidierungstests verknüpft werden, die allerdings auch nur einen Mosaikstein im Kontext der Gesamtbewertung darstellen. Die vielgestaltige Ausprägung dieses Symptomenkomplexes lässt naturgemäß auch eine durchaus differente Wertigkeit bei Begutachtungsproblemen erwarten.

### Arbeitsunfähigkeit

Bei einer tatsächlich ausgeprägten Erschöpfungssituation ist wohl die Annahme von **Arbeitsunfähigkeit** gerechtfertigt. Es muss aber sehr genau erwogen werden, ob Möglichkeiten bestehen, an der Situation etwas zu ändern. Dem behandelnden Arzt obliegt es, mit seinem Patienten gemeinsam zu überlegen, inwieweit eine Überforderungssituation durch geeignete Maßnahmen verhindert werden kann, auch unter Einschaltung anderer Institutionen wie Betriebsarzt, Vorgesetzte oder Betriebsrat. Die einfache Attestierung von Arbeitsunfähigkeit kann nur eine kurzfristige Hilfe im Sinne der Krisenintervention darstellen. Es sollte aber auch sehr genau abgewogen werden, ob hier nicht eine medikamentös behandlungsbedürftige und auch behandelbare Depression als eigenständiges Krankheitsbild vorliegt, bevor man sich zu voreilig mit der modernen Diagnose „Burn-out" begnügt.

### Gesetzliche Rentenversicherung

Eine lang anhaltende Überforderung am Arbeitsplatz mit der Folge einer manifesten Erschöpfung depressiver Prägung kann sehr wohl die Annahme eines zeitlich **eingeschränkten Leistungsvermögens** rechtfertigen, allerdings muss dies hinreichend nachvollziehbar sein. Die plakative Diagnose „Burn-out-Syndrom" allein kann nicht als Begründung einer vorzeitigen Berentung dienen, wobei ja auch sonst nicht die Diagnose eines Krankheitsbildes relevant ist, sondern die tatsächliche Funktionseinschränkung. Auch hier gilt es, die sehr enge Beziehung, wenn nicht die Identität mit einem depressiven Syndrom zu bedenken. Die Begutachtung im Rentenverfahren wird sich am zweckmäßigsten an den Kriterien für die Beurteilung einer krankheitswertigen Depression orientieren. Die Dauer und Ausprägung der Symptomatik, die Auswirkungen auf das Alltagsleben, die bisher durchgeführten Therapiemaßnahmen und fehlende Einflussmöglichkeiten auf eine Änderung der beruflichen Situation werden die gutachtliche Stellungnahme bestimmen. Eine allgemein verbindliche Empfehlung kann nicht gegeben werden. Die individuelle Einschätzung, die auch die biografische Anamnese, die Persönlichkeitsstruktur und die ganze Lebenssituation berücksichtigt, steht hier im Vordergrund. Schließlich gilt hier ganz besonders der Grundsatz „Rehabilitation vor Rente", sodass gerade eine stationäre medizinische Rehabilitationsmaßnahme unbedingt vor der Empfehlung einer vorzeitigen Berentung stehen sollte.
Private Berufsunfähigkeits(zusatz)versicherung
Hier kommt dem letzten tatsächlich ausgeübten Tätigkeitsbereich die entscheidende Rolle zu. Bei schwer ausgeprägter Symptomatik und lang dauerndem Beschwerdebild wird man eine graduelle Berufsunfähigkeit annehmen müssen. Eine adäquate Behandlung, entsprechende Rehabilitationsmaßnahmen und die Zumutbarkeit einer Änderung des Arbeits- und Lebensstils – gerade bei Führungskräften und bei Selbstständigen – oder der Wechsel des Arbeitsplatzes müssen im Einzelfall ausgelotet werden.

> **Kasuistik**
> Die 63-jährige, halbtags tätige Telefonistin und Bürokraft suchte psychiatrische Hilfe, da sie sich ausgebrannt und „körperlich und geistig total fertig" fühlte. Seit drei Jahren werde sie durch eine Kollegin „gemobbt", die ihr vielfältige Schwierigkeiten bereite, Briefe vertausche und Informationen vorenthalte, um sie vor den Vorgesetzten zu blamieren, sie links liegen lasse, „wie Luft behandle" und Gerüchte über sie ausstreue. Mehrere Rügen durch ihre Chefs seien die Folge gewesen.
> Sie habe verzweifelt versucht, sich dagegen zu wehren. Ein Teil der Vorgesetzten stünde auf der Seite der Kollegin, ein Teil verhalte sich neutral. In Gesprächen seien ihre Klagen als „falsche Verdächtigungen und Einbildungen" gewertet worden. Private Probleme seien hinzugekommen. Sie wolle krankgeschrieben werden und Rentenantrag stellen, da sie sich überfordert fühle: „Ich habe Burn-out durch Mobbing". In Anbetracht des Lebensalters wurde dies als nachvollziehbar angesehen.
> Drei Wochen später erschien sie wieder in der Praxis und gab an, sie müsse noch bis zum 65. Lebensjahr arbeiten, da ihr anrechnungsfähige Zeiten zur Rente fehlten. Sie suchte dann erneut ein offenes Gespräch mit der besagten Kollegin, wodurch sich manche Missverständnisse ausräumen ließen und offenbar auch eigenes Fehlverhalten zur Sprache kam. Unter supportiver ärztlicher Gesprächstherapie und einem niedrig dosierten Antidepressivum wurde die Patientin wieder selbstbewusster, stellte sich den Alltagsbelastungen und konnte mittlerweile seit über einem Jahr ihre Tätigkeit am bisherigen Arbeitsplatz fortsetzen. Eine Krankschreibung war nicht mehr erforderlich, ein vorzeitiger Rentenantrag wurde nicht gestellt.

! Überblickt man den heutigen Stand der Meinungsbildung zu diesem Problem so ist Kaschka et al. zuzustimmen, dass der Begriff „Burn-out" auf Grund der fehlenden Validität derzeit möglichst nicht als Diagnose und Grundlage für sozialrechtliche Entscheidungen herangezogen werden sollte. Als sinnvolle Alternative ist von einer „Erschöpfungsdepression" auszugehen.

# Literatur

Arentewicz G, Fleissner A (2003): Arbeitsplatzkonflikte. Peter Lang, Europäischer Verlag der Wissenschaften.
Bämayr A (2001): Mobbing – Hilflose Helfer in Diagnostik und Therapie. Dt. Ärztebl. 98; A-1.811–1.813
Bundesanstalt für Arbeitsschutz und Arbeitsmedizin (2003, Hrsg.): Wenn aus Kollegen Feinde werden – Ratgeber zum Umgang mit Mobbing. Dortmund.
Burisch M (2010): Das Burnout-Syndrom. 4. Aufl. Springer, Berlin
Freudenberger HJ (1974): Staff burn-out. Journal of Social Issues 30: 159–165
Hausotter W (2012): Burnout-Syndrom als Begutachtungsproblem. Med Sach 108: 196–199
Kaschka WP, Korczak D, Broich K (2011): Modediagnose Burn-out. Dt. Ärztebl. 108: 781–787
Kratz HJ (2000): Mobbing. Erkennen, Ansprechen, Vorbeugen. 2. Aufl. Überreuter, Wien.
Leymann H (1990): Mobbing and psychological terror at Workplaces. Violence and Victims 5: 119–123.
Leymann H (1993): Mobbing. Psychoterror am Arbeitsplatz und wie man sich dagegen wehren kann. Rowohlt, Reinbek
Margraf J, Müller-Spahn FJ (Hrsg.) (2009): Pschyrembel: Psychiatrie, Klinische Psychologie, Psychotherapie. De Gruyter, Berlin
Maslach C, Jackson SE, Leiter MP (1996): Maslach Burnout Inventory Manual. 3. ed. Consulting Psychologists Press, Palo Alto
Meschkutat B, Stackelbeck M, Langenhoff G (2002): Der Mobbing-Report – Repräsentativstudie für die Bundesrepublik Deutschland. Forschungsbericht 951 der Schriftenreihe der Bundesanstalt für Arbeitsschutz und Arbeitsmedizin. Wirtschaftsverlag, Bremerhaven.
Nelting M (2010): Burnout. Goldmann, München

Peters UH (2001): Mobbing – Bedeutung für die private Personenversicherung. Versicherungsmedizin 53: 73–80.
Sheehy G (1974): Passages – Predictable Crises of Adult Life. New York (deutsche Ausgabe 1976: In der Mitte des Lebens. Kindler, München)
Siegrist J (1996): Adverse health effects of high-effort/low-reward conditions. Journ Occ Health Psych 1: 27–43
Wickler P (2004): Mobbing als Noxe. Med Sach 100: 64–69.
Wiesenhütter E (1959): Betriebsneurosen. In: Frankl VE, von Gebsattel VE, Schultz JH (Hrsg.): Handbuch der Neurosenlehre und Psychotherapie. Bd. II. Urban & Schwarzenberg, München

# 15 Personen anderer Kulturkreise mit Migrationshintergrund

**15.1 Kulturpsychologische Grundlagen** 238
   15.1.1 Türken 238
      *Dörfliche Herkunft* 239
      *Großstädtische Herkunft* 239
      *Türkische Frauen* 239
      *Zuwanderergenerationen* 240
      *Rechtsstellung von türkischen Arbeitnehmern und ihren Familienangehörigen* 240
   15.1.2 Migranten anderer Länder 240
**15.2 Probleme bei der Begutachtung** 241
   15.2.1 Sprachprobleme 241
      *Dolmetscher* 242
      *Ausdrucksweise* 243
   15.2.2 Aspekte der Krankheitsentstehung 243
      *Probleme der Integration* 243
      *Somatisierung* 244
      *Körperliche Erkrankungen* 245
      *Migration als Lebenseinschnitt* 245
   15.2.3 Lebensgeschichtliche Probleme 246
      *Überforderung durch die Migration* 246
   15.2.4 Akzeptanzprobleme funktioneller Störungen 247
      *Kulturtypische Beschwerdedarstellung und Behandlung* 247
      *Schmerzen stehen im Vordergrund* 247
**15.3 Gutachtliche Konsequenzen** 248
      *Gefahr von Fehldiagnosen* 248
      *Hoher Stellenwert der Anamnese* 248
      *Kommunikationsprobleme* 249
      *Krankheitskonzept der Migranten* 249
      *Im Spannungsfeld zwischen verschiedenen Kulturen* 249
   15.3.1 Praktische gutachtliche Beurteilung 250
      *Umstände und Auswirkungen der Migration* 250
      *Schwierigkeit des objektiven Krankheitsnachweises* 250

Deutschland zählte am 1.1.2008 etwa 82 Millionen Einwohner, davon offiziell mehr als 7 Millionen Ausländer und davon wiederum 1,7 Millionen Türken und etwa 1,2 Millionen Menschen aus dem ehemaligen Jugoslawien. Dazu kommt eine große Zahl von eingebürgerten Ausländern. Für die Jahre 1997 bis 1999 vor der Reform des Staatsbürgerrechts betrug der Jahresdurchschnitt 110.990 Einbürgerungen. Im Verlauf des Jahres 2000 wurden 186.688, 2001 178.098 und 2002 154.547 Ausländer in Deutschland eingebürgert. Etwa 3 Millionen Menschen sind Spätaussiedler aus Russland.

In Deutschland leben etwa 4 Millionen Muslime. Etwa 20 % unserer Bevölkerung sind Menschen mit Migrationshintergrund. (1950 waren es noch 1 %).
(Quelle: Statistisches Bundesamt).

Ging man 1961 ursprünglich vom Konzept der „Gastarbeiter" aus, die von der Industrie angeworben wurden, so handelt es sich mittlerweile tatsächlich längst um Einwanderer oder Migranten, von denen mehr als 50 % – samt ihrer Familien – bereits über 10 Jahre in Deutschland leben. Der bekannte Satz: „Wir haben Arbeitskräfte gerufen und gekommen sind Menschen" zeigt bereits die Problematik und auch die Hilflosigkeit unserer Gesellschaft.

Der Sozialforscher Miegel (2002) vertritt die Ansicht, dass es für den Zustrom von „Gastarbeitern" keine bevölkerungspolitische Notwendigkeit gegeben habe, sondern der Rückgang der Erwerbsbeteiligung deutscher Erwerbsfähiger durch Abbau der individuellen Arbeitszeit, kürzere Wochenarbeitszeiten, längere Urlaube, früheren Ruhestand und Rückzug der Frauen aus der Erwerbstätigkeit ausschlaggebend waren.

> **!** Der Begriff des „Migranten" umfasst nach der Definition der Vereinten Nationen alle Personen, die ihren angestammten Wohnsitz über längere Zeit in andere Länder verlegen. Flucht gilt als Sonderfall.

Nicht nur eine große Zahl von Arbeitsmigranten aus südeuropäischen Ländern ist hier ansässig, sondern auch rund drei Millionen Spätaussiedler bzw. deutschstämmige Umsiedler aus Russland, ebenso wie Bürgerkriegsflüchtlinge und Asylanten aus aller Welt, die seit einigen Jahren zusätzlich in unser Land kommen.

Die medizinische Versorgung der in Deutschland lebenden Migranten ist auch im psychiatrischen Bereich längst Bestandteil des klinischen Alltags geworden.

Diese Personen, die in anderen Kulturkreisen aufgewachsen sind und dort ihre Sozialisation erfahren haben, bereiten **aus verschiedenen Gründen besondere Probleme** bei der Begutachtung. Sozialmedizinische Fragestellungen ergeben sich in vielfältiger Weise. Sie stellen den Gutachter vor eine Vielzahl von Herausforderungen, um dem zu beurteilenden Probanden gerecht zu werden. Es gilt auch hier die grundsätzliche Forderung nach Gleichbehandlung in jeder Hinsicht neben der Notwendigkeit, individuelle Gegebenheiten adäquat zu berücksichtigen.

Es kann nicht Aufgabe des Systems der sozialen Sicherung sein, Sozialkonflikte oder soziokulturelle Besonderheiten zu entschädigen. Grundsätzlich müssen die Kriterien Anwendung finden, nach denen die Gemeinschaft *aller* Versicherten zu beurteilen ist. Dies schließt allerdings auch ein, dass den Besonderheiten des Einzelnen Rechnung zu tragen ist. Eine einseitige Haltung mit Nachgiebigkeit in die eine oder andere Richtung muss unbedingt vermieden werden. Die sozialmedizinische und besonders die sozialpsychiatrische Begutachtung ist ohne die Berücksichtigung und kritisch-abwägende Wertung transkultureller und ethnomedizinischer Hintergründe nicht ausreichend.

## 15.1 Kulturpsychologische Grundlagen

### 15.1.1 Türken

Den Großteil der zu begutachtenden Personen anderer Kulturkreise stellen die Türken. Es handelt sich dabei um Menschen durchaus heterogener Herkunft.

Als Faustregel gilt, dass davon 30 % Analphabeten, 60 % Absolventen einer 5-klassigen Volksschule und 10 % einer höheren Schule sind (Hackhausen 2003).

### Dörfliche Herkunft

Ein Teil stammt aus dörflichen Verhältnissen in Anatolien und hat sehr konservative Wertvorstellungen, die sich bei den Frauen auch in der traditionellen Kleidung ausdrücken. Diese Menschen haben **kaum Schulbildung**: im günstigsten Fall einen fünfjährigen Volksschulbesuch, nur gelegentlich den dreijährigen Besuch einer Mittelschule und nur selten eine Berufsausbildung, da in der Türkei eine generelle Lehrstellenausbildung wie in Deutschland nicht existiert. Die Männer lernten z. T. Lesen und Schreiben während ihrer zweijährigen Militärzeit.

Diese Gruppe hat auch die **größten Sprachprobleme** und dadurch die ausgeprägtesten Schwierigkeiten mit der sozialen Integration, die zudem nicht immer angestrebt wird. Beruflich steht eine begrenzte Zahl von Arbeitsplätzen zur Verfügung, meist solche einfachster und sozial niedrigster Art mit kurzer Anlernzeit und auch meist mit der geringsten Bindung an die Firma. Nicht wenige dieser Migranten sind Analphabeten. Als beispielhaft gelten der Müllwerker und der Hof- und Reinigungsarbeiter. Letztlich war diese Personengruppe von Anfang an nur in der Lage, die niedrigsten **Hilfsarbeiten** zu bewältigen. Tätigkeiten als Facharbeiter mit differenzierten Anforderungen an technisches Geschick, Ausbildung und immer mehr auch an die Fähigkeit, mit Computern umzugehen, standen diesem Personenkreis nicht offen. Arbeitsplätze dieser einfachsten Art werden aber heute mit zunehmender Technisierung der Arbeitswelt immer seltener.

### Großstädtische Herkunft

Ganz anders sind die mehr städtisch geprägten Immigranten aus den türkischen Großstädten. Sie sind eher **westlich orientiert,** was sich bei den Frauen in der überwiegend modischen Kleidung augenfällig manifestiert. Sie sprechen meist sehr bald und **gut Deutsch** und haben die geringsten Probleme mit der beruflichen und sozialen Integration.

Sie bringen häufiger eine **adäquate schulische und berufliche Vorbildung** mit und sind beruflich flexibel und vielseitig einsatzfähig. Nicht wenige ehemalige türkische Lehrer und Büroangestellte arbeiten der besseren Verdienstmöglichkeiten wegen in Deutschland in den Fabriken. Eine ganze Reihe dynamischer und anpassungsfähiger Türken gründeten eigene Geschäfte und sind als Selbstständige beruflich erfolgreich. Die unterschiedlichen Grundvoraussetzungen bei der Begutachtung liegen auf der Hand.

### Türkische Frauen

Ein besonderes Problem stellen türkische Frauen dar. Für sie gilt grundsätzlich die gleiche Problematik wie für die Männer. Allerdings haben die Frauen **kaum eine berufliche Vorbildung** und nicht selten eine **geringere schulische Ausbildung.** Das Lebenskonzept ist auch bei den Großstädterinnen traditionell primär auf die Familie ausgerichtet. Die Arbeit in der Fabrik wird eher notgedrungen durchgeführt.

Eine **enorme soziale Erwartungshaltung** bringt einen erheblichen und ungewohnten Leistungsdruck gerade für die Frauen mit sich. Die Verlockungen der Konsumgesellschaft, das Bestreben, mithalten zu wollen, die Erwartung und auch Verpflichtung einer finanziellen Unterstützung der zu Hause gebliebenen Mitglieder der Großfamilie, auch der Wunsch nach deren Anerkennung führt dazu, dass die Frau mitarbeiten muss, was nicht der traditionellen Rollenverteilung im Herkunftsland entspricht.

Auch die gesetzlichen Vorgaben der Berentung erst im Alter von über 60 Jahren stehen mit ihren Vorstellungen und den Gepflogenheiten in ihrer Heimat nicht in Einklang. Dazu kommt, dass – im Vergleich zu Frauen westlicher Industriestaaten – der **Kinderwunsch** bei Türkinnen wesentlich stärker ausgeprägt ist, wodurch die Doppelbelastung der gleichzeitig berufstätigen Mütter weiter steigt. Dieser soziale Druck führt besonders bei den Frauen nicht selten zu vorzeitigen Versagenszuständen.

## Zuwanderergenerationen

Unterschiedlich sind auch die Probleme der einzelnen Generationen der Zuwanderer.

Die **erste Einwanderergeneration** hatte zunächst Probleme mit der Sprache des aufnehmenden Landes, dann auch Schwierigkeiten, die kulturellen, sozialen und rechtlichen Normen der neuen Umgebung zu durchschauen und zu akzeptieren. Anfangs standen noch Überlegungen im Vordergrund, nach einiger Zeit, wenn man genug Geld verdient hatte, in das Heimatland zurückzukehren. Zunehmende Anpassung an das gewählte Einwanderungsland und gleichzeitige Entfremdung von der Heimat, vor allem auch bessere Verdienstmöglichkeiten und zunehmender Wohlstand, ließen dann die Rückkehr in die Heimat nicht mehr erstrebenswert erscheinen.

Die **zweite Generation** war dann mehr der Spannung zwischen den kulturellen und traditionellen Normen des Herkunftslandes – verkörpert durch die Eltern – und dem Anpassungsdruck zur Assimilation – in der Schule und am Arbeitsplatz – ausgesetzt. Identitätsprobleme und Verhaltensstörungen, besonders in der Pubertät, sind auch heute noch häufig und erfordern nicht selten medizinische Hilfe im weitesten Sinne.

Die **dritte Generation,** die schon hier geboren ist, erscheint dem Herkunftsland und seinen soziokulturellen Normen meist ganz entfremdet (in der Türkei als „Deutschländer" bezeichnet), steht oft im Konflikt mit den Eltern, wird aber nicht selten auch im Einwanderungsland noch nicht voll akzeptiert, was sich in eher subtilen Zurücksetzungen äußern kann. Die unterschiedliche Akzeptanz durch die Gesellschaft wird für das gelegentliche „Macho-Gehabe" und die z. T. daraus resultierende Delinquenz verantwortlich gemacht.

## Rechtsstellung von türkischen Arbeitnehmern und ihren Familienangehörigen

Die europäische Gemeinschaft hat bereits 1963 mit der Türkei ein Assoziationsabkommen geschlossen, wonach aufgrund des zur Ausführung dieses Vertrages 1980 verabschiedeten Assoziationsratsbeschlusses Nr. 1/80 und der einschlägigen Rechtsprechung des Europäischen Gerichtshofes türkische Arbeitsnehmer und ihre Familienangehörigen, die sich rechtmäßig in der Bundesrepublik aufhalten, einen im Vergleich zu sonstigen Angehörigen von Drittstaaten günstigeren aufenthalts- und arbeitsgenehmigungsrechtlichen Status genießen. Nach einer Beschäftigungszeit von vier Jahren ist ihre Rechtsstellung an die von EU-Bürgern angenähert. Die Entscheidung über die erstmalige Einreise und Aufenthaltsnahme wird jedoch nach wie vor nach dem Ausländergesetz bestimmt (Hackhausen 2003).

### 15.1.2 Migranten anderer Länder

Die zweite große Gruppe von Einwanderern, die **aus dem ehemaligen Jugoslawien** stammt, hat durchaus vergleichbare Probleme, obgleich hier die von jeher engere Bindung an den Westen manches vereinfacht. Die einfachen Landbewohner aus den Dörfern haben die gleichen Schwierigkeiten wie die Türken, sich zu integrieren. Sprachgewandten und flexiblen Städtern aus Belgrad oder Sarajewo bereitet die Anpassung vergleichsweise weniger Probleme. Die Bürgerkriegsflüchtlinge haben zusätzliche nachvollziehbare Konflikte, die sich aus der unmittelbaren Kriegserfahrung und dem Verlust von Familienangehörigen und nicht zuletzt ihres Eigentums ergeben. Die ethnischen Ressentiments werden häufig auch in der neuen Umgebung beibehalten. Darauf begründbare psychoreaktive Störungen sind im Alltag von erheblicher Bedeutung.

Die etwa 3 Millionen deutschstämmigen **Spätaussiedler aus Russland** waren in Kasachstan oder in Sibirien oft als „Deutsche" oder „Faschisten" Angehörige einer ungeliebten Minderheit und damit häufig benachteiligt. In Deutschland ist ihr Status als „Russen" ähnlich problematisch. Dazu kommt, dass die Kinder der Spätaussiedler nicht selten jeden Kontakt zur deutschen Kultur verloren haben, sich auch jetzt noch ausdrücklich als „Russen" fühlen und der deutschen Sprache nicht mächtig sind. Sie sind zudem sehr oft nicht freiwillig nach Deutschland gekommen, sondern auf Druck ihrer Eltern. Sie haben ihre frühe Sozialisation in Russland erfahren und empfinden die unerwünschte Auswanderung als erzwungen. Die Schwierigkeiten der beruflichen und sozialen Eingliederung allein aufgrund der mangelnden Sprachkenntnisse und der allgemeinen Arbeitslosigkeit liegen auf der Hand. Andererseits verfügen diese Einwanderer fast stets über eine abgeschlossene Berufsausbildung, die allerdings, gerade bei anspruchsvolleren Berufen, wie als Lehrer bei uns nicht anerkannt wird und dadurch individuell zu Kränkungen und Zurücksetzungen führt, was wiederum den Nährboden für somatoforme Störungen darstellt.

**Asylanten aus anderen Staaten** der Welt haben weitere Probleme durch das sich oft lang hinziehende Anerkennungsverfahren und die z. T. noch größeren kulturellen Unterschiede, obgleich immer wieder erstaunliche Leistungen der sozialen Anpassung von Vietnamesen oder Iranern zu beobachten sind. Der Persönlichkeit, der intellektuellen Begabung, der Bereitschaft zur Integration und der Flexibilität kommt hier die entscheidende Bedeutung zu.

> ! Bei Personen anderer Kulturkreise handelt es sich um Menschen sehr heterogener Herkunft mit ganz unterschiedlichen Biografien, die es stets im Einzelfall zu würdigen gilt. Schulische und berufliche Vorbildung, Flexibilität und Anpassungsfähigkeit stellen entscheidende Faktoren für eine geglückte und erfolgreiche Integration oder – in ungünstigen Fällen – für eine psychosomatische Erkrankung dar.

## 15.2 Probleme bei der Begutachtung

### 15.2.1 Sprachprobleme

Sprachliche Verständigungsschwierigkeiten der Arbeitsmigranten der ersten Generation stehen in der Begutachtungssituation gelegentlich im Vordergrund, sind aber keinesfalls das alleinige Problem. Viele der ausländischen Mitbürger haben sich im Laufe der Jahre einen Wortschatz angeeignet, der ausreicht, um die wichtigsten Informationen am Arbeitsplatz zu verstehen und im Supermarkt einkaufen zu gehen. Im privaten Bereich verkehren die meisten unter Landsleuten, sodass sie oft weder Gelegenheit haben noch Möglichkeiten suchen, ihre Sprachkenntnisse zu vervollkommnen.

Die **Kommunikation mit dem Arzt** ist entsprechend erschwert. Fällt es vielen Menschen mit deutscher Muttersprache schon schwer, manche körperliche Missempfindungen sprachlich auszudrücken, so ist dies bei diesem Personenkreis erst recht ein Problem. Wie soll ein primär nicht deutschsprachiger Proband ausdrücken, was für eine Gefühlsstörung vorliegt, wenn er nach „taub, pelzig, kribbelig, eingeschlafen" oder ähnlichen Phänomenen gefragt wird? Wie kann er ein

Gefühl des Schwindels ausdrücken, welches schon im Deutschen schwer zu definieren ist und als „Schwankschwindel, Drehschwindel, Liftgefühl, Taumeligkeit, allgemeine Raumunsicherheit" und anderen Begriffen beschrieben werden kann? Daran scheitern schon viele weniger sprachgewandte Deutsche.

Nach der Rechtsprechung des Bundessozialgerichts darf die mangelnde Sprachkompetenz aus Gründen der Gleichbehandlung bei der Begutachtung nicht berücksichtigt werden, weil deutschsprachige Probanden sonst benachteiligt würden.

## Dolmetscher

Gemäß SGB IX ist bei Unkenntnis der Sprache eines ausländischen Probanden die Hinzuziehung eines Dolmetschers erforderlich. Obligat ist dies jedoch nur bei völliger Sprachunkenntnis, was im gutachtlichen Alltag eher selten vorkommt.

Dieser oft gemachte Vorschlag, einen Dolmetscher einzuschalten, hat auch seine Tücken. Der professionelle Dolmetscher fühlt sich – nach meiner eigenen Erfahrung – dem Probanden häufig himmelhoch überlegen, kommt oft auch aus einer anderen Gesellschaftsschicht und lässt seinen Klienten dies durchaus spüren. Er fühlt sich nicht selten bemüßigt, das Gespräch an sich zu ziehen und viele Fragen zusammenfassend nach eigenem Gutdünken zu beantworten, was natürlich nicht förderlich ist, dem Gutachter ein klares Bild über die Vorgeschichte zu ermöglichen. Man hat oft den Eindruck, dass der Dolmetscher versucht, dem Gespräch eine Wendung nach eigenen Vorstellungen zu geben. Nach Hackhausen (2003) sollte, wenn möglich, die Einschaltung eines Dolmetschers vermieden werden, da er häufig seine eigene Interpretation und nicht die tatsächlichen Äußerungen des Probanden dem Untersucher mitteilt.

Die Anwesenheit einer dritten Person ist in der Gutachtensituation ohnehin ausgesprochen ungünstig, da dadurch die notwendige persönliche Beziehung und das erforderliche Mindestmaß an Vertrauen, welches für die Begutachtung erforderlich ist, empfindlich gestört wird. Der Proband hat auch – abgesehen von einem Dolmetscher – kein Anrecht auf die Anwesenheit einer weiteren Person bei der Begutachtung.

Dazu kommt das Problem, dass gerade im klein- und mittelstädtischen Bereich nur wenige qualifizierte Dolmetscher zur Verfügung stehen. Die Kostenübernahme des Auftraggebers für einen Dolmetscher ist nur selten gesichert. Die Forderung, bei jeder Begutachtung, ja sogar bei jedem Arztbesuch einen Dolmetscher zur Verfügung zu haben, ist eine Utopie. Dazu kommt, dass ein solcher natürlich auch im Rahmen der körperlichen Untersuchung anwesend sein müsste. Selbst einfache Anweisungen, etwa das rechte oder linke Bein zu heben, bereiten oft sprachliche Probleme, erst recht differenziertere Aufforderungen im Rahmen der neurologischen und psychiatrischen Untersuchung. Vielen türkischen Frauen ist überdies, noch dazu halb ausgezogen, die Anwesenheit eines fremden Mannes als Dolmetscher sichtlich peinlich. Auch aus diesem Grunde ist ein Dolmetscher problematisch.

In der ärztlichen Praxis stehen oft die eine deutsche Schule besuchenden Kinder als Dolmetscher zu Verfügung. Sie werden meist mitgebracht und bei der Untersuchung akzeptiert, ihre sprachlichen Ausdrucksmöglichkeiten sind aber begrenzt. Erwachsene Kinder lassen häufig ganz offenkundig eine einseitige **Parteinahme** für den betroffenen Elternteil erkennen und geben so der Begutachtung eine eigene Wendung.

Eine Patentlösung dieses Problems existiert nicht. Aus persönlicher Erfahrung hat es sich am besten bewährt, den Probanden zunächst – auch wenn es sprachliche Verständigungsschwierigkeiten gibt – alleine zu explorieren und zu untersuchen und danach unklar gebliebene Fragen aus der Anamnese unter Hinzuziehung der oft begleitenden Familienangehörigen zu ergänzen. Der Idealfall wäre ein Dolmetscher gleichgeschlechtlich wie der Proband, aus der gleichen Region stammend, eine Vor- und Nachbesprechung mit dem Dolmetscher, eine Wort-für-Wort-Übersetzung und kulturspezifische Erläuterungen für den Gutachter.

Zimmermann fordert statt eines Dolmetschers einen „Sprachmittler", der in der Lage sein muss, die medizinisch-wissenschaftliche Sprache des Arztes auf die Verständnisebene des Patienten zu transponieren und – umgekehrt – die von laienmedizinischem Verständnis geprägten Fragen des Patienten auf die medizinisch relevanten Sachverhalte zu hinterfragen und diese dem Arzt mitzuteilen. Eine Forderung, die allenfalls in einem Großklinikum zu verwirklichen ist, nicht jedoch im ärztlichen und gutachtlichen Alltag.

Ideal wäre ein „kultursensitives" Gutachten mit Berücksichtigung der kulturellen Herkunft und der bislang erfolgten Integration.

### Ausdrucksweise

Auch durch die unterschiedliche Ausdrucksweise der Arbeitsmigranten ergeben sich oft Missverständnisse und Verständigungsschwierigkeiten. Im Rentenverfahren begegnen uns meist beruflich unqualifizierte, einfache Menschen, die nicht in der Lage sind, sich selbst in ihrer Muttersprache richtig auszudrücken, geschweige denn in einer fremden Sprache. Die technischen Begriffe, die bei uns in breiten Schichten geläufig sind, können nicht richtig angewandt werden und sind diesem Personenkreis fremd. Sie neigen daher dazu, sich **weitschweifig und umschreibend** auszudrücken, wollen dem Untersucher auch klar machen, wie es um sie steht, und gebrauchen dazu Ausdrucksweisen, die der deutsche Arzt als demonstrativ und aggravierend empfindet und die geeignet sind, bei ihm eine Antipathie hervorzurufen.

Aus dieser Situation heraus versuchen viele Migranten, eine Symbolsprache zu verwenden wie „Batterie leer" oder „alles kaputt", „keine Kraft" o. ä. feststehende Redewendungen. Oft bleiben die Angaben mangels sprachlicher Ausdrucksfähigkeit vage und unbestimmt, was wiederum den Gutachter erregt.

Eine Gruppe jugendlicher Ausländer pendelt vielfach zwischen den Ländern und Kulturen. Sie werden zunächst in ihrer Heimat von den Großeltern aufgezogen, wenn die Eltern schon in Deutschland arbeiten, ziehen dann doch nach und sind oft weder der türkischen noch der deutschen Sprache richtig mächtig und können sich dadurch oft nur schwer verständlich machen, gerade, wenn es sich um differenziertere Fragen handelt.

## 15.2.2 Aspekte der Krankheitsentstehung

### Probleme der Integration

In der modernen Psychosomatik wird Gesundheit und Krankheit als mehr oder weniger geglückte **Anpassungsleistung** in biologischer, psychischer, sozialer und kultureller Dimension aufgefasst. Gelingt diese in einzelnen Teilbereichen nicht, so kommt es zu einer Irritation des sozio-psychosomatischen Gleichgewichts mit resultierenden Funktionsstörungen, die von Befindlichkeitsstörungen bis hin zu ernst zu nehmenden Krankheiten reichen können. Dabei ist die Sprache entscheidend für die Integration und damit für eine adäquate Interaktion mit der Gesellschaft auf allen Ebenen. Die Sprachlosigkeit zwischen Arzt und Patient stellt ein besonderes Problem mit allen daraus resultierenden, auch den gesundheitlichen und sozialen Bereich betreffenden negativen Konsequenzen dar.

Die mit erheblichen Belastungen verknüpften komplexen Anpassungsverläufe an neue kulturelle und gesellschaftliche Bedingungen und die damit verbundenen Identitätskrisen spielen eine wesentliche Rolle in der Entstehung der funktionellen, psychosomatischen und somatisierten depressiven Befindlichkeitsstörungen, die bei ausländischen Arbeitnehmern überproportional häufig auftreten. Auch **stresstheoretische Ansätze** unter Berücksichtigung von Bewältigungsstrategien (coping) und sozialer Unterstützung (social support) sind als Erklärungsmodell hilfreich.

Gesundheitserhalt und Krankheitsbewältigung von Migranten sind also stark abhängig von sozialen Rahmenbedingungen, die – in der Vergangenheit – von der Prämierung des millionsten angeworbenen Gastarbeiters bis hin zur Entwicklung eines eher fremdenfeindlichen Klimas reichen. Auf der persönlichen Ebene spielt das unmittelbare Umfeld im beruflichen Bereich mit entsprechendem Betriebsklima ebenso wie die private Sphäre mit Nachbarschaftskontakten, Integration in Vereinen oder ähnlichen Institutionen eine Rolle.

Allerdings wird dies von den Migranten nicht immer angestrebt und in vielen Fällen bleibt die Familie die alleinige private Zone, während die Eingliederung in das freiwillig gewählte neue soziale Umfeld nur bruchstückhaft zustande kommt. Eng damit verknüpft ist der erfolgreiche Spracherwerb, der nur beim völligen „Eintauchen" in die neue Kultur adäquat möglich ist. Fortbestehende Sprachbarrieren stellen auch kulturelle Barrieren dar, die die Außenseiterposition weiter verfestigen und damit neue Probleme schaffen. Die primär vorhandene **Bereitschaft zur Integration** stellt eine wichtige Grundvoraussetzung für eine geglückte Anpassungsleistung im obigen Sinne dar. Als Negativbeispiel ist eine „Parallelgesellschaft" mit zunehmender Ghettoisierung zu werten, die sich bereits in manchen Großstädten in Deutschland entwickelt hat.

> ! Allgemein gilt, dass Migranten mit einem deutlich größeren Morbiditätsrisiko in Abhängigkeit von ihrer sozialen Situation behaftet sind als Einheimische.

## Somatisierung

Die Somatisierung sozialer und psychischer Konflikte spielt hier aus verschiedenen Gründen eine besondere Rolle. Häufig sind die Migranten nicht in der Lage, ihre seelischen Probleme in einer für uns deutsche Ärzte verständlichen Form zu formulieren. Die Regression auf präverbale, körpernahe Formen der Konfliktbewältigung steht oft im Vordergrund. Die **vorherrschende Präsentation körperlicher Symptome** führt zu einer überproportionalen ärztlichen Diagnostik psychosomatischer und funktioneller Störungen bei Migranten.

Diese wiederum übt mit ihrer apparativen und pharmakologischen Hochtechnologie und der Möglichkeit, alles jederzeit kostenlos in Anspruch nehmen zu können, zunächst auf die Betroffenen eine ungeheure Faszination aus. Jeder Arzt, der am Notfalldienst teilnimmt, bemerkt die Bereitwilligkeit, mit der die ausländischen Arbeitnehmer – häufiger als die Einheimischen – das Angebot einer jederzeit verfügbaren, kostenlosen ärztlichen Hilfe auch nachts und am Wochenende annehmen.

Das bloße **ärztliche Gespräch** wird häufig nicht gewürdigt, nicht verstanden und auch nicht angestrebt und dem Vorschlag einer Psychotherapie stehen sie oft verständnislos gegenüber. Die bei uns in der Praxis übliche Zweiteilung der Medizin in organisch versus psychisch wird von den Betroffenen nicht verstanden, da sie ihren herkömmlichen Krankheitsvorstellungen nicht entspricht. Die ebenfalls oft hilflosen deutschen Ärzte, die weder die Sprachbarriere überwinden können, noch mit den kulturellen Gegebenheiten vertraut sind, nehmen nur zu gerne das körperliche Leidensangebot an, bringt es doch zumindest kurzfristig die Möglichkeit, zu agieren.

Langfristig fördert dies natürlich die **Fixierung** auf die somatischen Beschwerden, die später nicht mehr zu durchbrechen ist und zu immer neuen frustranen Behandlungsversuchen führt. Zu Recht werden Somatisierungen auch als soziales Kunstprodukt der gegenseitigen Rollenerwartungen von Ärzten und Patienten gewertet.

> ! Somatisierung ist oft ein soziales Kunstprodukt der gegenseitigen Rollenerwartungen von Ärzten und Patienten.

## Körperliche Erkrankungen

Nicht zu vergessen ist aber auch, dass körperliche Erkrankungen bei Migranten überdurchschnittlich häufig im Vergleich zur einheimischen Populationen auftreten. Nach einer Reihe von regionalen Studien leiden Migranten im Durchschnitt 10 Jahre früher als die deutsche Bevölkerung an schweren chronischen Erkrankungen wie Allergien, Asthma oder Verschleißerkrankungen. Das häufige Fehlen der sozialen Unterstützung durch die ursprünglich als selbstverständlich angesehene familiäre Bindung trifft dann im Alter besonders hart.

## Migration als Lebenseinschnitt

Grundsätzlich gilt, dass die Migration nicht per se zu Krankheit und Leiden führen muss. Als entscheidende Faktoren sind vielmehr anzusehen,
- ob sie zu einem positiven Lebensaspekt geführt hat,
- ob die Verwirklichung der persönlichen Lebensziele möglich war,
- wie die Umstände der Migration waren,
- unter welchen Bedingungen sie erfolgte und
- wie sie verarbeitet wurde.

Zu berücksichtigen ist auch, dass viele Migranten bereits eine sog. Binnenmigration etwa von Anatolien in die Touristikzentren der Türkei wie Antalya hinter sich haben und dann von dort nach Deutschland eingewandert sind.

Einer Reihe erfolgreicher Migranten, die hier sehr viel bessere Möglichkeiten der Selbstverwirklichung als in der Heimat fanden und diese auch bewusst mit positiver Einstellung akzeptierten, steht eine ebenso große Zahl von Personen gegenüber, die in irgendeiner Form gescheitert sind. Gründe dafür können sein, dass sie ihr persönliches Lebensziel nicht erreichen, enttäuscht sind und teils an tatsächlich oder vermeintlich kränkenden und zurücksetzenden Lebenssituationen, teils auch an ihrer eigenen mangelnden Flexibilität zerbrachen.

Diese Phänomene sind nicht neu, sondern wurden in gleicher Form schon seit Jahrhunderten bei Migranten unterschiedlicher Herkunft beobachtet, sei es bei den vielen Auswanderern in die USA oder bei den Revolutionsflüchtlingen aus Russland.

Dem ärztlichen Gutachter kommt die Aufgabe zu, die Einzelschicksale neutral und objektiv, gleichzeitig aber auch einfühlend zu werten und hinsichtlich ihres Einflusses auf das aktuelle Leistungsvermögen einzuschätzen. Ein schematisches Vorgehen ist nicht möglich und der Gutachter muss sich sowohl vor einer unsensibel-ablehnenden Haltung als auch vor einer überschießenden Empathie hüten. Neutralität und Sachlichkeit unter dem Aspekt der Gleichbehandlung sind hier – wie auch sonst bei der Begutachtung – von entscheidender Bedeutung.

## 15.2.3 Lebensgeschichtliche Probleme

Life-change-Forschung und empirische Sozialforschung gingen ursprünglich davon aus, dass die Zunahme psychosomatischer Krankheitsbilder bei den damals sog. „Gastarbeitern" mit einer verstärkten **Heimwehreaktion** korrespondiere, die in eine hypochondrische **Entwurzelungsdepression** übergehen könne. Schon damals stand bei ausländischen Arbeitnehmern, die ärztliche Hilfe in Anspruch nahmen, eine Vielzahl von Befindlichkeitsstörungen im Vordergrund und es wurden bis zu zwei Drittel aller Krankheiten der Migranten als psychisch bedingt gewertet. Dagegen kommen Schizophrenie, Suizidversuche, Alkoholismus und Hirnerkrankungen eher seltener als bei Deutschen vor. Heute werden diese Krankheitsbilder differenzierter betrachtet und es ist nicht per se von einer Entwurzelungsdepression auszugehen, wenn Beschwerden ohne organisches Korrelat geklagt werden.

### Überforderung durch die Migration

Die Migration war bei vielen Betroffenen bereits im Verlauf durch eine Vielzahl von Überforderungssituationen gekennzeichnet. Folgende Faktoren sind dabei häufig **Ursache einer Stressbelastung** im weitesten Sinn:
- rechtliche Unsicherheiten,
- Diskriminierung,
- Unüberschaubarkeit und mangelnde Planbarkeit der zukünftigen Gestaltung wichtiger Lebensaspekte,
- Unsicherheit über weite Lebensabschnitte hinweg,
- Gefühl des Ausgeliefertseins, obwohl es sich bei der Migration im Allgemeinen um eine freiwillig gewählte Änderung der Lebensumstände handelt,
- Aufgabe oder zumindest Erschwernis gewohnter Lebensformen.

Inwieweit diesen Faktoren dann eine krankmachende Wirkung zukommt, hängt von den schon angeführten sozialen Rahmenbedingungen und den individuellen Gegebenheiten, letztlich einem Konglomerat von Faktoren, ab.

Dabei sind nicht nur die großen „life events" entscheidend, sondern auch die alltäglichen Ärgernisse oder – im positiven Sinn – die Freuden und Anerkennungen im Alltag. Der Zusammenhang zwischen negativer Stressbelastung und Erkrankung ist inzwischen allgemein anerkannt.

> **!** Stressoren in der Migration bei gleichzeitigem Assimilationsdruck der Aufnahmegesellschaft fördern das Auftreten von Krankheiten. Dem Gleichgewicht zwischen individueller Vulnerabilität und ausgleichender sozialer Unterstützung kommt dabei besondere Bedeutung zu.

In der Begutachtung ist es völlig unzulässig, bereits die Migration als solche mit Entwurzelung und Erkrankung gleichzusetzen. In der Mehrzahl der Fälle wird ja das angestrebte Lebensziel – eine Verbesserung der finanziellen Situation sowie die Verwirklichung besserer Lebenschancen auch für die nachkommenden Generationen – erreicht. Entscheidend ist es, im Einzelfall herauszufinden, wo krankmachende Faktoren in der Biografie ganz allgemein und im Rahmen der Migration speziell bestehen und welche Rolle ihnen bei der Beurteilung der anstehenden sozialmedizinischen Fragestellungen zukommt. Somit bleibt entscheidend, unter welchen Bedingungen die Migration erfolgte und wie sie vom Einzelnen verarbeitet wurde.

Allgemein lässt sich sagen, dass die Mehrzahl aller Migranten die Umstellung auf die neuen Verhältnisse auch ohne längere psychiatrische und sozialrechtliche Interventionen bewältigt hat.

## 15.2.4 Akzeptanzprobleme funktioneller Störungen

Funktionelle Störungen und hier wiederum vor allem Schmerzen, für die sich kein organisches Korrelat findet, stehen in der Begutachtungssituation bei den Arbeitsmigranten bekanntermaßen im Vordergrund. Die Häufigkeit der Somatisierung sozialen und psychischen Leids wurde schon angesprochen. Eine „psycho-somatische" Betrachtungsweise im ganz ursprünglichen Sinne ist hier erforderlich.

### Kulturtypische Beschwerdedarstellung und Behandlung

Leid wird im Mittelmeerraum allgemein primär und elementar als körperlich erlebt, was als kulturtypische Beschwerdedarstellung bezeichnet wird. Das Ausagieren von Leid und Trauer unter Einbeziehung der Umgebung ist **kulturelle Norm** und unterscheidet sich grundsätzlich von den Vorstellungen der Mittel- und Nordeuropäer, bei denen es als ehrenhaft gilt, den Schmerz im weitesten Sinn zu unterdrücken.

Gerade türkische Patienten drücken ihre Leiden oft in Organchiffren aus, die bei uns meist missverstanden werden.

> ! Der allgemeine Begriff „Schmerz" dient oft dazu, Missempfindungen und psychisches Leid auszudrücken. Die reflektorische Gabe von Schmerzmitteln führt naturgemäß nicht zum Erfolg und enttäuscht Arzt und Patient.

Die **Compliance** der ausländischen Patienten ist sehr unterschiedlich und hängt stark vom Gefühl ab, angenommen und verstanden zu werden. Fühlt sich der Patient hierin enttäuscht, setzt ein unkontrolliertes „doctor shopping" ein. Die Zuflucht zu aus der Heimat bekannten volkstümlichen Heilmethoden und Laienheilern ist oft die nächste Konsequenz und sollte in der Begutachtungssituation auch vorurteilsfrei angesprochen werden. Bei den durch die Religion geprägten Muslimen dient der Hodscha nicht nur als religiöse Bezugsperson, sondern auch in medizinischen Fragen als Autorität. Allerdings bilden ausländische Mitbürger, fühlen sie sich von einem Arzt ihrer Wahl angenommen und verstanden, oft eine besonders anhängliche und dankbare Klientel.

### Schmerzen stehen im Vordergrund

Kritische Autoren wie Schröder und Täschner sehen bei südländischen Rentenantragstellern ein „weitgehend einheitliches Syndrom, bestehend vor allem aus Schmerzen, Schwindel, Kraftlosigkeit, Vergesslichkeit, Reizbarkeit, Schwunglosigkeit und Schlafstörungen", dem keine psychopathologische Bedeutung beigemessen werden könne. Diese generalisierende und vereinfachende Sichtweise wird aber dem Einzelschicksal nicht ausreichend gerecht.

Bei den Schmerzen stehen die **Wirbelsäulenbeschwerden** ganz im Vordergrund. Einerseits sind Verschleißerscheinungen bei dieser Personengruppe tatsächlich häufiger als bei anderen Bevölkerungsschichten vorhanden, andererseits sind in unserer Zeit somatoforme Schmerzstörungen mit Bezug auf die Wirbelsäule allgemein sehr häufig.

**Unfälle** werden auch oft nur schwer und unzureichend verarbeitet. Der dann vorgebrachte „Schmerz" korreliert meist nicht mit den somatischen Befunden und die Schwierigkeit, diesen vorgebrachten Schmerz zu definieren und richtig einzuordnen, ist enorm.

Der Antragsteller fühlt sich in diesen Fällen häufig unverstanden, schlecht beurteilt und benachteiligt und neigt dazu, beim nächsten Gutachter die Symptome in verstärkter Form vorzubringen, was ihm den Vorwurf der Aggravation einträgt. Er dagegen sieht – in seinem subjektiven Empfinden – die Schmerzsymptomatik als die entscheidende Ursache an, nicht mehr arbeiten zu können. Medikamentös lassen sich solche Beschwerden erwartungsgemäß nicht beeinflussen, einer Psychotherapie sind die Betroffenen nicht zugänglich.

Suchtprobleme sind nicht nur unter der deutschen Bevölkerung sondern auch bei Migranten weit verbreitet. Sie werden jedoch aus verschiedenen Gründen vom deutschen Suchthilfesystem kaum erreicht.

## 15.3 Gutachtliche Konsequenzen

Die sozialmedizinische und sozialpsychiatrische Begutachtung muss die transkulturellen und ethnomedizinischen Hintergründe erfassen und adäquat in die Beurteilung einbauen.

Der Gutachter muss sich dabei eines dreifachen Widerstandes bewusst sein: Erstens des eigenen Widerstandes im Sinne der Xenophobie, die oft genug nicht realisiert wird, zweitens des Widerstandes des Probanden mit seinen eigenen Ängsten und unterschiedlichen Wertvorstellungen und drittens des sozialpolitischen Widerstandes der Gesellschaft, der vielfältig in Entscheidungen hineinspielen kann (Hackhausen 2003).

### Gefahr von Fehldiagnosen

Mögliche Fehldiagnosen sollten bedacht werden: Körperliche Erkrankungen können aufgrund der Beschwerdepräsentation als Aggravation oder gar Simulation verkannt werden oder – umgekehrt – das organische Beschwerdeangebot wird möglicherweise zu einseitig betrachtet, die dahinter liegende seelische Störung wird nicht wahrgenommen, sondern ausgeblendet. Dies gilt für den behandelnden Arzt ebenso wie für den Gutachter.

Die Berücksichtigung spezifischer Aspekte, die mit Migration und Integration verknüpft sind, eine differenzierte Anamnese mit Arbeitsbiografie und Exploration der sozialen Situation sind unerlässliche Bestandteile der gutachtlichen Beurteilung. Psychiatrische Gutachten sollten in einem eigenen Passus auf „transkulturelle und migrationsspezifische Überlegungen" eingehen.

### Hoher Stellenwert der Anamnese

Nur eine sorgfältige biografische Anamnese, die neben den krankheitsspezifischen auch die kulturspezifischen und die speziellen Aspekte der Migration einschließt, wird dem Gesamtbild des Probanden gerecht. Es gilt dabei, die schematische und oberflächliche Zuordnung des Beschwerdebildes zu einem psychogenen Krankheitskomplex ohne Krankheitswert ebenso zu vermeiden wie die gleichfalls schematische Etikettierung als „Entwurzelungsdepression". Beides ist zwar möglich, muss aber im Einzelfall sorgfältig und individuell geprüft und kritisch abgewogen werden. Auch die Migration als solche ist nicht grundsätzlich von pathologischer Bedeutung. Sie ist ja überwiegend freiwillig zur Verbesserung der Lebenssituation erfolgt und die Verwirklichung des angestrebten Lebensziels war meist auch erfolgreich.

Weiterhin gilt es zu bedenken, dass gesellschaftliche, sozial- und geopolitische Konflikte nicht vor dem Hintergrund unseres sozialen Systems gelöst werden können. Diese Probleme zu „medikalisieren", d. h. als medizinische Probleme aufzufassen, ist verhängnisvoll – eine Lösung, die letztlich nicht befriedigen kann.

Natürlich kommt der Arbeits- und Berufsanamnese im Sinne des „Arbeitsschicksals" wesentliche Bedeutung zu. Oft gingen in früheren Jahren schadstoffexponierte und stark belastende Tätigkeiten voraus und es wurden erst in der letzten Zeit weniger belastende Tätigkeiten angenommen. Ohne eine genaue Anamnese würden die entscheidenden vorausgehenden Arbeitsbelastungen nicht erfasst werden.

## Kommunikationsprobleme

Ziel des Gutachtens muss es sein, dem Auftraggeber ein möglichst plastisches Bild des Probanden, seiner körperlichen, psychischen und auch seiner soziokulturellen Situation zu übermitteln. Gerade bei seelischen Störungen hat Letztere erhebliche Bedeutung, um die vorgebrachten Beschwerden richtig einschätzen zu können. Testpsychologische Untersuchungen sind hier äußerst problematisch, da sie im Allgemeinen für andere Populationen validiert sind, das Sprachproblem nicht adäquat berücksichtigen und die Probanden aufgrund ihrer anders gearteten Sozialisation und Schulbildung den Umgang mit Zahlen und Symbolen kaum geübt haben.

Die Kommunikation zwischen Migrant und deutschem Arzt – als Behandler und Gutachter – ist oft durch Missverständnisse, Irritationen und Konflikte gekennzeichnet. Allerdings ist hier auch an die oft ungünstige Rolle des Hausarztes zu erinnern, der teils aus Ratlosigkeit, teils aus Überfürsorglichkeit großzügig und langfristig krankschreibt, ohne zu bedenken, dass dadurch an sich harmlose Befindlichkeitsstörungen auch in den Augen des Betroffenen zu schwer wiegenden Erkrankungen hochstilisiert werden. Eine **iatrogen gebahnte Fehlentwicklung** ist nicht selten. Durch die Krankschreibung ändern sich die Beschwerden erwartungsgemäß nicht. Der Patient sieht sich einerseits als schwer krank, weil arbeitsunfähig, andererseits ohne Besserung, was dann zur Konsultation einer Fülle weiterer Organspezialisten führt und die psychosomatische Störung noch weiter fixiert.

## Krankheitskonzept der Migranten

Tief verwurzelt ist eine **magische Auffassung von Krankheit** bis hin zum „bösen Blick" ohne Berücksichtigung der in Westeuropa seit der Aufklärung üblichen Zweiteilung in körperlich und seelisch. Krankheit wird dabei immer als etwas von außen Kommendes gewertet. Dies führt zu einer weitgehenden Negierung psychodynamischer Vorstellungen, die zumindest in gebildeten Schichten Westeuropas Allgemeingut geworden sind. Daher bleibt meist nur die körperliche Ausdrucksform für seelisches Leiden, bei mangelnder sprachlicher Ausdrucksfähigkeit eben oft nur die Bezeichnung „alles kaputt, keine Kraft". Diese Organchiffren werden von den behandelnden und begutachtenden Ärzten oft genug missverstanden. Die volksmedizinischen Heilmethoden und die magischen Heiler stellen ein meist nicht erwähntes und doch relevantes Faktum in der Krankheitsbewältigung dar.

## Im Spannungsfeld zwischen verschiedenen Kulturen

Man muss sich die ungeheure Spannung klar machen, unter der die Betroffenen stehen. Sie sind teils in der traditionellen Kultur verhaftet, teils über die Medien täglich mit den modernen westlich deutsch-anglo-amerikanisch orientierten Lebensvorstellungen konfrontiert. Der Generationenkonflikt verstärkt dies noch zusätzlich. Die traditionell gekleidete türkische Mutter mit entsprechenden Moralvorstellungen, deren Tochter Jeans trägt, die Pille nimmt und abends wie ihre Schulkameradinnen aus der Hauptschule in die Disko will, ist keine Ausnahme. Die familiären

Spannungen und die daraus resultierenden seelischen Konflikte liegen auf der Hand. Nicht selten ist dann die unbewusste „Flucht in die Krankheit" der einzige Ausweg.

Der „Ehre" kommt dabei eine besondere Bedeutung zu. Sie ist streng familienbezogen und wird oft über Generationen hinweg bei entsprechenden Kränkungen als kompensationsbedürftig und Genugtuung fordernd gewertet. Nach außen kommt dem Vater oder dem ältesten Sohn die Rolle des Familienoberhauptes zu, nach innen hat allerdings oft die Mutter die tonangebende Position.

### 15.3.1 Praktische gutachtliche Beurteilung

Eine einseitige Haltung mit Nachgiebigkeit in die eine oder die andere Richtung ist mit der Objektivität und Neutralität des Gutachters nicht zu vereinbaren. Weder eine unsensibel-ablehnende Haltung mit emotionaler Kälte und Zynismus noch eine überschießende Empathie im Sinne der „Mitleidsfalle" sind angebracht. Die Bemühung um Sachlichkeit und Gleichbehandlung muss ganz im Vordergrund stehen. Die sozialmedizinische Begutachtung ist jedoch ohne die Berücksichtigung und kritisch-abwägende Wertung transkultureller Hintergründe nicht ausreichend. Grundsätzlich müssen die Kriterien Anwendung finden, nach denen die Gemeinschaft aller Versicherten zu beurteilen ist. Gleichbehandlung aller Versicherten muss gewährleistet sein. Den Besonderheiten des Einzelnen ist jedoch Rechnung zu tragen. Es ist auch nicht Aufgabe des Systems der sozialen Sicherheit Sozialkonflikte oder soziokulturelle Besonderheiten zu entschädigen (DRV Sozialmedizinische Begutachtung 2011)

#### Umstände und Auswirkungen der Migration

Bei der Begutachtung von Arbeitsmigranten sollte stets auf die Umstände der Migration eingegangen werden:
- Wann und wie erfolgte sie?
- In welchem Alter?
- Kam es zu einer Integration?
- Wurde sie gewünscht?
- Kam es zu einem sozialen Statusverlust oder zu einer Verbesserung des Sozialstatus?
- Wie ist die weitere Lebensperspektive?
- Wie ist die Situation der Ehefrau, der Kinder, der oft noch zu Hause gebliebenen Großfamilie?
- Wieweit bestehen Kontakte zu Landsleuten oder zu Deutschen?
- Welche Bewältigungsstrategien und welche soziale Unterstützung bei belastenden Lebenssituationen stehen dem Probanden zur Verfügung?

Diese Fragen sind zusätzlich zu der sonst erforderlichen Krankheits- und biografischen Anamnese zu stellen und entsprechend zu berücksichtigen. Sie sind zeitraubend, jedoch essenziell, um dem Probanden ausländischer Herkunft gerecht zu werden.

#### Schwierigkeit des objektiven Krankheitsnachweises

Schröder und Täschner stellen bei der Begutachtung zunächst die Frage, ob das Beschwerdebild objektivierbar ist und ob eine relevante Krankheit vorliegt. Auf Diskrepanzen zwischen Beschwerdeschilderung und objektiven Befunden sei zu achten. Liege eine Krankheit vor, stelle sich die Frage, ob sie behandelbar sei. Dies gelte auch für Angst und Depressionen. Liege ein objektiv fassbarer Krankheitszustand vor und seien alle Versuche der Behandlung gescheitert, so werde der Versicherte auf nicht absehbare Zeit eine Erwerbstätigkeit in gewisser Regelmäßigkeit nicht mehr ausüben können. Wenn ein Proband nur immer hartnäckig behaupte, nichts helfe gegen seine nicht objektivierbaren Schmerzen, dann habe er in der Regel noch lange keine chronische psychische Krankheit. An die Diagnose einer derartigen Krankheit seien hohe Ansprüche zu stellen.

Erlenkämper betont dazu **aus juristischer Sicht,** dass auch für die Migrationsproblematik dieselben Grundsätze gelten wie bei anderen neurotischen und sonstigen psychischen Störungen. Zum einen seien wegen der Schwierigkeit, reine Rentenbegehrenstendenzen abzugrenzen, und wegen der Nähe zur Simulation strenge Anforderungen an den Nachweis eines bestehenden krankhaften, die weitere Erwerbsfähigkeit ausschließenden oder doch erheblich beeinträchtigenden Prozesses zu stellen. Zum anderen sei hier auch zu prüfen, ob diese Störungen durch eine zumutbare Willensanstrengung – ggf. mit therapeutischer Hilfe – aus eigener Kraft noch überwunden werden können oder ob sie so eingeschliffen, so fixiert sind, dass sie sich einer Steuerung durch den Willen entziehen.

> ! Es ist zu berücksichtigen, dass sich der Gutachter zur Beantwortung der jeweiligen Beweisfragen auf den Längsschnitt der lebensgeschichtlichen Daten und den Querschnitt der diagnostisch erhobenen medizinischen wie psychopathologischen Befunde stützen muss.

Von Seiten der psychiatrisch-psychotherapeutische Fachgesellschaften wurden „**12 Sonnenberger Leitlinien**" zur Verbesserung der Versorgung von Migranten mit psychischen Erkrankungen erarbeitet, die hier auszugsweise wiedergegeben werden: Erleichterung des Zugangs zur psychiatrisch-psychotherapeutische Regelversorgung, Bildung multikultureller Behandlungsteams, Einsatz geschulter Fachdolmetscher als „Kulturmediatoren", Kooperation der unterschiedlichen Dienste, Verbesserung der Informationen über das regionale Versorgungsangebot, Weiterbildung der Mitarbeiter in transkultureller Psychiatrie, Entwicklung präventiver Strategien, Unterstützung der Bildung von Selbsthilfegruppen, Aufnahme der transkulturellen Psychiatrie in das Ausbildungscurriculum für Studenten u. a.

Eine korrekte und einfühlsam-sachliche Haltung des Gutachters muss gefordert werden, allerdings auch ein ebenso korrektes Auftreten des Probanden, was durchaus nicht immer gewährleistet ist. Die auf der Basis der freien Beweiswürdigung gefundene Überzeugung des Gerichtes ist im Rechtsstreit allein ausschlaggebend. Der Gutachter hat aber die Aufgabe, das Gericht bei der Wahrheitsfindung zu unterstützen und die notwendige Sachkenntnis zu vermitteln.

> ! Nicht die Migration als solche macht krank, sondern vielmehr, wie sie erfolgte, wieweit eine adäquate Integration gelang und welche sozioökonomischen Konsequenzen daraus resultieren.

### Kasuistik

Die 17-jährige Tochter türkischer Eltern hat zwei ältere Brüder. Der Vater betreibt mit der Mutter in der 100 km entfernten Großstadt erfolgreich einen Gemüseladen. Die junge Frau besucht die örtliche Realschule, anfangs mit guten schulischen Leistungen.

Sie wird von der Großmutter und den älteren Brüdern beaufsichtigt und nach den ländlichtürkischen Moralvorstellungen „bewacht". Sie darf keine Disko besuchen. Auch ist es ihr nicht erlaubt, wie ihre Schulkameradinnen Freunde zu haben. Sie soll das traditionelle Kopftuch tragen, was sie jedoch ablehnt. Die Konflikte in der Familie reißen nicht ab.

In der Schule kam es erstmals zum Auftreten von „Krampfanfällen". Der eintreffende Notarzt fand eine blasse, freundlich lächelnde Patientin vor. Mitschüler und Lehrer berichteten von einem dramatischen Anfall. Dies wiederholte sich immer wieder.
Neurologische Untersuchungen und mehrere EEGs ergaben keinen pathologischen Befund. Der Hausarzt setzte schließlich Tegretal® an, ohne dass sich eine Änderung ergab. Im Krankenhaus wurden zunächst Anfälle beobachtet, die an ein komplex-fokales Anfallsgeschehen denken ließen. Schließlich zeigte sie dort einmal einen klassischen „arc de cercle" und genoss jeweils sichtlich die ihr zuteil gewordene Zuwendung.
Gespräche mit den Eltern stießen auf Unverständnis, diese drängten auf eine Verlegung in eine Universitätsklinik. Dort ergab sich kein Hinweis auf ein zerebral-organisches Anfallsleiden. Einer Psychologin offenbarte die junge Frau nähere Einzelheiten ihrer problematischen Familiensituation. Eine Änderung der familiären Problematik scheiterte jedoch an der rigiden Haltung der Eltern.

**Kasuistik**

Zur Begutachtung kommt eine 35-jährige Türkin, die seit 12 Jahren in Deutschland lebt. Sie ist sprachlich und kulturell gut integriert, als ungelernte Fabrikarbeiterin tätig und am Arbeitsplatz gibt es keinerlei Probleme. Die Probandin stellte Rentenantrag wegen allgemeiner Erschöpfung, Kopfschmerzen und Schwindel. Der Hausarzt hatte sie seit mehr als einem Jahr krankgeschrieben. Eine nervenärztliche Behandlung erfolgte nicht, lediglich fallweise Imap®-Injektionen.
Biografisch ist relevant, dass das erste Kind mit zwei Monaten am plötzlichen Kindstod verstarb, das zweite mit sechs Jahren tödlich verunglückte und bei dem dritten, jetzt 10-jährigen Sohn Leukämie festgestellt wurde. Die Erkrankung wurde zwar von der Universitätsklinik als therapeutisch relativ gut beeinflussbar eingestuft, machte jedoch wöchentliche Fahrten dorthin zur Chemotherapie erforderlich.
Die Probandin wirkte jetzt sowohl bei der Exploration als auch bei der Untersuchung überfordert, depressiv herabgestimmt, zur Somatisation neigend, aber sachlich und korrekt. Hier war – völlig unabhängig von der Situation einer geglückten Integration und einer erfolgreichen Migration – eine belastende Lebenssituation als auslösend anzunehmen und die Empfehlung einer Zeitrente auszusprechen gewesen.

# Literatur

Collatz J, Koch E, Salman R et al. (1997, Hrsg.): Transkulturelle Begutachtung. Verlag für Wissenschaft und Bildung, Berlin.
Dettmers C, Albrecht NJ, Weiller C (2002, Hrsg.): Gesundheit, Migration, Krankheit – Sozialmedizinische Probleme und Aufgaben in der Nervenheilkunde. Hippocampus, Bad Honnef.
Erlenkämper A (2000): Rechtliche Grundlagen. In: Venzlaff U, Foerster K: Psychiatrische Begutachtung – Ein Handbuch für Ärzte und Juristen. 3. Aufl. Urban & Fischer, München.
Foerster K, Dreßing H (Hrsg.) (2009): Psychiatrische Begutachtung – Ein praktisches Handbuch für Ärzte und Juristen. 5. Aufl. Elsevier Urban & Fischer, München, Jena
Hackhausen W (2003): Begutachtung von Arbeitsmigranten. In: Ludolph E, Lehmann R, Schürmann J: Kursbuch der ärztlichen Begutachtung. 19.Erg.Lfg.12/03. Ecomed, Landsberg.
Hackhausen W (2003): Sozialmedizin und ärztliche Begutachtung – Kompendium für Ärzte und Juristen. Ecomed, Landsberg.
Hausotter W (2002): Begutachtung von Migranten und Arbeitnehmern ausländischer Herkunft. Med Sach 98: 161–166.
Hausotter W, Schouler-Ocak M (2007): Begutachtung bei Menschen mit Migrationshintergrund unter medizinischen und psychologischen Aspekten. Elsevier Urban & Fischer, München, Jena

Hausotter W (2010): Begutachtungen bei Migrationshintergrund: Besondere Aspekte der Begutachtung von Personen mit Migrationshintergrund. Med Sach 106: 110–116

Hegemann T, Salman R (2001): Transkulturelle Psychiatrie. Psychiatrie Verlag, Bonn.

Heise T, Pfefferer-Wolf H, Leferink K et al. (2001): Geschichte und Perspektiven der transkulturellen Psychiatrie und Psychotherapie. Nervenarzt 72: 231–233.

Kleinman A (1987): Anthropology and Psychiatry: the role of culture in cross-cultural research on illness. Brit J Psychiat 151: 447–454.

Lago C, Thompson J (1996): Race, Culture and Counselling. Open University Press, Buckingham.

Miegel M (2002): Die deformierte Gesellschaft. Propyläen, Berlin.

Möllhoff G (1991): Vorzeitige Versagenszustände, insbesondere bei älteren Arbeitnehmern, Aus- und Übersiedlern. Med Sach 87: 80–84.

Schröder S, Täschner KL (1989): Ein psychogener Symptomkomplex bei südländischen Rentenbewerbern. Med Sach 85: 174–177.

Teusch L (1984): Die psychiatrische Begutachtung von Gastarbeitern. Med Sach 80: 91–94.

Zeit T, Kartal R (1992): Die Bedeutung einer sprach- und kulturverstehenden Anamnese bei ausländischen Rentenbewerbern. Med Sach 88: 102–105.

Zimmermann E (2000): Kulturelle Missverständnisse in der Medizin. Huber, Bern.

# 16 Begutachtung der Lyme-Borreliose

16.1 Einführung  255
16.2 Problemstellung  256
16.3 Prävalenz  256
16.4 Ätiopathogenese  257
16.5 Stadieneinteilung  257
16.6 Symptomatologie  257
16.7 Neuroborreliose  258
16.8 Labordiagnostik  259
16.9 Gutachtliche Beurteilung  259
    16.9.1 Grundsätzliche gutachtliche Erwägungen  259
    16.9.2 Gesetzliche Unfallversicherung  260
    16.9.3 Private Unfallversicherung  261
    16.9.4 Gesetzliche Rentenversicherung  261
    16.9.5 Private Berufsunfähigkeitszusatzversicherung (BUZ)  261
    16.9.6 Schwerbehindertenrecht und soziales Entschädigungsrecht  262
16.10 Zusammenfassung  263

## 16.1 Einführung

Ein Erythema migrans beschrieb schon 1909 der schwedische Dermatologe Afzelius. 1922 wurden unabhängig davon neurologische Symptome von den Franzosen Garin und Bujadoux und 1941 von dem Münchner Neurologen Bannwarth als eigenständiges Krankheitsbild, der Radikulomyelomeningitis bzw. Meningopolyneuritis zusammengefasst. 1975 wurde in dem Ort Lyme in den USA eine Häufung von entzündlichen Gelenkerkrankungen beobachtet, die zunächst als juvenile rheumatoide Arthritis gedeutet wurden. Später fielen auch zusätzliche kardiale Symptome auf, ebenso kam es nicht selten gleichzeitig zu einer Lymphadenosis benigna cutis. Schon lange Zeit zuvor war auch eine andere Hauterkrankung, die Acrodermatitis chronica atrophicans bekannt gewesen.

1982 konnte in den USA der gemeinsame Erreger all dieser Krankheitserscheinungen identifiziert werden, die nach ihrem Entdecker benannte Spirochäte Borrelia burgdorferi. Die Vielfalt des Erregers machte die Einführung des Oberbegriffs „sensu lato", abgekürzt „s.l.", notwendig. 1985 einigte man sich in einem Symposium auf die Krankheitsbezeichnung „Lyme-Borreliose" für das gesamte Spektrum der damit verbundenen Krankheitserscheinungen. Burgdorfer konnte schließlich den Erreger in Zecken nachweisen und damit auch den Übertragungsmodus. Weltweit unterschiedliche Erreger-Spezies werden für unterschiedliche Organmanifestationen verantwortlich gemacht.

In Mitteleuropa ist der „Holzbock", die Schildzecke Ixodes ricinus, die häufigste Zeckenart, die die Borrelie überträgt. Weltweit werden auch mehrere andere Zeckenarten dafür verantwortlich gemacht. Sie gehören zu den Spinnentieren, nicht zu den Insekten.

Im allgemeinen Sprachgebrauch wird gelegentlich von „Zeckenbiss" gesprochen. Nach der Anatomie des Stechapparates und der Biologie des Saugaktes ist jedoch korrekt von einem „Zeckenstich" auszugehen.

## 16.2 Problemstellung

Von gutachtlicher Bedeutung ist die Lyme-Borreliose (ICD-10: A 68.9) als Berufskrankheit von Waldarbeitern, Jägern, Gärtnern, Forst- und Landwirten bei häufigem Aufenthalt in Laubwald und im Bereich von Büschen mit entsprechender Exposition. Das Hauptrisiko liegt im Frühjahr, Frühsommer und Herbst ab 6–8 °C und lokaler Luftfeuchtigkeit von > 80 %, nicht in trockenen Sommermonaten. Gebirgsregionen über 1.000–1.200 m sind ausgespart. Nach der Berufskrankheitenverordnung gehört die Borreliose zu den „Von Tieren auf Menschen übertragbaren Krankheiten" (BK-Nr. 3102 der Anlage 1 zur BKV). An sich sind Insektenstiche „Unfälle des täglichen Lebens", weil jedermann unabhängig von einer beruflichen Tätigkeit einer entsprechenden Gefahr ausgesetzt ist. Erst wenn der mit der Beschäftigung zusammenhängende Umstand erheblich dazu beigetragen hat, sich zu infizieren, ist ein innerer Zusammenhang anzunehmen.

Ihre Bedeutung gewinnt die Lyme-Borreliose im Zusammenhang mit der Begutachtung somatoformer Störungen dadurch, dass häufig uncharakteristische Befindlichkeitsstörungen mit positiven Borreliose-Antikörpertitern in Verbindung gebracht und mit Krankheitsbezeichnungen wie Fibromyalgie und Chronic-Fatigue-Syndrom verknüpft werden. Die Annahme eines ursächlichen Zusammenhanges wurde aber inzwischen verworfen. Diese primär somatische Erkrankung muss daher im Rahmen der Begutachtungssituation oft von somatoformen Störungen abgegrenzt werden. Die Erkrankung wird häufig überdiagnostiziert und übertherapiert. Besonders gilt dies für die späten disseminierten Krankheitsstadien. Es stellt sich nicht selten die Frage „Neuroborreliose oder Borrelienneurose"?

## 16.3 Prävalenz

Die Krankheit ist weltweit verbreitet. Da die Übertragung an waldreiche Gebiete gebunden ist, lässt sich die Prävalenz nicht allgemein angeben. In einer der ersten Untersuchungen in Lyme lag die jahreszeitliche Häufung des Krankheitsbeginns zwischen Juni und September bei einer Gesamtprävalenz dort bei 4,3 Erkrankungsfällen pro 1.000 Einwohner. Die Inzidenz pro 100.000 Einwohner wird für Deutschland mit 25 (Südostbayern 70), für Österreich mit 130 und für die Schweiz mit 30 angegeben. In Deutschland sind vor allem Bayern, Baden-Württemberg und Nordrhein-Westfalen betroffen.

Problematisch ist für die Begutachtung die Tatsache, dass die Durchseuchung der Bevölkerung in manchen Gegenden recht hoch ist und damit aus einer positiven Serologie allein keinesfalls unmittelbar auf eine manifeste Erkrankung geschlossen werden kann. In Mitteleuropa und Nordamerika sind etwa 10 bis 30 oder mehr Prozent der Bevölkerung Träger eines erhöhten Antikörpertiters im Sinne einer „Seronarbe" (Satz). Regional kann die Durchseuchung aber auch wesentlich höher ausfallen.

## 16.4 Ätiopathogenese

Einen vorüberziehenden Wirt nimmt die Zecke durch spezielle Organe wahr, sie lässt sich dann auf ihn fallen und versucht, sich an ihm mit ihren Beinen festzukrallen. Mit ihrem Stechapparat wird dann die Haut perforiert.

Die Wahrscheinlichkeit der Erregerübertragung nimmt mit der Dauer des Saugaktes zu. Die Durchseuchungsrate der Zeckenpopulation mit B. burgdorferi ist sehr unterschiedlich (2–50 %). Es führt also keinesfalls jeder Zeckenstich zu einer Infektion mit Borrelien. Zahlenangaben dazu sind sehr unterschiedlich, das Risiko einer Infektion nach einem Zeckenstich wird mit 3–6 % und einer klinischen Manifestation mit nur 1–2 % angegeben.

Es ist auch zu bedenken, dass ein erheblicher Teil der Erkrankungen nicht erkannt wird, wenn sie sich nur in Form einer flüchtigen grippeähnlichen Symptomatik oder eines kurzfristigen Erythema migrans äußern.

## 16.5 Stadieneinteilung

Die Lyme-Borreliose wird in **3 Stadien** eingeteilt:
- Im **Stadium 1,** der Erstmanifestation, tritt innerhalb von einigen Tagen, selten auch noch wenige Wochen nach der Infektion durch den Zeckenstich das Erythema migrans auf, gelegentlich auch eine Lymphadenosis benigna cutis. Die Labordiagnostik ist in diesem Stadium unergiebig.
- Im **Stadium 2,** der Organdissemination, welches wenige Wochen oder Monate nach der Infektion folgt, kommt es zu neurologischen, kardialen oder ophthalmologischen Komplikationen. Hier sind die Laboruntersuchungen, vor allem die Antikörpertiter hilfreich und in über 90 % pathologisch.
- Im **Stadium 3,** der Chronifizierung, können sich ab sechs Monaten, aber wahrscheinlich noch Jahre nach der Infektion eine Lyme-Arthritis, eine chronische Enzephalomyelitis oder eine Acrodermatitis chronica atrophicans manifestieren. Bei der Lyme-Arthritis wurde eine Latenzzeit von wenigen Wochen bis zu zwei Jahren beschrieben, bei der Acrodermatitis und der Enzephalomyelitis wurden Latenzen von bis zu acht Jahren berichtet (Herzer). Der Labordiagnostik kommt hier besondere Bedeutung zu.

Die verschiedenen Krankheitserscheinungen treten bei den einzelnen Betroffenen nicht obligat auf und müssen auch nicht in dieser Abfolge vorhanden sein. Das isolierte Auftreten einer Organbeteiligung ist durchaus möglich.

Neuerdings wird eine Unterteilung in eine frühe lokale, eine frühe disseminierte und eine späte disseminierte Lyme-Erkrankung vorgezogen. Dadurch wird klarer berücksichtigt, dass es an jedem Organsystem frühe und späte Erkrankungsmanifestationen gibt, die auch unabhängig voneinander auftreten können.

## 16.6 Symptomatologie

Im Rahmen der Erregerdissemination können prinzipiell alle Organe befallen werden. Die Borreliose gilt als „new great imitator". Haut, Gelenke, Nervensystem und Herz sind jedoch Prädilektionsorgane. Nur eine Minderheit der Betroffenen bemerkt einen Zeckenstich oder ein Erythema migrans. Ihr Fehlen spricht daher nicht gegen eine Borreliose und umgekehrt ist ihr Vorliegen noch kein Beweis, dass vorgebrachte Beschwerden tatsächlich damit in Zusammenhang stehen (Satz).

Anfangs bestehen unspezifische grippeähnliche Allgemeinsymptome wie Kopfschmerzen, Fieber und Arthralgien und uncharakteristische Laborbefunde mit allgemeinen Entzündungszeichen wie erhöhte Werte für BKS, CRP, Leukozytose u. a.

An der **Haut** manifestiert sich diese speziell von Spirochäten hervorgerufene Entzündung im Frühstadium als Erythema migrans, meist als Rötung anulär und zentral abblassend an der Einstichstelle der Zecke, manchmal begleitet von lokalem Jucken, Brennen und Schmerzen. Nach mehreren Wochen, Monaten oder auch nach Jahren kann sich eine Acrodermatitis chronica atrophicans entwickeln.

In 40–60 % der Fälle treten **Gelenkbeschwerden** in Form von Arthralgien auf. Die Zeitspanne zwischen Zeckenstich und Auftreten einer Arthritis schwankt und kann zwischen zwei Wochen und mehreren Jahren liegen. Es kommt sowohl zu migratorischen Arthralgien im Stadium 2 als auch zu einer schubweise rezidivierenden Mono- oder Oligoarthritis im Stadium 3. Betroffen sind hauptsächlich die großen Gelenke der unteren Extremitäten, vor allem die Kniegelenke. Ein Erguss der großen Gelenke ist häufig, die Laboruntersuchungen des Punktates sind oft wenig ergiebig. Der Befall kleiner Gelenke wie bei der rheumatoiden Arthritis ist selten. Eine Daktylitis, Bursitis oder Myositis kann gelegentlich auftreten. Nach amerikanischen Statistiken gehen etwa 8–10 % der akuten Lyme-Arthritiden in eine chronische Verlaufsform über. Klinisch kann diese von einer chronischen Arthritis sonstiger Ätiologie, insbesondere von einer rheumatoiden Arthritis nicht unterschieden werden. Es ist dabei in über 80 % eine Erhöhung des IgG-Antikörpertiters zu erwarten. Diffuse Myalgien und Steifheit der Muskulatur gelten als unspezifische Symptome der Lyme-Borreliose.

Tage bis Monate nach einem Zeckenstich können sich **kardiale Symptome** mit Perimyokarditis, Reizleitungsstörungen, tachykarden Herzrhythmusstörungen und myokardialen Affektionen manifestieren.

## 16.7 Neuroborreliose

Von entscheidender Bedeutung ist die **Neuroborreliose** (ICD-10: A 69.2), an der 10–20 % der Betroffenen erkranken. Der Abstand zum Zeckenstich kann Wochen, meist wenige Monate, gelegentlich auch Jahre betragen. Die Symptomatologie ist ausgesprochen vielfältig und kann das zentrale und periphere Nervensystem im Sinne einer Meningopolyradikuloneuritis betreffen.

Im Stadium 2 kommt es zu leichten Meningitiden und Enzephalitiden, auch zu Hirnnervenausfällen, besonders häufig zu Fazialisparesen (in bis zu 50–80 %), davon in 40 % doppelseitig. Liegt allein eine Hirnnervenbeteiligung vor, ist der IgG-Titer im Serum in bis zu 82 % erhöht. Eine Radikulitis, eine Mononeuritis oder Polyneuritis, gelegentlich auch eine Myelitis sind möglich (Suchenwirth).

Eine akute Enzephalopathie kann im Stadium 2 und eine chronische im Stadium 3 vorkommen und entsprechende psychiatrische Krankheitsbilder verursachen. Selten ist eine zerebrovaskuläre Neuroborreliose. Die wichtigste Differenzialdiagnose ist die Encephalomyelitis disseminata. Für die Diagnose einer Neuroborreliose ist neben der Klinik die Liquoruntersuchung – bei gleichzeitiger Serumdiagnostik – entscheidend.

Eine geringe Zahl von Erkrankten behält anhaltende Residualsymptome oder Rezidive, die durch einen schubförmigen Verlauf gekennzeichnet sind. Dieses „**Post-Lyme-Syndrom**" (PLS) ist durch muskuloskeletale Schmerzen, neurokognitive Defizite und häufig einen Erschöpfungszustand gekennzeichnet, der einem „Chronic-fatigue-Syndrom" ähneln kann. Es ergeben sich dabei erhebliche Probleme in der Behandlung.

## 16.8 Labordiagnostik

Die Diagnose gründet sich auf den Nachweis von IgM- und IgG-Antikörpern gegen Borrelia burgdorferi im Serum und ggf. im Liquor. ELISA- oder indirekte Immunfluoreszenz-Tests gelten als Suchtests, haben eine hohe Sensitivität und Spezifität, die höchste Spezifität weisen jedoch die Immunoblots (z. B. Westernblot) auf, die als Bestätigungstests gelten. Eine initial negative Borrelien-Serologie schließt eine Infektion nicht aus, da die Latenzphase von der Infektion bis zum Auftreten von Antikörpern bis zu einigen Wochen dauern kann.

Im Stadium 2 und 3 haben bis zu 90 % aller Betroffenen zunächst erhöhte **IgM**- und wenig später **IgG**-Titer. Kommt die Erkrankung zum Stillstand, so fällt der IgM-Titer schnell ab, allerdings keinesfalls obligat. Der IgG-Titer kann dagegen Jahre und Jahrzehnte persistieren. Umgekehrt schließt ein Fehlen von IgG-Antikörpern im Serum bei den späten Manifestationen eine Infektion nahezu aus. Etwa 10–30 % der gesamten Bevölkerung hat im Rahmen einer natürlichen Durchseuchung – abhängig von Wohngegend, Beruf und Lebensgewohnheiten – erhöhte IgG-Titer noch jahre- bis jahrzehntelang. Für Akuität sprechen erhöhter IgM-Titer und Titerbewegungen, im Liquor der Nachweis autochthoner, d. h. im ZNS selbst gebildeter Antikörper. Die Höhe des IgG-Antikörpertiters sagt nichts über die Akuität oder das Ausmaß der Krankheit aus. Auch nach der Heilung persistiert der IgG-Titer meistens.

Für die Neuroborreliose ist die **Liquoruntersuchung** das entscheidende diagnostische Kriterium. Auch ohne klinische Zeichen einer Meningitis findet man eine deutliche Pleozytose von 100–600/3, seltener bis 1000/3 Zellen mit vorherrschenden Monozyten, Lymphozyten und Plasmazellen. Das Gesamteiweiß ist erhöht. Oligoklonale Banden kommen in über 80 % der Fälle vor, sind aber nicht spezifisch, wobei die autochthone IgG-Antikörperbildung entscheidend ist. In allen Fällen ist ein Vergleich mit den gleichzeitig bestimmten Serumwerten unerlässlich.

Falsch positive Antikörpertiter können bei einer Fülle anderer Infektionskrankheiten auftreten. **Falsch negative Werte** kommen bei zu früher Bestimmung, nach antibiotischer und zytostatischer Behandlung und auch bei labortechnischen Mängeln vor. Die Borrelien-PCR beweist nicht das Vorliegen einer aktiven Lyme-Borreliose. Nicht geeignet und grundsätzlich nicht empfohlen werden der Lymphozyten-Transformations-Test (LTT), der Visual Contrast Sensitivity Test (CS) oder „Graustufentest" (Grautöne-Differenzierung in der Retina) und die CD57*/CD3-Lymphozytensubpopulation-Bestimmung, da zu unspezifisch, nicht validiert und häufig falsch positiv.

Die Labordiagnostik ist somit hilfreich, jedoch nicht alleine ausschlaggebend für die Diagnosestellung. Der Anamnese und dem klinischen Befund kommen entscheidende Bedeutung zu, gerade auch in der Begutachtungssituation.

## 16.9 Gutachtliche Beurteilung

### 16.9.1 Grundsätzliche gutachtliche Erwägungen

Primär ist die Frage zu klären, ob überhaupt ein beruflicher Zusammenhang mit einem Zeckenstich wahrscheinlich ist. Dann bleibt abzuklären, ob ein solcher wenigstens mit Wahrscheinlichkeit tatsächlich stattgefunden hat. In vielen Fällen ist dies allerdings nicht zu klären. Ein Erythema migrans ist ein wichtiges Kriterium einer stattgehabten Borrelieninfektion. Allerdings sollten auch Freizeitaktivitäten erfragt werden, die zu einer entsprechenden Exposition geführt haben könnten, etwa Waldlauf, Joggen, Angeln, Gartenarbeit u.a. Nun ist ein Zeckenstich als solcher natürlich kein Beweis für eine auch tatsächlich erfolgte Infektion. Die Jahreszeit, d.h. die Annahme eines Zeckenstichs im Frühsommer oder Herbst ist zu berücksichtigen. Die zeitliche Abfolge spielt für die Beurteilung eine wichtige Rolle. Das Erythema migrans ist in mindestens 30–50 % der Fälle zu erwarten. Mononeuritiden und Monoradikulitiden sind im Stadium 2 nicht selten, treten meist nach einigen Wochen bis Monaten auf. Hier kommt der Bestimmung der IgM-Antikörper besondere Bedeutung zu, auch einer Titerbewegung und der Liquordiagnostik. Die Neuroborreliose im Stadium 3 macht die größten Schwierigkeiten in der Beurteilung. Eine chronische Enzephalitis oder Enzephalopathie kann motorische, sensible und koordinative Ausfälle, aber auch eine Wesensänderung mit kognitiven Ausfällen möglicherweise bis hin zur Demenz verursachen. Eine eingehende neurologische und psychiatrische Untersuchung mit mehreren Kontrollen kann am ehesten zur korrekten Einschätzung der Wertigkeit beitragen. Entsprechendes gilt für die Bestimmungen der IgM- und IgG-Antikörpertiter im Serum, bei Verdacht auf Neuroborreliose der Nachweis einer spezifischen intrathekalen IgG-Synthese im Liquor.

Es muss auch bedacht werden, dass die Borreliose als selbstlimitierende Erkrankung durchaus selbst abheilen kann und keinesfalls zwangsläufig zu bleibenden Schäden führen muss.

Psychosomatische Entwicklungen werden nicht selten – gestützt auf die Serologie – als Borreliose fehldiagnostiziert. Hier ist in der gutachtlichen Beurteilung eine durchaus kritische Einstellung geboten. Für den Nachweis einer Neuroborreliose ist stets die Liquordiagnostik erforderlich.

## 16.9.2 Gesetzliche Unfallversicherung

Ob es sich im Einzelfall um einen Arbeitsunfall im Sinne eines auf äußeren Einwirkungen beruhenden, körperlich schädigenden und zeitlich begrenzten Ereignisses oder um eine Berufskrankheit nach BK-Nr. 3102 der Anlage 1 zur BKV handelt, muss aus der Anamnese und einer entsprechenden beruflichen Exposition geschlossen werden.

Inwieweit aus der Lyme-Borreliose eine chronische Arthritis mit bleibenden Funktionsstörungen von Gelenken entsteht, kann nur der Verlauf zeigen. Die Beurteilung erfolgt nach den üblichen Kriterien der Gelenkfunktion in Analogie zu den rheumatischen Gelenkaffektionen.

Eine Neuroborreliose kann zu sehr unterschiedlichen neurologischen Ausfällen führen. Die Einschätzung der MdE bei Lähmungen der Hirnnerven, einzelnen Nervenwurzelausfällen oder Rückenmarksschäden wird man den in der Gutachtensliteratur allgemein anerkannten Tabellenwerken entnehmen. Schwierigkeiten bereitet oft die Beurteilung zerebraler Funktionsstörungen, zumal die Abgrenzung von schädigungsunabhängigen Erkrankungen. Als ungefähre Faustregel kann gelten, dass affektiven und kognitiven Störungen eine MdE von 20–30 % zukommen kann (Suchenwirth). Bei komplexen, den gesamten sozialen Bereich betreffenden Störungen mit Beeinträchtigung der Gestaltungs- und Erlebnisfähigkeit kann eine MdE bis zu 50 % erwogen werden. Diese Empfehlungen sind nicht unumstritten und es ist eine besonders sorgfältige Differenzialdiagnose erforderlich. Letztlich kommt gerade hier der Einzelfallbeurteilung die entscheidende Bedeutung zu. Dringend erforderlich sind weitere Nachuntersuchungen, z.B. nach 12 Monaten.

### 16.9.3 Private Unfallversicherung

Infektionen durch Mikroorganismen und die daraus entstehenden Krankheiten zählen nicht zu den Risiken, für die ein Schutz der privaten Unfallversicherung besteht.
In den AUB (Allgemeinen Unfallversicherungs-Bedingungen) 61 fielen nur Wundinfektionen, die durch eine Unfallverletzung entstanden, unter Versicherungsschutz. Die AUB 88 betonten ebenfalls den nicht bestehenden Versicherungsschutz für Infektionen, ausgenommen solche, die durch eine Unfallverletzung entstanden sind. Nicht als Unfallverletzung gelten dabei Haut- oder Schleimhautläsionen, die als solche geringfügig sind und durch die Krankheitserreger sofort oder später in den Körper gelangen.
Damit fallen Infektionen, die durch einen Stich oder Biss eines Insektes entstanden sind, ausdrücklich nicht unter den Versicherungsschutz. Im Einzelfall können jedoch substanzielle Änderungen im Versicherungsvertrag individuell vereinbart werden.

### 16.9.4 Gesetzliche Rentenversicherung

Bei der Rentenversicherung ist die qualitative und quantitative Leistungsfähigkeit im Erwerbsleben zu beurteilen. Hierbei sind primär die objektivierbaren Funktionsausfälle, etwa Funktionseinschränkungen der Gelenke oder neurologische Ausfälle zu berücksichtigen. Sehr viel häufiger wird aber in der Begutachtungssituation ein eher diffuses Beschwerdebild vorgebracht und auf eine Borreliose bezogen. Es werden dann Diagnosen wie Fibromyalgie oder Chronic-Fatigue-Syndrom gestellt. Es bedarf hier einer sorgfältigen biografischen und auch beruflichen Anamnese, obgleich es sich um eine finale Betrachtung handelt, bei der die kausalen Zusammenhänge eher sekundär sind. Als zeitliche Obergrenze der Anerkennung eines zeitlichen Zusammenhanges wird ein Zeitraum von 2 Jahren angesehen, wobei der ursächliche Zusammenhang umso wahrscheinlicher wird, je enger die zeitliche Verbindung ist (Mauch). Ein Zusammenhang dieser angeführten beschreibenden Leidensbezeichnungen mit erhöhten Borreliose-Titern wird immer wieder kontrovers diskutiert, ein schlüssiger, allgemein anerkannter Konsens dazu fehlt bislang.
Funktionelle Leistungsminderungen ergeben sich in Abhängigkeit vom klinischen Bild. Körperliche Schwerarbeiten, Heben und Tragen von Lasten ohne mechanische Hilfsmittel, wohl auch Arbeiten in Kälte, Zugluft und Nässe und unter starken Temperaturschwankungen wird man manchmal ausschließen müssen.
Eine quantitative Leistungseinschränkung im Erwerbsleben resultiert in den seltensten Fällen und muss erforderlichenfalls gut begründet werden.

### 16.9.5 Private Berufsunfähigkeitszusatzversicherung (BUZ)

Hier ist die funktionelle Einschränkung für die zuletzt ausgeübte berufliche Tätigkeit entscheidend, nicht dagegen die Ursache der Leistungsminderung. Daher steht die individuelle Beurteilung der beruflichen Situation unter angemessener Berücksichtigung der tatsächlich festgestellten Funktionsminderungen im Vordergrund.

## 16.9.6 Schwerbehindertenrecht und soziales Entschädigungsrecht

In den maßgeblichen „Versorgungsmedizinischen Grundsätzen" bzw. den vorausgehenden „Anhaltspunkten" ist die Lyme-Borreliose unter den im sozialen Entschädigungsrecht zu berücksichtigenden Infektionskrankheiten aufgeführt und die Inkubationszeit wird mit einer Zeitspanne von 3 bis 32 Tagen angegeben.

Für die Begutachtung ist auf nachweisbare Funktionsstörungen abzustellen. Eine verbliebene Fazialisparese, Restschäden am ZNS, eine chronische Arthritis und Herzmuskelschäden sind angemessen zu bewerten.

**Kasuistik**
Zur Begutachtung für das Sozialgericht im Rechtsstreit gegen die BfA kommt eine 49-jährige kaufmännische Angestellte. Sie macht „Schmerzen am ganzen Körper" und eine „Fibromyalgie" geltend, die sie auf mittlerweile angeblich drei Infektionen mit Borrelien durch Zeckenstiche zurückführt. Der Hausarzt hatte in diesem Rahmen drei Infusionsserien mit Ceftriaxon (Rocephin®) in den letzten Jahren durchgeführt. Eine Änderung ihrer Beschwerden ließ sich dadurch nicht erzielen. Die biografische Anamnese ergab, dass eine ausgesprochen ungünstige familiäre Konstellation in der Kindheit bestand. Der Vater Alkoholiker, im Rausch die Mutter und die Kinder prügelnd, unberechenbar, Angst ausstrahlend. Die Probandin träume heute noch in Albträumen vom Vater. Die Mutter weich, wenig durchsetzungsfähig, selbst unter dem Ehemann leidend und der Tochter weder Schutz noch Zuwendung gewährend. Von einem „Freund des Vaters" sei sie im Alter von 12 Jahren sexuell missbraucht worden, konnte sich aber niemandem offenbaren, auch nicht der Mutter. Sie strebte früh aus dem Elternhaus, flüchtete sich in eine Ehe mit 18 Jahren, wobei sie an einen ebenfalls prügelnden und dem Alkohol zugewandten Ehepartner – „wie der Vater" – geriet. In der Ehe traten dann erstmals Schmerzen auf, zunächst im Rücken, dann im ganzen Körper. Die Ehe wurde nach 12 Jahren geschieden, der gemeinsame Sohn litt unter der Ehe der Eltern, bot zunächst schulische Probleme, scheiterte in der Lehre und wurde dann drogenabhängig. Der Vater kümmerte sich nicht um ihn, die Mutter musste allein damit fertig werden. Als sie vor etwa 5 Jahren erstmals von einer Zecke gebissen wurde, veranlasste der Hausarzt eine Bestimmung der IgG-Antikörper im Serum, die leicht erhöht waren. Seither wurden sämtliche Beschwerden auf eine „Borreliose" zurückgeführt und die Probandin fühlte sich in ihrer Auffassung bestätigt, es sei „nichts Psychisches". Jegliche psychiatrisch-psychotherapeutische Behandlung unterblieb. Die Schmerzen nahmen zu, zeigten keinerlei Besserung auf Analgetika, auch nicht im Rahmen einer „speziellen Schmerztherapie" durch eine Anästhesistin. Zwei weitere Insektenstiche folgten, wobei sie nicht einmal angeben konnte, von welchem Insekt. Es kam vorübergehend zu einer lokalen, sich nicht ausbreitenden juckenden Papel. Daraufhin erfolgten zwei weitere Infusionsserien durch den Hausarzt ohne erneute Antikörpertiter-Bestimmung. Ihre Tätigkeit im Büro hatte sie inzwischen aufgegeben „wegen der Schmerzen überall", da sie vom Hausarzt langfristig krankgeschrieben wurde. Bei der Begutachtung fand sich ein unauffälliger internistischer und neurologischer Befund; sie war psychisch auf das Schmerzerleben eingeengt, nicht tiefergehend depressiv, auf ihre Leistungsminderung fixiert. Diagnose: anhaltende somatoforme Schmerzstörung (ICD-10: F 45.4). Die Anerkennung einer zeitlichen Leistungsminderung für die bisherige Tätigkeit konnte nicht empfohlen werden, jedoch nach dem Grundsatz „Rehabilitation vor Rente" eine stationäre medizinische Rehabilitationsmaßnahme in einer psychosomatisch-psychotherapeutischen Fachklinik mit anschließender Fortsetzung einer ambulanten Psychotherapie.

## 16.10 Zusammenfassung

Die Borreliose kann durch ihre symptomatologische Vielfalt und durch ihren durchaus nicht immer lehrbuchmäßigen Verlauf mit sehr unterschiedlichen Organmanifestationen und sehr variablen Laborbefunden erhebliche Probleme in der Begutachtung aufwerfen. In unserer Zeit werden häufig uncharakteristische Befindlichkeitsstörungen mit positiven Borreliose-Antikörpertitern in Verbindung gebracht und mit Krankheitsbezeichnungen wie Fibromyalgie und Chronic-Fatigue-Syndrom verknüpft. Ist eine entsprechende berufliche Exposition gegeben, liegt von Seiten der Betroffenen, ihrer behandelnden Ärzte und der Rechtsvertreter die kausale Verknüpfung nahe. Es gilt hier, eine kritische Sicht zu bewahren und die Gesamtheit des Krankheitsbildes, den Verlauf einschließlich Labordiagnostik und schädigungsunabhängige Faktoren sorgfältig zu evaluieren.

## Literatur

Berthele A, Conrad B (2003): Neues zur Neuroborreliose. Nervenheilkunde 22: 301–306.
Brade V (1990): Labordiagnostik der Lyme-Borreliose. Psycho 16: 664–674.
Hausotter W (2006): Neurologische Begutachtung. 2. Aufl. Schattauer, Stuttgart.
Hausotter W (2004): Begutachtung der Lyme-Borreliose. Versicherungsmedizin 56: 25–29.
Herzer P (1989): Lyme-Borreliose. Steinkopff, Darmstadt.
Kaiser R, Fingerle V (2009): Neuroborreliose. Nervenarzt 80:1.239–1.251
Kamradt T, Krause A, Priem S, Burmester G-R (1998): Die Lyme-Arthritis. Dt Ärztebl 95: A214–219.
Klein M, Pfister HW (2010): Bakterielle Infektionen des Zentralnervensystems. Nervenarzt 81: 150–161
Koch J, Klotz JM, Langohr HD (1995): Wertigkeit klinischer und laborchemischer Verlaufsparameter bei Neuroborreliose. Fortschr Neurol Psychiat 63: 358–362.
Krause A, Burmester G (2000): Lyme Borreliose. 2. Aufl. Thieme, Stuttgart.
Kursawe HK (2002): „Großer Imitator" mit viel Geduld. Diagnostik und Therapie der Neuroborreliose. Neurologie & Psychiatrie 4: 372–376.
Mauch E (2011): Neuroborreliose. In: Widder B, Gaidzik PW (Hrsg.): Begutachtung in der Neurologie. 2.Aufl. Thieme, Stuttgart.
Nau R, Christen HJ, Eiffert H (2009): Lyme-Borreliose – aktueller Kenntnisstand. Dt Ärztebl 106: 72–82
Prange H (2000): Erregerbedingte Entzündungen des Zentralnervensystems. In: Suchenwirth RMA, Kunze K, Krasney OE: Neurologische Begutachtung – Ein praktisches Handbuch für Ärzte und Juristen. 3. Aufl. Urban & Fischer, München.
Satz N (2010): Klinik der Lyme-Borreliose. 3. Aufl. Hans Huber, Bern.
Scheffold N, Bergler-Klein J, Sucker C, Cyran J (2003): Kardiovaskuläre Manifestationsformen der Lyme-Borreliose. Dt Ärztebl 100: A 912.
Schmutzhard E (1990): Neuroborreliose. Med Welt 41: 248–252.
Suchenwirth RMA (1998): Begutachtung der Neuroborreliose. Med Sach 94: 197–200.

# 17 Pseudoneurologische Störungen und Aggravation bzw. Simulation

**17.1 Beschwerdebild** 265
**17.2 Klinische Besonderheiten** 267
**17.3 Aggravation und Simulation** 268
    17.3.1 Definitionen 268
**17.4 Historischer Rückblick** 269
**17.5 Abgrenzung von neurotischen Störungen** 270
    17.5.1 Ätiologie und Anzeichen neurotischer Störungen 270
    17.5.2 Artifizielle Störung oder Münchhausen-Syndrom 271
**17.6 Probleme bei der körperlichen Untersuchung** 272
    17.6.1 Hirnnerven 272
    17.6.2 Koordination und Gleichgewicht 273
    17.6.3 Anfälle 274
    17.6.4 Schmerz 274
    17.6.5 Sensibilität 275
    17.6.6 Motorik 276
    17.6.7 Gangbild 278
    17.6.8 Wirbelsäule und Extremitäten 279
**17.7 Gutachtliche Beurteilung** 279

Als Gutachter ist man nicht selten mit der Differenzialdiagnose organischer versus seelisch bedingter Funktionsstörungen befasst. Dabei können psychogene Störungen neurologischen Erkrankungen verblüffend ähneln. Andererseits kann auch eine primär organische Erkrankung psychogen ausgestaltet werden. Nicht ganz selten ist dies der Fall, wenn das organische Beschwerdebild längere Zeit nicht erkannt wurde und die Ausgestaltung als Appell des Patienten zu werten ist, seine Klagen ernst zu nehmen und sich um ihn zu bemühen.

> ! Als „psychogen" wird eine Bewegungsstörung üblicherweise dann bezeichnet, wenn sie keinem bekannten organischen Krankheitsbild zugeordnet werden kann und sich deutliche Hinweise für eine wesentliche Rolle psychischer Einflüsse zeigen.

## 17.1 Beschwerdebild

Gerade in der Begutachtungssituation sind funktionelle Störungen mit **pseudoneurologischen Symptomen** wie Auffälligkeiten in Motorik, Sensibilität und Sensorik in Form von

- Lähmungen,
- Gefühlsmissempfindungen,
- Gangstörungen,
- psychogenen Anfällen,
- Aphonie,
- Schwindel,
- Seh- und Hörminderung,
- Tremor und
- Dystonien

nicht selten.

Die objektive Analyse und Wertung dieser Phänomene ist häufig schwierig, zumal der Untersuchte, der derartige Symptome produziert, fast ausschließlich ein **somatisches Krankheitskonzept** favorisiert und Fragen nach eventuellen psychodynamischen Zusammenhängen meist von vornherein ablehnt oder zumindest freundlich-abwehrend verneint. Ihn mit kriminalistischen Methoden „überführen" zu wollen, ist wenig hilfreich, denn dann wird sich gerade bei der Begutachtung die Situation noch weiter verhärten, da niemand – auch der Untersuchte nicht! – gerne bereit ist, sein Gesicht zu verlieren. Die Präsentation organisch anmutender Symptome wird in diesen Fällen nur noch weiter ausgedehnt werden. Es muss auch bedacht werden, dass der Neurologe bei den meisten klinisch-neurologischen Untersuchungen auf die Mitarbeit des Probanden angewiesen ist.

> ! Grundsätzlich ist primär der positive Nachweis zu erbringen, dass keine neurologische Erkrankung vorliegt und es sich um eine psychogene Störung handelt.

Dies hat jeweils im Vordergrund zu stehen. Allerdings ist auch die Unterscheidung zwischen psychogenen Störungen im engeren Sinne und Simulation kaum möglich.

Sich allein auf noch so schlüssig erscheinende psychodynamische Zusammenhänge zu stützen, birgt die Gefahr, eine **gleichzeitig vorhandene körperliche Erkrankung** zu übersehen, die ja durchaus auch vielgestaltig und vor allem zu Beginn uncharakteristisch imponieren kann. Beispielhaft dafür ist die Multiple Sklerose, aber auch andere Krankheitsbilder wie Malignome, die amyotrophische Lateralsklerose (ALS) und andere schwer wiegende Gesundheitsstörungen.

Erst bei sicherem Ausschluss einer organischen Genese ist es sinnvoll, nach Ursachen einer seelischen Störung zu fahnden.

Mit der „Überführung" des Probanden, dass keine körperliche Ursache seiner Symptome vorliegt, ist natürlich noch nichts über die tatsächliche Ursache ausgesagt, vor allem nicht, dass eine Simulation vorliegt.

In zahlreichen Studien ist belegt, dass **psychiatrische Erkrankungen,** die somatoforme Störungen begleiten, ausgesprochen vielgestaltig sein können und bei vielen Patienten überhaupt kein Zugang zu psychischen Problemen möglich ist. Oft ist allerdings auch keine eindeutige psychiatrische Erkrankung nachweisbar.

> ! Entstehungsweisen psychogener, neurologisch anmutender Störungen (nach Neundörfer):
> - Manifestation eines neurotischen Konfliktes als körperliche Störung,
> - psychogene Ausgestaltung einer organischen Grundkrankheit,

- organisch bedingte Funktionsstörungen als Folge lang bestehender psychogener Störungen (z. B. Kontrakturen),
- Verknüpfung eines intrapsychischen Konfliktes mit einer somatischen Störung (z. B. chronisches Schmerzsyndrom nach Bandscheibenoperation).

Ein weiteres Problem stellt die **Übertreibung** an sich vorhandener, wenngleich gering ausgeprägter organisch bedingter Symptome dar. Sie lenkt den Untersucher leicht auf die falsche Fährte einer seelischen Bedingtheit, obgleich eben doch eine organische Krankheit vorliegt. Gerade bei kulturell bedingten Besonderheiten der Symptompräsentation ist es wichtig, auf subtile organische Symptome zu achten. Trotzdem bleibt es im klinischen Alltag manchmal schwierig, die Diagnose einer psychogenen Körperstörung zuverlässig zu stellen.

Gestufte Diagnosestellung bei psychogenen Störungen

Hopf und Deuschl schlugen daher eine **gestufte Diagnosestellung** – ähnlich wie bei der MS – **in Abhängigkeit vom Wahrscheinlichkeitsgrad** vor:
- **gesicherte psychogene Störung:** Die Symptome verschwinden remissionsfrei unter Psychotherapie oder Suggestionsbehandlung und die Patienten sind symptomfrei, wenn sie sich unbeobachtet fühlen.
- **klinisch sicher:** Darunter fallen inkonsistente oder wechselnde Beschwerden und andere neurologische Symptome, die sicher psychogen sind, oder multiple Somatisierungen sowie sichere psychiatrische Erkrankungen.
- **wahrscheinlich:** Die klinische Präsentation ist inkonsistent oder inkongruent mit der klassischen organischen Erkrankung, die imitiert wird.
- **möglich:** Der Verdacht auf eine psychogene Störung ergibt sich aufgrund einer offensichtlichen emotionalen Störung.

## 17.2 Klinische Besonderheiten

Einige klinische Besonderheiten sind in der Beurteilung zu beachten:
- Ein akuter Beginn bei Krankheiten, die sonst schleichend beginnen, spricht gegen eine organische Genese.
- Abrupte Spontanremissionen sind nur bei bestimmten Krankheitsbildern zu erwarten.
- Ein sehr inkonsistenter Charakter der Funktionsstörungen und eine überdeutliche Antwort auf Plazebogaben sprechen ebenfalls gegen ein definiertes organisches Syndrom.
- Eine deutliche Zunahme der Funktionsstörungen bei Aufmerksamkeitszuwendung des Untersuchers und eine ebensolche Abnahme bei Ablenkung sprechen gegen eine organische Genese.

! Die Remission der Symptomatik unter psychotherapeutischer Behandlung gilt als eindeutiges Indiz für eine psychogene Störung, allerdings sprechen nicht alle Patienten darauf an und viele verweigern diese an sich adäquate Therapie.

## 17.3 Aggravation und Simulation

Das Phänomen der Aggravation ist jedem Arzt gut bekannt. Allerdings ist es im Einzelfall oft schwer beweisbar, wird von Gutachter zu Gutachter gelegentlich durchaus unterschiedlich gewertet und häufig auch gar nicht erkannt. Eine reine Simulation von Krankheitssymptomen oder Beschwerden ist dagegen eher selten und wird zumindest heute kaum mehr offiziell diagnostiziert.

Um eine **Gleichbehandlung** aller Untersuchten zu gewährleisten, ist es die Aufgabe des Gutachters, Aggravation oder gar Simulation nicht nur rein gefühlsmäßig anzunehmen, sondern durch möglichst einwandfreie Fakten zu erhärten. Sofern ein entsprechender Verdacht aufkommt, sollte bei der Untersuchung versucht werden, diesen auch zu bestätigen und das Ergebnis im Gutachten zum Ausdruck zu bringen, wobei sich eine sachliche Darstellung ohne wertende oder emotional geprägte Äußerungen bewährt.

Um dies zu erleichtern, werden im Folgenden bekannte und auch weniger geläufige Untersuchungsmethoden zusammengestellt.

### 17.3.1 Definitionen

Für die Aggravation gab es – je nach Einschätzung des jeweiligen Autors – durchaus divergierende Definitionen, während die Begriffsbestimmung der Simulation unstreitig ist.
Nach der Leitlinie AWMF Standards der Begutachtung gilt:
**Verdeutlichungstendenz:** ein nicht primär bewusst gesteuertes Verhalten aus der Motivation heraus, sein Gegenüber vom Vorhandensein der Symptomatik zu überzeugen. Sie gilt nach ICD-10 als wichtiges diagnostisches Kriterium bei der Beurteilung somatoformer Störungen (F45) und ist daher auch im Rahmen einer Begutachtung als „legitimes Verhalten" anzusehen.
**Aggravation:** die bewusste, absichtlich verschlimmernde und überhöhende Darstellung von tatsächlich vorhandenen Beschwerden, um unmittelbare Vorteile zu erlangen.
**Simulation:** das bewusste und absichtliche Vortäuschen einer psychischen oder physischen Störung zur Erreichung unmittelbarer Vorteile.
Bei der Beurteilung von Bewusstheitsgrad, Motivation und Symptombildung ergibt sich folgende Konstellation (nach Hennigsen et al.):
- Motivation und Symptombildung sind unbewusst. Dies entspricht einer somatoformen Störung im weitesten Sinne.
- Motivation und Symptombildung sind bewusst, was für Aggravation und Simulation spricht.
- Die Motivation ist unbewusst, die Symptombildung bewusst. Diese Konstellation ist typisch für artifizielle Störungen oder „Gerechtigkeitsbegehren".

Die Feststellung einer Aggravation, oder gar einer Simulation, legt dem Untersucher eine erhebliche Verantwortung auf. Er muss deshalb versuchen, seine Befunde möglichst zu sichern.
Bei der Feststellung einer bewusstseinsnahen oder bewussten Begehrenstendenz sollte dies nicht nur in einem „Enttarnen" bestehen. Man sollte darüber hinaus auch versuchen, dem Untersuchten eine Brücke zu bauen, die es ihm ermöglicht, sein Symptom ohne Gesichtsverlust aufzugeben.
Bochnik empfiehlt in diesem Zusammenhang folgende Haltung gegenüber aggravierenden Antragstellern: „Am besten begegnet man ihnen mit wohlwollendem Humor, mit Verständnis für ihre Motive. Dann kann man auch auf die objektiven Grenzen des möglichen gutachtlichen Entgegenkommens hinweisen. Auf diesem Weg kann man der Verfestigung rechthaberischer Anspruchshaltung entgegenwirken und dem Probanden eine Brücke zum Rückzug in das rechtlich

Mögliche oder zur angemessenen Resignation bauen. Der Gesellschaft wird der teure Kampf in den Instanzen der Gerichte erspart, dem Probanden und seinem menschlichen Umfeld Verbitterung aus Demütigung. Fazit: Wenn der Gutachter die Person des Probanden achtet und beachtet, dient er damit auch dem Rechtsfrieden".
Dies sollte als Richtschnur für das Verhalten gegenüber dem zu Untersuchenden gelten. Der Gutachter hat aber auch die Pflicht, festzustellen und in seinem Gutachten in sachlicher Form darzulegen, wo und in welchem Ausmaß eine eindeutige Übertreibung vorhandener Krankheitserscheinungen vorlag. Ein sachliches und korrektes Verhalten des Untersuchten sollte im Gutachten ebenfalls vermerkt werden.

> ! Aggravation bei der Begutachtung sollte in sachlicher Form im Gutachten festgehalten werden. Bei der Untersuchung wird man versuchen, dem Probanden eine Brücke zu bauen, die es ihm ermöglicht, sein Symptom ohne Gesichtsverlust aufzugeben.

**Moral Hazard**
Eine besondere Form der Beschwerdeausgestaltung wird mit dem Begriff des „Moral Hazard" (hazard engl. Gefahr, Risiko) umschrieben, der den Einfluss der Art des Versicherungsabschlusses auf die Inanspruchnahme von Leistungen der Versicherung durch den Versicherungsnehmer bewertet. Es wird darunter der Anreiz zu einem zweckbestimmten Verhalten verstanden, der unmittelbar mit dem Versichertenstatus und der unbewussten oder bewussten Erwartung einer Entschädigung oder Versorgung zusammenhängt. Bei fehlendem Versichertenstatus entfällt auch die entsprechende Erwartungshaltung.
Die Versicherungsdeckung verzerrt den vom Patienten zu zahlenden Preis für die medizinische Versorgung und regt zum Überkonsum (Ex-post-Risiko) sowie zur Vernachlässigung präventiver Anstrengungen (Ex-ante-Risiko) an. Der Zielkonflikt zwischen Moral Hazard und dem gewünschten Versicherungsschutz wird auf den privaten Versicherungsmärkten durch die Wahl des Versicherungsumfangs gelöst. In der Gesetzlichen Krankenversicherung muss der Gesetzgeber eine möglichst optimale Versicherung für eine sehr heterogene Bevölkerung wählen. Deshalb sollte der Selbstbeteiligungssatz umso höher sein, je sensibler die Nachfrage auf Preisänderungen reagiert.

## 17.4 Historischer Rückblick

Simulation wird heute kaum mehr diagnostiziert, wohl um sich im Falle einer irrtümlichen Annahme nicht zu exponieren und Vorwürfen auszusetzen. Dies stimmt sowohl mit den Angaben in der Literatur als auch der alltäglichen Erfahrung in der Begutachtung überein.
Bewusstseinsnahe Darstellung von Symptomen
Nachweisbare Simulationstendenzen als bewusstseinsnahe gezielte Darstellung von Krankheitssymptomen sollten nach Jochheim keinesfalls „bemäntelt" werden. Viel häufiger ist jedoch die Übertreibung von Krankheitssymptomen, ohne dass mit hinreichender Sicherheit eine bewusste Fehlleistung unterstellt werden kann. Das Problem ist nicht neu.
Schon Oppenheim wies 1908 darauf hin, dass es nicht ungewöhnlich sei, Krankheitszustände als Folge einer Verletzung zu fingieren, wenn der Anspruch auf Entschädigung nach einem Betriebsunfall zu erheben sei. Bei der Beurteilung sei dem Vorkommen von Simulation und besonders der Aggravation Rechnung zu tragen. Er gab den Rat, nicht mit diesem Vorurteil an die Untersuchung heranzutreten, sondern den Patienten zunächst wie jeden anderen zu untersuchen, wobei es das

Bestreben sein müsse, objektive Krankheitszeichen aufzufinden. In der Psychiatrie ist dies naturgemäß äußerst problematisch.

Bewusster versus unbewusster Rentenwunsch

Die bewusste oder überwiegend bewusstseinsnahe Aggravation ist aber auch von – unter Umständen krankheitswertigen – Neurosen mit unbewusster Symptombildung abzugrenzen. Auch darauf wird schon in der älteren Literatur hingewiesen. Lewandowsky und Hirschfeld (1923) betonten, dass der Rentenwunsch, der bei den echten Neurosen als unbewusst angesehen werden müsse, in vielen Fällen ganz deutlich an die Oberfläche des Bewusstseins gelange und dann die bewusste Aggravation und Simulation die Neurose zu ersetzen suche. „Besonders in diesen Fällen entstehen dann die unerfreulichen Bilder der Rentenkampfneurose mit der gesuchten Betonung hypochondrischer Beschwerden, in denen dann Jahre und Jahrzehnte der vermeintliche Anspruch auf Rente und Rentenerhöhung querulatorisch verfochten wird." (Lewandowsky u. Hirschfeld 1923, S. 325).

Die Terminologie hat sich zwischenzeitlich geändert, das Problem ist geblieben. Es wurde auch darauf verwiesen, dass man nicht verlangen könne, dass derjenige, der auch nur geringe neurasthenische Beschwerden habe, sie dem Arzt leichter darstelle als sie seien, vor allem nicht in der Begutachtungssituation.

## 17.5 Abgrenzung von neurotischen Störungen

Sieht man in der Aggravation die zumindest bewusstseinsnahe Übertreibung tatsächlicher Krankheitserscheinungen und in der Simulation ein bewusstes Vortäuschen von Krankheitssymptomen, um für krank gehalten zu werden, so ist die Abgrenzung von neurotischen Störungen – insbesondere von Konversionssymptomen und hypochondrischen Beschwerden im engeren Sinne – häufig schwierig.

> ! Allgemein gilt: Bei der Simulation – und entsprechend bei der Aggravation – werden die Beschwerden präsentiert, aber nicht erlebt. Im Falle einer psychischen Störung werden sie präsentiert und erlebt. In beiden Fällen sind die Beschwerden nicht organisch begründet (Hennigsen et al.).

### 17.5.1 Ätiologie und Anzeichen neurotischer Störungen

Durch ein traumatisches Ereignis kann es zur Aktualisierung einer bereits seit der Kindheit bestehenden, latent vorhandenen neurotischen Störung kommen. Dies ist besonders dann der Fall, wenn das Trauma einen spezifischen Reiz im Sinne einer Versuchungs- oder Versagungssituation für eine bereits bestehende Konfliktsituation darstellt.

Die **„belle indifference"**, d.h. ein offensichtlich geringer Leidensdruck trotz intensiv geschilderter Beschwerden, lässt an eine neurotische Störung denken. Angeborene, erworbene oder aktuelle körperliche Veränderungen werden sekundär in bereits bestehende neurotische Verarbeitungsmuster einbezogen und können dadurch wiederum erheblich verstärkt werden. Ferner kann selbst eine geringfügige Verletzung zum Anlass genommen werden, um latenten Gefühlen von Hilflosigkeit und Schwäche endlich in gesellschaftlich akzeptierter Form Ausdruck geben zu können. Die akzentuierte Darstellung der Beschwerden dient dazu, die Lücke zwischen der wirklich eingetretenen Behinderung und den unbewusst erlebten Gefühlen zu schließen und auch nach außen stichhaltig unter Beweis zu stellen.

Die bewusste Aggravation muss daher von der neurotischen Fehlhaltung abgegrenzt werden, wobei sich in der täglichen Praxis beides häufig auf vielfältige Weise mischt.

> ! Grundsätzlich gilt, dass einerseits eine körperliche Ursache für die vorgebrachten Beschwerden besonders sorgfältig ausgeschlossen werden muss, andererseits aber auch eine krankheitswertige seelische Störung mit unbewusster Somatisierung.

Die Grundlage stellt die **eingehende körperliche Untersuchung** dar, um nachzuweisen, ob überhaupt ein organisch nicht begründbares Fehlverhalten vorliegt. Inwieweit es sich dabei dann um mehr oder minder bewusstseinsnahe ablaufende seelische Fehlhaltungen handelt, die über lange Strecken hin einer willkürlichen Korrektur zugänglich sind, obliegt der gutachtlichen Gesamtbeurteilung unter Einbeziehung der biografischen Anamnese und der aktuellen Lebenssituation.

### 17.5.2 Artifizielle Störung oder Münchhausen-Syndrom

Das Münchhausen-Syndrom ist als eigenes Krankheitsbild definiert und steht zwischen den beiden Positionen der Simulation und Konversion. Es wird auch als artifizielle Störung (F 68.1) oder als Artefakt-Syndrom bezeichnet. Als typisch gilt, dass hier die Motivation unbewusst, die Symptombildung aber bewusst ist.

> ! Beim Münchhausen-Syndrom geht man von einem neurotischen Fehlverhalten aus, bei dem – bei Fehlen einer gesicherten körperlichen oder psychischen Störung – Beschwerden und Krankheiten vorgetäuscht und auch durch eigene Manipulation erzeugt werden, um eine stationäre ärztliche Behandlung und sogar eine Operation zu erzwingen.

Die Betroffenen fügen sich selbst Verletzungen zu oder injizieren sich toxische Substanzen, um ärztliche Zuwendung zu erhalten. Ganz überwiegend werden dabei von den Patienten Krankenhausaufenthalte angestrebt, z. T. mit aufwändigen und auch durchaus unangenehmen diagnostischen Maßnahmen. Dabei wird angenommen, dass sie ihr Fehlverhalten bewusst und rational einsetzen, die Motive dazu aber weitgehend unbewusst und unklar bleiben. Personen mit diesem Verhaltensmuster zeigen meist weitere psychische Auffälligkeiten und Störungen der Persönlichkeit. Das Krankheitsbild ist eher selten, aber doch gelegentlich Gegenstand einer Begutachtung.

Unter einem **Münchhausen-by-proxy-Syndrom** versteht man eine Störung, bei der Mütter, meist aus medizinischen Hilfsberufen stammend, eine Krankheit nicht am eigenen Körper, sondern an dem ihres Kindes heimlich erzeugen oder zumindest erfinden – z. B. fingierte Anfallsschilderungen – und damit ärztliche Behandlung und Krankenhausaufenthalte erzwingen. Verletzungen und Einbringen von toxischen Substanzen kommen vor. Hier ist der Übergang zur Kindesmisshandlung (F 74.8) fließend.

## 17.6 Probleme bei der körperlichen Untersuchung

Es werden im Folgenden die häufigsten Probleme bei der körperlichen Untersuchung aufgezeigt, wie sie sich bei Verdacht auf Aggravation oder Simulation ergeben (z. T. in Anlehnung an Lang et al. 1978).

> ! Grundsätzlich sollte das Verhalten des Untersuchers bei Verdacht auf das Vorliegen einer bewussten Fehlhaltung ruhig und sachlich sein.

Der Gutachter kann unter Umständen einerseits durch besonders unpersönliches, vielleicht unfreundliches und ablehnendes Verhalten eine stärkere Demonstration provozieren. Die Vorstellung, bei der Untersuchung könnten wichtige Symptome übersehen werden, veranlasst dann den Untersuchten, noch deutlicher zu unterstreichen und hervorzuheben. Andererseits kann der Gutachter den Probanden aber auch zu einer Verstärkung dieser Verhaltensweise antreiben, wenn er zu sehr auf das demonstrative Gebaren eingeht (Suchenwirth). Der erfahrene Gutachter wird somit versuchen, eine sachliche Mittelstellung zwischen diesen beiden Extremen einzunehmen.

### 17.6.1 Hirnnerven

Bei der Begutachtung von Hirnnervenausfällen ergeben sich zunächst Probleme beim Nachweis von Riechstörungen. Man ist dabei im Alltag praktisch ausschließlich auf die Angaben des Untersuchten angewiesen. Als objektives Messverfahren stehen heute zwar die olfaktorisch evozierten Potenziale zur Verfügung, bisher allerdings nur in wenigen Zentren. Ansonsten bleibt nur die Darbietung aromatischer Substanzen, wobei das angebliche Nichtwahrnehmen von Trigeminusreizstoffen wie Salmiak oder auch des süßlichen Empfindens von Chloroform als Hinweis für eine bewusste Fehlangabe gelten kann. Werden selbst Trigeminusreizstoffe nicht wahrgenommen, muss der Verdacht auf eine bewusste Täuschung aufkommen.

**Sehstörungen**
Sehstörungen kommen gelegentlich im Rahmen psychogener Störungen zur Begutachtung. Primär wird jedoch der Augenarzt aufgesucht. Als klassisch gelten konzentrische, röhrenförmige Gesichtsfeldeinengungen, aber auch inkonsistente und wechselnde Gesichtsausfälle. Gerade hier ist die Mitarbeit des Probanden bei der Untersuchung ganz entscheidend.
Mit der Beurteilung von geltend gemachten Sehstörungen befasst sich in erster Linie der Augenarzt. Der neurologische Befund kann im Kontext die Organgenese untermauern oder – umgekehrt – unwahrscheinlich machen. Problematisch erweist sich bei der Begutachtung neben dem Visus auch die Gesichtsfelduntersuchung, die der Mitwirkung des Probanden bedarf.

**Psychogene Sprechstörungen**
Auch für die Diagnose einer psychogenen Sprech- oder Stimmstörung ist der Nachweis einer entsprechenden psychodynamisch relevanten Vorgeschichte, Befundkonstellation und eine eventuelle Neigung zu psychosomatischen Reaktionsweisen von Bedeutung. Die sehr große Ähnlichkeit der psychogenen Aphonie oder Dysphonie mit fast jeder Form von Aphonie oder Dysarthrie wird auch in der ICD-10 (F 44.4) betont.
Die Stimmstörungen insgesamt umfassen:

- organische Stimmerkrankungen jeglicher Art,
- funktionelle Stimmstörungen, welche die Sprechstimme oder die Singstimme betreffen,
- psychogene Stimmstörungen als Ausdruck einer seelischen Störung im weitesten Sinn,
- hormonelle Stimmstörungen, die Stimmhöhe, Klangfarbe, Dynamik und Stimmumfang beeinträchtigen können.

Die Beurteilung von Hörstörungen obliegt dem dafür zuständigen Facharzt. Auf das Problem „Tinnitus" wird in Kapitel 12 eingegangen.

## 17.6.2 Koordination und Gleichgewicht

**Schwindel**
Dieser stellt in der Begutachtungssituation ein besonderes Problem dar. Der Schwindel bei normalem neurologischem Befund, insbesondere bei Koordinationsprüfungen wie Romberg, Strichgang und Einbeinstand, ist als nichtorganisch einzuordnen. Als besonders typisch für den psychogenen Schwindel gelten fluktuierende Unsicherheit für Sekunden, Auslösung durch besondere emotional belastete Situationen wie Brücken, leere Räume, Menschenansammlungen, sowie gleichzeitige Angst.
Persönlichkeitszüge mit zwanghafter Struktur oder Neigung zu Depressionen, schließlich auch das Auftreten nach einer schweren emotionalen Belastung lassen an eine seelische Verursachung denken. Der phobische Schwankschwindel kann als typisches Beispiel angesehen werden.
Körperliche Untersuchung bei Schwindel

> ! Für die Beurteilung von Schwindel gilt der Grundsatz: „Wer alleine in eine Stadt zum Arzt kommen kann, leidet kaum an einem organisch bedingten Schwindel."

Hinsichtlich der Angabe von Schwindel infolge einer Innenohrverletzung ist zu berücksichtigen, dass das akute Beschwerdebild – verbunden mit Nystagmus und Fallneigung – sofort nach dem Unfall auftritt, wobei sich die Symptomatik innerhalb einiger Wochen durch zerebrale Kompensation zunehmend bessert.
Schwindel, der erst später neu auftritt und nachträglich angegeben wird, ist eher skeptisch zu beurteilen. Die vorgetäuschte Fallneigung im Romberg-Versuch ist dem erfahrenen Untersucher bekannt. Das Schwanken tritt meist schon ein, noch ehe die Augen geschlossen sind, und häufig muten derartige Verhaltensweisen durchaus grotesk an. Kaum je kommt es tatsächlich zu einem Sturz. Lenkt man den Probanden ab, indem man z. B. eine auf die Stirn geschriebene Zahl erkennen lässt, vergisst er häufig das Schwanken. Empfohlen wird auch, bei der Prüfung des Romberg-Versuches rückwärts zählen zu lassen.
Wartenberg führte dazu aus, dass normalerweise beim Stehen versucht wird, die Knie unbeweglich zu halten, um das Gleichgewicht nicht zu verlieren und sich davor zu schützen, nach hinten zu fallen. Dies geschieht durch die Innervation des M. quadriceps, wodurch sich die Kniescheibe nach oben verschiebt. Im Gegensatz hierzu schwanke der Simulant, ohne zu versuchen, dem vorzubeugen. Es wird daher empfohlen, die Kniescheiben des Patienten zu beobachten, während die Untersuchung durchgeführt wird.
Psychogene Sturzanfälle sind oft theatralisch-appellativ, häufig ereignen sie sich vor Zuschauern. Meist findet sich dabei ein aktiver Lidschluss bei sonst normalen somatischen Befunden.

**Tremor**

Medizingeschichtlich hat der Tremor als Ausdruck einer psychogenen Störung besondere Bedeutung. Im Ersten Weltkrieg trat er geradezu epidemisch auf, verschwand dann aber weitgehend, zumindest als Massenphänomen. Plötzlicher Beginn und rasche Remissionen sind beim organisch bedingten Tremor eher ungewöhnlich, vor allem auch die Variation von Frequenz und Amplitude. Die Vorspannung der Antagonisten eines Gelenks gilt als nahezu sicheres Zeichen eines psychogenen Tremors. Nach Lang wird empfohlen, das Zittern in Hocke und Kniebeuge zu prüfen, was bedeutend schwieriger durchzuführen ist als in Ruhelage. Psychogenes Zittern verschwindet dann nicht selten gänzlich.

### 17.6.3 Anfälle

Die Simulation epileptiformer Anfälle kommt in der unmittelbaren Begutachtungssituation selten vor. Das Problem der psychogenen Anfälle stellt sich mehr in der akuten klinischen Behandlung. Meist ist der Arzt im Notfalldienst damit befasst.

Für den Gutachter ergibt sich viel häufiger die enorme Schwierigkeit, aus meist dürftigen anamnestischen Angaben Rückschlüsse auf Art und Häufigkeit geltend gemachter Anfälle zu ziehen, was nicht selten kaum möglich ist. Fremdanamnestischen Angaben – soweit vorhanden – kommt dabei die größte Bedeutung zu. Ein sorgfältig geführter Anfallskalender spricht in aller Regel gegen ein vorgetäuschtes Anfallsleiden, schließt eine Psychogenese allerdings nicht aus.

### 17.6.4 Schmerz

Die Beurteilung von Schmerz stellt ein besonderes Problem bei der Begutachtung dar. Grundsätzlich gilt bis heute, dass Schmerz nicht objektivierbar ist. Trotzdem kann sich der erfahrene Gutachter durchaus in der Zusammenschau von Vorgeschichte, objektivierbaren Befunden, Art der Beschwerdeschilderung und nicht zuletzt auch der tatsächlich durchgeführten Therapie ein einigermaßen gesichertes Urteil über den Untersuchten bilden.

Bei erheblicher Diskrepanz zwischen dem vorgebrachten Beschwerdebild und den objektivierbaren Organbefunden ist Skepsis geboten. Neben einer besonders sorgfältigen Untersuchung kann dann die genaue Abklärung durchgeführter und auch jetzt noch fortgesetzter Therapieverfahren eine wertvolle Hilfe für die Einschätzung des Schweregrades subjektiver Schmerzen sein.

> ! Auf die Erfordernis einer genauen Exploration der Freizeitaktivitäten und einer schmerzbedingten Beeinträchtigung im Alltag muss immer wieder hingewiesen werden. „Wer Schmerzen bei der Arbeit hat, hat diese auch in der Freizeit" (Widder).

Umgekehrt gibt es sehr wohl chronische Schmerzsyndrome eindeutig organischer Genese, z. B. ein CRPS welches sich nach einem nur geringen banalen Trauma entwickeln kann. Nach anfänglichen autonomen, motorischen und sensiblen Störungen findet der sehr viel später begutachtende Arzt meist keine schwer wiegenden objektivierbaren Organschäden mehr, trotz eines erheblichen Schmerzsyndroms. Auf Kapitel 6.4.2 darf verwiesen werden.

## 17.6.5 Sensibilität

Sensibilitätsstörungen sind häufige Manifestationen psychogener Körperstörungen. Typisch ist die **streng mediane Begrenzung** in der Körpermitte, die anatomisch nicht möglich ist, da sich die Segmente überlappen. Die Grenze verbleibt auch median, wenn die Haut über die Mittellinie verschoben wird. Auch die Begrenzung nach laienhaften Vorstellungen „wie Kleidungsstücke" gilt als charakteristisch für eine psychogene Verursachung. Allerdings ist zu berücksichtigen, dass die socken- oder handschuhförmige Abgrenzung von Sensibilitätsstörungen für die Polyneuropathie geradezu pathognomonisch ist. Man kann also keinesfalls schematisch vorgehen und die angegebenen Gefühlsstörungen müssen zum Gesamtbefund korrelieren.

Bei der Begutachtung von Sensibilitätsstörungen ist man in besonderem Maße auf die Mitwirkung des Untersuchten angewiesen, obwohl heute auch neurophysiologische Untersuchungsmethoden wie Elektroneurographie und somato-sensibel evozierte Potenziale zur Verfügung stehen. Letztere ermöglichen es, Fortleitung und Verarbeitung sensibler Sinnesreize im peripheren und zentralen afferenten System objektiv zu messen. Der in der Begutachtung von peripheren Nervenverletzungen gut und mit wenig Zeitaufwand einsetzbare Ninhydrin-Test ist hier ebenfalls zu erwähnen. Er stellt eine sehr wertvolle Ergänzung der Diagnostik dar, erlaubt er doch eine gute Darstellung der Schweißsekretion und damit einen gewissen Hinweis auf die Funktion der sensiblen Fasern.

Hinsichtlich der Art vorliegender Sensibilitätsstörungen, sei es eine Hypästhesie oder gar Anästhesie oder aber Parästhesien, ist man letztlich doch weitgehend auf die Angaben des Untersuchten angewiesen. Der präzisen Angabe einer Hypästhesie, die einem Dermatom oder dem Ausbreitungsgebiet eines peripheren Nerven entspricht, kommt – vor allem, wenn die Angabe des betroffenen Areals bei Kontrollen reproduzierbar ist – erheblicher Wert bei der Bestätigung einer organischen Ursache zu.

Mehrfach wechselnde Angaben, unscharfe Abgrenzbarkeit oder gar Einbeziehung einer ganzen Extremität, ohne dass eine entsprechende Grunderkrankung vorliegt, lassen bei der Prüfung von Gefühlsstörungen jedoch erhebliche Zweifel aufkommen. Am Körperstamm findet sich physiologisch eine paramediane Begrenzung der Sensibilität, da sich die sensible Versorgung am Rumpf überlappt.

Die Prüfung der Sensibilität erfolgt, entsprechend den zu prüfenden Modalitäten, üblicherweise durch:
- Bestreichen mit einem stumpfen Gegenstand, einem Wattebausch, einer Nadel, einem Nadelrad,
- Prüfung der Temperaturempfindung,
- Bestimmung des Vibrationsempfindens mit der Stimmgabel und
- Prüfung der Zwei-Punkt-Diskrimination.

Es bewährt sich dabei, die Untersuchung relativ zügig durchzuführen und mehrfach zu wiederholen, da sich dann meist überzeugendere und übereinstimmendere Aussagen ergeben als bei sehr langsam und zögerlich durchgeführter Untersuchung.

Bei der Überprüfung einer angegebenen Anästhesie empfiehlt es sich, vom Patienten zu verlangen, er solle mit „ja" antworten, wenn er etwas spürt, und mit „nein", wenn er nichts spürt. Häufig erfolgt dann das „nein" prompt allein schon bei Berührung. Sehr bewährt hat sich auch folgendes Vorgehen: Der Untersuchte wird angewiesen, bei geschlossenen Augen anzugeben, ob man zur Körpermitte oder zur Peripherie streicht. Eine geltend gemachte Anästhesie oder gravierende Hypästhesie lässt sich dabei recht gut erkennen.

Bei der **differenzierten Prüfung der Sensibilität** für „spitz" und „stumpf" wird die schmerzhafte Empfindung „spitz" als „alles stumpf" angegeben und bei gezielten Berührungsreizen erhält man dann jeweils die Antwort „nichts". Auch hier kommt der inkongruenten und wechselnden Angabe bei der Sensibilitätsprüfung besondere Bedeutung zu. Bei der Prüfung des Zahlenerkennens werden nicht selten konstant „runde" als „eckige" Ziffern oder jeweils die nächsthöhere oder -niedrigere angegeben. Dagegen sind trophische Störungen wie Fehlen der Schweißsekretion oder Störungen des Nagel- und Haarwachstums Zeichen einer organischen Störung.

Eine Analgesie selbst für stärkste Schmerzreize ohne gleichzeitige Störung des Temperaturempfindens spricht ebenso gegen eine organische Genese wie die Angabe ausgeprägter Sensibilitätsstörungen ohne gleichzeitige sensible Ataxie oder Störung der Feinmotorik.

! Einen wichtigen Aufschluss über die periphere Sensibilität im Bereich der Finger gibt die Beobachtung des Schuhbindens, des Auf- und Zuknöpfens beim An- und Auskleiden oder des Einhakens eines Reißverschlusses.

### 17.6.6 Motorik

Der klinischen Untersuchung kommt in der Differenzialdiagnostik eine vorrangige Bedeutung zu. Die technische Zusatzdiagnostik hat ergänzende Funktion und ist oft sehr wertvoll, muss sich aber stets auf einen vorausgehenden klinischen Befund stützen können.

Beeinträchtigungen der Kraftentwicklung bis hin zu Paresen sind ein häufiges Symptom psychogener Störungen. Die Präsentation ist ausgesprochen vielfältig und symptomatologisch nicht eindeutig von zentralen oder peripheren Läsionen zu unterscheiden. Auch das Reflexverhalten hilft dabei nicht immer weiter.

Theoretisch wären die **Reflexe** bei psychogenen Paresen normal zu erwarten. Sie können aber abgeschwächt sein, wenn die betroffenen Muskelgruppen aus dem Bewegungsmuster gleichsam ausgeschaltet werden. Eine Reflexbetonung kann resultieren, wenn infolge einer besonderen Anspannungssituation während der Untersuchung eine zentrale Bahnung analog dem Jendrassik-Handgriff erfolgt. Lediglich das Auftreten pathologischer Reflexe weist auf eine eindeutig organische Genese hin.

Der „Bedeutungsgehalt" der **Gestik** wird von psychosomatischer Seite betont, jedoch erscheint auch dies in der Untersuchungssituation oft trügerisch, da auch organisch erkrankte Patienten dazu neigen, eine betroffene Extremität besonders zu berücksichtigen oder auch einfach zwangsläufig in den Vordergrund zu stellen, etwa, wenn sie ein Bein mit den Händen ins Bett heben.

Dagegen neigen Patienten mit nichtorganischen Lähmungen dazu, bei mangelnder Kraftentwicklung der geprüften Muskeln andere Muskelgruppen übermäßig und unphysiologisch anzuspannen, auch bei gleichzeitiger Aktivierung der Antagonisten, was dann oft sehr dramatisch mit angehaltenem Atem und hochrotem Kopf geschieht. Die gestufte Innervation mit unphysiologischem, plötzlichem und ruckartigem Nachlassen der Kraft, besonders bei bilateral synchroner Prüfung, und der Wechsel der Kraft bei mehreren Kontrollen (Fluktuation) sprechen gegen eine organische Bedingtheit. Gelegentlich kann Zuspruch und Ermutigung durch den Untersucher zu einer Verbesserung der Muskelleistung führen.

Nicht selten betreffen die „Paresen" auch **nur einzelne Funktionen**, während andere Bewegungsabläufe, die die gleichen Muskelgruppen involvieren, problemlos möglich sind. Einzelne Bewegungsabläufe oder Haltungen erfordern physiologisch einen unterschiedlichen Kraftaufwand, der normalerweise im Bewegungsmuster integriert ist. Typisch für eine organische Parese ist die Pronationstendenz der betroffenen Hand beim Arm-Vorhalteversuch in extremer Supinationsstellung. Bei nichtorganischer Schwäche sinkt der Arm ohne Änderung der Supinationshaltung ab. Echte Paresen zeigen ein allmähliches Absinken bei gleichzeitiger Pronation.

Bei der **Prüfung von Stütz- und Haltereaktionen** werden vorher gelähmt wirkende, jedoch funktionsfähige Muskelgruppen reflektorisch aktiviert. Beim Anheben eines Beines wird automatisch das andere Bein zur Körperstabilisierung auf die Unterlage gedrückt. Hält der Untersucher beide Beine in den Händen und fordert er den Betroffenen auf, ein Bein anzuheben, kann er die reflektorische Innervation des anderen, angeblich willkürlich nicht aktivierbaren Beines wahrnehmen (Hoover-Test). Bei Verdacht auf Lähmung der proximalen Beinmuskulatur prüft man die Adduktoren der nichtgelähmten Seite gegen Widerstand. Bei nichtorganischer Lähmung kommt es zur reflektorischen Adduktion der „paretischen" Seite, was bei organischer Parese nicht möglich ist. Im Stehen kann bei einer nichtorganisch bedingten Lähmung der Fußheber durch Gewichtsverlagerung nach hinten eine reflektorische Anspannung des M. tibialis anterior mit einer tastbaren Anspannung der entsprechenden Sehne ausgelöst werden.

Eine brauchbare Hilfe bei der Untersuchung einer Peronäusschädigung ist nach Wartenberg die Beobachtung des Spiels der Fußsehnen. Der Proband steht dabei aufrecht auf beiden Füssen und wird vom Untersucher leicht angestoßen, wobei er, um nicht zu fallen, automatisch die dorsalen Fußbeuger und -strecker innerviert mit entsprechendem Hervortreten der Sehnen. Steht der Untersuchte auf einem Fuß, ist es nicht einmal nötig, ihn aus dem Gleichgewicht zu bringen. Die Sehnen nehmen bei paretischer Muskulatur an diesem „Tanz der Sehnen" nur schwach oder überhaupt nicht teil. Selbst bei Simulation eines Fallfußes wird, um nicht zu fallen, die Muskulatur angespannt, was sich im Spiel der Sehnen zeigt.

Bei einer psychogenen Fallhand werden beim Faustschluss reflektorisch die Handstrecker als physiologisches Bewegungsmuster zur Stabilisierung des Handgelenks mitinnerviert. Das mit einer gewissen Latenz erfolgende Absinken eines Armes oder eines Beines beim Anheben und Loslassen spricht gegen eine periphere Läsion mit schlaffer Parese.

Wird ein Arm im Liegen über den Kopf gehoben, fällt er beim Loslassen bei organischer Lähmung auf das Gesicht, bei nichtorganischer Parese wird er über einen Schutzmechanismus so geführt, dass er nicht das Gesicht verletzt und neben dem Gesicht auffällt. Beim Mitpendeln der Arme beim Gehen fällt auf, dass der psychogen paretische Arm meist an den Körper gepresst gehalten wird, bei der echten schlaffen Lähmung dagegen tonuslos beim Gehen hin und her schlenkert.

**Muskeltonus und Trophik** geben wichtige Aufschlüsse über die organische Bedingtheit einer Parese, können aber auch trügerisch sein. Bei organischen Paresen kann die Trophik lange erhalten bleiben, während bei nichtorganischen Lähmungen nach längerer Zeit auch eine Inaktivitätsatrophie auftreten kann. Eine gewisse Muskelatrophie schließt also eine nichtorganische Lähmung nicht aus. Selbst Kontrakturen sprechen nicht gegen eine psychogene Gangstörung.

> ! Indizien für psychogen bedingte Lähmungen (nach Neundörfer):
> - Fehlinnervationen
> - Diskrepanz zur Anatomie
> - Diskrepanz zwischen Sensibilitätsausfall und motorischem Defizit
> - Ausbleiben von Reflexausfällen und Muskelatrophien bei „Lähmungen"
> - Diskrepanz zwischen demonstrierter Lähmung und der Möglichkeit, komplexe Bewegungsabläufe durchzuführen (fehlender Steppergang, fehlende Schleuderbewegungen der Arme bei Körperdrehungen und andere)
> - geminderte Funktionsstörung bei beidseitiger Ausführung der gestörten Bewegung.

Bei der Prüfung der Motorik wird man zunächst auf entsprechende Muskelatrophien achten, die allerdings bei sehr adipösen Probanden manchmal schwer abzuschätzen sind. Besondere Bedeutung hat dann auch die Beschwielung der Hände und der Fußsohlen bzw. das Vorhandensein oder Fehlen von trophischen Störungen, aber auch von Arbeitsspuren. Die EMG-Ableitung und die transkranielle Magnetstimulation mit Ableitung der magnetisch bzw. motorisch evozierten Potenziale stellen eine wertvolle Ergänzung der Diagnostik dar.

### 17.6.7 Gangbild

Störungen des Gangbildes in allen Variationen stellen ein häufiges Problem in der Abgrenzung organischer von nichtorganischen Funktionsstörungen dar. Ganz allgemein kann der erfahrene Untersucher vom ersten Aspekt her eine Zuordnung treffen, obgleich es manchmal schwerfällt, dies in Worten auszudrücken. Groteske Gangstörungen sind augenscheinlich. Diskrete Störungen dagegen lassen sich oft erst nach mehrfacher Prüfung, auch ohne Aufmerksamkeitszuwendung des Untersuchers, quasi „unbeobachtet" richtig zuordnen.

Die Beurteilung von Gangstörungen basiert auf der sorgfältigen und mehrfachen Beobachtung, wobei der Untersuchungsraum zur Beurteilung des Gehvermögens ausreichend groß sein sollte. Auch empfiehlt es sich, den Probanden Treppen steigen zu lassen. Wird mit einem „schmerzhaften" Bein zum ersten Tritt angesetzt oder steigt der Untersuchte die Treppe wechselbeinig hinauf und hinab, so ist an eine Täuschung zu denken.

Als **typische Befunde** psychogener Gangstörungen gelten:
- Wechsel bei mehrfachen Kontrollen (Fluktuation),
- wechselndes Schonhinken,
- auffällig verlangsamter, „tastender" Gang,
- unökonomische Bewegungsabläufe,
- Rudern mit den Armen,
- „walking on ice",
- Versuche, sich ständig irgendwo festzuhalten,
- plötzliches Einknicken der Knie,
- verzögerter Bewegungsbeginn,
- kaum je ein Sturz, und wenn, dann quasi abgefedert ohne Verletzung.

Dies alles, verbunden mit einem leidenden Gesichtsausdruck, manierierter Handhaltung, Hyperventilation, lautem Stöhnen und Jammern, lässt an eine psychische Ursache denken. Auffällig ist auch oft ein großamplitudiges Schwanken des Rumpfes beim Gehen. Ablenkung durch Zählen oder Erkennen auf die Stirn geschriebener Zahlen führt oft zu einer erstaunlichen Besserung der vorher gezeigten Gangunsicherheit.

Gerade der Wechsel in der Ausprägung eines Hinkens und das Fehlen normaler kompensatorischer Bewegungen ist von Bedeutung. Eine Beinverkürzung von 1,5–2 cm kann meist hinkfrei kompensiert werden. Erst bei einer stärkeren Beinverkürzung wird das Hinken augenscheinlich.

Wird eine Stockstütze benutzt, so ist eine Beschwielung der Handfläche auf der entsprechenden Seite zu erwarten. Ebenso wird das Schuhwerk bei einseitigem Gangbild auch eine einseitige Abnutzung von Sohle und Absatz erwarten lassen.

## 17.6.8 Wirbelsäule und Extremitäten

Bewegungsstörungen der Wirbelsäule spielen neben solchen der Extremitäten eine große Rolle bei der Begutachtung.

Bei deutlicher Gegeninnervation im Rahmen der gezielten Beweglichkeitsprüfung bewähren sich mehrfache Kontrollen, wobei nicht selten unterschiedlich stark gegeninnerviert wird. Oft zeigt sich auch eine Diskrepanz zwischen der eher geringen Verspannung der paravertebralen Muskulatur bzw. dem unauffälligen knöchernen Befund und einer deutlich ausgeprägten Bewegungseinschränkung bei gezielter Prüfung.

Wird bei der Untersuchung der **HWS** einer Drehbewegung deutlicher Widerstand entgegengesetzt, so kann das Bewegungsausmaß sehr viel besser sein, wenn der Untersuchte eher beiläufig aufgefordert wird, nach hinten zu sehen und den Kopf zu wenden.

Ähnliches gilt für die **LWS**. Während der Finger-Boden-Abstand häufig unter heftigem Jammern und Stöhnen bei deutlicher Gegeninnervation erheblich eingeschränkt erscheint, kann später auf der Untersuchungsliege bei Prüfung der oberen Extremitäten beiläufig aufgefordert werden, sich in den Langsitz mit gestreckten Armen und Beinen aufzurichten, wobei es dann nicht selten zu einem nur geringen Finger-Zehen-Abstand kommt. Es bewährt sich, dies beiläufig unter Hinweis, man wolle die Lunge auskultieren, zu prüfen.

Schließlich ist bei Schmerzen am Rumpf zu erwarten, dass dieser beim Gehen möglichst ruhig gehalten wird. Kommt es in der Begutachtungssituation zu starkem Schwanken des Rumpfes mit Pendeln des Körpers in allen Richtungen, spricht dies gegen ein entsprechendes Schmerzsyndrom.

## 17.7 Gutachtliche Beurteilung

Entscheidend für die gutachtliche Beurteilung ist die, hinter der augenfälligen, körperlich erscheinenden Symptomatik stehende, seelische Störung. Es ist jedoch meist unmöglich, aktuell in der Begutachtungssituation eine aus dem Unbewussten stammende Konversionssymptomatik von einer bewusstseinsnahen oder bewussten Symptombildung zu differenzieren. Entscheidend ist die **Berücksichtigung des langfristigen Verlaufs** mit Eruierung relevanter lebensgeschichtlicher Ereignisse im Rahmen der biografischen Anamnese und auch der Berücksichtigung der aktuellen Lebenssituation.

Einer offensichtlichen demonstrativen Verhaltensweise bzw. Simulation wird keine **Leistungsminderung** zuzuordnen sein. Einer schweren, langjährig chronifizierten neurotischen Entwicklung kann dagegen durchaus eine quantitative Minderung des Leistungsvermögens zukommen. Dies ist im Einzelfall unter kritischer Abwägung der Gesamtsituation, der Vorgeschichte, der biografischen Anamnese, der aktuellen psychosozialen Problematik und besonders auch der durchgeführten Therapiemaßnahmen zu beurteilen.

Oft ist der **therapeutische Zugang** zu diesen Patienten äußerst schwierig und gelingt nur selten in adäquatem Ausmaß, sodass die durchgeführten Behandlungsmaßnahmen häufig frustran bleiben und es letztlich nicht gelingt, die Fehlhaltung zu korrigieren, vor allem, wenn latente oder offene Versorgungswünsche bestehen. Das Dilemma, dass eine Therapie häufig erst nach Abschluss des Rentenverfahrens als aussichtsreich angesehen wird, die Begutachtung aber vorher zu einem Ergebnis kommen muss, lässt sich schwer auflösen.

! Grundsätzlich können fast alle neurologischen Krankheitssymptome, nicht nur Bewegungsstörungen, als psychogene Symptombildung vorkommen. Der erfahrene Untersucher hat oft sehr früh spontan den Eindruck einer psychischen Ursache, ohne dies zunächst schlüssig beweisen zu können. Dies kann im Einzelfall auch extrem schwierig sein. Die Berücksichtigung der oben genannten Besonderheiten bei der klinischen Untersuchung, der biografischen Anamnese und des gesamten psychosozialen Umfeldes lässt am ehesten eine adäquate diagnostische Einordnung zu.

**Kasuistik**
Die 32-jährige, asthenisch wirkende Hausfrau erleidet an einer innerstädtischen Kreuzung als Pkw-Fahrerin schuldlos einen an sich banalen Verkehrsunfall mit schräg-frontalem Zusammenstoß. Die ambulante Untersuchung im Krankenhaus erbrachte keinen pathologischen Befund.
Sie klagte, induziert durch entsprechende Fragen, über Nacken- und Hinterkopfschmerzen. Der Hausarzt veranlasste ein CT der HWS. Der Radiologe glaubte eine „Absprengung am Dens" zu sehen, worauf sechs Wochen lang eine Ruhigstellung durch Halsorthese erfolgte.
Danach erstmals Vorstellung beim Neurologen. Außer einer etwas verspannten Nackenmuskulatur und einer schlaffen Haltung ergab sich kein pathologischer Befund. Im MRT der HWS zeigten sich jetzt völlig unauffällige Verhältnisse. Vom Unfallchirurgen wird auch im Erst-CT kein pathologischer Befund gesehen.
Der Versuch einer krankengymnastischen Mobilisierung scheiterte, da es zu verstärkten Beschwerden kam. Bei erneuter Vorstellung beim Neurologen fast drei Monate nach dem Unfall klagte die Betroffene über „Beinschwäche". Im Liegen konnten die Beine nicht gehoben werden, Aufstehen und Gehen waren problemlos möglich. Über einen Rechtsanwalt wurden Schmerzensgeldforderungen an den Unfallgegner gestellt.
Eine dreiwöchige stationäre Behandlung in einer neurologischen Fachklinik ergab keinen auffälligen Befund. 14 Tage nach der Entlassung stellte sich die Patientin wieder beim Neurologen vor. Lächelnd und unbeteiligt klagte sie über eine schlaffe Lähmung des rechten Arms. Erneut wurde sie stationär in eine Fachklinik eingewiesen, wiederum kein objektiver Organbefund.
Diagnose: dissoziative Bewegungsstörung (F 44.4). Es besteht bei organischem Krankheitskonzept kein Verständnis für eine psychischen Ursache. Danach erfolgte die Verlegung in eine psychiatrische Klinik, aus der sie nach drei Tagen entlassen wurde, da keine Motivation zur Psychotherapie bestand. Der Rechtsstreit um Schmerzensgeld dauert an.

# Literatur

Bochnik HJ (1994): Person und Krankheit – zur psychiatrischen Begutachtung des verminderten Leistungsvermögens. Med Sach 90: 4–9.
Dohrenbusch R, Henningsen P, Merten Th (2011): Die Beurteilung von Aggravation und Dissimulation in der Begutachtung psychischer und psychosomatischer Störungen. Versicherungsmedizin 63: 81–85
Foerster K (2009): Psychiatrische Begutachtung im Sozialrecht. In: Foerster K, Dreßing H (Hrsg.): Psychiatrische Begutachtung – Ein praktisches Handbuch für Ärzte und Juristen. 5. Aufl. Elsevier Urban & Fischer, München Jena
Gündel H (2000): Psychogene Bewegungsstörungen. Nervenheilkunde 9: 489–495.
Hausotter W (1995): Aggravation und Simulation in der neurologischen Begutachtung. Med Sach 91: 10–13.
Henningsen P, Rüger U, Schneider W (2001): Die Leitlinie „Ärztliche Begutachtung in der Psychosomatik und psychotherapeutischen Medizin – Sozialrechtsfragen". Versicherungsmedizin 53: 138–141.
Hopf HC, Deuschl G (2000): Psychogene Störungen der Motorik, Sensibilität und Sensorik aus der Sicht des Neurologen – „bed-side"-Befunde bei somatoformen Störungen. Akt Neurol 27: 145–156.

Hummel SM, Lücking CH (2001): Die posttraumatische Dystonie. Nervenarzt 72: 93–99.

Jochheim KA (2000): Der ärztliche Sachverständige und seine Aufgaben. In: Rauschelbach HH, Jochheim KA, Widder B (Hrsg): Das neurologische Gutachten. 4. Aufl. Thieme, Stuttgart.

Lang F, überarb. u. erweit. v. Baur E, Chapchal G (1978): Die Simulation in der Unfallmedizin. Huber, Bern.

Lewandowsky M, Hirschfeld R (1923): Praktische Neurologie für Ärzte. 4. Aufl. Springer, Berlin.

Merten Th, Krahl C, Krahl Ch et al. (2010): Prävalenz negativer Antwortverzerrungen in der berufsgenossenschaftlichen Begutachtung. Versicherungsmedizin 62: 126–131

Neundörfer B (1997): Die Differenzialdiagnose psychogener Störungen in der Neurologie. Nervenheilkunde 16: 273–276.

Oppenheim H (1908): Lehrbuch der Nervenkrankheiten. 5. Aufl. Karger, Berlin.

Overbeck G (1984): Krankheit als Anpassung. Suhrkamp, Frankfurt.

Stevens A, Friedel E, Mehren G, Merten T (2008): Malingering and uncooperativeness in psychiatric and psychological assessment: Prevalence and effects in a German sample of claimants. Psychiatry Research 157: 191–200

Suchenwirth RMA (2000): Der neurologische Befund. In: Suchenwirth RMA, Kunze K, Krasney OE (Hrsg): Neurologische Begutachtung – Ein praktisches Handbuch für Ärzte und Juristen. 3. Aufl. Urban & Fischer, München.

Thomann KD, Schröter F, Grosser V (Hrsg.) (2012): Orthopädisch-unfallchirurgische Begutachtung – Praxis der klinischen Begutachtung. 2. Aufl. Elsevier Urban & Fischer, München, Jena

Wartenberg R, hrsg. v. Köbcke H (1958): Neurologische Untersuchungsmethoden in der Sprechstunde. 3. Aufl. Thieme, Stuttgart.

Zastrow F (1989): Vorgetäuschte Krankheiten insbesondere das Münchhausen-Syndrom. Versicherungsmedizin 41: 191–192.

# 18 ADHS bei Erwachsenen

*Historische Entwicklung und Synonyme* 283
**18.1 Definition** 283
    *Definition nach der ICD-10 (Forschungskriterien)* 284
    *DSM-IV-TR:* 285
    *Komorbiditäten* 285
**18.2 Epidemiologie** 286
**18.3 ADHS im Erwachsenenalter** 286
    *Verhaltensstörungen bei Erwachsenen mit ADHS* 287
    *Wender Utah-Kriterien für ADHS bei Erwachsenen (WURS):* 287
    *Differenzialdiagnose* 288
**18.4 Begutachtung** 288
    *Zivilrecht* 291
    *Dienst bei der Bundeswehr* 292
    *Beamtenrecht* 292
    *Fahreignung bei ADHS* 293
    *Schwerbehindertenrecht* 293

## Historische Entwicklung und Synonyme

Die Symptomatik wurde vor fast 170 Jahren 1845 von dem Psychiater Heinrich Hoffmann im „Struwwelpeter" erstmals beschrieben. Der Begriff des „Zappelphilipp" ist seither Allgemeingut. Eine Vielzahl von Veröffentlichungen nahm sich dieses Themas an, wobei unter Bezeichnungen wie „schwer erziehbare Kinder", „hyperkinetische Erkrankung des Kindesalters", „hyperaktive Störung", „minimale cerebrale Dysfunktion (MCD)" oder „frühkindliches psychoorganisches Syndrom (POS)" verschiedene Verhaltensauffälligkeiten von Kindern subsumiert wurden, die heute einer ADHS zugeordnet werden.

## 18.1 Definition

Das Krankheitsbild der ADHS ist grundsätzlich durch die Symptome Aufmerksamkeitsdefizit, motorische Unruhe und Impulsivität geprägt.
Im Kindes- und Jugendalter fallen ungünstige Auswirkungen auf die schulische und soziale Entwicklung auf mit unreifen Verhaltensweisen, Störungen der Sprachentwicklung, unzureichenden schulischen Leistungen und gestörtem Sozialverhalten, verstärkt durch negative Reaktionen der Umwelt.
Als **Langzeitfolgen** resultieren im Erwachsenenalter dysfunktionale Kognitionen, reduzierte Ausbildungsleistungen in Schule und Beruf, geringere berufliche Qualifikation, niedriger sozialer Sta-

tus, geringeres Einkommen, verminderte Lebensqualität, erhöhtes Unfallrisiko und gesteigerte Kriminalitätsanfälligkeit.

Die Diagnose sollte nicht vor dem 6. Lebensjahr gestellt werden, obwohl die Symptome schon vorher auftreten, da hyperaktives und unaufmerksames Verhalten oft schwer von entwicklungsbedingter natürlicher Unruhe abzugrenzen ist.

## Definition nach der ICD-10 (Forschungskriterien)

Die Diagnosekriterien nach der ICD-10 werden hier ausführlich dargestellt, da die Verschlüsselung nach dem Klassifikationsschema der WHO in Deutschland in allen medizinischen Bereichen verbindlich ist, wobei in der ICD-10 nicht von „ADHS", sondern von „hyperkinetischen Störungen (HKS)" ausgegangen wird.

F 90: hyperkinetische Störungen

**G 1. Unaufmerksamkeit**

Mindestens 6 Monate lang bestanden wenigstens 6 der folgenden Symptome in einem mit dem Entwicklungsstand des Kindes nicht zu vereinbarenden und unangemessenen Ausmaß.

Die Kinder

1. sind häufig unaufmerksam gegenüber Details oder machen Flüchtigkeitsfehler bei den Schularbeiten und sonstigen Arbeiten und Aktivitäten,
2. sind häufig nicht in der Lage, die Aufmerksamkeit bei Aufgaben und beim Spielen aufrecht zu erhalten,
3. hören häufig scheinbar nicht, was ihnen gesagt wird,
4. können oft Erklärungen nicht folgen oder ihre Schulaufgaben, Aufgaben oder Pflichten am Arbeitsplatz nicht erfüllen (nicht wegen oppositionellem Verhalten oder weil die Erklärungen nicht verstanden werden können),
5. sind häufig beeinträchtigt, Aufgaben und Aktivitäten zu organisieren,
6. vermeiden ungeliebte Arbeiten wie Hausaufgaben, die geistiges Durchhaltevermögen erfordern,
7. verlieren häufig Gegenstände, die für bestimmte Aufgaben oder Tätigkeiten wichtig sind, z. B. Unterrichtsmaterialien, Bleistifte, Bücher, Spielsachen und Werkzeuge,
8. werden häufig von externen Stimuli abgelenkt,
9. sind im Verlauf der alltäglichen Aktivitäten oft vergesslich.

**G 2. Überaktivität**

Mindestens 6 Monate lang bestanden wenigstens 3 der folgenden Symptome in einem mit dem Entwicklungsstand des Kindes nicht zu vereinbarenden und unangemessenen Ausmaß.

Die Kinder

1. zappeln häufig mit Händen und Füßen oder winden sich auf den Sitzen,
2. verlassen ihren Platz im Klassenraum oder in anderen Situationen, in denen Sitzen bleiben erwartet wird,
3. laufen oft herum oder klettern exzessiv in Situationen, in denen dies unpassend ist (bei Jugendlichen oder Erwachsenen entspricht dem möglicherweise nur ein Unruhegefühl),
4. sind häufig unnötig laut beim Spielen oder haben Schwierigkeiten, sich ruhig mit Freizeitbeschäftigungen zu befassen,
5. zeigen ein anhaltendes Muster exzessiver motorischer Aktivitäten, die durch die soziale Umgebung oder Vorschriften nicht durchgreifend beeinflussbar sind

**G 3. Impulsivität**

Mindestens 6 Monate lang bestand wenigstens eins der folgenden Symptome von Impulsivität in einem mit dem Entwicklungsstand des Kindes nicht zu vereinbarenden und unangemessenen Ausmaß.

Die Kinder
1. platzen häufig mit der Antwort heraus, bevor die Frage beendet ist,
2. können häufig nicht in einer Reihe warten oder warten, bis sie bei Spielen oder Gruppensituationen an die Reihe kommen,
3. unterbrechen und stören andere häufig (z. B. mischen sie sich ins Gespräch oder Spiel anderer ein),
4. reden häufig exzessiv ohne angemessen auf soziale Beschränkungen zu reagieren.

**G 4. Beginn der Störung vor dem 7. Lebensjahr**
**G 5. Symptomausprägung**
Die Kriterien sollten in mehr als einer Situation erfüllt sein, z. B. sollte die Kombination von Unaufmerksamkeit und Überaktivität sowohl zu Hause als auch in der Schule bestehen.
**G 6.** Die Symptome von G1–G3 verursachen deutliches Leiden oder Beeinträchtigung der sozialen, schulischen oder beruflichen Funktionsfähigkeit,
**G 7.** Die Störung erfüllt nicht die Kriterien für eine tief greifende Entwicklungsstörung (F 84), eine manische Episode (F 30), eine depressive Episode (F 32) oder eine Angststörung (F 41).
Nach der ICD-10 werden unterschieden:
- F 90.0: einfache Aktivitäts- und Aufmerksamkeitsstörung,
- F 90.1: hyperkinetische Störung des Sozialverhaltens,
- F 90.8: sonstige hyperkinetische Störungen oder
- F 90.9: nicht näher bezeichnete hyperkinetische Störung.

Problematisch ist in der ICD-10-Klassifikation, dass die Nummern F 90.8 und F 90.9 nicht näher definiert sind und die Nr. F 90.1 ausschließlich für Kinder und Jugendliche, jedoch nicht für Erwachsene vorgesehen ist, sodass nur die Nr. F 90.0 für den Gebrauch bei Erwachsenen verbleibt.

## DSM-IV-TR:

Nach dem DSM-IV-TR gelten entsprechende Vorgaben mit den Einzelsymptomen „Unaufmerksamkeit", „Hyperaktivität" und „Impulsivität". Hier wird auch ausdrücklich der Terminus „Aufmerksamkeitsdefizit-/Hyperaktivitätsstörung" eingeführt. Ansonsten sind die diagnostischen Maßgaben vergleichbar.
Die 18 diagnostischen Kriterien sind in beiden Klassifikationen etwa gleich.
Unterschieden wird im DSM-IV-TR:
- 314.01 ADHS Mischtypus
- 314.00 ADHS Typus mit vorwiegender Unaufmerksamkeit
- 314.01 ADHS Typus mit vorwiegender Hyperaktivität und Impulsivität
- 314.9 nicht näher bezeichnete ADHS

Die Diagnosekriterien der ICD-10 wurden im Wesentlichen aus dem DSM-IV-TR übernommen.

## Komorbiditäten

Es bestehen bei der ADHS bis zu 80 % z. T. schwerwiegende Komorbiditäten mit anderen psychischen Erkrankungen. Lern- und Verhaltensstörungen, Erziehungsprobleme, Angststörungen und Tics sind im Kindesalter oft damit verknüpft. Später zeigen sich Störungen des Sozialverhaltens, oppositionelles Verhalten und umschriebene Entwicklungsstörungen, die auch in Form von Teilleistungsstörungen wie eine Lese/Rechtschreibschwäche, Störungen im Rechnen, in der Motorik und der Sprache bis weit in das Erwachsenenalter reichen können.
Etwa 50 % der Kinder mit unbehandelter ADHS entwickeln später eine Substanzabhängigkeit.

Im Erwachsenenalter finden sich häufig Depressionen, Anpassungsstörungen und Ängste. Persönlichkeitsstörungen, Suchtkrankheiten, Bulimie und Restless-legs-Syndrom kommen oft vor und können sich im Erwachsenenalter vordergründig manifestieren, was die Diagnosestellung erschweren kann.

Besonders häufige Komorbiditäten im Erwachsenenalter sind
mit 25 % antisoziale Persönlichkeitsstörungen, mit 20 % emotional instabile Persönlichkeitsstörung und mit 60 % Drogenmissbrauch und Alkoholismus.

## 18.2 Epidemiologie

Je nach den angewandten Kriterien finden sich in Studien unterschiedliche Angaben zur Häufigkeit. Man geht jedoch von einer Prävalenz von etwa 5 % im Kindes- und Jugendalter aus. Im Erwachsenenalter sollen etwa 2–4 % der Erwachsenen die Kriterien einer ADHS erfüllen, wobei sich weltweit im interkulturellen Vergleich eine ähnliche Häufigkeit von ADHS findet und das männliche Geschlecht überwiegt.

Diagnose und klinischer Befund
ADHS stellt eine rein klinische Diagnose dar. Entscheidend sind Verhaltensbeobachtung und Exploration. Ein apparativer Nachweis existiert nicht, auch kein einzelnes testpsychologisches Verfahren, mit dem eine ADHS definitiv nachgewiesen werden kann.

Symptome einer ADHS müssen bei einer einmaligen Untersuchung nicht unbedingt feststellbar sein, daher kommt der Langzeitbeobachtung besondere Bedeutung zu.

Im Erwachsenenalter sind das Verhalten und der Erfolg am Ausbildungs- und Arbeitsplatz zu berücksichtigen, ebenso die Beziehungsgestaltung in Partnerschaft und Familie, überhaupt die Interaktionen im gesamten sozialen Bereich. Zwingend erforderlich ist es, sich ein Bild vom Verhalten des Erwachsenen in seiner Kindheit zu machen, wobei Schulzeugnisse oder die Aussagen von Familienangehörigen wertvoll sein können

Neuropsychologische Tests etwa zur Erfassung der Aufmerksamkeit, der Impulsivität und der exekutiven Funktionen können in der Kindheit hilfreich sein. Sie gelten aber keinesfalls als so aussagekräftig, dass sie routinemäßig bei der Diagnose einer ADHS eingesetzt werden müssten.

## 18.3 ADHS im Erwachsenenalter

Die Diagnose ist im Erwachsenenalter oft schwierig zu stellen, da die Symptome unspezifisch erscheinen und von anderen Störungen manchmal schwer abzugrenzen sind. Es muss grundsätzlich aus der Anamnese hervorgehen, dass bereits Symptome einer ADHS im Kindesalter vorlagen, egal ob nur diagnostiziert oder auch behandelt. Ohne Hinweise auf eine ADHS im Kindesalter kann die Diagnose beim Erwachsenen nicht gestellt werden. Hilfreich für die Diagnosestellung im Erwachsenenalter sind die in der Wender-Utah-Rating-Scale (WURS) angeführten Kriterien.

Die Diagnosekriterien nach ICD-10 und DSM-IV-TR gelten auch beim Erwachsenen, jedoch tritt ein gewisser Symptomwandel ein. Die Hyperaktivität wird zur „inneren Unruhe", das Aufmerksamkeitsdefizit und das impulsive Verhalten bleiben meist erhalten. Andererseits stehen Störungen aus dem affektiven Bereich, Substanzmissbrauch und Persönlichkeitsstörungen bei Erwachsenen oft im Vordergrund und können die ADHS überdecken.

## Verhaltensstörungen bei Erwachsenen mit ADHS

Im Vordergrund stehen Konzentrationsschwierigkeiten und eine erhöhte Impulsivität. Sie klagen oft über innere Unruhe, mangelnde Geduld, sie vermeiden längere Theater- oder Konzertbesuche, Langstreckenflüge, das Schlange stehen, Tätigkeiten, bei denen sie sich längere Zeit konzentrieren oder still sitzen müssen, das Lesen anspruchsvoller Literatur, auch langweilige Tätigkeiten. Sie neigen zu Flüchtigkeitsfehlern, haben Schwierigkeiten bei Tätigkeiten, die Planung und Organisation erfordern und sind durch Geräusche oder Aktivitäten in der Umgebung rasch ablenkbar. Sie zeigen einen desorganisierten Lebensstil, sind bei Routinearbeiten rasch ablenkbar, können wichtiges von unwichtigem schlecht unterscheiden. Sie neigen eher zu risikoreichen Sportarten, sprechen schnell, versuchen oft, mehrere Arbeiten gleichzeitig zu erledigen, sind ungeduldig. Termine und Verabredungen einzuhalten, fällt ihnen schwer, überhaupt das Zeitmanagement und Aufgaben folgerichtig nacheinander zu erledigen. Dazu kommen affektive Labilität mit kurzfristigen Stimmungsschwankungen und Stressintoleranz.

Sie weisen manchmal einen „chaotischen Gesprächsstil" auf, wirken oft „geistesabwesend", handeln impulsiv, neigen zu Unfällen, Arbeitsplatz- und Partnerwechsel, Arbeitslosigkeit, auch zu emotionaler Instabilität und zu motorischer Unruhe, indem sie z.B. ständig mit den Füßen wippen, mit den Fingern trommeln, auf dem Stuhl hin und her rutschen, auch ständig gestikulieren. Sie neigen zu unüberlegten Entscheidungen, zu unkontrollierten Wutausbrüchen, haben oft Schwierigkeiten, freundschaftliche Kontakte aufzubauen, oft Konflikte mit Mitmenschen und tendieren zu einer chaotischen Organisation im beruflichen und privaten Bereich. Sekundär ist oft das Selbstwertgefühl beeinträchtigt.

Es ist von wesentlicher Bedeutung, bei Erwachsenen nachzufragen, ob im Alter von 6–12 Jahren Konzentrationsprobleme mit leichter Ablenkbarkeit bestanden, ein geringes Durchhaltevermögen, Wutanfälle, Beeinträchtigung der Selbstkontrolle, Aufsässigkeit, Probleme mit Autoritäten oder mit anderen Kindern ohne lange Freundschaften. Manchmal erinnern sich die Eltern oder Geschwister eher an derartige Verhaltensweisen als die Betroffenen selbst.

Es wird auch im Erwachsenenalter ein unaufmerksamer, ein hyperaktiv-impulsiver und ein kombinierter Typ, der alle Symptome zeigt unterschieden.

## Wender Utah-Kriterien für ADHS bei Erwachsenen (WURS):

**Aufmerksamkeitsstörung**
Unvermögen, Gesprächen zu folgen; erhöhte Ablenkbarkeit; Schwierigkeiten, sich auf (schriftliche) Aufgaben zu konzentrieren; Vergesslichkeit; häufiges Verlieren oder Verlegen von Gegenständen.

**Motorische Hyperaktivität**
Gefühl der inneren Unruhe; Unfähigkeit, sich zu entspannen; Gefühl der Nervosität; Unfähigkeit, sitzende Tätigkeiten (z.B. Lesen, Fernsehen, Essen bei Tisch) länger durchzuhalten
An Nebenkriterien sind zumindest zwei der folgenden 5 Punkte erforderlich:

**Affektlabilität**
Stimmungsstörung, die für gewöhnlich seit der Adoleszenz besteht, gelegentlich auch seit der frühen Kindheit. Kennzeichen ist ein rascher Wechsel zwischen normaler, gedrückter oder angehobener Stimmung. Betroffene beschreiben die niedergeschlagene Stimmung oft als Unzufriedenheit oder Langeweile. Die Änderung der Stimmungslage tritt innerhalb von Stunden bis maximal einigen Tagen auf und zwar spontan oder durch geringfügige äußere Ereignisse ausgelöst.

**Desorganisiertes Verhalten**
Aktivitäten werden unzureichend geplant und organisiert, dies fällt meist bei Aufgaben im Haushalt, in der Arbeit oder in der Schule auf. Aufgaben werden häufig nicht zu Ende gebracht, die Betroffenen wechseln planlos von einer Aufgabe zur nächsten. Auch in der zeitlichen Organisation treten häufig Schwierigkeiten auf. Zeitpläne oder Termine werden nicht eingehalten.

**Unzureichende Affektkontrolle**
Betroffene und Angehörige berichten von ständiger Reizbarkeit, verminderter Frustrationstoleranz und Wutausbrüchen. Gewöhnlich sind die Erregungszustände von kurzer Dauer. Eine typische Situation ist die erhöhte Reizbarkeit im Straßenverkehr: Die mangelhafte Affektkontrolle wirkt sich häufig nachteilig auf die Verkehrssicherheit aus.

**Impulsivität**
Dazwischenreden oder Unterbrechen sind beobachtbar. Sie berichten über impulsiv ablaufende Einkäufe und über das Unvermögen, Handlungen im Verlauf aufzuschieben, ohne dabei ein Unwohlsein zu verspüren.

Emotionale Hyperreagibilität
Die Betroffenen sind nicht in der Lage, adäquat mit alltäglichen Situationen umzugehen, sondern reagieren überschießend oder ängstlich. Sie beschreiben sich selbst häufig als schnell „belästigt" oder gestresst.

Die **„Homburger ADHS-Skalen für Erwachsene"** stellen für die Begutachtung ein außerordentlich wertvolles und zeitökonomisches diagnostisches Verfahren dar. Sie enthalten eine Kurzform der Wender Utah Rating Scale (WURS-K), das Wender-Reimherr-Interview (WRI), ein strukturiertes Interview, einen ADHS-Selbstbeurteilungsbogen (ADHS-SB) und eine diagnostische Checkliste (ADHS-DC), wodurch eine kategoriale Entscheidung und eine Schweregradeinschätzung möglich ist. Ein Screening-Test mit Selbstbeurteilung für Erwachsene der WHO besteht aus 6 Fragen, wie nach Problemen, die letzten Feinheiten einer Arbeit zu Ende zu bringen, mit einer Arbeit, bei der Organisation gefragt ist, zurechtzukommen, nach Problemen, sich an Termine zu erinnern, nach Vermeidung einer Aufgabe, bei der Denkvermögen gefragt ist, nach unwillkürlichen Bewegungen der Hände und Füße bei langem Sitzen und nach übermäßiger Aktivität und innerer Unruhe.
Werden 4 Fragen davon bejaht, so könnten die Symptome für eine Erwachsenen-ADHS sprechen.

## Differenzialdiagnose

Es sollte stets und ganz besonders im Erwachsenenalter abgeklärt werden, inwieweit internistische oder neurologische Krankheitsbilder vorliegen etwa Schilddrüsenfunktionsstörungen, Anfallsleiden, Schädel-Hirn-Traumen, Schlaferkrankungen wie Narkolepsie, Schlaf-Apnoe-Syndrom oder Restless-Legs-Syndrom. Es ist auch nach aktuellen medikamentösen Behandlungen zu fragen wie Einnahme von Barbituraten, Antihistaminika, Theophyllin, Sympathikomimetika, Steroiden, Neuroleptika oder anderen Psychopharmaka und natürlich auch nach Drogen.
Eine eingehende körperliche Untersuchung ist daher erforderlich, ggf. mit technischer Zusatzdiagnostik, zumindest die Durchführung eines EEG. Sollte der Verdacht auf eine Hirnerkrankung bestehen, dann auch mit bildgebender Diagnostik.

## 18.4 Begutachtung

In der Begutachtungssituation ergeben sich bei der ADHS im Erwachsenenalter oft beträchtliche diagnostische Probleme, weil die Symptome der Störung gleichermaßen auch anderen Diagnosen zugeordnet werden können, insbesondere gelingt die Abgrenzung von der dissozialen Persönlichkeitsstörung oft nur unzureichend. Entsprechendes gilt für die hohe Komorbidität mit anderen psychischen, insbesondere affektiven Störungen, Substanzmissbrauch und Persönlichkeitsstörungen des Clusters B. Neben den neuropsychologischen Beeinträchtigungen müssen Probleme auf der sozialen und Verhaltensebene erfasst werden.

Dazu kommt, dass meist keine ausreichenden Informationen über das Vorliegen des Krankheitsbildes im Kindesalter vorliegen und von den behandelnden Ärzten oft vorschnell aus den Äußerungen ihres Patienten auf eine ADHS geschlossen wird.

ADHS kann eine Reihe von Einschränkungen bewirken, die für die soziale Adaptation von erheblicher Bedeutung sind. Personen mit ADHS erreichten in einer Studie statistisch in 32 % weniger qualitativ hochwertige Schul- und Berufsabschlüsse, ihnen wurde häufiger gekündigt und sie hatten deutlich mehr Beschäftigungsverhältnisse, sie wurden wesentlich früher Eltern (38 % versus 4 %) und wurden früher an sexuell übertragbaren Erkrankungen behandelt (16 % versus 4 %). Sie bieten ein höheres Risiko für alle Arten von Unfällen in Schule, Beruf, Freizeit und Straßenverkehr, vor allem für solche, bei denen erhebliche Verletzungen entstehen. Eklatant ist die erhöhte Gefährdung durch Verkehrsunfälle mit ernsten Verletzungsfolgen und die Neigung, gegen Regeln im Straßenverkehr zu verstoßen. In einer Studie an Kindern war die Unfallrate bei ADHS gegenüber einer Kontrollgruppe um das 3,8fache erhöht.

ADHS-Betroffene agieren in allen Lebenslagen selten systematisch und planvoll, meist impulsiv und gelegentlich aggressiv.

Die Symptome der ADHS stellen ein Risiko für Aggressivität und Gewalttätigkeit dar. Die Störung ist nicht selten mit dissozialen und kriminellen Verhaltensweisen verbunden. In verschiedenen Gefängnispopulationen sind hohe Präferenzen von ADHS festgestellt worden, in den meisten Studien wurde eine Prävalenz um 20 % gefunden. In den meisten Fällen lag eine hyperkinetische Störung des Sozialverhaltens (F 90.1), entsprechend dem Conduct Disorder (CD) vor, wobei sich dieses komplexe Störungsmuster dabei als besonders kriminogen erwies.

In einer Studie von Ziegler et al. fanden sich bei 43 % der untersuchten männlichen JVA-Insassen retrospektiv ADHS-Symptome, vor allem bei Rezidivtätern. Von ADHS-Betroffenen hatten 83,0 % Vorstrafen und 17,0 % keine Vorstrafen. Von Nicht-ADHS-Betroffenen hatten dagegen 56,3 % Vorstrafen und 43,7 % keine Vorstrafen.

Unbehandelt besteht bei der ADHS ein 4fach höheres Risiko für Alkohol- und Drogenabhängigkeit und für Straftaten, die damit in Zusammenhang stehen.

Strafrecht

Die Beurteilung der strafrechtlichen Verantwortungsfähigkeit muss sich stets am psychopathologischen Gesamtbild orientieren. Neben den Kernsymptomen der ADHS sind besonders die komorbiden Leiden zu beachten, die häufig gewichtigere Auswirkungen auf die Steuerungsfähigkeit haben, als das Krankheitsbild selbst. Generell empfiehlt es sich, die Maßstäbe zu beachten, die seit langer Zeit bei der Beurteilung von Persönlichkeitsstörungen etabliert sind.

Zunächst ist die ADHS in ihrer Ausprägung zu graduieren. Ist die Symptomatik sehr ausgeprägt vorhanden und sind alle diagnostischen Kriterien erfüllt, so bietet es sich an, sofern generelle Einschränkungen und Behinderungen in verschiedenen Lebensbereichen nachgewiesen werden können, von einer krankhaften seelischen Störung zu sprechen. Bei der ADHS stehen so gut wie nie ernsthafte Störungen der Einsichtsfähigkeit zur Diskussion. Es geht vor allem um das Steuerungsvermögen. Bei einer unkomplizierten einfachen ADHS wird man nur in Ausnahmefällen zur Annahme einer erheblichen Verminderung des Steuerungsvermögens kommen. In Fällen mit erheblicher Symptomausprägung und generellen Einschränkungen in verschiedenen Lebensfeldern kann eine Verminderung des Steuerungsvermögens angenommen werden, wenn zwischen der

Deliktstruktur und der ADHS-Symptomatik eine direkte Verbindung ersichtlich ist. Beispielhaft können dies intensive verbale und tätliche aggressive Verhaltensweisen sein. In der Praxis wird sich die Beurteilungsproblematik auf die Frage konzentrieren, ob unter zusätzlicher Einbeziehung einer Komorbidität die Voraussetzungen von § 21 StGB gegeben sind. Eine Schuldunfähigkeit nach § 20 StGB kommt kaum je in Betracht.

Die Beurteilung der Verantwortungsreife nach § 3 Jugendgerichtsgesetz (JGG) für den Altersbereich 14 Jahre bis zur Vollendung des 18. Lebensjahres muss sich ganz individuell an dem Entwicklungsstand des Jugendlichen orientieren, wobei erst mit dem Erreichen des konventionellen Niveaus eine sittliche Reife anzunehmen ist, die die Voraussetzung für eine Verantwortungsreife darstellt. Eine ADHS schließt diese nicht per se aus

Die Anordnung einer Maßregel ist bei einer isolierten ADHS kaum anzunehmen, es sei denn, es liegen schwerwiegende komorbide Leiden vor.

Die Verhandlungsfähigkeit setzt voraus, dass der Angeklagte in der Lage ist, der Verhandlung zu folgen, die Bedeutung der einzelnen Verfahrensakte zu erkennen und zu würdigen, seine Interessen vernünftig wahrzunehmen, die Verteidigung in verständiger und verständlicher Weise zu führen und Prozesserklärungen abzugeben und entgegenzunehmen. Bei einer einfachen ADHS ist anzunehmen, dass diese Kriterien erfüllt sind. Bei ausgeprägter Komorbidität kann vor allem die Verteidigungsfähigkeit in Abhängigkeit von der Ausprägung der Aufmerksamkeits- und Konzentrationsstörungen beeinträchtigt sein.

Ausführungen zur Prognose müssen stets den Einzelfall berücksichtigen. Nach Rasch gelten allgemein als ungünstige Prognosefaktoren hohe Störbarkeit, geringe Frustrationstoleranz, Depressivität, geringes Selbstwertgefühl, Impulsivität und Augenblicksverhaftung, ebenso ein hohes Suchtpotenzial. Bei der ADHS sind gerade diese Faktoren relevant, es bedarf jedoch einer sehr subtilen individuellen Beurteilung.

Sozialrecht

Eine nicht behandelte ADHS kann Ursache von mangelnder Konzentration auf Ausbildungsinhalte in Schule und Beruf sein, vor allem beim unaufmerksamen Typ. Eine Begleitung während einer weiterführenden Ausbildung ist sinnvoll, weil die meisten Betroffenen nur sehr vage Vorstellungen davon haben, was sie in einem Beruf, den sie für geeignet halten, erwartet und inwieweit sie dafür tatsächlich geeignet sind. Häufig trauen sie sich nicht, sich den Anforderungen weiterhin zu stellen und brechen Schulbesuch und Ausbildung ab.

Die meisten von ADHS betroffenen Erwachsenen leiden unter einer schwankenden Leistungsfähigkeit, d.h. alle Berufsbereiche, die mit einer erhöhten Stressbelastung verbunden sind, führen über kurz oder lang zu Stresssymptomen mit Beeinträchtigung der Arbeitsfähigkeit. Entsprechendes gilt für Tätigkeiten, die mit hohen Anforderungen an das Konzentrationsvermögen und die Daueraufmerksamkeit verbunden sind. Deutlich betroffene Erwachsene klagen vor allem über ein mangelndes Zeitgefühl und die Unfähigkeit, sich selbst eine Struktur zu geben. Über eine Aktivierung von außen muss dann die innere Strukturierung gefördert werden. Die Betroffenen sind häufig nicht in der Lage, zeitliche und organisatorische Arbeitsabläufe selbst zu strukturieren und dann umzusetzen. Berufe mit eintönigen Tätigkeitsmerkmalen können ebenfalls meist von dieser Patientengruppe nicht über einen längeren Zeitraum ausgeübt werden, weil sie auf neue Stimuli in Form eines Außenreizes durch wechselnde Tätigkeitsbereiche angewiesen sind. Nur dann gelingt es ihnen, ihre Konzentration kurzfristig aufrecht zu erhalten. Eine frühzeitige berufliche Weichenstellung unter Vermeidung von Fehlschlägen in der Ausbildung kann die Selbstzufriedenheit fördern, die Leistungsfähigkeit erhöhen und eine stabile berufliche Eingliederung ermöglichen. Die Arbeitsumgebung sollte arm an Störquellen sein, damit die Fokussierung auf eine Tätigkeit gelingt und die Motivation, eine Arbeit zu Ende zu führen, nicht unterbrochen wird. Treten im Rahmen des Arbeitsablaufs kleine Unterbrechungen oder Fehler auf, gelingt es den Betroffenen kaum, ihre Frustration darüber zu bewältigen. Stattdessen lehnen sie die weitere Bearbeitung der Aufgabe ab, da sie keinen Sinn darin sehen können, eine unperfekte Arbeitsleistung zu korrigieren und weiter zu führen. Ähnlich wie Borderline-Patienten haben auch Erwachsene mit ADHS die Tendenz, impulsiv alles nur als gut oder schlecht anzusehen. Schon der kleinste Fehler führt dann zur Einschätzung, alles falsch gemacht zu haben.

Eine erfolgreiche medikamentöse Therapie führt zu einer verbesserten Arbeitsfähigkeit, da diese Betroffenen dann durchaus leistungsfähig sind, vorausgesetzt sie treffen am Arbeitsplatz auf Verständnis für ihre Arbeitsweise und werden entsprechend eingesetzt.

Es gibt bisher keine spezifisch wirksame Rehabilitation, die die Besonderheiten der ADHS des Erwachsenenalters berücksichtigt. Eine spezielle Strukturierung des Arbeitsplatzes ist daher von vorrangiger Bedeutung. Nicht selten gelingt es später, nach korrekter Diagnosestellung und entsprechender medikamentöser Therapie eine Stabilisierung der Situation zu erreichen.

Mitarbeiter berufsberatender und rehabilitativer Einrichtungen sollten Kenntnisse über die Besonderheiten der ADHS bei jugendlichen Erwachsenen besitzen, zudem dieses Krankheitsbild zu Beeinträchtigungen in allen Lebensbereichen führt. Wegen der gehäuften Komorbidität mit anderen psychischen Störungen (bis zu 80 %) wird ADHS häufig nicht diagnostiziert.

Sozialmedizinisch wird man bei entsprechender Fragestellung ganz überwiegend von einer qualitativen Leistungseinschränkung unter dem Aspekt der oben angeführten Kriterien ausgehen. Eine quantitative Leistungsminderung wird sich in den meisten Fällen nicht begründen lassen.

Es muss allerdings berücksichtigt werden, dass ADHS eine in der Kindheit beginnende Störung ist und eine so ausgeprägte Symptomatik, die nach Berufsaufnahme eine teilweise Minderung der Erwerbsfähigkeit bedingen würde, letztlich schon die Aufnahme einer regulären Erwerbstätigkeit verhindert hätte, sodass ein Rentenanspruch dann unter Umständen nicht besteht.

## Zivilrecht

Im Zivilrecht gelten grundsätzlich dieselben Überlegungen wie in den oben angeführten Rechtsbereichen.

Bei der Beurteilung der beruflichen Leistungsfähigkeit für die private Berufsunfähigkeitsversicherung ist auf den zuletzt tatsächlich ausgeübten Tätigkeitsbereich abzustellen, wobei je nach Schwere des Krankheitsbildes und den beruflichen Anforderungen durchaus eine Berufsunfähigkeit resultieren kann. Konflikte sind zu erwarten, wenn eine ADHS bei Vertragsabschluss nicht als Vorerkrankung angegeben wurde, wobei entscheidend ist, ob eine entsprechende Diagnose ärztlich gestellt und eine Behandlung durchgeführt wurde.

Für die private Kranken-, Krankentagegeld-, Unfall- und Lebensversicherung gelten dieselben Kriterien einer Leistungspflicht, wenn ADHS nicht als Vorerkrankung in Erscheinung trat. Bei Neuabschluss einer derartigen Versicherung ist eine nachgewiesene und ärztlich behandelte ADHS selbstverständlich anzugeben, damit im Einzelfall bei der Antragsprüfung das erhöhte Arbeits- und Berufsunfähigkeitsrisiko bis hin zu einer evtl. erhöhten Sterblichkeit durch einen Unfall berücksichtigt werden kann. Wurde ADHS im Kindesalter ärztlich diagnostiziert und behandelt und im Antrag verschwiegen, entfällt die Leistungspflicht des Versicherers. Bei der Leistungsprüfung der privaten Krankenversicherung hinsichtlich der Behandlung sind grundsätzlich die aktuellen Leitlinien zur Therapie relevant.

Bei der Begutachtung zur Fragestellung der Errichtung einer rechtlichen Betreuung (§ 1896 BGB) wird man sich an den unmittelbaren Folgen der Erkrankung etwa auf die Vermögenssorge, den Umgang mit Behörden, Versicherungen oder Renten- und Sozialleistungsträgern orientieren.

Bei zivilrechtlichen und sozialrechtlichen Begutachtungen können die Vorgaben, die zur Beurteilung von Persönlichkeitsstörungen entwickelt wurden, auch auf die ADHS übertragen werden.
Die Geschäftsfähigkeit und die Testierfähigkeit als eine spezielle Ausprägung der Geschäftsfähigkeit auf dem Gebiet des Erbrechts dürften bei einer einfachen ADHS kaum beeinträchtigt sein, es sei denn es lägen schwerwiegende Komorbiditäten vor. Geschäftsunfähigkeit setzt einen die freie Willensbestimmung ausschließenden Zustand krankhafter Störung der Geistestätigkeit voraus (§ 104 BGB), die Testierunfähigkeit, dass die betroffene Person nicht in der Lage ist, die Bedeutung einer abgegebenen Willenserklärung einzusehen und nach dieser Einsicht zu handeln (§ 2229 BGB). Beides kann bei einer ADHS ohne gravierende Komorbidität im Allgemeinen nicht angenommen werden.

### Dienst bei der Bundeswehr

Der Einsatz bei der Bundeswehr verlangt ein hohes soziales Funktionsniveau, wobei eine adulte ADHS auf Grund psychischer Anpassungsprobleme unter Umständen eine schwerwiegende Beeinträchtigung darstellen kann.
In den Tauglichkeitsrichtlinien des Bundesministeriums für Verteidigung – der Zentralen Dienstvorschrift (ZDv 46/1) – führte die ADHS früher zur Vergabe der Gradation VI, woraus Wehrdienstunfähigkeit resultierte. Danach kam es beim Vollbild mit oder ohne Medikamenteneinnahme grundsätzlich zu einer Ausmusterung, darüber hinaus galten in der Regel Wehrpflichtige, die BtM-pflichtige Präparate einnahmen, ohnehin nicht als wehrdienstfähig. Die Krankheit musste jedoch durch ein Attest eines Psychiaters nachgewiesen sein. Eine neue Studie von Zimmermann et al. an aktiven Bundeswehrsoldaten, die an ADHS erkrankt waren, ergab allerdings, dass 55,6 % ihren Dienst fortsetzen konnten. Die Anpassungsfähigkeit im Wehrdienst wurde nach 5 Kriterien operationalisiert und mit psychopathologischen Befunden und psychosozialen Risikofaktoren korreliert, wobei eine verminderte Anpassungsfähigkeit signifikant mit aggressiven und dissozialen Symptomen der ADHS sowie mit Partnerschaftskonflikten korrelierte.
Mittlerweile gilt eine differenziertere Bewertung: Personen, die im Jugendalter ADHS hatten, aber als Erwachsene nicht mehr betroffen sind, werden der Gradation III zugeordnet und sind somit tauglich. Personen, die als Erwachsene weiterhin von ADHS betroffen sind, jedoch nicht medikamentös behandelt werden oder die gut medikamentös eingestellt sind und keine oder nur eine geringe Symptomatik zeigen, werden der Gradation IV zugeordnet, gelten als tauglich, jedoch muss dies individuell beurteilt werden. Die Verwendung ist erheblich eingeschränkt und nur in bestimmten militärischen Funktionen möglich, so entfallen z. B. alle Einsätze, die mit Führen und Steuern von Fahrzeugen verbunden sind. Erwachsene mit ADHS und deutlicher psychopathologischer Symptomatik werden der Gradation VI zugeordnet und gelten als nicht tauglich. Wird die Diagnose erst während der aktiven Dienstzeit festgestellt, muss die Bewertung durch einen erfahrenen Psychiater erfolgen, wobei je nach Einzelfall und wehrdiensteigentümlichen Belastungen eine Entlassung wegen Dienstunfähigkeit oder eine weitere Verwendung unter Ausschluss einer Eigen- oder Fremdgefährdung möglich ist.
Daraus resultiert, dass eine adulte ADHS generell keinen zwingenden Ausschlussgrund für den Dienst bei der Bundeswehr darstellt und die Beurteilung ganz auf den konkreten Einzelfall abzustellen ist.

### Beamtenrecht

Bei der Einstellung gilt nach dem Eignungsprinzip, dass der Anwärter körperlich und geistig soweit gesund sein muss, dass er seiner zukünftigen Tätigkeit gewachsen und vorzeitige Dienstunfähigkeit nicht zu erwarten ist. Bei ADHS-Betroffenen bedarf es einer sehr eingehenden Untersuchung, inwieweit das Krankheitsbild und vor allem die Komorbiditäten diesen Kriterien ggf. entgegenstehen.

Die Dienstunfähigkeit ist nach § 42 BBG geregelt: „Der Beamte auf Lebenszeit ist in den Ruhestand zu versetzen, wenn er infolge eines körperlichen Gebrechens oder wegen Schwäche seiner körperlichen oder geistigen Kräfte zur Erfüllung seiner Dienstpflichten dauernd unfähig ist ..."
Nach einem Beschluss des VGH Baden-Württemberg vom 3.2.2005 (Az. 4 S 2398/04, veröffentlicht u. a. in NVwZ-RR 2006, 200 ff.) reicht es zur Erfüllung des Begriffs der Dienstunfähigkeit aus, wenn die geistig-seelische Verfassung des Beamten mit Blick auf die Erfüllung seiner amtsgemäßen Dienstgeschäfte bedeutende und dauernde Abweichungen vom Normalbild eines in dieser Hinsicht tauglichen Beamten aufweist. Die Aufforderung des Dienstherrn zur amtsärztlichen Untersuchung stellt einen Verwaltungsakt dar.

An die Dienstfähigkeit von Polizeibeamten und Feuerwehrleuten werden besonders hohe Anforderungen gestellt. Wird eine ADHS erst während des Dienstes diagnostiziert erfolgt kein Ausschluss aus dem Polizeidienst.

## Fahreignung bei ADHS

ADHS wird weder in der Fahrerlaubnisverordnung (FeV) noch in den Begutachtungsleitlinien erwähnt, wohl deshalb, weil ADHS irrtümlich für eine Störung gehalten wurde, die im Erwachsenenalter ausheilt.

Jugendliche mit ADHS haben ein massiv erhöhtes Risiko für schwere Unfallereignisse in Schule, Beruf, zu Hause, in der Freizeit und auch im Straßenverkehr. Die Wahrscheinlichkeit liegt bei Kindern im Vergleich zu einer Kontrollgruppe bei 28 % versus 18 % und für Heranwachsende bei 32 % versus 23 %. Für Erwachsene gilt die Relation von 38 % versus 18 %. Das erhöhte Risiko für Verkehrsunfälle ist seit 20 Jahren bekannt. Erhebliche Aufmerksamkeitsprobleme gelten als Prädiktor für Verstöße gegen Verkehrsvorschriften im jugendlichen Erwachsenenalter, wobei Geschwindigkeitsüberschreitungen, Unfälle und Führerscheinentzug besonders auffallen. ADHS-Betroffene tendieren häufig dazu, ihre Leistungsfähigkeit im Straßenverkehr deutlich zu überschätzen.

Ein genereller Zweifel an der Fahreignung ist allerdings nicht begründbar. Erst wenn augenfällige und gehäufte Verstöße gegen Verkehrsvorschriften vorliegen, sollte geklärt werden, inwieweit diese überhaupt mit den potenziellen Defiziten der ADHS interagieren. Bei der Fahrgastbeförderung ist jedoch ein strenger Maßstab anzulegen.

Durch Methylphenidat in üblicher Tagesdosis wird die Leistung am Fahrsimulator signifikant verbessert. Eine Metaanalyse aus Kanada betonte die Wirksamkeit einer Medikation mit Stimulanzien zur Verbesserung der Fahrtauglichkeit jugendlicher ADHS-Betroffener. In der ärztlichen Praxis sollten entsprechende Fragen vertrauensvoll besprochen werden, mit dem Versuch, geeignete Strategien zur Risikominderung zu diskutieren.

Ärztlich verordnet unterliegen diese, nach dem BtMG zu verschreibenden Medikamente nicht den Bestimmungen des § 24a StVV, es gelten aber im Einzelfall die Vorschriften hinsichtlich der Fahrtüchtigkeit, wobei Zweifel bei Verhaltens- und Fahrauffälligkeiten, Gangunsicherheit, Konzentrations- und Aufmerksamkeitsstörungen u. a. auftreten können.

## Schwerbehindertenrecht

In den „Versorgungsmedizinischen Grundsätzen" der Anlage zu § 2 der Versorgungsmedizin-Verordnung (VersMedV) wird der Begriff hyperkinetische oder Aufmerksamkeitsstörungen erst in der 4. Verordnung zur Änderung der VersMedV im Oktober 2011 erwähnt:

- 3.5 Verhaltens- und emotionale Störungen mit Beginn in der Kindheit und Jugend

Die Kriterien der Definition der ICD-10-GM Version 2011 müssen erfüllt sein. Komorbide psychische Störungen sind gesondert zu berücksichtigen. Eine Behinderung liegt erst ab Beginn der Teilhabebeeinträchtigung vor. Eine pauschale Festsetzung des GdS nach einem bestimmten Lebensalter ist nicht möglich.

- 3.5.2 Hyperkinetische Störungen und Aufmerksamkeitsstörungen ohne Hyperaktivität

Ohne soziale Anpassungsschwierigkeiten liegt keine Teilhabebeeinträchtigung vor.
Bei sozialen Anpassungsschwierigkeiten
- ohne Auswirkung auf die Integrationsfähigkeit beträgt der GdS 10–20
- mit Auswirkung auf die Integrationsfähigkeit in mehreren Lebensbereichen (wie z. B. Regelschule, allgemeiner Arbeitsmarkt, öffentliches Leben, häusliches Leben) oder wenn die Betroffenen einer über das dem jeweiligen Alter entsprechende Maß hinausgehenden Beaufsichtigung bedürfen, beträgt der GdS 30–40
- mit Auswirkungen, die die Integration in Lebensbereiche nicht ohne umfassende Unterstützung oder umfassende Beaufsichtigung ermöglichen, beträgt der GdS 50–70
- mit Auswirkungen, die die Integration in Lebensbereiche auch mit umfassender Unterstützung nicht ermöglichen, beträgt der GdS 80–100

Ab dem Alter von 25 Jahren beträgt der GdS regelhaft nicht mehr als 50.

- 3.5.3 Störungen des Sozialverhaltens und der sozialen Funktionen mit Beginn in der Kindheit und Jugend sind je nach Ausmaß der Teilhabebeeinträchtigung, insbesondere der Einschränkung der sozialen Integrationsfähigkeit und dem Betreuungsaufwand, individuell zu bewerten.

Zusammenfassung

Die ADHS stellt eine ernstzunehmende Erkrankung dar, die im Kindes- und Jugendalter den Prozess der sozialen Adaptation und damit die Entwicklung der sozialen Kompetenzen beeinträchtigt. Unbehandelt kommt es in einem hohen Prozentsatz bis weit in das Erwachsenenalter hinein zu Störungen, die sich schwerwiegend in allen Lebensbereichen auswirken. Es ist daher sinnvoll und notwendig, dass eine adäquate medikamentöse Behandlung im Kindes- und Jugendalter beginnt und später im Erwachsenenalter fortgeführt wird. Bei ADHS-Betroffenen im Erwachsenenalter ergeben sich auf Grund der persistierenden Störung vielfältige Probleme bei der Begutachtung im Straf-, Sozial- und Zivilrecht, im Beamten- und Schwerbehindertenrecht, im Straßenverkehrsrecht und im Rahmen des Einsatzes bei der Bundeswehr. Sie resultieren aus den Kernsymptomen der ADHS wie Unaufmerksamkeit, Überaktivität und Impulsivität, aber auch ganz besonders aus den vielfältigen Komorbiditäten.

# Literatur

Barkley RA, Fischer M, Smallish L et al. (2006) Young adult outcome of hyperactive children; adaptive functioning in major life activities. J Am Acad Child Adolesc Psychiatry 45: 92–202

Dilling H, Mombour W, Schmidt MH, Schulte-Markwort E (Hrsg. 2006) Internationale Klassifikation psychischer Störungen. ICD-10 Kapitel V(F). Diagnostische Kriterien für Forschung und Praxis. 4. Aufl. Huber, Bern

Ebert D, Heßlinger B (2000): Forensische Beurteilung der ADS/ADHS des Erwachsenenalters. Psycho 26; 225–228

Ebert D, Krause J, Roth-Sackenheim C (2003) ADHS im Erwachsenenalter – Leitlinien auf der Basis eines Expertenkonsensus mit Unterstützung der DGPPN. Nervenarzt 74: 939–946

Fayyad J, De Graaf R, Kessler R et al. (2007) Cross-national prevalence and correlates of adult attention-deficit hyperactivity disorder. Br J Psychiatry 190: 402–9

Grützmacher H (2001) Unfallgefährdung bei Aufmerksamkeits- und Hyperaktivitätsstörung. Dtsch Ärztebl 98:1.898–1.900

Häßler F, Reis O, Buchmann J et al. (2008) HKS/ADHS und rechtliche Aspekte. Nervenarzt 79: 820–826

Hausotter W (2012) Begutachtung der Aufmerksamkeitsdefizit-/Hyperaktivitätsstörung bei Erwachsenen. Nervenarzt 83: 618–629

Jerome L, Habinski L, Segal A (2006) Attention-deficit/hyperactivity disorder and driving risk: a review of the literature and a methodological critique. Curr Psychiatry Rep 8(5): 416–26

Konrad N (2009) Begutachtung der Haft-, Vernehmungs- und Verhandlungsfähigkeit. In: Foerster K, Dreßing H (Hrsg.) Psychiatrische Begutachtung. 5. Aufl. Elsevier Urban & Fischer, München, Jena

Krause J, Krause KH (2009) ADHS im Erwachsenenalter. 3. Aufl. Schattauer, Stuttgart New York

Nedopil N (2007) Forensische Psychiatrie. 3. Aufl. Thieme, Stuttgart, New York

Ohlmeier M Peters K, Te Wildt B et al. (2008) Comorbidity of alcohol and substance dependence with attention-deficit/hyperactivity disorder (ADHD). Alcohol Alcoholism 43: 300–304

Philipsen A, Heßlinger B, Tebartz van Elst L (2008) Aufmerksamkeitsdefizit-Hyperaktivitätsstörung im Erwachsenenalter. Dtsch Ärztebl 105(17):311–7

Plener P, Brummer D, Allroggen M et al. (2010) Aufmerksamkeitsdefizit-/Hyperaktivitätsstörung und Sport, Pharmakotherapie und Leistungssport. Nervenheilkunde 29: 14–20

Polanczyk G, Rohde LA (2007) Epidemiology of attention-deficit/hyperactivity disorder across the lifespan. Curr Opin Psychiatry 20(4): 386–92

Preuss U (2007) Aufmerksamkeits- und Hyperaktivitätsstörung für Neurologen. Übersicht über ADHS bei Kindern, Jugendlichen und Erwachsenen. Akt Neurol 34: 291–310

Rasch W, Konrad N (2004) Forensische Psychiatrie. 3.Aufl. Kohlhammer, Stuttgart

Retz-Junginger P, Retz W, Blocher D et al. (2003) Reliabilität und Validität der Wender-Utah-Rating-Scale-Kurzform. Nervenarzt 74: 987–993

Rösler M, Retz W, Retz-Junginger P et al. (2004) Instrumente zur Diagnostik der Aufmerksamkeitsdefizit-/Hyperaktivitätsstörung (ADHS) im Erwachsenenalter. Nervenarzt 75: 888–895

Rösler M, Supprian T (2009) Organische psychische Störungen (einschließlich Anfallsleiden). In: Foerster K, Dreßing H (Hrsg.) Psychiatrische Begutachtung. 5. Aufl. Elsevier Urban & Fischer, München Jena

Rösler M, Retz-Junginger P, Retz W, Stieglitz RD (2009) HASE Homburger ADHS-Skalen für Erwachsene. Hogrefe, Göttingen

Rösler M, Retz W, Yacoobi K et al. (2009) Attention deficit/hyperactivity disorder in female offenders: prevalence, psychiatric comorbidity and psychosocial implications. Eur Arch Psychiat Clin Neurosci 259: 98–105

Schlander M, Trott GE, Schwarz O (2010) Gesundheitsökonomie der Aufmerksamkeits-/Hyperaktivitätsstörung in Deutschland. Nervenarzt 81: 289–300

Schmidt S, Brücher K, Petermann F (2006) Komorbidität der Aufmerksamkeitsdefizit-/Hyperaktivitätsstörung (ADHS) im Erwachsenenalter. Z Psychiatrie Psychologie Psychotherapie 54: 123–132

Schöch H (2009) Straßenverkehrsrecht. In: Kröber HL, Dölling D, Leygraf N, Sass H (Hrsg.) Handbuch der Forensischen Psychiatrie. Band 5: Forensische Psychiatrie im Privatrecht und Öffentlichem Recht. Steinkopff, Dortmund

Stellungnahme des Vorstands der Bundesärztekammer (2007) Aufmerksamkeitsdefizit-/Hyperaktivitätsstörung (ADHS). Dt Ärzteverlag, Köln

Swensen A, Birnbaum HG, Ben Hamadi R et al. (2004) Incidence and costs of accidents among attention-deficit/hyperactivity disorder patients. J Adolesc Health 35: 346.e 1–9

Thomann K-D, Losch E, Nieder P (Hrsg.) (2012) Begutachtung im Schwerbehindertenrecht. Referenz Verlag, Frankfurt

Wender PH (1995) Attention Deficit-/Hyperactivity Disorder in Adults. Oxford Press, New York Oxford

Ziegler E, Blocher D, Groß, Rösler M (2003) Erfassung von Symptomen aus dem Spektrum des Hyperkinetischen Syndroms bei Häftlingen einer Justizvollzugsanstalt. Recht Psychiatrie 21: 17–21

Zimmermann P, Jenuwein M, Biesold KH et al. (2010) Wehrdienst mit Aufmerksamkeitsdefizit-/Hyperaktivitätssyndrom? Anpassungsfähigkeit betroffener Soldaten an den Dienst in der Bundeswehr. Nervenarzt 81: 343–350

# 19 Allgemeine Grundlagen der Begutachtung und weiterführende Literatur

19.1 Checkliste Gutachten  297
19.2 Wie erstelle ich ein Gutachten?  298
  Orientierende Übersicht vor Einbestellung des Probanden  298
  Formaler Aufbau des Gutachtens  299
  Aktenvorgeschichte  299
  Eigene Angaben des Probanden  299
  Befund  302
  Testpsychologische Untersuchungen  303
  Diagnose  303
  Gutachtliche Beurteilung  303
  Beantwortung der gestellten Fragen  304
  Häufige Fehler  304
19.3 Beurteilung von GdS/GdB nach dem sozialen Entschädigungsrecht und/oder nach dem Schwerbehindertenrecht  305
  19.3.1 Berücksichtigung von Schmerzen im sozialen Entschädigungsrecht und nach dem Schwerbehindertenrecht  307
    Wirbelsäulenschäden  307
  19.3.2 Empfehlungen zur Begutachtung der HWS-Distorsion  307
19.4 Somatoforme Störungen  307
  19.4.1 DSM-IV-TR  307
  19.4.2 ICD-10  308
  19.4.3 Berufliches Leistungsvermögen bei somatoformen Störungen  308
  19.4.4 Prognosebeurteilung somatoformer Störungen  309
19.5 Leichte Verweistätigkeiten auf dem allgemeinen Arbeitsmarkt  310
19.6 Typische Fehler in der Begutachtung  310
19.7 Weiterführende Literatur  311

## 19.1 Checkliste Gutachten

- **Vor Beginn klären:**
  - Fragestellung klar und eindeutig?
  - Vorinformationen ausreichend?
  - Bin ich kompetent und zuständig?
  - Hinderungsgründe?
  - Zusatzbegutachtung erforderlich?

Auftraggeber anfragen!

- **Gutachtenkopf:**
  - Adresse des Auftraggebers
  - Aktenzeichen
  - Personalien
  - Untersuchungsdatum und Datum der Fertigstellung des Gutachtens
  - zitierte Akten
  - Fragestellung
- **Aktenvorgeschichte (Anknüpfungstatsachen)**
- **Eigene Angaben des Probanden:**
  - Familienanamnese
  - frühere Erkrankungen
  - soziale und Berufsanamnese
  - biografische Anamnese
  - unmittelbare Vorgeschichte und jetzige Beschwerden
  - vegetative Anamnese
  - Suchtmittelanamnese
  - Führerschein? Schwerbehindertengrad?
- **Befund (Befundtatsachen):**
  - internistischer Befund
  - neurologischer Befund
  - psychischer Befund
  - technische Zusatzdiagnostik
  - testpsychologische Untersuchungen
- **Diagnosen**
- **Gutachtliche Beurteilung:**
  - Welche Gesundheitsschäden?
  - Worauf zurückzuführen? Gegebenenfalls Diskussion des Kausalzusammenhanges
  - Welche resultierenden Funktionseinschränkungen?
  - Korrelieren die Beschwerden mit den eigenen und den Vorbefunden?
- **Beantwortung der gestellten Fragen**

(Marx et al. 2004)

## 19.2 Wie erstelle ich ein Gutachten?

### Orientierende Übersicht vor Einbestellung des Probanden

Vor der Einbestellung des Probanden ist eine **Durchsicht der übersandten Aktenunterlagen** unbedingt erforderlich. Es ist zunächst zu prüfen, ob die Fragestellung klar und eindeutig ist. Dies gilt für die Fragen der verschiedenen Versicherungen ebenso wie für die Beweisfragen des Gerichts. Es muss auch geklärt werden, ob die Vorinformationen ausreichend sind. Gelegentlich kommt es vor, dass eine Frage zu beantworten ist, die maßgeblich auf einen ärztlichen Vorbefund abzielt, der allerdings in den Akten gar nicht enthalten ist. Eine Durchsicht der Vorbefunde ist daher unerlässlich. Der Gutachter muss sich auch selbstkritisch fragen, ob er für diese Fragestellung kompetent und zuständig ist. Ebenso muss er sich über mögliche Hinderungsgründe der Begutachtung klar werden, etwa, ob zu dem Probanden irgendwelche aktuellen oder früheren Beziehungen bestanden, die einer unvoreingenommenen und neutralen Haltung entgegenstünden. Die rasche Mitteilung etwaiger Ablehnungsgründe an den Auftraggeber erspart eine Verzögerung des Rentenverfahrens. Auch sollte man frühzeitig klären, ob eine **Zusatzbegutachtung** notwendig ist. Dem Auftraggeber muss dies baldmöglichst mitgeteilt werden, um dessen Genehmigung einzuholen.

Zu einer eigenen **Sachermittlung** ist der Gutachter in aller Regel nicht befugt. Sollten Unklarheiten hinsichtlich der objektiven Vorgeschichte bestehen, muss der Auftraggeber um Ergänzung der Sachlage gebeten werden. Eine Rolle kann dies bei Informationen über die Art und Schwere eines Verkehrsunfalls spielen oder bei diskrepanten Angaben über eine durchgeführte ärztliche Behandlung.

## Formaler Aufbau des Gutachtens

Die korrekte Angabe von Name und Anschrift des Gutachters einschließlich Facharztbezeichnung ist ebenso selbstverständlich wie die richtige Angabe der Personalien des zu Begutachtenden. Selbst so banale Dinge wie das Datum der Untersuchung und der Gutachtenserstellung werden gelegentlich vergessen. Die Anschrift des Auftraggebers und dessen Aktenzeichen sind essenziell. Die zitierten Akten sollten chronologisch aufgeführt werden. Bei Gerichtsgutachten ist es üblich, die Beweisfragen, die gestellt wurden, eingangs anzuführen. Am Ende des Gutachtens sind diese dann sorgfältig im Einzelnen zu beantworten.

## Aktenvorgeschichte

Die Kenntnis der verfügbaren Aktenunterlagen und damit der „Anknüpfungstatsachen", die vom Auftraggeber vorgegeben werden, ist unabdingbare Voraussetzung für die Erstellung eines verwertbaren und schlüssigen Gutachtens. Fast stets liegen mehr oder weniger ausführliche **Befunde von Voruntersuchern** – behandelnden Ärzten oder Vorgutachtern – vor, die selbstverständlich eingehend zu würdigen sind. Der Antragsteller hat nicht nur juristisch, sondern auch menschlich ein Recht darauf, dass früher erhobene Befunde entsprechend berücksichtigt und diskutiert werden.

Es ist empfehlenswert, sich bereits vor der Einbestellung des zu Untersuchenden mit der Aktenlage vertraut zu machen. Es kann dann nicht nur die Exploration, sondern auch die Untersuchung sehr viel gezielter und damit auch fundierter erfolgen. Aus zeitökonomischen Gründen hat es sich bewährt, die Aktenvorgeschichte schon vor der Untersuchung zu diktieren. Unzureichende Aktenkenntnis kann dem Gutachter zu Recht als mangelnde Sorgfalt bei der Gutachtenserstellung ausgelegt werden. Die verfügbaren Vorbefunde sind selbstverständlich auch in der Beurteilung sorgfältig zu diskutieren und mit den eigenen Erhebungen und der eigenen Leistungsbeurteilung zu korrelieren. Abweichungen von den Vorbefunden sind sachlich zu begründen. Immer wieder wird seitens der Juristen diskutiert, welchen Umfang die Aktenzitate haben sollten. Grundsätzlich wird man die für die Fragestellung erforderlichen Akteninhalte zitieren, wobei man sich auf die wesentlichen Inhalte beschränkt, ohne sich in Details zu verlieren. Die Angabe der Blattziffern beim Aktenzitat ist zweckmäßig, um ein rasches Nachschlagen zu ermöglichen.

## Eigene Angaben des Probanden

Am Anfang der Exploration wird stets die Frage nach **aktuellen „jetzigen Beschwerden"** in einem unstrukturierten, möglichst ungezwungenen Gespräch stehen. Die Beschwerden, die dem Untersuchten am wichtigsten erscheinen, sollten auch am Beginn der Vorgeschichte stehen. Er muss Gelegenheit haben, ohne Unterbrechung, frei, mit eigenen Worten sein aktuelles Beschwerdebild zu schildern. Es gelingt dabei am ehesten, das notwendige Mindestmaß an Vertrauen herzustellen, welches für die Begutachtung so dringend erforderlich ist. Die Angaben des Probanden sollten im Gutachten möglichst wörtlich zitiert werden. Nach der freien Schilderung sind dann meist gezielte Fragen im Sinne einer strukturierten Anamnese ergänzend notwendig.

Die **unmittelbare Vorgeschichte** der jetzt geklagten, aktuellen Beschwerden unter Einbeziehung der durchgeführten Behandlungsmaßnahmen schließt sich dann nahtlos an. Allein aus der korrekten und sorgfältigen Anamnese lassen sich viele Krankheitserscheinungen diagnostisch richtig zuordnen.

Die **Familienanamnese** sollte erhoben werden. Sie lässt eher beiläufig Rückschlüsse auf die kognitiven Fähigkeiten des Probanden zu, auch auf familiäre Interaktionen, die dabei meist spontan berichtet werden. Natürlich sind auch familiär gehäufte bzw. vererbte Krankheiten zu erfragen, ohne dass dies allerdings in der Regel unmittelbare Konsequenzen für die vorliegende Fragestellung hat.

Auf **frühere Erkrankungen** wird man natürlich in Einzelheiten eingehen, wobei sich bei der Schilderung die kognitiven Leistungen widerspiegeln. Nicht nur aktuell interessierende Krankheiten sollten eruiert werden. Eine umfassende Krankheitsanamnese ist erforderlich, um auch Querverbindungen zu anderen Gesundheitsstörungen zu schaffen.

Selbstverständlich spielt in der **psychiatrisch-psychosomatischen Begutachtung** die biografische und soziale Anamnese eine entscheidende Rolle. Die frühe Kindheit einschließlich kindlicher Verhaltensauffälligkeiten (Primordialsymptomatik) sollte eingehend erhellt werden, weiterhin die Beziehung zu den Eltern, den Geschwistern, zu wichtigen Bezugspersonen, später die Schul- und Berufsausbildung, partnerschaftliche Beziehungen und Probleme, soziale und kulturelle Interessen. Die Frage nach traumatisierenden Erlebnissen jeglicher Art ist zu stellen, ergibt sich aber oft erst nach Schaffung einer gewissen Vertrauensbasis im Lauf der weiteren Exploration und kann ganz sicher nicht schematisch mittels Fragebogen abgefragt werden. Hier muss auch auf die Relevanz des jetzigen Beschwerdebildes für den Alltag eingegangen werden. Es ist zweckmäßig, die häuslichen Aktivitäten und den Tagesablauf zu besprechen, ebenso die Freizeitaktivitäten, um sich ein Bild über das Ausmaß einer tatsächlich bestehenden Behinderung und deren Bedeutung für den Alltag zu machen.

Keinesfalls fehlen sollte im Gutachten neben der Angabe der behandelnden Ärzte und deren Fachrichtungen auch eine genaue Anamnese durchgeführter **Behandlungsmaßnahmen** sowohl medikamentöser als auch physikalischer oder psychotherapeutischer Art. Die Arbeits- und Berufsanamnese muss ebenfalls in allen Einzelheiten erhoben werden, wobei eine gezielte Befragung hinsichtlich des genauen Ablaufs der beruflichen Tätigkeit notwendig ist. Auch muss erfragt werden, seit wann und aufgrund welcher Erkrankung ggf. eine Arbeitsunfähigkeit vorliegt.

Gelegentlich ist auch eine **Fremdanamnese** – etwa von begleitenden Familienangehörigen – nützlich, dazu ist aber das Einverständnis des Probanden erforderlich. Sie sollte jedoch grundsätzlich nicht in Anwesenheit des zu Begutachtenden durchgeführt werden.

Gelegentlich wünschen Probanden die **Gegenwart einer dritten Person** während der Exploration und Untersuchung. Dies stört jedoch während der Exploration erheblich und stellt die Ergebnisse einer Untersuchung infrage. Das Mindestmaß an Vertrauen, welches bei der Begutachtung erforderlich ist, wird dadurch empfindlich gestört. Der Gutachter hat letztlich das Bestimmungsrecht über die Gestaltung und den Ablauf der Untersuchung in der Hand (Hackhausen 2002), schließlich muss er auch das Gutachten vertreten. Es lässt schwer wiegende Verfahrensmängel bei der Begutachtung befürchten, wenn die notwendige persönliche Beziehung zwischen Untersucher und Proband durch eine weitere Person gefährdet wird, abgesehen davon, dass gerade bei der psychiatrischen Exploration kaum erwartet werden kann, dass ein Proband persönliche Angaben und Wertungen vor einer weiteren Person preisgeben wird, auch und gerade wenn diese Person ein Familienangehöriger ist. Eheprobleme werden wohl kaum thematisiert werden, wenn der Ehepartner zugegen ist. Störend ist auch, wenn die anwesende Person sich bemüßigt fühlt, ihre eigene Einschätzung in die Exploration einzubringen und dann eine unerfreuliche Diskussion in Gang setzt, die der Sachaufklärung in aller Regel nicht dient. Dem gelegentlichen Argument, einen „Zeugen" bei der Begutachtung zu wünschen, ist zu entgegnen, dass dann auch der Gutachter einen Zeugen aufbringen müsste, um die Gleichheit zu gewährleisten, was schließlich nicht zumutbar ist und auch mit der Schweigepflicht nicht in Einklang zu bringen wäre. Ein Rechtsanspruch auf die Anwesenheit einer dritten Person besteht somit für den Untersuchten nicht.

Es liegen dazu mehrere Sozialgerichtsurteile vor, die diese Einstellung bestätigen. Unter anderem Urteil des LSG Berlin-Brandenburg v. 17.2.2010 (Az.: L 31 R 1292/09 B): „Der Kläger kann die Anwesenheit eines Dritten bei der psychiatrischen Exploration dann nicht verlangen, wenn die Gefahr besteht, dass durch die Anwesenheit des Dritten Angaben verfälscht werden und so die Verwertbarkeit des Gutachtens in Frage gestellt wird." Entsprechende Empfehlungen finden sich in den Standardwerken der Begutachtung, wie Foerster/Dreßing oder Schneider/Henningsen/Dohrenbusch et al. Danach kann ein Verstoß gegen diesen Grundsatz des Ausschlusses der Anwesenheit Dritter bei der psychiatrischen Exploration bei Gerichtsgutachten zur Nichtverwertbarkeit des Gutachtens führen. Dazu hat der Sozialrichter Toparkus erst kürzlich erneut dezidiert Stellung genommen: „Die fachliche Durchführung der Untersuchung ist allein Sache des Sachverständigen". Wenn ein Sachverständiger es für erforderlich halte, die Untersuchung in Abwesenheit dritter Personen vorzunehmen, weil er die Verfälschung der Exploration befürchte, bewege er sich im Bereich seiner Fachkompetenz. Es sei von besonderer Bedeutung, dass der Sachverständige sich einen unmittelbaren und ungestörten Eindruck machen könne.

Es sollte durch ein aufklärendes Gespräch versucht werden, das Misstrauen und die Angst gegenüber dem Untersucher abzubauen, sodass der Proband bereit ist, auch allein mit dem Gutachter zu sprechen. Wenn ein abschließendes Gespräch mit der Begleitung angeboten wird – auch im Sinne der durchaus erwünschten Fremdanamnese – oder auch ein Gespräch zu dritt, geht der Proband meist darauf ein, sich allein und unter vier Augen untersuchen zu lassen. Wird dies abgelehnt, so empfiehlt es sich, den Gutachtensauftrag zurückzugeben und vorzuschlagen, den Antragsteller von einem anderen Gutachter untersuchen zu lassen, gegen den keine Vorbehalte bestehen.

Bei nicht ausreichend Deutsch sprechenden Probanden kann ein **Dolmetscher** erforderlich sein, was aber nicht immer hilfreich ist und gelegentlich zu neuen Problemen führt. Der professionelle Dolmetscher neigt oft dazu, die eher unbeholfene Sprache des Probanden nach eigenem Gutdünken in eine zusammenfassende Darstellung umzuwandeln, sodass die Unmittelbarkeit der Aussage verloren geht. Ein fremder Mann, der noch dazu bei der Untersuchung anwesend sein müsste, ist gerade für türkische Frauen meist peinlich. Die die deutsche Schule besuchenden Kinder haben eine begrenzte sprachliche Ausdrucksmöglichkeit, die erwachsenen Kinder nehmen meist einseitig Partei für den Elternteil und neigen dazu, zusätzliche Anmerkungen nach eigenen Vorstellungen zu machen. Als meist schwer zu erreichendes Ideal ist ein gleichgeschlechtlicher Dolmetscher, aus derselben Region wie der Proband anzusehen, der Wort-für-Wort präzise und einfühlsam übersetzt und gleichzeitig als Kulturvermittler fungiert. Da dies oft nicht erreichbar ist, bewährt es sich, rein pragmatisch zu versuchen, zunächst den Probanden alleine zu explorieren und zu untersuchen und dann, falls präzise Fragen zu klären sind, die meist begleitenden Familienangehörigen um eine gezielte Übersetzung zu bitten.

Besonders bei türkischen Frauen, die vom Ehemann begleitet werden, wünscht dieser seine Anwesenheit bei der Begutachtung. Es ist dann meist hilfreich, den Ehemann erst seinen Standpunkt und seine Vorstellungen über die Krankheit seiner Frau darstellen zu lassen, ihm damit die Möglichkeit zu geben, sich als Familienoberhaupt darzustellen und ihn dann zu bitten, im Wartezimmer zu warten, was dann auch meist akzeptiert wird, wenn „der Dampf abgelassen" ist.

Sinnvoll ist es, zu vermerken, **wie der Untersuchte zur Begutachtung gekommen ist**, z. B. selbst mit dem eigenen Pkw gefahren oder mit öffentlichen Verkehrsmitteln, evtl. mit mehrmaligem Umsteigen, oder, ob ein Taxi oder Krankenwagen erforderlich war.

Fragen zur **vegetativen Anamnese** sollten sich anschließen. Bei Frauen kann ein Vermerk über die Regelmäßigkeit der Periode, etwa im Rahmen klimakterischer Beschwerden, nützlich sein.

Obgleich sich jeder Gutachter im Klaren ist, dass die Wahrheit hier nicht immer zu erfahren sein wird, bleibt die **Suchtanamnese** unverzichtbar. Schon aus der Art, wie diese Fragen beantwortet werden, lassen sich manche Rückschlüsse ziehen. Nahtlos folgt die Frage nach dem Führerschein, die ebenfalls soziale Konsequenzen für Vergangenheit und Zukunft beinhaltet.

Die Frage nach einem evtl. vorhandenen **Schwerbehindertenausweis** hat zwar keine unmittelbaren Folgen für die Renten- oder sonstige Begutachtung, rundet aber die gesamte soziale Situation ab und ermöglicht eine Abschätzung der Beurteilung durch andere Institutionen.

## Befund

Die vom Untersucher selbst zu erhebenden „**Befundtatsachen**" umfassen grundsätzlich einen wenigstens orientierenden internistischen Befund mit Beurteilung der Herz- und Kreislaufsituation einschließlich einer Blutdruckmessung, einen neurologischen Befund und natürlich auch einen **psychopathologischen Befund.** Dieser sollte nach den Kriterien des AMDP-Systems erfolgen.

Psychischer Befund:
- Bewusstseinslage, qualitativ und quantitativ
- Orientierung, zeitlich, örtlich, zur Person und situativ,
- äußeres Erscheinungsbild mit Verhalten und Ausdruck,
- Affektivität, einschließlich Frage der Suizidalität
- Antrieb und Psychomotorik,
- Denken und kognitive Leistungen mit Auffassung und Merkfähigkeit
- Gedächtnisfunktion,
- Wahrnehmung und Ich-Erleben,
- intellektuelle Leistungsfähigkeit
- Kritikfähigkeit und Urteilskraft
- Frage nach Aggravation und Simulation
- Mitarbeit und Motivation des Probanden

Ein **Wirbelsäulenbefund** mit Beweglichkeitsprüfung der einzelnen Wirbelsäulenabschnitte ist bei vielen Fragestellungen erforderlich, ebenso eine Prüfung der Beweglichkeit der großen Gelenke, wobei sich die Neutral-Null-Methode eingebürgert hat. Eine eventuelle Minder- oder Geneninnervation ist im Gutachten in sachlicher Form anzugeben.

Durchaus hilfreich ist es, den Probanden eher beiläufig beim An- und Auskleiden zu beobachten – vor allem beim Ankleiden, wenn der Untersuchte der Meinung ist, die Untersuchung sei abgeschlossen. Auch das Gangbild beim Betreten und beim Verlassen des Sprechzimmers sollte sorgfältig beobachtet werden.

**Zusatzdiagnostik** ist häufig erforderlich, sollte aber gezielt und überlegt eingesetzt werden. Besonders bei unklaren Vorbefunden und bei Widersprüchen in der vorausgegangenen Diagnostik sind ergänzende technische Untersuchungen zweckmäßig, um sich selbst ein Bild zu machen. Ein ganz wesentlicher Punkt ist, dass der Versicherte damit einverstanden sein muss. Eine Duldungspflicht besteht nur für wenig belastende Eingriffe ohne Gesundheitsgefahren, ohne erhebliche Schmerzen und ohne erheblichen Eingriff in die körperliche Unversehrtheit. Als beispielhaft gelten EKG, EEG, EMG mit Nervenleitgeschwindigkeiten, evozierte Potenziale und Ultraschalldiagnostik.

Insgesamt sollten Exploration und Untersuchung in möglichst ungestörter Atmosphäre stattfinden. Ein ruhiger Raum ohne Störungen durch Telefon oder andere Personen ist für die Begutachtung unbedingt erforderlich.

Am Ende der Untersuchung sollte der Proband gefragt werden, ob aus seiner Sicht alles Wesentliche und ihm Wichtige angesprochen und erörtert worden sei oder ob er noch etwas hinzufügen möchte. Ein entsprechender Vermerk sollte in das Gutachten aufgenommen werden.

### Testpsychologische Untersuchungen

Sie sind in Abhängigkeit von der Fragestellung manchmal ergänzend hilfreich. Der nicht als klinischer Psychologe tätige Gutachter wird sich aus der unübersehbaren Fülle angebotener Testverfahren einige wenige heraussuchen, mit denen er im Sinne eines „Screening-Verfahrens" einen gewissen Überblick über einzelne Bereiche kognitiver Leistungen erhält.

Für spezielle und weitergehende Fragestellungen ist ein **neuropsychologisches Zusatzgutachten** erforderlich. Als praktikabel erwiesen sich im gutachtlichen Alltag neben dem klassischen, aber zeitaufwändigen Hamburg-Wechsler-Intelligenztest für Erwachsene (HAWIE) der Mehrfach-Wortschatz-Intelligenztest (MWT-B), der Kurztest für Allgemeine Intelligenz (KAI) mit der Abgrenzung kristallisierte versus fluide Intelligenz, der Benton-Test, der Syndrom-Kurztest (SKT), der c.I.-Test, der Zahlen-Verbindungstest (ZVT), der Aufmerksamkeits-Belastungstest (Test d2 nach Brickenkamp) und andere. Tests zur Beurteilung der Persönlichkeitseigenschaften und Befindlichkeitsskalen können die Palette ergänzen. Falls dies vom klinischen Aspekt und von der Fragestellung her sinnvoll erscheint, sollten Beschwerdenvalidierungstests angewandt werden, die von vielen Versicherungen heute bereits ausdrücklich gewünscht werden und auch von Gerichten zunehmend nachgefragt werden (z. B. Strukturierter Fragebogen Simulierter Symptome [SFSS], Amsterdamer Kurzzeitgedächtnistest [AKGT], Testbatterie zur forensischen Neuropsychologie [TBFN] mit Bremer Auditivem Gedächtnistest [BAGT], Test zur Überprüfung der Gedächtnisleistung im Alltag [TÜGA] mit Multiple-Choice-Wiedererkennungsaufgabe [TÜGA-M], Bremer Symptom-Validierung [BSV], visuell-figuraler Rey Memory Test [RMT] u. a.)

### Diagnose

Das Gutachten muss eine Diagnose nach der ICD-10 enthalten. Sie spielt zwar für die allein entscheidende Leistungsbeurteilung nicht die maßgebende Rolle, dient aber als Verständigungsbasis für alle Beteiligten und für später nachuntersuchende Ärzte.

### Gutachtliche Beurteilung

Das Herz des Gutachtens ist die Beurteilung. Hier gilt es, die Anknüpfungstatsachen in den Akten mit den eigenen erhobenen Befundtatsachen zu korrelieren und Abweichungen zu diskutieren. Es sollten zunächst die vorliegenden Gesundheitsschäden dargelegt werden. Danach ist es erforderlich, je nach Fragestellung zu diskutieren, welche Ursache zugrunde liegt und welche resultierenden Funktionseinschränkungen daraus abzuleiten sind.

## Beantwortung der gestellten Fragen

Sie ist essenziell, denn der Auftraggeber will natürlich vom Gutachter die Fragen beantwortet haben, die ihm wichtig sind und die ihn veranlassten, den Gutachtensauftrag überhaupt zu erteilen. Trotzdem staunt man immer wieder, wie wenig Wert manche Gutachter gerade auf diesen Punkt legen. Die Fragen müssen ausführlich und erschöpfend, aber nicht ausufernd beantwortet werden. Man sollte es dringend vermeiden, abzuschweifen oder sich in Belanglosigkeiten zu verlieren. Je präziser die Fragen beantwortet werden, desto besser ist die Qualität des Gutachtens.
**Literaturzitate** in einem Gutachten sind dann sinnvoll, wenn ein besonders schwieriges und nicht alltägliches Thema mit differierenden wissenschaftlichen Meinungen zu bearbeiten ist. Als selbstverständlich vorauszusetzendes Lehrbuchwissen bedarf keiner Zitate. Wenig sinnvoll sind Textbausteine mit Literaturzitaten, die wahllos an jedes Gutachten angehängt werden und ohne Bezug zur aktuellen Fragestellung sind.

## Häufige Fehler

- Untersuchung zu kurz und unter Zeitdruck
- keine klare Trennung zwischen Aktenlage und eigenen Angaben des Probanden
- Verwendung einer nicht allgemein üblichen Nomenklatur ohne Bezug auf die ICD-10
- fehlende Quantifizierung des Schweregrades mit direkten Schlussfolgerungen von Angaben des Untersuchten oder der Diagnose auf die Beantwortung der Beweisfragen
- unkritische Pauschalierungen
- unzureichende Berücksichtigung von Übertragungs- und Gegenübertragungsphänomenen
- Selbstüberschätzung der eigenen Kompetenz
- Vorspiegelung falscher Sicherheit der gutachtlichen Entscheidungen
- fehlerhafte Verwendung juristischer Begriffe und Stellungnahmen zu ausschließlich juristischen Aspekten.

## Literatur

Arbeitsgemeinschaft für Methodik und Dokumentation in der Psychiatrie (AMDP) (2007): Das AMDP-System. Manual zur Dokumentation psychiatrischer Befunde. 8. Aufl. Hogrefe, Göttingen

Cima M, Hollnack S, Kremer K et al. (2003): „Strukturierter Fragebogen Simulierter Symptome" – Die deutsche Version des „Structured Inventory of Malingered Symptomatology „SIMS". Nervenarzt 74: 977–986

Dohrenbusch R, Schneider W (2011): Integration psychologischer Testergebnisse in die Begutachtung psychischer Erkrankungen. Versicherungsmedizin 63: 76–80

Hackhausen W (2002): Arbeitsmigration und soziale Absicherung in Deutschland. In: Dettmers C, Albrecht NJ, Weiller C: Gesundheit Migration Krankheit – Sozialmedizinische Probleme und Aufgaben in der Nervenheilkunde. Hippocampus, Bad Honnef.

Heubrock D, Petermann F (2007): Testbatterie zur Forensischen Neuropsychologie (TBFN) – Neuropsychologische Diagnostik bei Simulationsverdacht. 2. Aufl. Harcourt Test Services Frankfurt

Lehrl S (2001): Stellenwert psychometrischer Tests in der sozialmedizinischen Begutachtung. Med Sach 97: 40–45.

Marx P, Gaidzik PW, Hausotter W et al. (2004): Allgemeine Grundlagen der neurologischen Begutachtung. Akt Neurol 31:1–9

Schmand B, Lindeboom J (2005): Amsterdamer Kurzzeitgedächtnistest (AKGT). PITS, Leiden

Toparkus K (2012): Typische Fehler in der Begutachtung aus sozialrichterlicher Sicht. Med Sach 108: 230–235

Winckler P, Foerster K (1994): Qualitätskriterien in der psychiatrischen Begutachtungspraxis. Versicherungsmedizin 46: 49–52.

## 19.3 Beurteilung von GdS/GdB nach dem sozialen Entschädigungsrecht und/oder nach dem Schwerbehindertenrecht

Tab. 19.1 GdS/GdB nach dem sozialen Entschädigungsrecht und/oder nach dem Schwerbehindertenrecht.

| Erkrankung/Störung | Beispiele, Symptome | GdS/GdB |
|---|---|---|
| **Neurosen, Persönlichkeitsstörungen, Folgen psychischer Traumen** | | |
| leichtere psychovegetative oder psychische Störungen | | 0–20 |
| stärker behindernde Störungen mit wesentlicher Einschränkung der Erlebnis- und Gestaltungsfähigkeit | z. B. ausgeprägtere depressive, hypochondrische, asthenische oder phobische Störungen, Entwicklungen mit Krankheitswert, somatoforme Störungen | 30–40 |
| schwere Störungen mit mittelgradigen sozialen Anpassungsschwierigkeiten | z. B. schwere Zwangskrankheit | 50–70 |
| schwere Störungen mit schweren sozialen Anpassungsschwierigkeiten | | 80–100 |
| **Ohrgeräusche (Tinnitus)** | | |
| Tinnitus ohne nennenswerte psychische Begleiterscheinungen | | 0–10 |
| Tinnitus mit erheblichen psychovegetativen Begleiterscheinungen | | 20 |
| Tinnitus mit wesentlicher Einschränkung der Erlebnis- und Gestaltungsfähigkeit | z. B. ausgeprägte depressive Störungen | 30–40 |
| Tinnitus mit schweren psychischen Störungen und sozialen Anpassungsschwierigkeiten | | mindestens 50 |
| **Gleichgewichtsstörungen** | | |
| Normabweichungen in den apparativ erhobenen neurootologischen Untersuchungsbefunden bedingen für sich allein noch keinen GdS/GdB-Grad! | | |
| Gleichgewichtsstörungen ohne wesentliche Folgen | allenfalls Gefühl der Unsicherheit bei alltäglichen Belastungen, leichte Unsicherheit mit Schwindelerscheinungen bei höheren Belastungen, stärkere Unsicherheit erst bei außergewöhnlichen Belastungen, keine nennenswerten Abweichungen bei den Steh- und Gehprüfungen | 0–10 |
| Gleichgewichtsstörungen mit leichten Folgen | leichte Unsicherheit und geringe Schwindelerscheinungen bei alltäglichen Belastungen, stärkere Unsicherheit bei höheren Belastungen, leichte Abweichungen bei den Steh- und Gehversuchen erst auf höherer Belastungsstufe | 20 |

**Tab. 19.1** GdS/GdB nach dem sozialen Entschädigungsrecht und/oder nach dem Schwerbehindertenrecht. (Forts.)

| Erkrankung/Störung | Beispiele, Symptome | GdS/GdB |
|---|---|---|
| Gleichgewichtsstörungen mit mittelgradigen Folgen | stärkere Unsicherheit und Schwindelerscheinungen mit Fallneigung bereits bei alltäglichen Belastungen, heftiger Schwindel bei höheren und außergewöhnlichen Belastungen, deutliche Abweichung bei den Geh- und Stehversuchen bereits auf niedriger Belastungsstufe | 30–40 |
| Gleichgewichtsstörungen mit schweren Folgen | heftiger Schwindel und erhebliche Unsicherheit bereits bei alltäglichen Belastungen, teilweise Gehhilfe erforderlich | 50–70 |
| Unfähigkeit, ohne Unterstützung zu gehen oder zu stehen | | 80 |
| **Wirbelsäulenschäden** | | |
| Anhaltende Funktionsstörungen infolge Wurzelkompression mit motorischen Ausfallserscheinungen – oder auch intermittierende Störungen bei der Spinalkanalstenose – sowie Auswirkungen auf die inneren Organe (z. B. Atemfunktionsstörungen) sind zusätzlich zu berücksichtigen! | | |
| Wirbelsäulenschäden ohne Bewegungseinschränkung oder Instabilität | | 0 |
| Wirbelsäulenschäden mit geringen funktionellen Auswirkungen | Verformung, rezidivierende oder anhaltende Bewegungseinschränkung oder Instabilität geringen Grades, seltene und kurz dauernd auftretende leichte Wirbelsäulensyndrome | 10 |
| Wirbelsäulenschäden mit mittelgradigen funktionellen Auswirkungen in einem Wirbelsäulenabschnitt | Verformung, häufig rezidivierende oder anhaltende Bewegungseinschränkung oder Instabilität mittleren Grades, häufig rezidivierende und Tage andauernde Wirbelsäulensyndrome | 20 |
| Wirbelsäulenschäden mit schweren funktionellen Auswirkungen in einem Wirbelsäulenabschnitt | Verformung, häufig rezidivierende oder anhaltende Bewegungseinschränkung oder Instabilität schweren Grades, häufig rezidivierende und Wochen andauernde ausgeprägte Wirbelsäulensyndrome | 30 |
| Wirbelsäulenschäden mit mittelgradigen bis schweren funktionellen Auswirkungen in zwei Wirbelsäulenabschnitten | | 30–40 |
| Wirbelsäulenschäden mit besonders schweren Auswirkungen | z. B. Versteifung großer Teile der Wirbelsäule; anhaltende Ruhigstellung durch Rumpforthese, die drei Wirbelsäulenabschnitte umfasst (z. B. Milwaukee-Korsett); schwere Skoliose (ab ca. 70° nach Cobb) | 50–70 |
| Wirbelsäulenschäden bei schwerster Belastungsinsuffizienz bis zur Geh- und Stehunfähigkeit | | 80–100 |

## 19.3.1 Berücksichtigung von Schmerzen im sozialen Entschädigungsrecht und nach dem Schwerbehindertenrecht

Die in der GdS/GdB-Tabelle angegebenen Werte schließen die üblicherweise vorhandenen Schmerzen mit ein und berücksichtigen erfahrungsgemäß auch besonders schmerzhafte Zustände. In den Fällen, in denen nach dem Sitz und dem Ausmaß der pathologischen Veränderungen eine über das übliche Maß hinausgehende, eine spezielle ärztliche Behandlung erfordernde Schmerzhaftigkeit anzunehmen ist, können höhere Werte angesetzt werden. Dies gilt insbesondere bei Kausalgien und bei stark ausgeprägten Stumpfbeschwerden nach Amputationen (Stumpfnervenschmerzen, Phantomschmerzen); ein Phantomgefühl allein bedingt keine zusätzliche GdS/GdB-Bewertung.

### Wirbelsäulenschäden

Bei außergewöhnlichen Schmerzsyndromen können auch ohne nachweisbare neurologische Ausfallserscheinungen (z. B. Postdiskotomiesyndrom) GdS/GdB-Werte über 30 in Betracht kommen.

## 19.3.2 Empfehlungen zur Begutachtung der HWS-Distorsion

Tab. 19.2 Empfehlungen zur Begutachtung der HWS-Distorsion („Schleudertrauma"; nach Erdmann, aus: Schönberger et al. 2010)

| | Schweregrad I | Schweregrad II | Schweregrad III |
|---|---|---|---|
| Dauer der unfallbedingten Arbeitsunfähigkeit | 0–4 Wochen | 0–6 Wochen | > 6 Wochen |
| Unfallbedingte Minderung der Erwerbsfähigkeit nach Wiedereintritt der Arbeitsfähigkeit | 0 % | bis 10 % | • um 20 % bei radikulärer und<br>• 30–100 % bei medullärer Symptomatik |

# 19.4 Somatoforme Störungen

## 19.4.1 DSM-IV-TR

300.81.  Somatisierungsstörung.
300.81.  undifferenzierte somatoforme Störung.
300.11.  Konversionsstörung (mit oder ohne motorische oder sensorische Symptome, mit Anfällen oder Krämpfen oder mit gemischtem Erscheinungsbild).
307.xx.  Schmerzstörung.
307.80.  in Verbindung mit psychischen Faktoren.
307.89.  in Verbindung mit psychischen Faktoren wie einem medizinischen Krankheitsfaktor – akut oder chronisch.

300.7. Hypochondrie.
300.7. körperdysmorphe Störung.
300.81. nicht näher bezeichnete somatoforme Störung.

### 19.4.2 ICD-10

F 43.0 akute Belastungsreaktion.
F 43.1 posttraumatische Belastungsstörung.
F 43.2 Anpassungsstörungen.
F 44.0 dissoziative Amnesie.
F 44.1 dissoziative Fugue.
F 44.2 dissoziativer Stupor.
F 44.4 dissoziative Bewegungsstörungen.
F 44.5 dissoziative Krampfanfälle.
F 44.6 dissoziative Sensibilitäts- und Empfindungsstörungen.
F 45.0 Somatisierungsstörung.
F 45.1 undifferenzierte Somatisierungsstörung.
F 45.2 hypochondrische Störung.
F 45.3 somatoforme autonome Funktionsstörung.
F 45.4 anhaltende somatoforme Schmerzstörung.
F 48.0 Neurasthenie (Erschöpfungssyndrom).

### 19.4.3 Berufliches Leistungsvermögen bei somatoformen Störungen

Tab. 19.3 „Indizienliste" zur Beurteilung des beruflichen Leistungsvermögens von Probanden mit somatoformen Störungen (nach Widder und Aschoff 1995)

**Allgemeine Indizien**

- unbeobachtetes Gangbild: Schnelligkeit und Ablauf der Bewegungen, Mitschwingen der Arme
- Spontanmotorik: spontane Kopfdrehungen und Greifbewegungen
- Fähigkeit zum Stillsitzen: entlastende Körperbewegungen, Aufstehen während der Exploration?
- An- und Auskleiden: Flüssigkeit des Bewegungsablaufs, im Stehen oder Sitzen, Bückfähigkeit, Benutzung beider Hände
- Handverschwielung: Hinweise auf körperliche Aktivitäten

**Indizien anhand des Tagesablaufs**

- Schlaf: Einschlafen, Dauer, Häufigkeit des nächtlichen Aufstehens, Schlaf tagsüber?
- Aufstehen: wann, wer macht Frühstück?
- Körperpflege: Haare waschen ohne Hilfe, wie oft?
- Tätigkeiten im Haushalt: Größe der Wohnung, wer kocht, putzt, kauft ein, Treppensteigen erforderlich?
- Hobbys: Briefmarken sammeln, Gartenarbeit, Stricken, Kreuzworträtsel lösen usw.
- soziale Aktivitäten: Vereinsleben, Stammtisch, Skatabende, Chor usw.
- sexuelle Aktivitäten: wann zuletzt, wie oft?
- Sport: Radfahren, Kegeln, Wandern usw.

**Tab. 19.3** „Indizienliste" zur Beurteilung des beruflichen Leistungsvermögens von Probanden mit somatoformen Störungen (nach Widder und Aschoff 1995) (Forts.)

**Indizien anhand des Tagesablaufs**

- Urlaub: wann zuletzt, wo, Beförderungsmittel, benötigte Fahrtpausen?
- Spaziergänge: wie lange, wohin, mit wem?
- Behandlungen: Häufigkeit von Besuchen bei Ärzten und Therapeuten, wie dorthin gekommen?
- Autofahren: selbst Auto fahrend, welche Strecken?

**Indizien anhand der Schmerzschilderung**

- Schilderung: adäquat, vage, distanziert, zönästhetisch?
- Lokalisation: umschrieben, segmental, diffus?
- Häufigkeit: dauernd, bereits beim Aufwachen, schmerzfreie/-arme Zeiten?
- Intensität: stechend, drückend, dumpf, bohrend?
- Körperhaltungsabhängigkeit: im Sitzen, Stehen, Gehen, Liegen?
- Tätigkeitsabhängigkeit: bei der Arbeit, am Wochenende, im Urlaub?
- Schmerzmitteleinnahme: was, wie oft, wie lange, Besserung unter Medikation (bzw. Alkohol)?

**Ergänzende Indizien zum Ausschluss einer hirnorganischen Störung**

- Konzentrationsfähigkeit während der Exploration: Diktieren falscher anamnestischer Angaben im Beisein des Probanden
- Merkfähigkeit für Altbekanntes: Geburtsdatum, Straße und Hausnummer, Telefonnummer, Hochzeitstag, Vornamen der Eltern und Geschwister, Geburtsnamen der Mutter
- Merkfähigkeit für Wichtiges: Höhe derzeitiger Einkünfte, Einkünfte bei erwarteter Rentengewährung
- Merkfähigkeit für Routinedinge: was zum Frühstück gegessen
- „Simulationstests"

## Literatur

Widder B, Aschoff JC (1995): Somatoforme Störung und Rentenantrag: Erstellen einer Indizienliste zur quantitativen Beurteilung des beruflichen Leistungsvermögens. Med Sach 91: 14–19

### 19.4.4 Prognosebeurteilung somatoformer Störungen

Relevante Fragen (nach Foerster 1992).
- Liegt eine im rechtlichen Sinne „erhebliche Störung" vor?
- Handelt es sich um einen mehrjährigen Verlauf?
- Ist der Verlauf durch eine kontinuierliche Chronizität charakterisiert oder sind zwischenzeitliche Remissionen – ggf. nach therapeutischen Maßnahmen – zu beobachten?
- Bestand bzw. besteht noch eine regelmäßige ambulante Therapie?
- Haben stationäre Behandlungsversuche, auch mit unterschiedlichen therapeutischen Ansatzpunkten, stattgefunden?
- Sind Rehabilitationsmaßnahmen gescheitert?

Sind diese Fragen bezüglich des Verlaufs zu bejahen und liegt eine im rechtlichen Sinne „erhebliche Störung" vor, so dürfte mit der Wiederherstellung der vollen Erwerbstätigkeit kaum zu rechnen sein, falls dies im Verlauf der Erkrankung zu einem Problem geworden ist.

## Literatur

Foerster K (1992): Psychiatrische Begutachtung im Sozialrecht. Nervenarzt 63: 129–136

## 19.5 Leichte Verweistätigkeiten auf dem allgemeinen Arbeitsmarkt

mit allgemein bekanntem Anforderungsprofil (nach Widder 2011)
- Nachtportier in einem Hotel oder einer Kurklinik
- Lagerist, Werkzeugausgeber
- Hausmeister in einer Wohnanlage
- Wächter/in in einer Tiefgarage
- Kassierer/in in einem Hallenbad
- Kassierer/in in einer Tankstelle
- Botendienst für Arzneimittel
- Verkäufer/in in Tabakladen oder Kiosk
- Beratertätigkeit in einem Baumarkt oder Möbelhaus
- Aufsicht über Putzkolonne in einem Büro oder Krankenhaus
- Telefonvermittlung in einer Firma
- Poststelle (sortieren und frankieren)

## 19.6 Typische Fehler in der Begutachtung

(modifiziert nach Gross und Löffler 1997).
- Unzureichendes Eingehen auf die Fragestellung
- Mangelnde Kenntnis grundlegender gesetzlicher Bestimmungen
- Unzureichende Anamnese, Befunderhebung und Aktenkenntnis
- Nicht beweiskräftige Untersuchungen
- Persönliche, nicht dem Allgemeinwissen entsprechende Ansichten
- Zu weit gefasster Ermessensspielraum
- Unsicherheit bei unklaren Zuständen
- Ableitung ursächlicher aus rein zeitlichen Zusammenhängen
- Unbegründete Begünstigungen
- Verärgerte oder abfällige Bemerkungen
- Fristversäumnisse oder Zeitverlust bei Nichtannahme des Gutachtenauftrages.

## Literatur

Gross R, Löffler M (1997): Prinzipien der Medizin. Springer, Berlin, Heidelberg

## 19.7 Weiterführende Literatur

Ahrens S, Hasenbring M, Schultz-Venrath U et al. (1995, Hrsg.): Psychosomatik in der Neurologie. Schattauer, Stuttgart.

Bleecker ML, Hansen JA (1994): Occupational Neurology and Clinical Neurotoxicology. Williams & Wilkins, Baltimore.

Böse-O'Reilly S, Kammerer S, Mersch-Sundermann V et al. (2001, Hrsg.): Leitfaden Umweltmedizin, 2. Aufl. Urban & Fischer, München, Jena.

Deutsche Rentenversicherung (Hrsg.) (2011): Sozialmedizinische Begutachtung für die gesetzliche Rentenversicherung. 7. Aufl. Springer, Berlin, Heidelberg

Dohrenbusch R (2007): Begutachtung somatoformer Störungen und chronifizierter Schmerzen. Kohlhammer, Stuttgart

Erlenkämper A, Fichte W (1999): Sozialrecht. 4. Aufl. Heymanns, Köln.

Erlenkämper A (2003): Arzt und Sozialrecht. Rechtliche Grundlagen der Sozialmedizin und der sozialmedizinischen Begutachtung. Steinkopff, Darmstadt.

Fauchere PA (2008): Somatoformer Schmerz. Huber, Bern

Foerster K (1984): Neurotische Rentenbewerber. Enke, Stuttgart.

Foerster K, Dreßing H (Hrsg.) (2009): Psychiatrische Begutachtung. 5. Aufl. Elsevier Urban & Fischer, München, Jena.

Fritze J, Mehrhoff F (Hrsg.) (2012): Die ärztliche Begutachtung. 8. Aufl. Springer, Berlin, Heidelberg

Gorman WF (1993): Legal Neurology and Malingering: Cases and Techniques. Green, St. Louis, Missouri.

Hackhausen W (2003): Sozialmedizin und ärztliche Begutachtung – Ein Kompendium für Ärzte und Juristen. Ecomed, Landsberg.

Hausotter W (2006): Neurologische Begutachtung – Einführung und praktischer Leitfaden. 2. Aufl. Schattauer, Stuttgart.

Hausotter W, Schouler-Ocak M (2007): Begutachtung bei Menschen mit Migrationshintergrund unter medizinischen und psychologischen Aspekten. Elsevier Urban & Fischer, München, Jena

Hausotter W, Eich J (2008): Die Begutachtung für die private Berufsunfähigkeitsversicherung. Verlag Versicherungswirtschaft, Karlsruhe

Hoffmann SO, Hochapfel G (2009): Neurotische Störungen und Psychosomatische Medizin. 8. Aufl. Schattauer, Stuttgart.

Kater H (2011): Das ärztliche Gutachten im sozialgerichtlichen Verfahren. 2. Aufl. Schmidt Verlag, Berlin

Konrad N (1997): Leitfaden der forensisch-psychiatrischen Begutachtung. Thieme, Stuttgart.

Ludolph E, Schürmann J, Gaidzik PW (2012 laufend aktualisiert, Hrsg.): Kursbuch der ärztlichen Begutachtung. Loseblattausgabe. Ecomed, Landsberg.

Mehrhoff F, Meindl R, Muhr G (2010): Unfallbegutachtung. 12. Aufl. de Gruyter, Berlin.

Mersch-Sundermann V (1999, Hrsg.): Umweltmedizin. Thieme, Stuttgart.

Merten Th, Dettenborn H (Hrsg.) (2009): Diagnostik der Beschwerdenvalidität. Deutscher Psychologen Verlag, Berlin

Mollowitz GG (1998, Hrsg.): Der Unfallmann. 12. Aufl. Springer, Berlin, Heidelberg.

Nedopil N, Müller JL (2012): Forensische Psychiatrie. 4. Aufl. Thieme, Stuttgart.

Nieder P, Losch E, Thomann KD (2012): Behinderungen zutreffend einschätzen und begutachten. Referenz Verlag, Frankfurt

Rauh E, Svitak M, Grundmann H (2008): Handbuch Psychosomatische Begutachtung. Elsevier Urban & Fischer, München, Jena

Rauschelbach HH, Jochheim KA, Widder B (Hrsg.) (2000): Das neurologische Gutachten. 4.Aufl. Thieme, Stuttgart

Reichl FX (2000, Hrsg.): Taschenatlas der Umweltmedizin. Thieme, Stuttgart.

Rompe G, Erlenkämper A (2004, Hrsg.): Begutachtung der Haltungs- und Bewegungsorgane. 4. Aufl. Thieme, Stuttgart.

Rudolf G, Henningsen P (1998): Somatoforme Störungen. Schattauer, Stuttgart.

Rudolf GAE, Röttgers HR (2000): Rechtsfragen in Psychiatrie und Neurologie. 2. Aufl. Deutscher Universitäts-Verlag, Wiesbaden.

Schneider W, Henningsen P, Rüger U (2001): Sozialmedizinische Begutachtung in Psychosomatik und Psychotherapie. Huber, Bern.

Schneider W, Henningsen P, Dohrenbusch R, Freyberger HJ, Irle H, Köllner V, Widder B (2012): Begutachtung bei psychischen und psychosomatischen Erkrankungen. Huber, Bern

Schönberger A, Mehrtens G, Valentin H (2010): Arbeitsunfall und Berufskrankheit. 8. Aufl. Schmidt, Berlin.

Suchenwirth RMA, Ritter G, Widder B (1997, Hrsg.): Neurologische Begutachtung bei inadäquaten Befunden. Gustav Fischer, Ulm.

Suchenwirth RMA (1998): Neurologische Untersuchung. 2. Aufl. Neuromedizin, Bad Hersfeld.

Suchenwirth RMA, Kunze K, Krasney EO (2000, Hrsg.): Neurologische Begutachtung – Ein praktisches Handbuch für Ärzte und Juristen. 3. Aufl. Urban & Fischer, München.

Thomann KD, Schröter F, Grosser V (Hrsg.) (2012): Orthopädisch-unfallchirurgische Begutachtung – Praxis der klinischen Begutachtung. 2. Aufl. Elsevier Urban & Fischer, München, Jena

Triebig G, Lehnert G (1998): Neurotoxikologie in der Arbeitsmedizin und Umweltmedizin. Gentner, Stuttgart.

Trimble M (2004): Somatoform Disorders – A Medicolegal Guide. Cambridge University Press

Versorgungsmedizinische Grundsätze der Anlage zu § 2 Versorgungsmedizin-Verordnung (VersMedV)

Vollmöller W (Hrsg.) (2004): Grenzwertige psychische Störungen. Thieme, Stuttgart

Wenner U, Terdenge F, Martin R (1999): Grundzüge der Sozialgerichtsbarkeit. 2. Aufl. Schmidt, Berlin.

Widder B, Gaidzik PW (Hrsg.) (2011): Begutachtung in der Neurologie. 2. Aufl. Thieme, Stuttgart

# Index

**A**

Acrodermatitis chronica atrophicans  255
Adäquanztheorie  7
ADHS  283
Aggravation  43
Agoraphobie  181
Akrophobie  182
Alexithymie  117
Allästhesie  62
Allodynie  62
Amalgam-Syndrom  161
Ambivalenzkonflikt  118
AMDP-Systems  302
Analgesie  62
Anästhesie  62
Anfälle  274
Angststörungen  213
Anknüpfungstatsachen  54, 303
Anpassungsstörungen  211
Anwesenheit einer dritten
  Person  242
Äquivalenzprinzip  6
Äquivalenztheorie  7
Arbeitsgericht  227
Arbeitsmarkt, allgemeiner  10
Arbeitsunfähigkeit  8
Artifizielle Störung  271
Arzt, behandelnder  57
Astasie-Abasie-Syndrom  25
Auftraggeber  56
Ausgebranntsein  230

**B**

Beamtenrecht  14, 292
Befindlichkeitsstörungen  146
Befunde
– inkonsistente  70
– konsistente  70
Befundtatsachen  54, 302
Belastungsreaktion, akute  207
Belle Indifference  270

Berufskrankheit  7
Berufsunfähigkeit  9
Berufsunfähigkeitsversicherung,
  private  14
Bescheinigungen, behandelnder
  Ärzte  58
Beschleunigungsverletzung der
  HWS  92
Beschwerdenvalidierungstests  303
Besorgnis der Befangenheit  54
Betrachtungsweise,
  kausale  76
Beweislast des
  Versicherten  205
Beweismaße  11
Binnenkonsens  159
Biomonitoring  161
Bio-psycho-soziales
  Krankheitsmodell  34
Burn-out-Syndrom  221

**C**

Checkliste Gutachten  297
Chronic-Fatigue-Syndrom  131
Chronifizierungsprozesse  64
CRPS  86

**D**

Diagnostik,
  überflüssige  49
Dienstunfähigkeit  14, 185
Dolmetscher  242, 301
Dritte Person während der
  Exploration  300
DSM-IV-TR  307
Dysästhesie  62

**E**

Eigenschaften des Gutachters  54
Elektrosensibilität  163
Engpass-Syndrome  85

Entschädigungsbegehren 214
Entschädigungsrecht, soziales 6
Entwicklung körperlicher Symptome aus psychischen Gründen 212
Enzephalopathie 153
Erschöpfbarkeit 148
Erschöpfungsdepression 234
Erschöpfungssyndrom, chronisches 131
Erwerbsminderung 9
– teilweise 9
– volle 9
Erwerbsunfähigkeit 9
Erythema migrans 255

**F**

Fahreignung bei ADHS 293
Fehler in der Begutachtung 59
Fibromyalgiesyndrom, therapeutische Aspekte 122
Funktionell 35
Funktionsstörung, somatoforme autonome 40
Fürsorgeprinzip 6

**G**

Gangbild 278
Gastarbeiter 238
Gehstrecke, zumutbare 82
Gelegenheitsursache 76
Gesichtsschmerz, atypischer 78
Gesundheit 7
Gliedertaxe 13
Globusgefühl 24
Grad der Behinderung (GdB) 15
Grad der Schädigungsfolgen (GdS) 15
Grundsicherung 6
Gutachter, ärztlicher 51

**H**

Haftpflichtversicherung 13, 77
Häufige Fehler in der Begutachtung 304
Hirnnerven 272
Höhenangst 182
Höhenschwindel 179
Hörstörungen 273
Hörsturz 187

Humoralpathologie 22
HWS-Distorsion, Stadieneinteilung 98
HWS-Schleudertrauma 91
Hyperalgesie 62
Hyperkinetische Störungen 284
Hypnose 28
Hysterie 24

**I**

ICD-10 308
ICF 8, 72
Impulsivität 284
Indizienliste, 309 125, 308
Integration 243
Intervall, beschwerdefreies 100
Invalidität 12

**K**

Kausalgie 87
Kausalität 205
– haftungsbegründende 11
Kausalitätstheorien 7
Klimaanlagen 161
Konflikt, neurotisch 3
Konversionssymptome 214
Kooperation, fehlende 70
Kopfschmerz, zervikogener 104
Kopf- und Gesichtsschmerzen 78
Krankheit 7
– dieselbe 8
Krankheitsgewinn, sekundärer 70
Krankheitskonzept, somatisches 43
Krankheitskonzept der Migranten 249
Kriegszitterer 27
Kulturtypische Beschwerdedarstellung 247

**L**

Lösungsmittel 154
– organische 155
Lyme-Borreliose 255
Lymphadenosis benigna cutis 255

**M**

Mainzer Stadienmodell 66
Medizingeschichte 20

Migranten 237
Minderung der Erwerbsfähigkeit (MdE) 10
Mobbing 221
Moderne Leiden 146
Moral Hazard 269
Motorik 276
Multiple Chemical Sensitivity 157
Münchhausen-Syndrom 271

## N

Neurasthenie 25, 40, 134
Neuroborreliose 258
Neurootologischen Diagnostik 95
Neurose 35, 45
– traumatische 26

## O

Ohrgeräusche, objektive 191
Ozon 165

## P

Pain-prone-Persönlichkeit 116
Paradigma der Umweltmedizin 150
Parästhesie 62
Persönlichkeitsstörungen 41
Phantomschmerzen 88
Phobien 180
Plausibilitätsprüfung 70
Polymyalgia rheumatica 114
Polyneuropathie 154
Postdiskotomiesyndrom 83
Postkontusionelles Syndrom 205
Posttraumatische Belastungsstörung 208
Posttraumatischer Kopfschmerz 206
Posttraumatische Verbitterungsstörung 210
Primärpersönlichkeit 217
Private Unfallversicherung 12
Privatgutachten 56
Prognosebeurteilung 309
Prognosekriterien 72
Pseudoneurasthenischen Syndroms 93
Pseudoneurologische Störungen 265
Psychoanalyse 29
Psychogen 35
Psychogene Bewegungsstörung 265
Psychoneuroimmunologie 35

Psychoreaktive Störungen 104, 207
Psychosomatisch 19, 34, 35
Psychotherapie 15
Psychovegetatives Syndrom 34

## R

Radikulomyelomeningitis 255
Railway Spine 23
Rehabilitation 8
Rehabilitationswesen 54
Retraumatisierung 205
Rollenverteilung des Arztes 57

## S

Sachverständiger 3
– medizinischer 51
Schizophrenie, zönästhetische 38
Schmerz 274
– außergewöhnlicher 67
– Chronischer 61
– Definition 62
– Prognose chronischer 63
– üblicher 67
Schmerzensgeld 13
Schmerzpersönlichkeit 68
Schmerzstörung, anhaltende
  somatoforme 40
Schmerzsyndrom, myofasziales 111
Schwankschwindel, phobischer 177
Schweigepflicht, ärztliche 53
Schwerbehindertenrecht 6, 80, 85, 307
Schwermetalle 156
Schwindel 273
– posttraumatischer 179
– psychogen 176
– unsystematisch 176
– vestibulär 176
Sehstörungen 272
Sensibilitätsstörungen 275
Sick-Building-Syndrom 160
Simulation 43
Solidaritätsprinzip 6
Somatisierungsstörung,
  undifferenzierte 39
Sonnenberger Leitlinien 251
Soziale Phobien 181

Sozialmedizin 53
Spätaussiedler 238
Spinalirritation 23
Sprachprobleme 241
Sprechstörungen 272
Steuerungsvermögen 289
Störung, hypochondrische 39
Störungen, somatoforme 36
Subsidiaritätsprinzip 6
Suchtanamnese 302
Symptompool 20

## T

Teilhabe 8
tender points 111
Testpsychologische Untersuchungen 303
Testpsychologische Verfahren 71
Theorie der wesentlichen Bedingung 7, 217
Tinnitus, dekompensiert 189
Tremor 274
Trigeminusneuralgie 79
trigger points 111

## U

Überaktivität 284
Umweltmedizin 30
Unaufmerksamkeit 284
Unfall 11
Unfallfolgen, psychoreaktive 203
Unfallversicherung, private 77
Ursachen, organische 47

## V

Verdeutlichungstendenz 268
Vergiftungsangst 149
Verhältnis zum Probanden 55
Verschlimmerung 12
Versicherungsprinzip 6
Versorgungsmedizinischen Grundsätze 10
Versorgungsprinzip 6
Verweistätigkeiten 310
Vollbeweis 11

## W

Wahrscheinlichkeit 11
Weichteilrheuma 110
Wender Utah-Kriterien 287
Wesensgrundlage, Verschiebung der 77
Wille 4
Willensanspannung 4
– zumutbare 125, 168
Wirbelsäule 279
– chronischer Schmerz 81
Wirbelsäulenbefund 302
Wirbelsäulentraumen 85

## Z

Zosterneuralgien 88